CB047097

# Histeroscopia

## Manual Ilustrado

Thieme Revinter

# Histeroscopia

## Manual Ilustrado

### Leisa Beatriz Grando

Formada em Medicina pela Universidade Federal de Santa Catarina (UFSC)
Residência Médica em Ginecologia e Obstetrícia pela Fundação Faculdade Federal de Ciências Médicas de Porto Alegre, Santa Casa de Misericórdia de Porto Alegre, RS
Residência Médica em Cirurgia Geral pelo Hospital de Clínicas de Porto Alegre, RS
Título de Especialista em Ginecologia e Obstetrícia pela Associação Médica Brasileira e Federação Brasileira das Sociedades de Ginecologia e Obstetrícia (FEBRASGO)
Título de Especialista em Ultrassonografia pela Associação Médica Brasileira e pelo Colégio Brasileiro de Radiologia (AMB/CBR)
Título de Habilitação em Histeroscopia pela FEBRASGO
Estágio de Histeroscopia no Dipartimento di Ginecologia, Perinatologia e Riproduzione Umana da Universitá degli Studi di Firenze, Firenze – Itália
Representante de Santa Catarina como Membro da Comissão Nacional Especializada em Endoscopia Ginecológica da FEBRASGO – Período de 2011-2015
Membro Fundador e participante da Equipe de Histeroscopia do Hospital Universitário da Universidade Federal de Santa Catarina (UFSC) – Período de 1996-2016
Chefe do Serviço de Ginecologia e Obstetrícia da Divisão de Tocoginecologia do Hospital Universitário da UFSC – Período de 2005 a 2016
Responsável pela Implantação da Residência Médica em Ginecologia e Obstetrícia do Hospital Universitário da UFSC no ano de 2006
Presidente da Sociedade de Obstetrícia e Ginecologia de Santa Catarina (SOGISC) (Filiada à FEBRASO) – Gestão: 2005-2008

Thieme
Rio de Janeiro • Stuttgart • New York • Delhi

**Dados Internacionais de Catalogação na Publicação (CIP)**
**(eDOC BRASIL, Belo Horizonte/MG)**

G754h
    Grando, Leisa Beatriz
        Histeroscopia: manual ilustrado / Leisa Beatriz Grando. – Rio de Janeiro, RJ: Thieme Revinter, 2025.

        21 x 28 cm
        Inclui bibliografia.
        ISBN   978-65-5572-348-9
        eISBN 978-65-5572-349-6

    1. Ginecologia. I. Título.

                                      CDD 618.14

Elaborado por Maurício Amormino Júnior – CRB6/2422

**Contato com o autor:**
leisagrando@gmail.com

**Nota:** O conhecimento médico está em constante evolução. À medida que a pesquisa e a experiência clínica ampliam o nosso saber, pode ser necessário alterar os métodos de tratamento e medicação. Os autores e editores deste material consultaram fontes tidas como confiáveis, a fim de fornecer informações completas e de acordo com os padrões aceitos no momento da publicação. No entanto, em vista da possibilidade de erro humano por parte dos autores, dos editores ou da casa editorial que traz à luz este trabalho, ou ainda de alterações no conhecimento médico, nem os autores, nem os editores, nem a casa editorial, nem qualquer outra parte que se tenha envolvido na elaboração deste material garantem que as informações aqui contidas sejam totalmente precisas ou completas; tampouco se responsabilizam por quaisquer erros ou omissões ou pelos resultados obtidos em consequência do uso de tais informações. É aconselhável que os leitores confirmem em outras fontes as informações aqui contidas. Sugere-se, por exemplo, que verifiquem a bula de cada medicamento que pretendam administrar, a fim de certificar-se de que as informações contidas nesta publicação são precisas e de que não houve mudanças na dose recomendada ou nas contraindicações. Esta recomendação é especialmente importante no caso de medicamentos novos ou pouco utilizados. Alguns dos nomes de produtos, patentes e design a que nos referimos neste livro são, na verdade, marcas registradas ou nomes protegidos pela legislação referente à propriedade intelectual, ainda que nem sempre o texto faça menção específica a esse fato. Portanto, a ocorrência de um nome sem a designação de sua propriedade não deve ser interpretada como uma indicação, por parte da editora, de que ele se encontra em domínio público.

© 2025 Thieme. All rights reserved.

Thieme Revinter Publicações Ltda.
Rua do Matoso, 170
Rio de Janeiro, RJ
CEP 20270-135, Brasil
http://thieme.com.br

Thieme USA
http://www.thieme.com

Design de Capa: © Thieme

Impresso no Brasil por Forma Certa Gráfica Digital Ltda.
5 4 3 2 1
ISBN 978-65-5572-348-9

Também disponível como eBook:
eISBN 978-65-5572-349-6

Todos os direitos reservados. Nenhuma parte desta publicação poderá ser reproduzida ou transmitida por nenhum meio, impresso, eletrônico ou mecânico, incluindo fotocópia, gravação ou qualquer outro tipo de sistema de armazenamento e transmissão de informação, sem prévia autorização por escrito.

# APRESENTAÇÃO

Os notáveis avanços científicos vêm transformando a Medicina ao longo do tempo. Cada vez mais dispomos de novas tecnologias não somente para investigar, como também para tratar doenças.

A histeroscopia é uma alternativa moderna de alta eficácia para investigação e tratamento das doenças da cavidade uterina, exige treinamento, conhecimento e oferece ótimos resultados quando usada com sabedoria.

As informações contidas neste manual são frutos de pesquisa das publicações científicas mais qualificadas e atualizadas sobre o assunto. Não é um tratado, mas um manual onde cada um dos principais tópicos em histeroscopia foi desenvolvido de forma objetiva e de acordo com os conceitos vigentes no momento da publicação. O objetivo não é determinar condutas, mas trazer ao conhecimento um resumo das principais publicações, novidades e discussões sobre cada um dos assuntos. Todas as ilustrações fazem parte de um acervo pessoal, armazenadas no decorrer de anos de trabalho e constituem importante parte do aprendizado em histeroscopia.

Espero que esse conteúdo possa ser útil para aqueles que estão começando a se interessar pela técnica e, que ajude a desenvolver nos colegas leitores a mesma admiração que tenho pela histeroscopia.

"Uma imagem vale mais do que mil palavras". Assim é a histeroscopia.

# SUMÁRIO

1 EXAME HISTEROSCÓPICO – NORMALIDADE HISTEROSCÓPICA .................................................................. 1

2 CIRURGIA HISTEROSCÓPICA ................................................................. 43

3 MIOMA SUBMUCOSO ................................................................. 51

4 PÓLIPOS UTERINOS ................................................................. 83

5 ADERÊNCIAS INTRAUTERINAS – SÍNDROME DE ASHERMAN ................................................................. 119

6 MALFORMAÇÕES CONGÊNITAS – SEPTO UTERINO/ÚTERO DISMÓRFICO ................................................................. 151

7 RETENÇÃO INTRAUTERINA DE PRODUTOS DA CONCEPÇÃO ................................................................. 183

8 ISTMOCELE ................................................................. 207

9 ABLAÇÃO ENDOMETRIAL ................................................................. 227

10 HIPERPLASIA E CÂNCER ENDOMETRIAL ................................................................. 235

11 INFERTILIDADE: O PAPEL DA HISTEROSCOPIA ................................................................. 273

12 COMPLICAÇÕES EM CIRURGIA HISTEROSCÓPICA: PREVENÇÃO E TRATAMENTO ................................................................. 299

ÍNDICE REMISSIVO ................................................................. 313

# Histeroscopia

## Manual Ilustrado

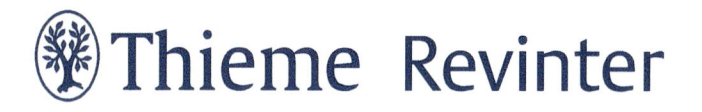

Thieme Revinter

# EXAME HISTEROSCÓPICO – NORMALIDADE HISTEROSCÓPICA

## INTRODUÇÃO

Histeroscopia é o exame endoscópico do canal endocervical e da cavidade uterina, realizada com equipamento denominado histeroscópio.

Segundo o Consenso Brasileiro em Videoendoscopia Ginecológica (2001), "a histeroscopia diagnóstica está indicada em todas as circunstâncias clínicas nas quais a observação da cavidade uterina possa trazer subsídios para diagnóstico preciso e correta orientação terapêutica".

## PASSO A PASSO DO EXAME HISTEROSCÓPICO

Muito antes de aprendermos a reconhecer a patologia, é necessário o conhecimento da normalidade e suas variantes.

Para se conseguir um diagnóstico correto, é necessário estabelecer método de exploração histeroscópica que permita adequada visão de toda a cavidade uterina e do canal endocervical. Para tal, a utilização de determinados pontos de referência permite a correta orientação dentro do útero.

## PASSOS RECOMENDADOS NA CRONOLOGIA DO EXAME HISTEROSCÓPICO

1. Avaliação de vagina e ectocérvice
2. Avaliação do canal e mucosa endocervical
3. Avaliação da morfologia uterina (visão panorâmica)
4. Avaliação das regiões cornuais e óstios tubários
5. Estudo da mucosa endometrial
6. Reavaliação do istmo uterino
7. Reavaliação da morfologia do canal

### Avaliação de Vagina e Ectocérvice

A introdução do histeroscópio por vaginoscopia permite boa avaliação do canal vaginal e sua mucosa. A ectocérvice é a porção do colo que se estende do orifício cervical externo (OCE) aos fórnices da vagina e é revestida por epitélio estratificado escamoso, ou parcialmente por epitélio colunar, na presença de ectopia. O aspecto do OCE costuma variar dependendo da paridade e da condição hormonal da paciente (Figs. 1-1 a 1-3).

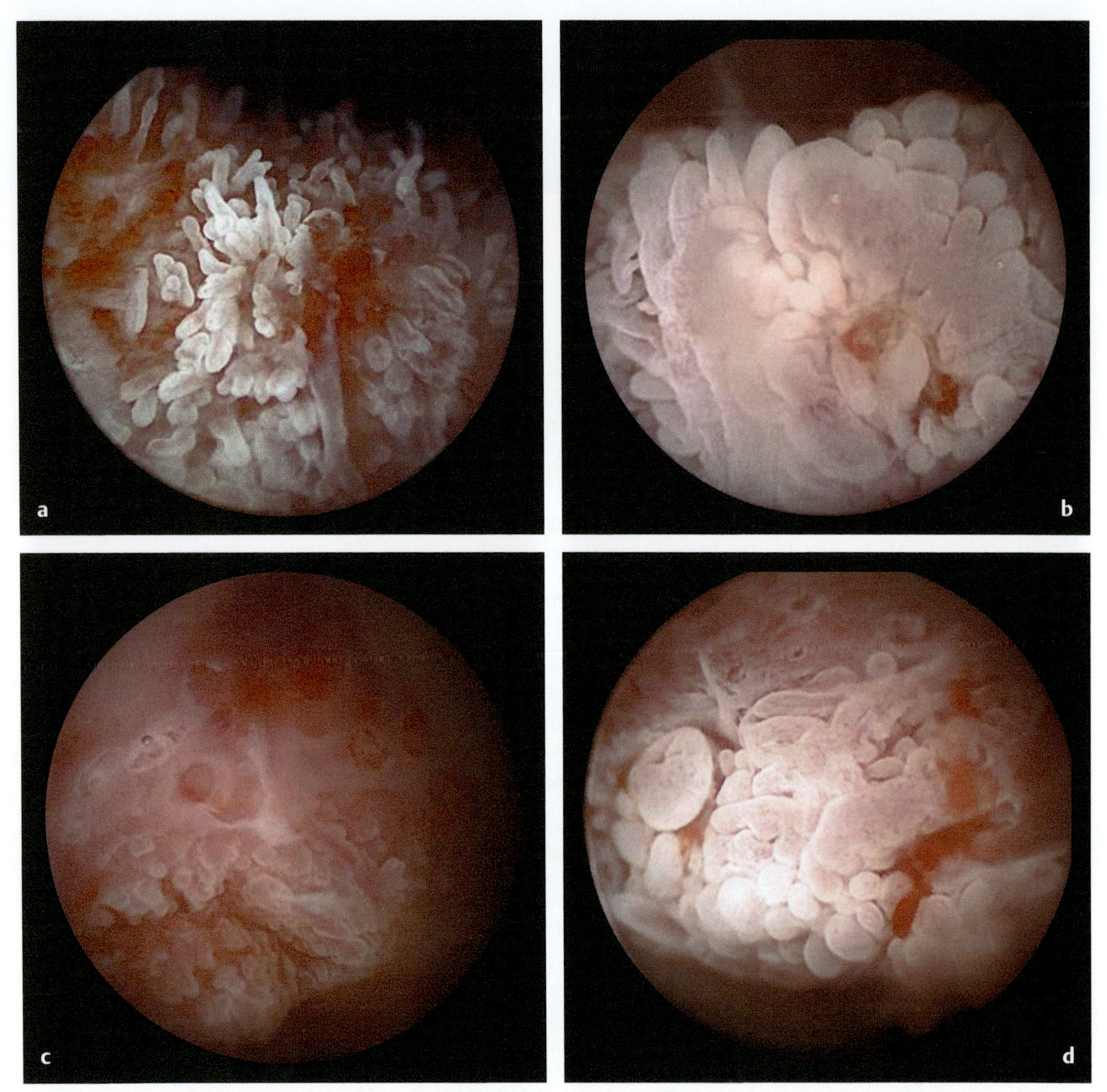

**Fig. 1-1. (a-d)** Sequência de imagens de ectocérvice com epitélio glandular e zona de transformação. (Fonte: arquivo pessoal do autor.)

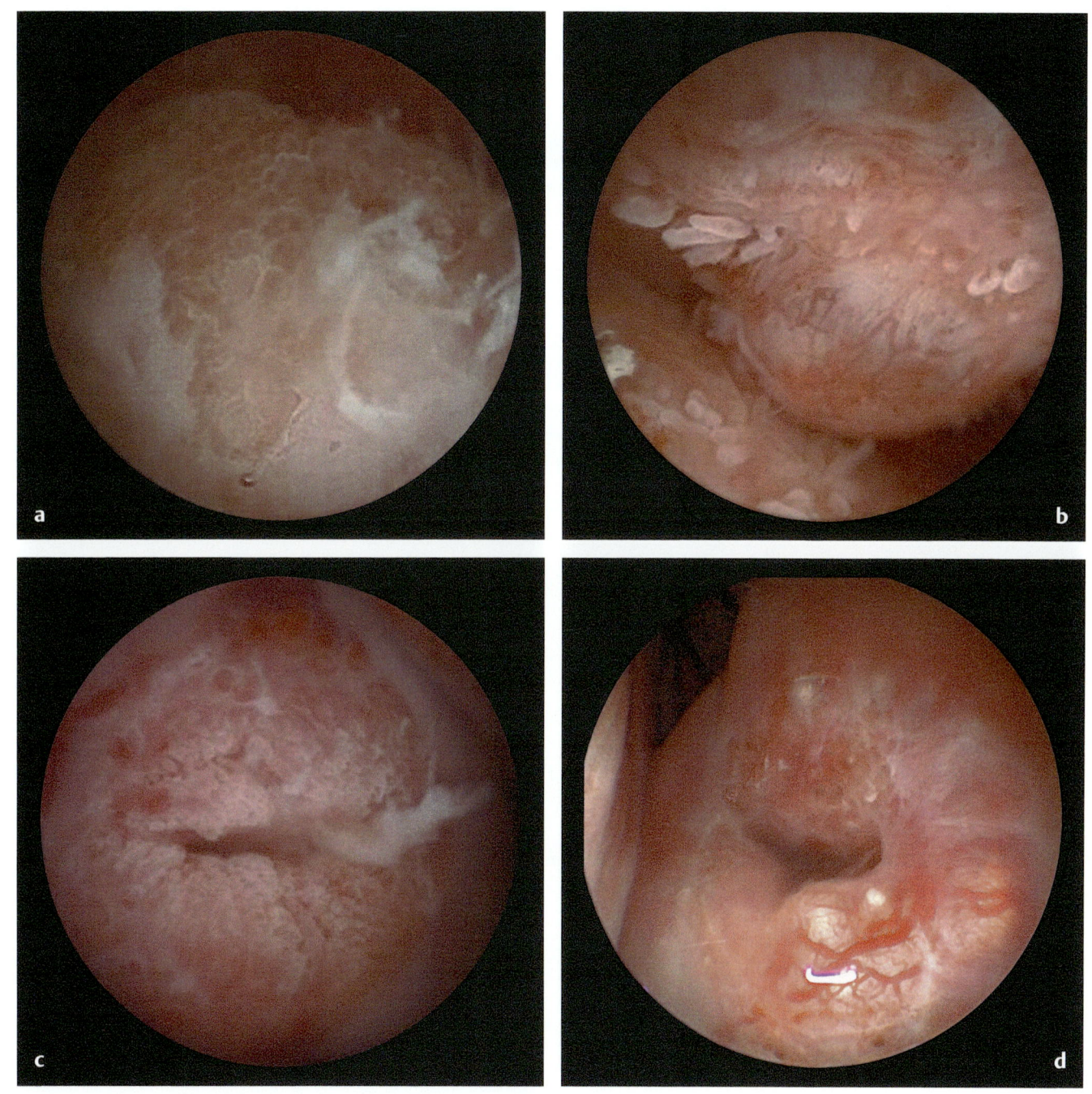

Fig. 1-2. (a-d) Sequência de imagens de epitélio glandular, cisto de retenção e OCE. (Fonte: arquivo pessoal do autor.)

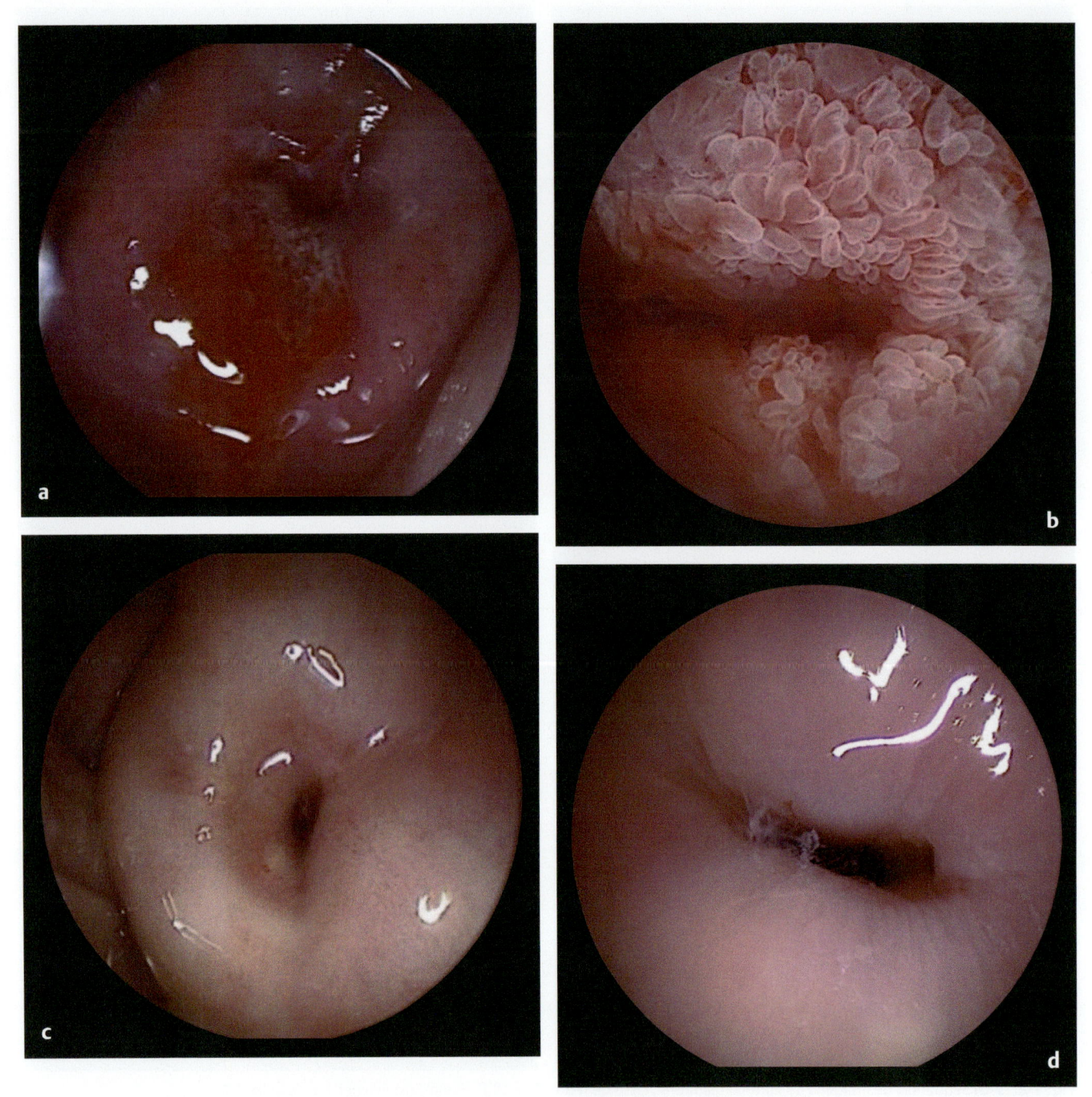

Fig. 1-3. (a-d) Sequência de imagens de epitélio glandular, epitélio escamoso e OCE. (Fonte: arquivo pessoal do autor.)

## Avaliação do Canal e da Mucosa Endocervical

Apoiar a ponta da ótica no OCE do colo permite que o meio líquido distenda o canal endocervical; a época ideal para a avaliação do canal é a fase pré-ovulatória do ciclo, quando o muco está menos viscoso (mais fluido), livre de partículas e se desprende facilmente com o líquido. Na segunda fase o muco é mais viscoso e turvo, adere com maior firmeza à ótica, dificultando a visualização. O canal possui um formato fusiforme, mede geralmente de 2,5 a 3 cm de comprimento e diâmetro que pode variar de 3 a 10 mm. Costuma ser dividido em três partes, devido às suas diferentes características. O aspecto do canal varia de acordo com a condição hormonal da paciente.

## Canal Eutrófico

A superfície do canal, sob estímulo estrogênico, costuma apresentar-se de coloração rosada e recoberta por tecido glandular, com abundante muco no seu interior. Estruturas fibrosas da porção mais profunda da parede não costumam ser visualizadas.

### Primeiro Terço do Canal ou Terço Proximal/Inferior

Observam-se as papilas, que apresentam aspecto semelhante a minúsculos grãos de uva agrupados entre si. Especialmente no terço inicial do canal podemos observar as pregas da mucosa, que são pequenas elevações longitudinais, separadas entre si por depressões profundas, denominadas de criptas. As criptas (depressões na superfície da mucosa) podem ser observadas na profundidade da mucosa, quando se separam as pregas (Fig. 1-4).

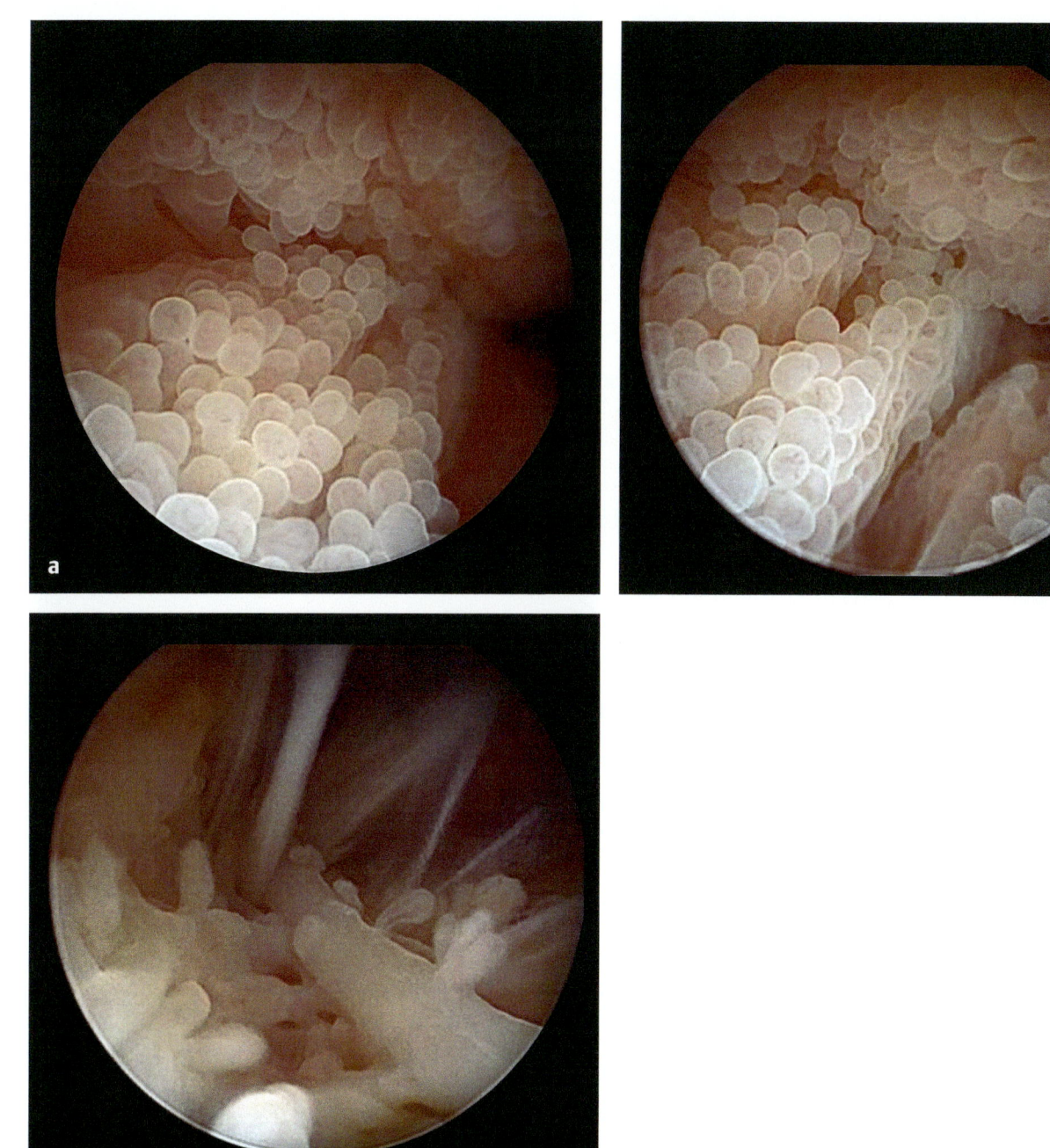

**Fig. 1-4. (a-c)** Imagem das papilas e pregas do terço proximal do canal e do muco claro. (Fonte: arquivo pessoal do autor.)

## Segundo Terço do Canal ou Terço Médio

Não se observam mais papilas; observam-se pregas e criptas em um tecido endocervical mais compacto. Presença de abundante vascularização longitudinal. O conjunto de pregas e sulcos distribuídos pelas paredes ao longo do canal é denominado *plicae palmatae* ou *arbor vitae* (Fig. 1-5).

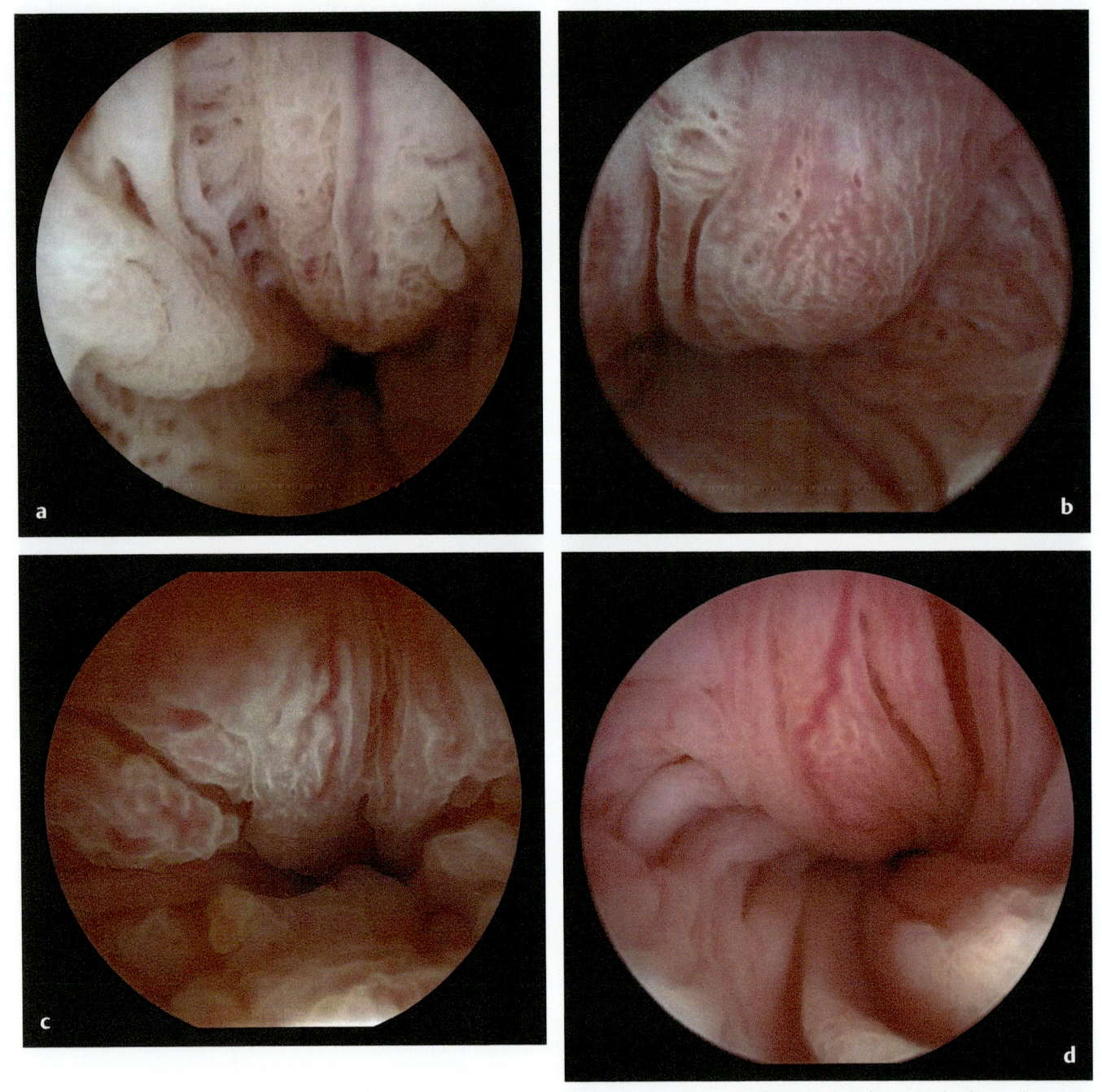

**Fig. 1-5. (a-l)** Sequência de imagens monstrando as pregas mucosas e criptas do terço médio do canal, formando a denominada *plicae palmatae* ou *arbor vitae*. (Fonte: arquivo pessoal do autor.) *(Continua)*

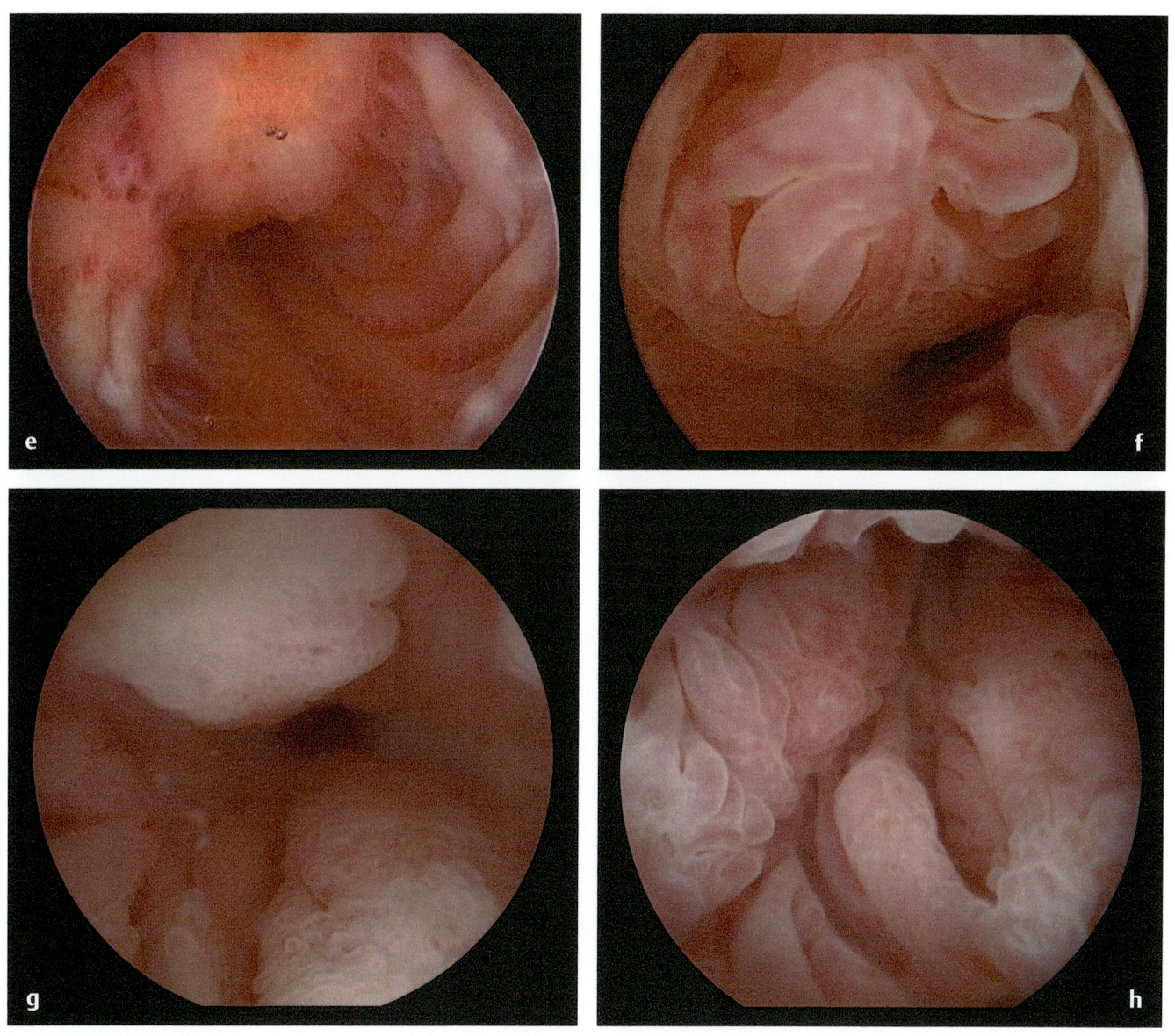

Fig. 1-5. *(Cont.) (Continua)*

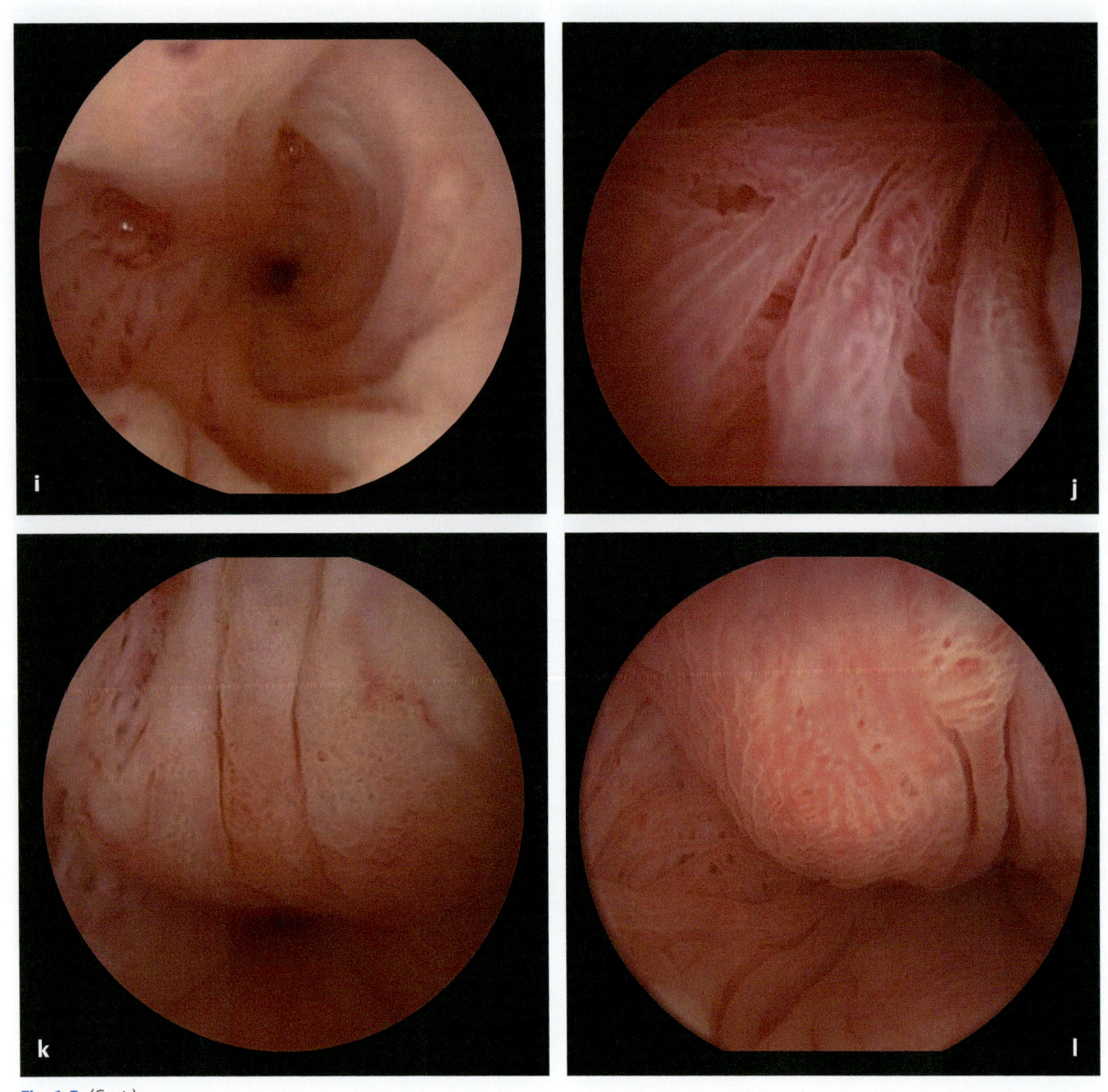

**Fig. 1-5.** *(Cont.)*

## Terceiro Terço do Canal ou Terço Superior

Com a distensão do canal pelo líquido, observa-se a formação de pequena dilatação prévia ao orifício cervical interno (OCI). A mucosa endocervical é lisa, com relevo e vascularização pouco acentuados (Fig. 1-6).

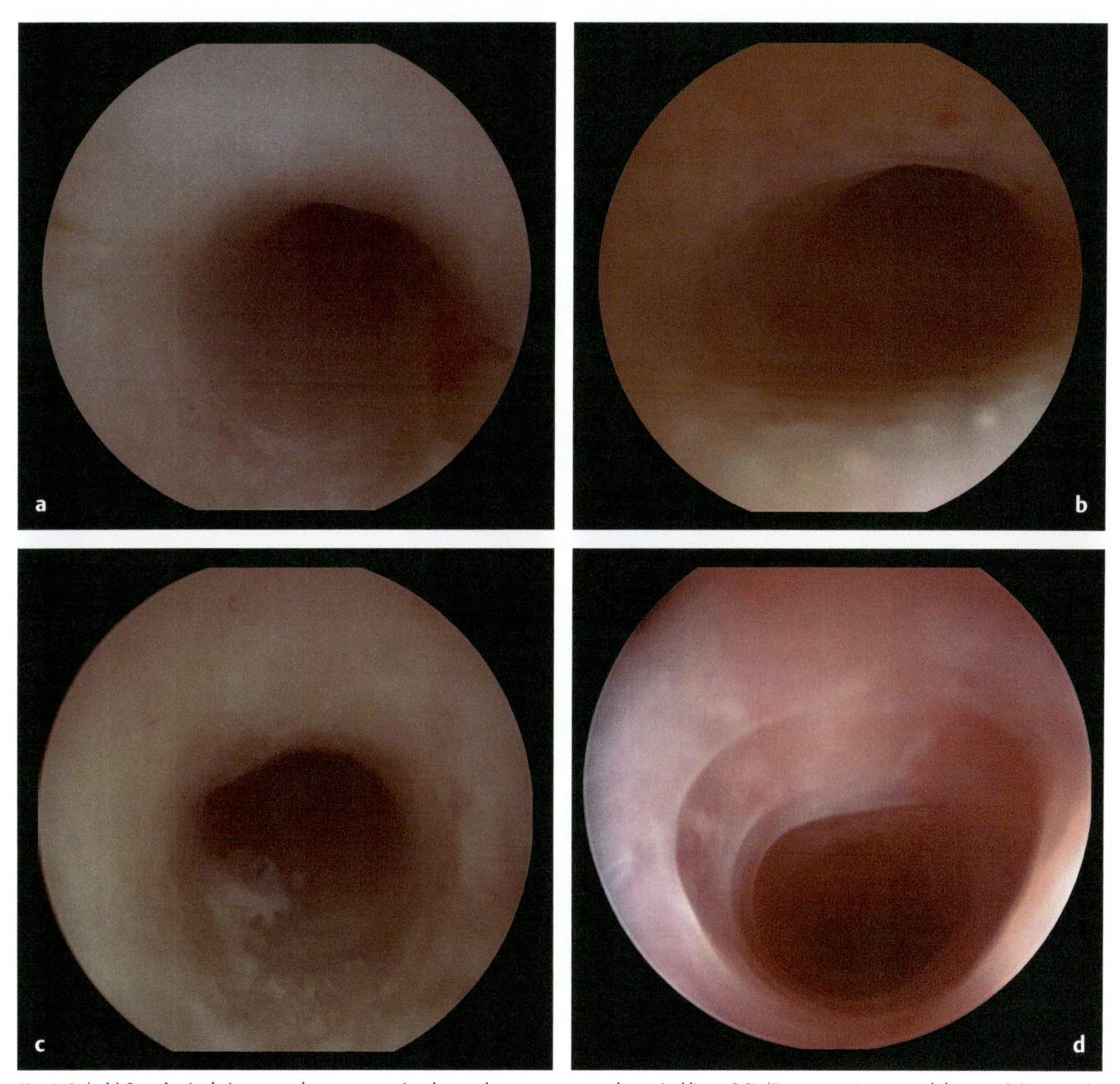

**Fig. 1-6. (a-h)** Sequência de imagens do terço superior do canal com mucosa endocervical lisa e OCI. (Fonte: arquivo pessoal do autor.) *(Continua)*

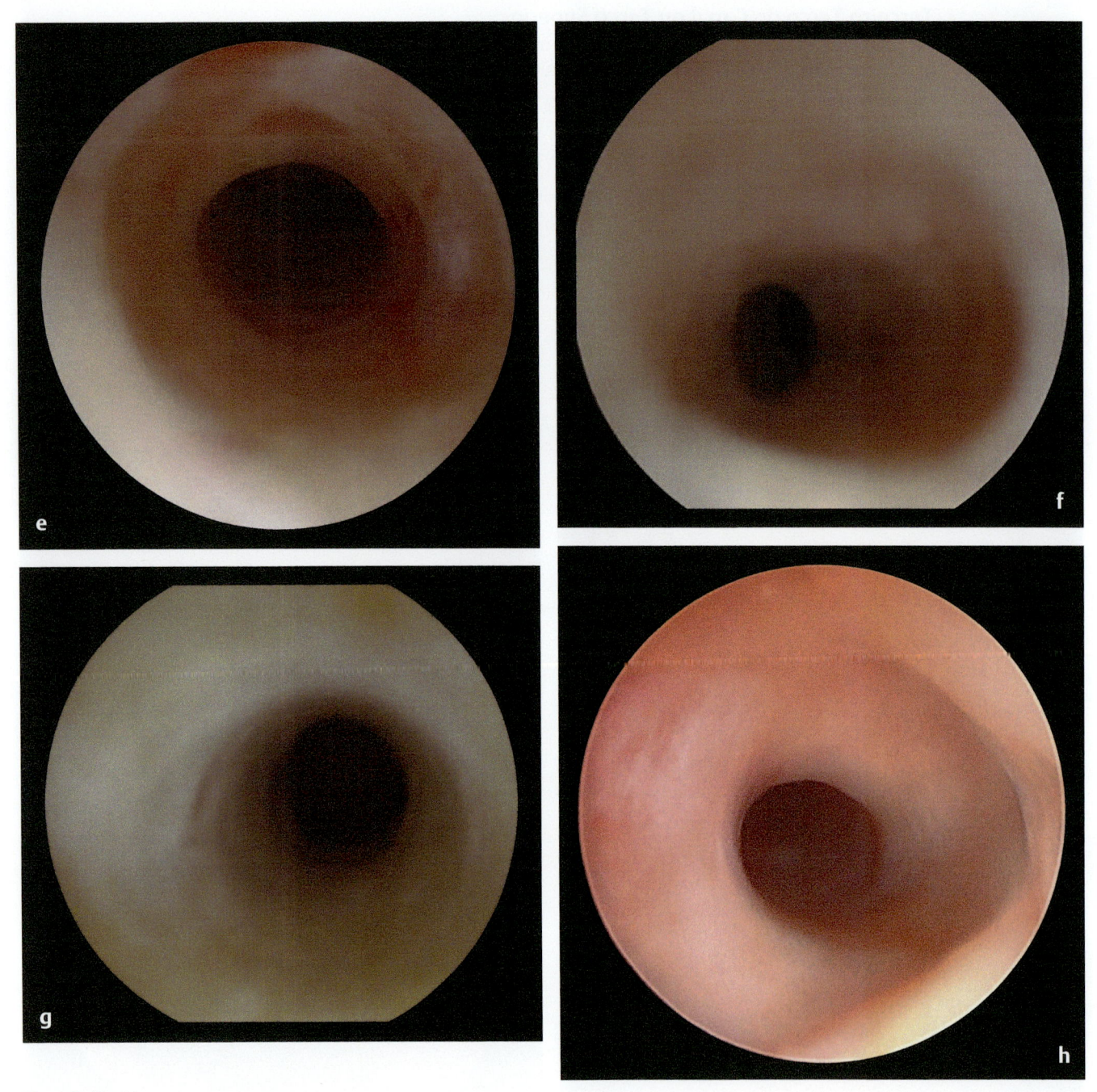

**Fig. 1-6.** *(Cont.)*

## Canal Hipotrófico

A diminuição do estímulo estrogênico leva ao desaparecimento gradativo da maioria das papilas e pregas mucosas, com achatamento e diminuição das criptas e melhor visualização das estruturas fibrosas da profundidade da parede do canal. Mucosa mais fina (Fig. 1-7).

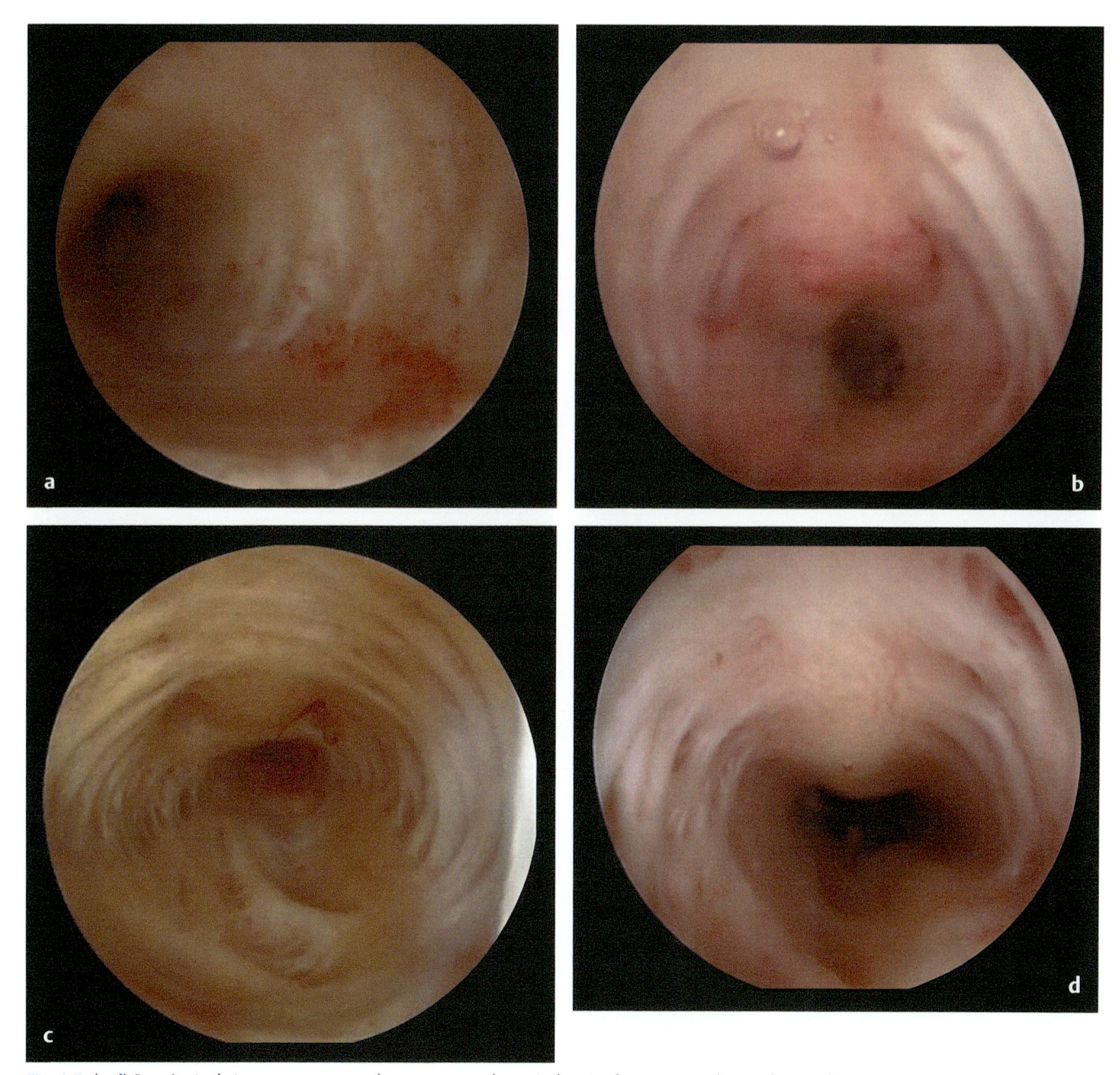

**Fig. 1-7. (a-d)** Sequência de imagens monstrando a mucosa endocervical muito fina, permitindo visualização das estruturas fibrosas na profundidade. (Fonte: arquivo pessoal do autor.)

## Canal Atrófico

O aspecto vai depender do tempo de hipoestrogenismo. A endocérvice vai se tornando cada vez mais pálida, de aspecto fibroso, superfície lisa com pequenos cistos e totalmente avascular (Fig. 1-8).

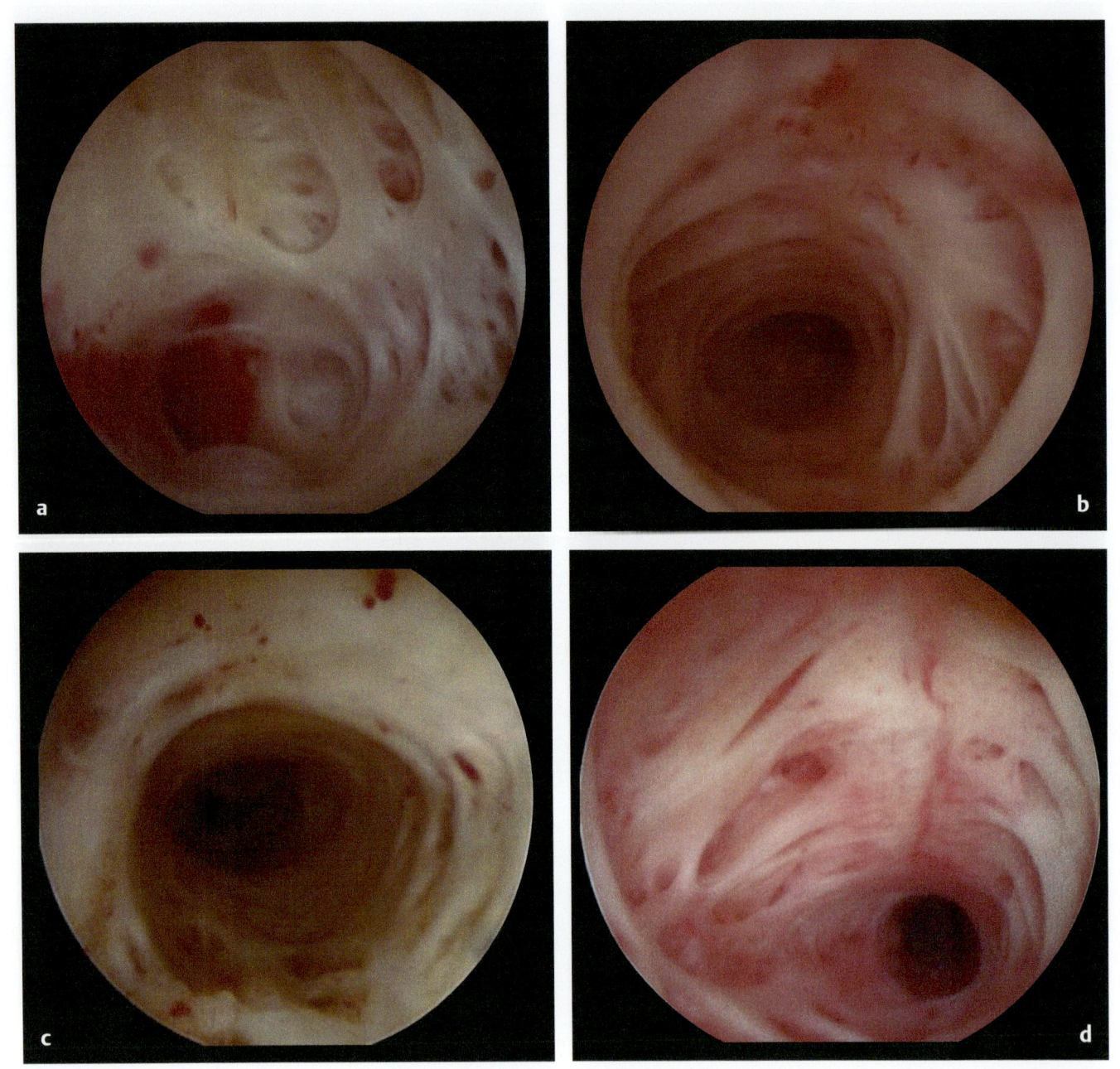

**Fig. 1-8. (a-h)** Sequência de imagens de canal endocervical atrófico, de aspecto fibroso circular, superfície lisa e pálida. (Fonte: arquivo pessoal do autor.) *(Continua)*

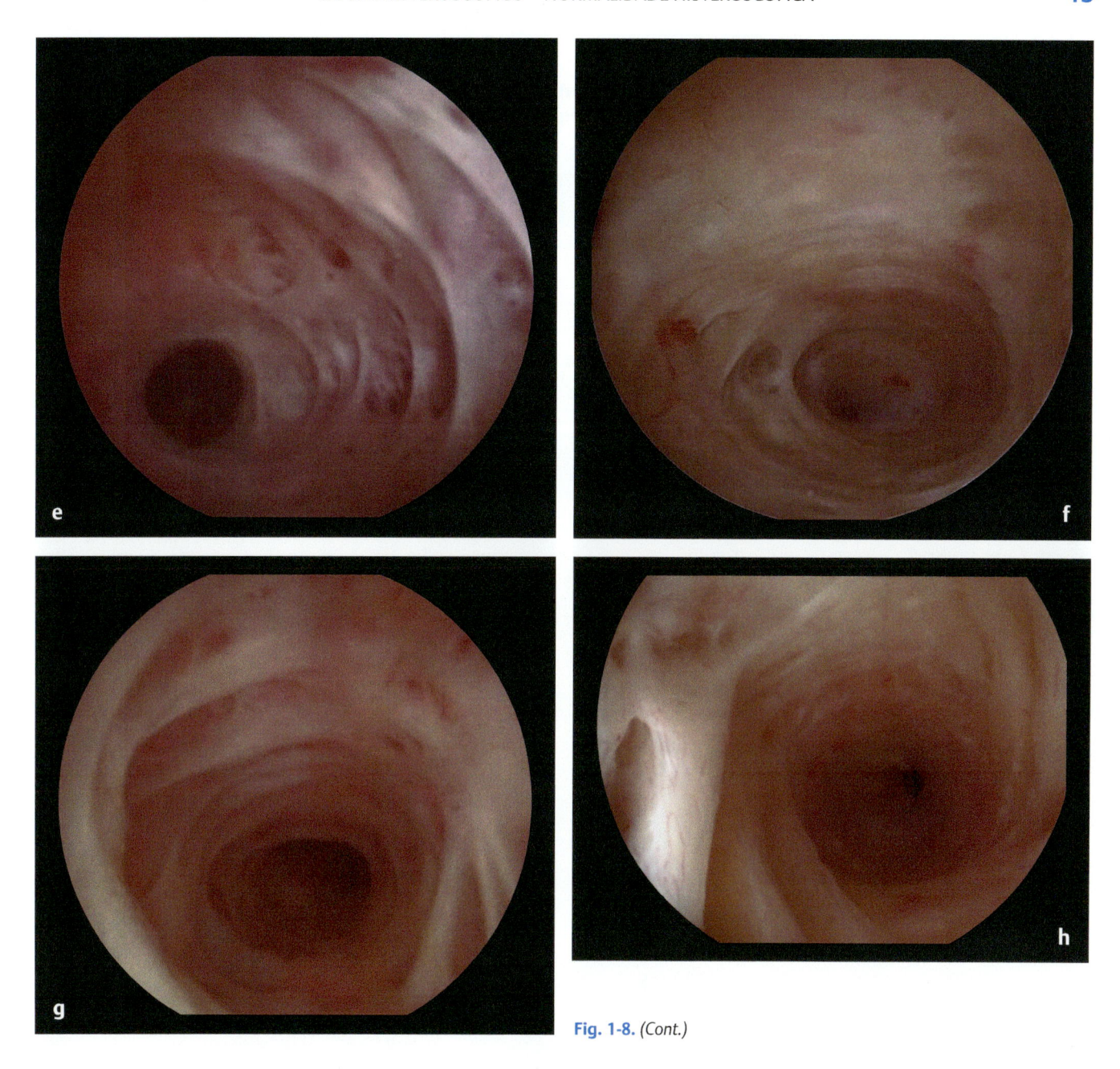

EXAME HISTEROSCÓPICO – NORMALIDADE HISTEROSCÓPICA

Fig. 1-8. *(Cont.)*

## Outros Achados de Canal

São frequentemente encontrados cistos de retenção, que podem estar localizados em toda extensão e profundidade do canal. Sinéquias também podem ser observadas, principalmente no terço superior (Fig. 1-9).

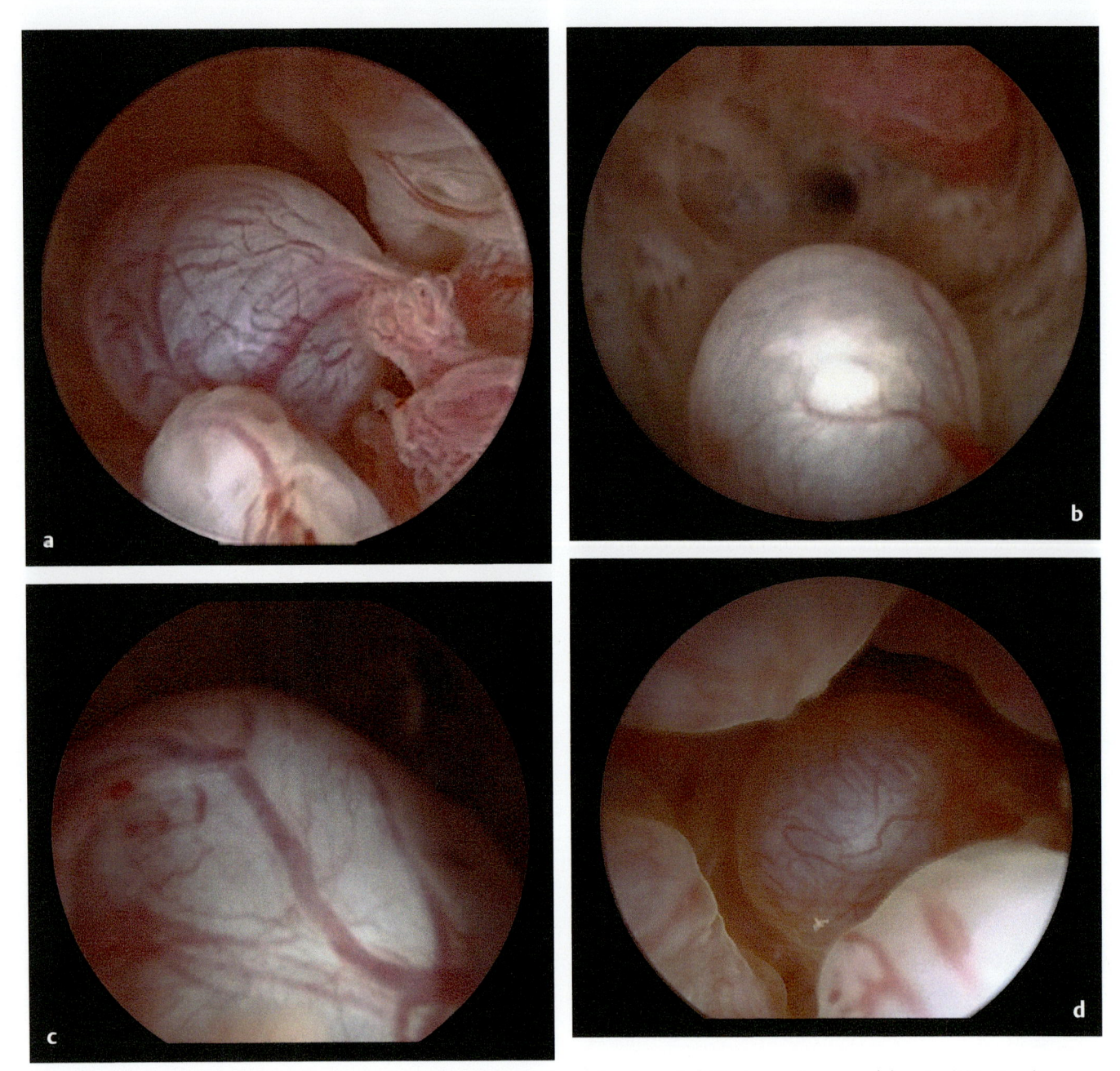

**Fig. 1-9. (a-h)** Sequência de imagens de cistos de retenção e sinéquias de canal endocervical. (Fonte: arquivo pessoal do autor.) *(Continua)*

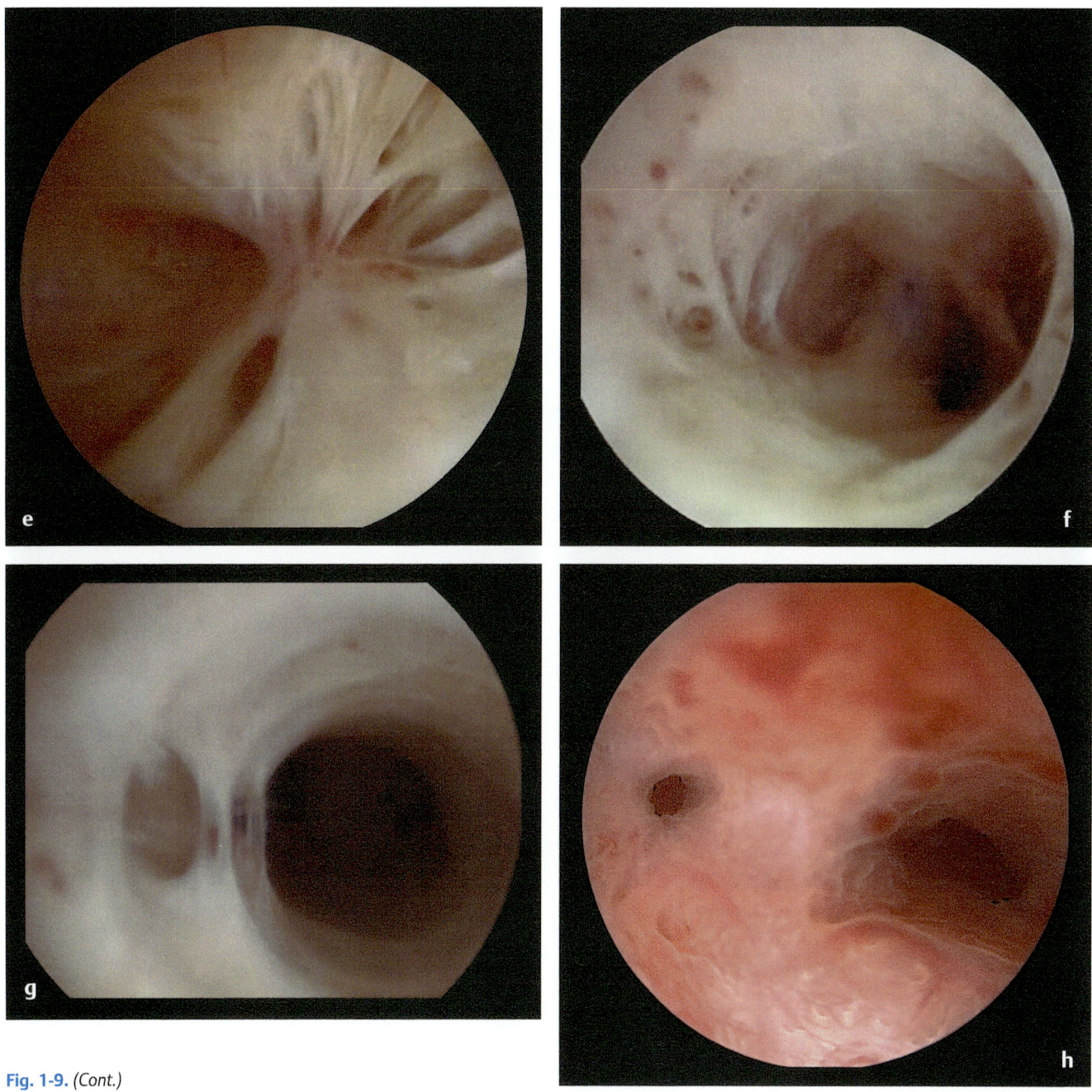

# EXAME HISTEROSCÓPICO – NORMALIDADE HISTEROSCÓPICA

Fig. 1-9. *(Cont.)*

## Avaliação da Morfologia Uterina

Nesse momento se avalia o tamanho, o formato da cavidade e a mucosa endometrial. A passagem pelo istmo uterino é ponto importante do exame e representa o verdadeiro ponto de entrada na cavidade. Uma vez dentro, uma visão panorâmica deve ser obtida como primeira avaliação. A cavidade uterina normalmente tem um formato triangular invertido (com base para cima e ápice para baixo). O fundo uterino pode ser plano, côncavo ou levemente convexo. A cavidade uterina em seu eixo longitudinal mede aproximadamente 3,5 cm e, junto com o canal endocervical, o comprimento varia de 6 a 7 cm. Com a passagem da ótica pelo OCI, visualizam-se imediatamente a parede anterior, ligeiramente côncava, e o fundo uterino. O movimento de rotação lateral da ótica permite a visualização das regiões cornuais, dos óstios tubários e das paredes laterais. A rotação da ótica em 180 graus permite a visualização da parede posterior. Com a lenta retirada da ótica pode-se visualizar o istmo, que se apresenta côncavo pela distensão e faz-se necessária a rotação da ótica de 360 graus para sua completa visualização. A partir do istmo uterino, pode-se obter nova visão panorâmica da cavidade e o canal endocervical é reavaliado durante a extração do histeroscópio (Figs. 1-10 a 1-12).

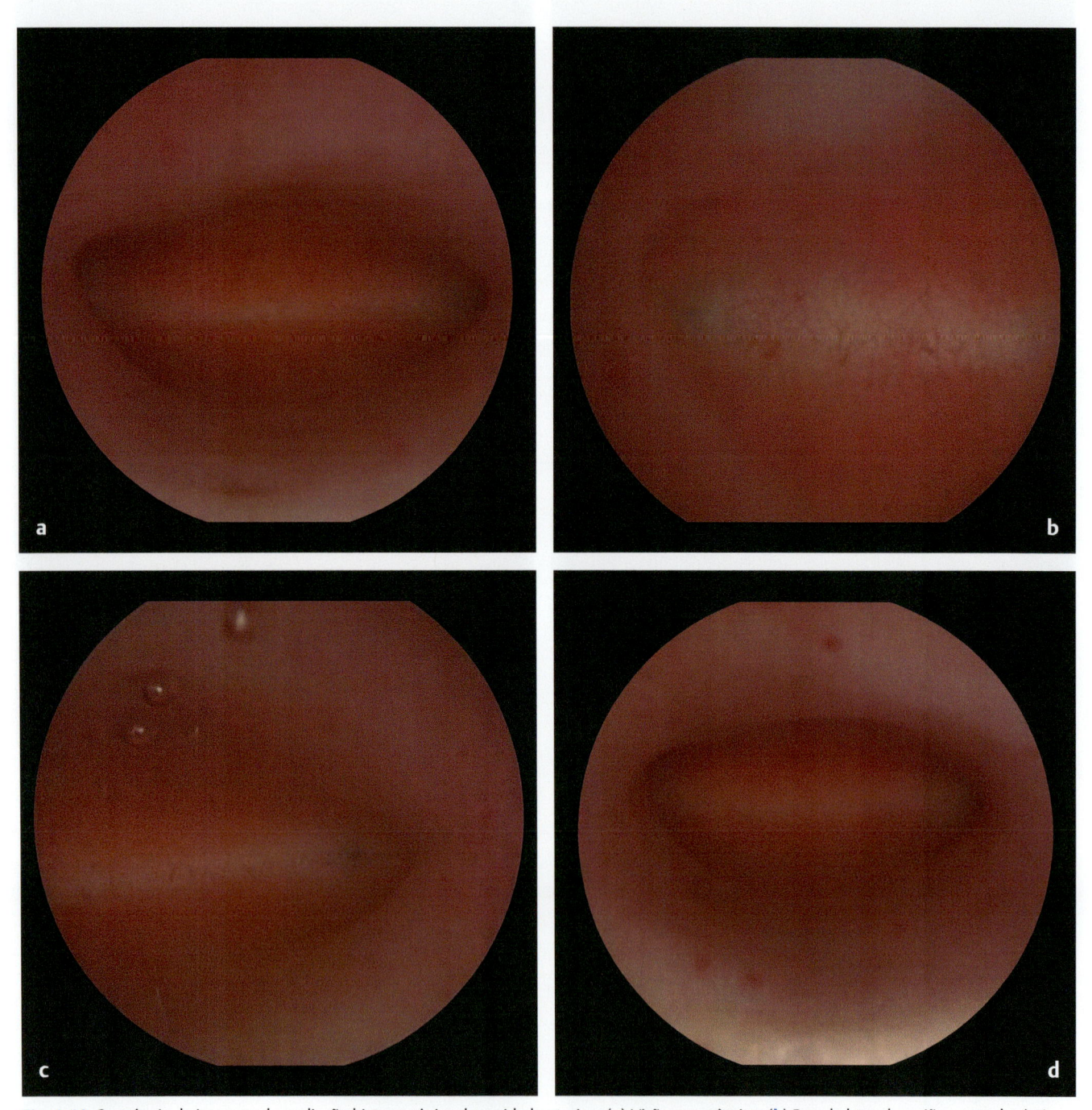

**Fig. 1-10.** Sequência de imagens da avaliação histeroscópica da cavidade uterina. (**a**) Visão panorâmica. (**b**) Parede lateral, região cornual e óstio direito. (**c**) Parede lateral, região cornual e óstio esquerdo. (**d**) Visão panorâmica final a partir do istmo uterino.

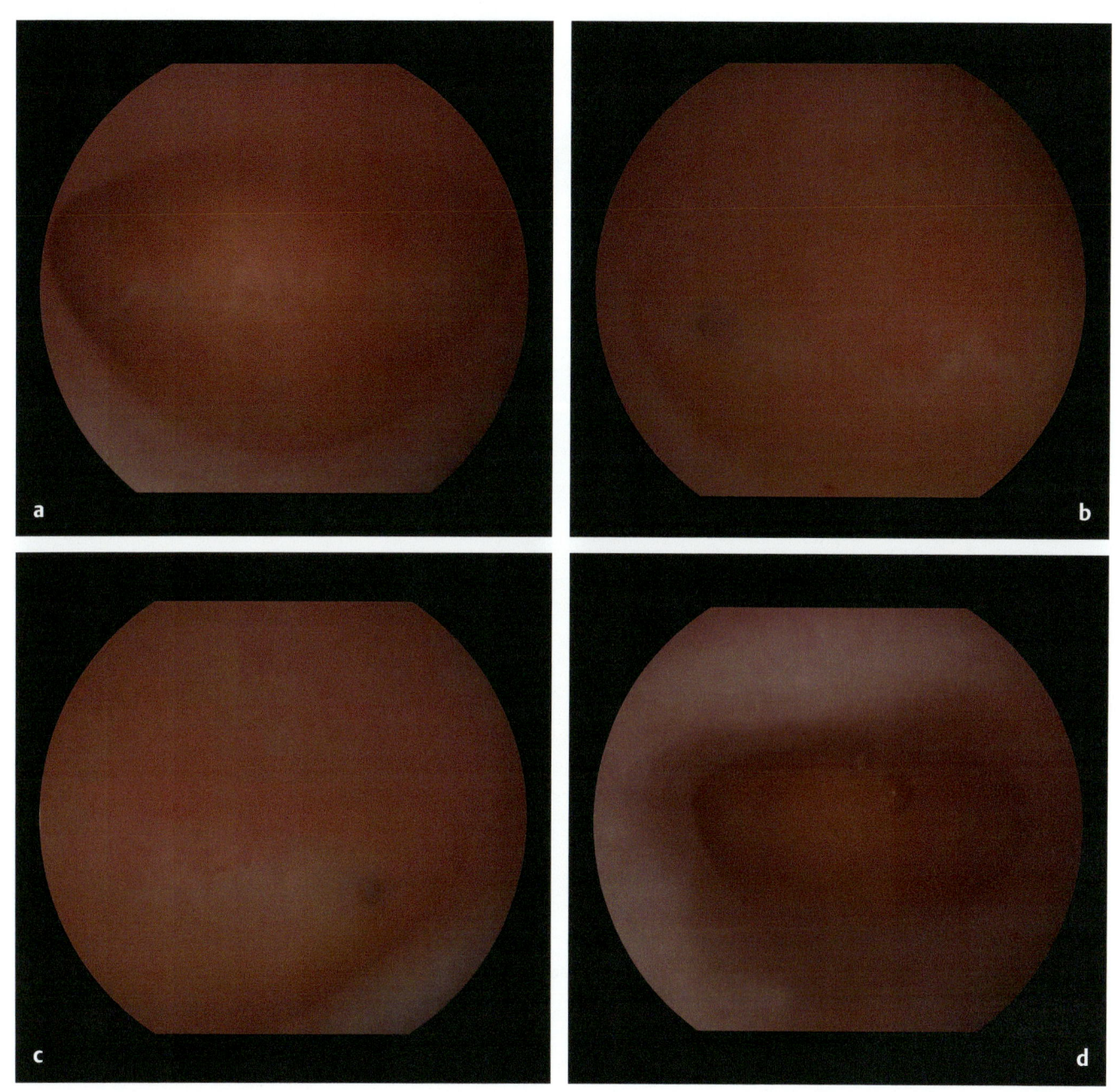

EXAME HISTEROSCÓPICO – NORMALIDADE HISTEROSCÓPICA

**Fig. 1-11. (a-d)** Sequência de imagens da avaliação histeroscópica da cavidade uterina.

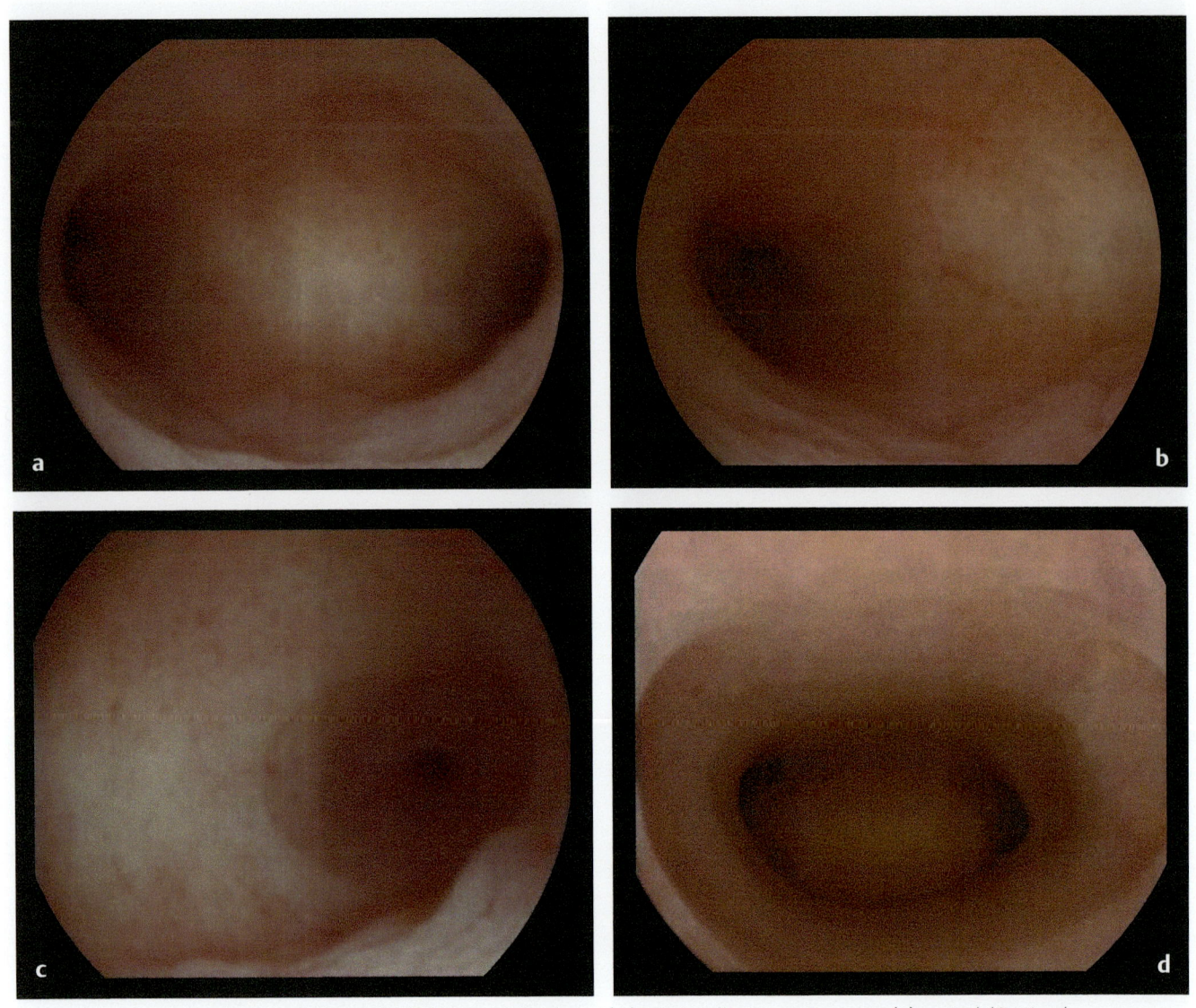

Fig. 1-12. (a-h) Sequência de imagens da avaliação histeroscópica da cavidade uterina. (Fonte: arquivo pessoal do autor.) *(Continua)*

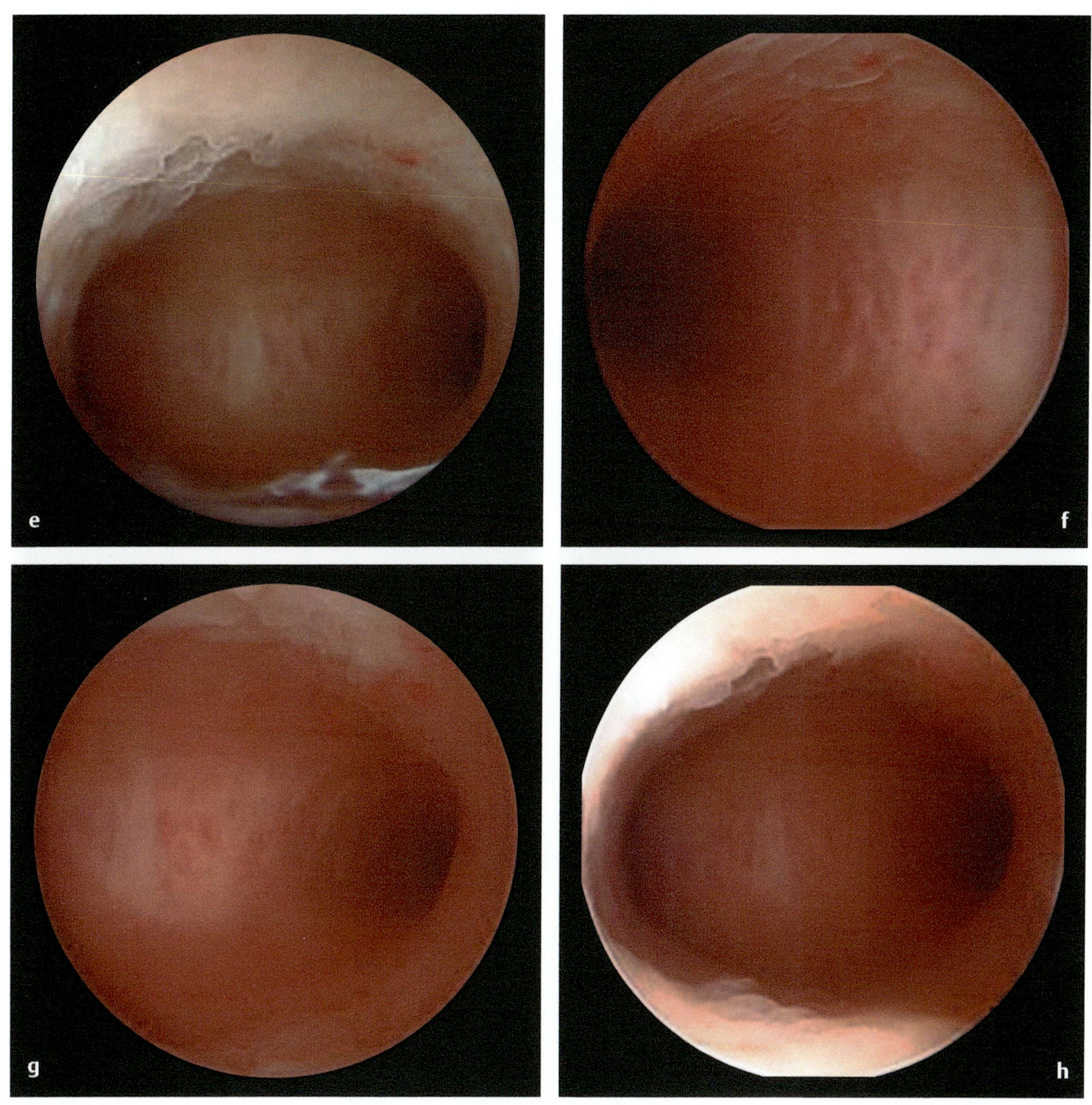

EXAME HISTEROSCÓPICO – NORMALIDADE HISTEROSCÓPICA

Fig. 1-12. *(Cont.)*

## Avaliação das Regiões Cornuais e Óstios Tubários

Os óstios tubários costumam ser circulares, com bordos nítidos e com poucos milímetros de diâmetro, deixando ver os primeiros milímetros da porção intersticial das trompas. A morfologia é variável dependendo da fase do ciclo menstrual e da fase de vida da paciente. Com aumento da pressão intrauterina podemos observar contrações e passagem de bolhas, que são sinais sugestivos de permeabilidade tubária. A vascularização pode ser vista em torno dos óstios e a coloração da porção intramural costuma ser rósea. Pequenos pólipos podem ser encontrados no local. Sinéquias podem ocluir parcial ou totalmente os óstios (Figs. 1-13 a 1-16).

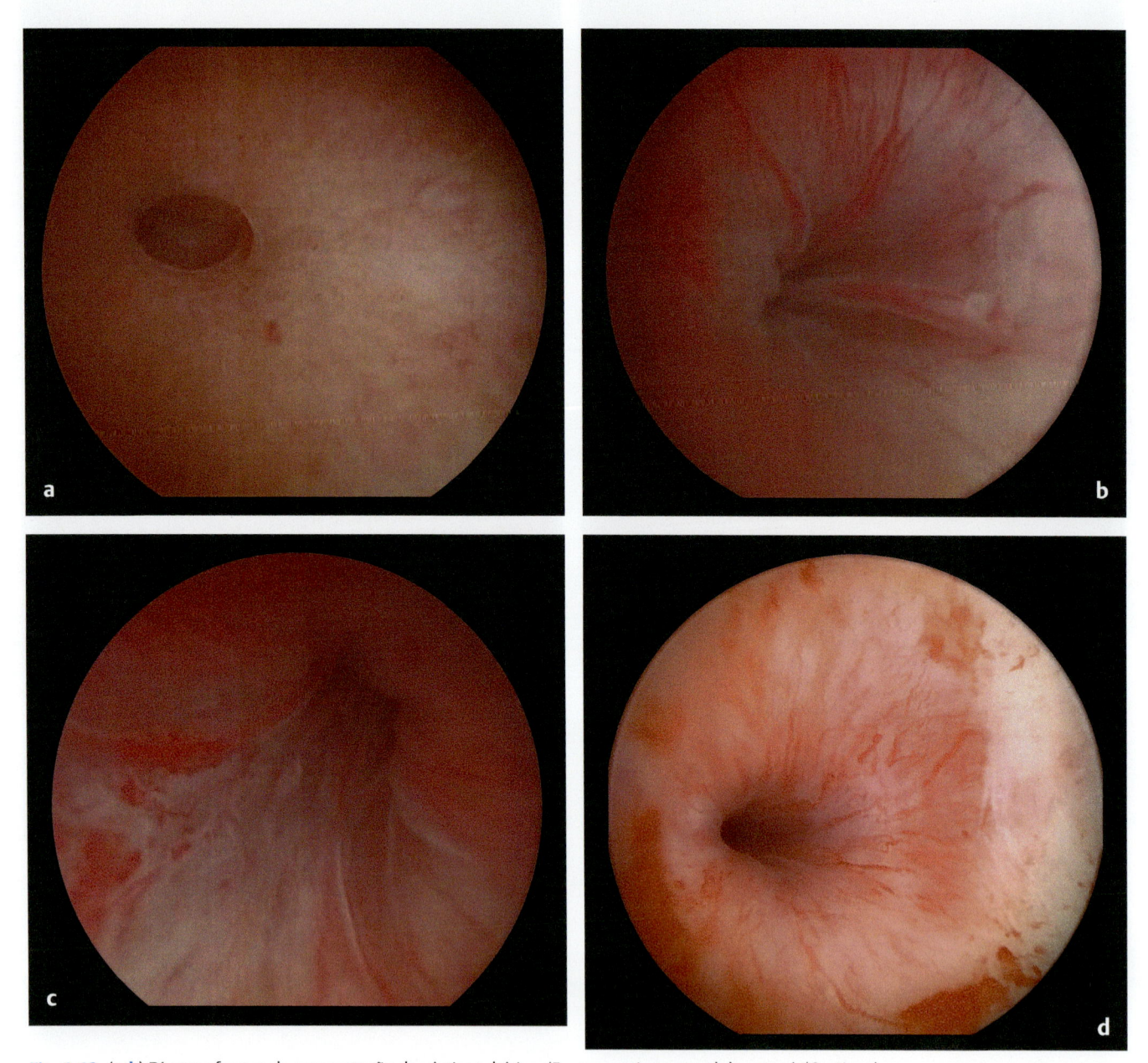

**Fig. 1-13.** (a-h) Diversas formas de apresentação dos óstios tubários. (Fonte: arquivo pessoal do autor.) *(Continua)*

Fig. 1-13. *(Cont.)*

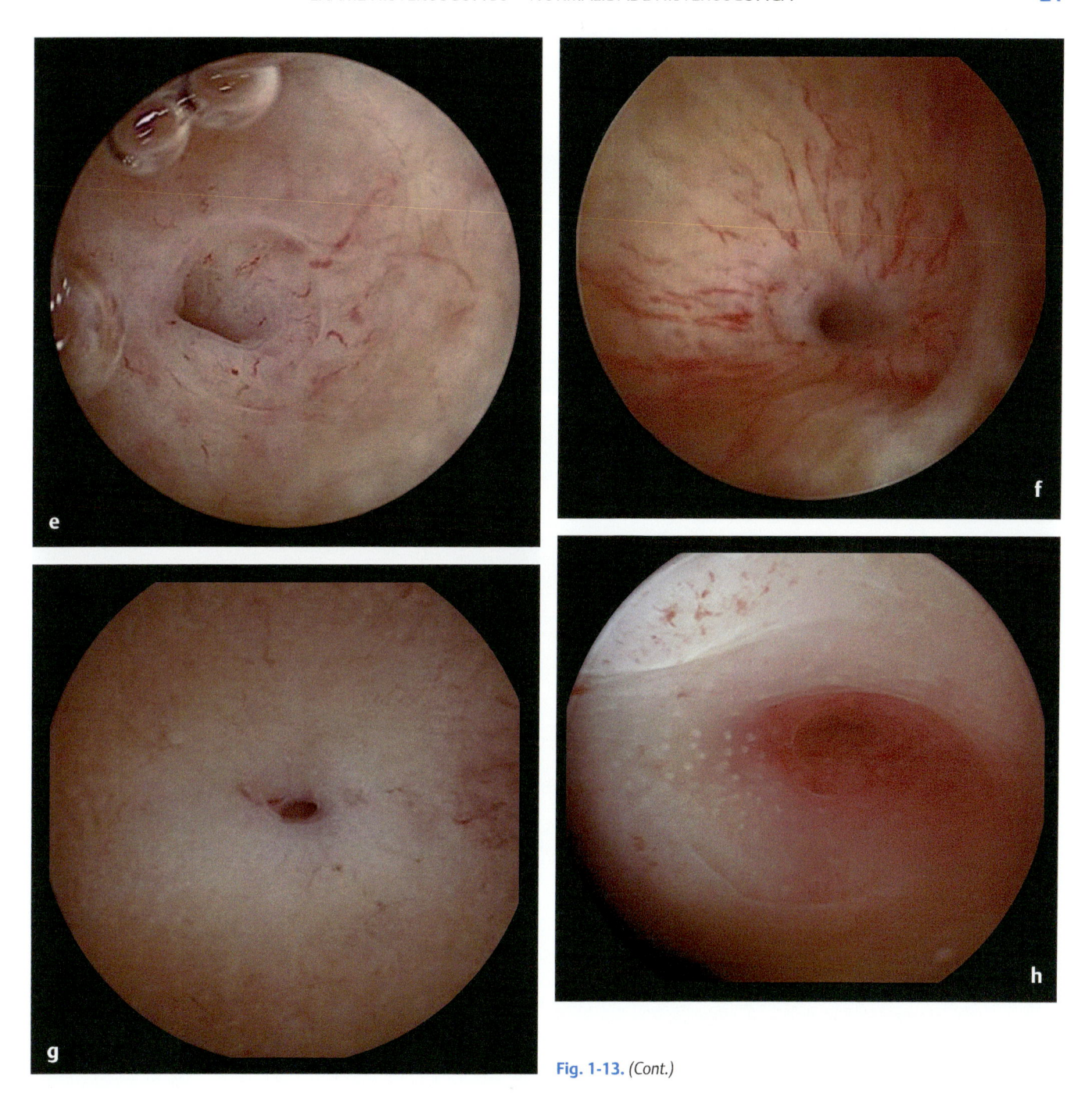

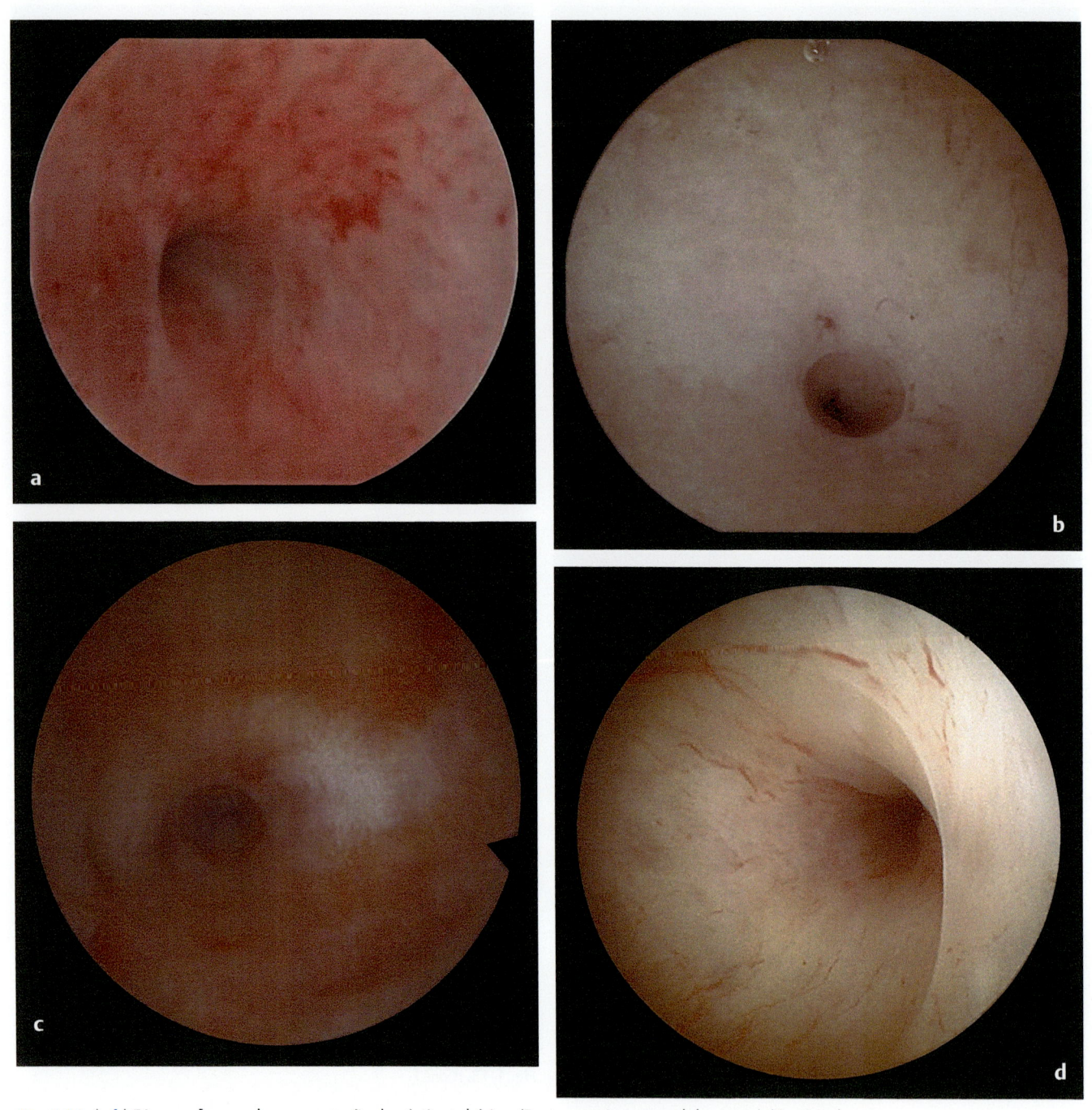

Fig. 1-14. (a-h) Diversas formas de apresentação dos óstios tubários. (Fonte: arquivo pessoal do autor.) *(Continua)*

Fig. 1-14. *(Cont.)*

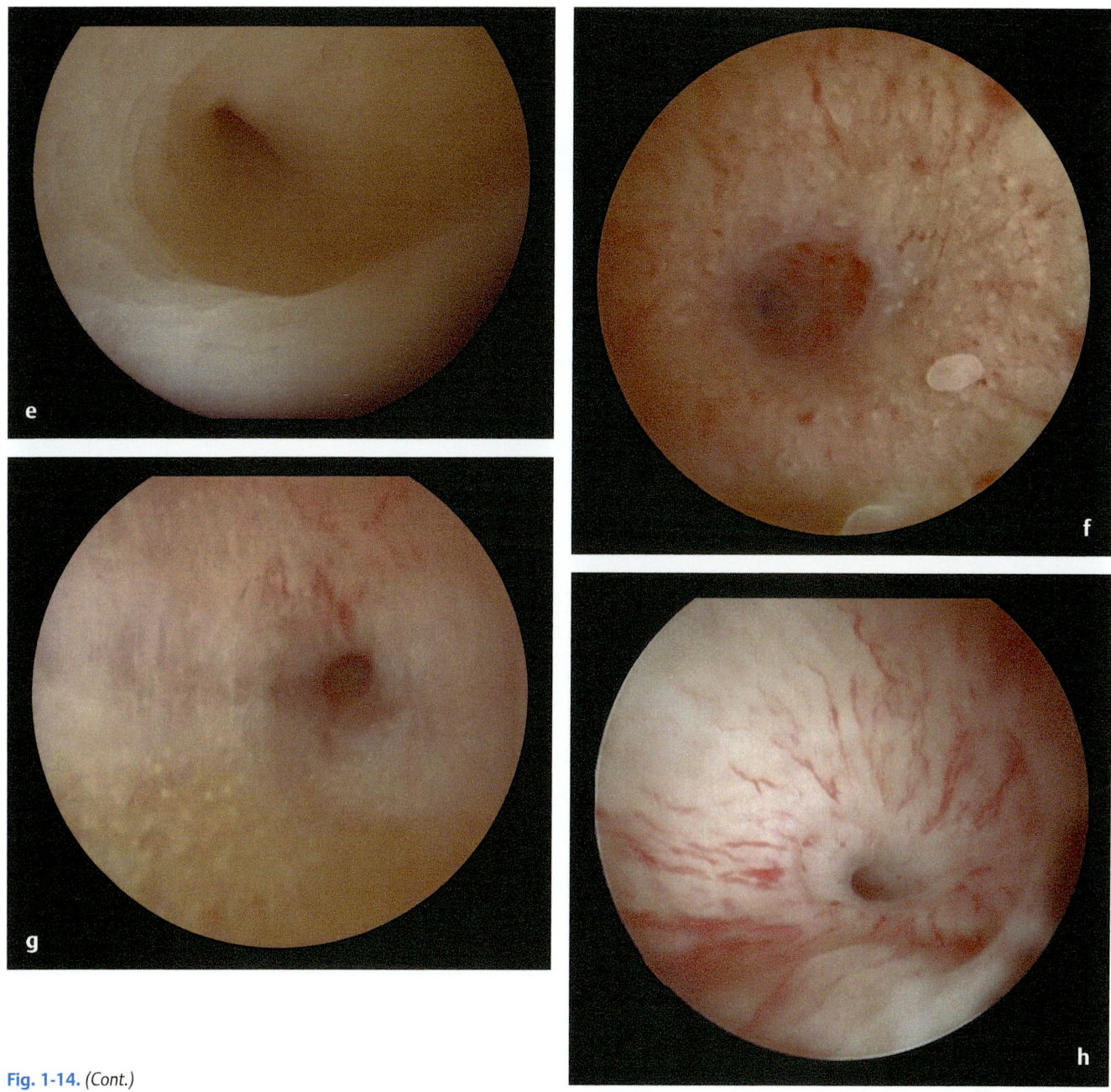

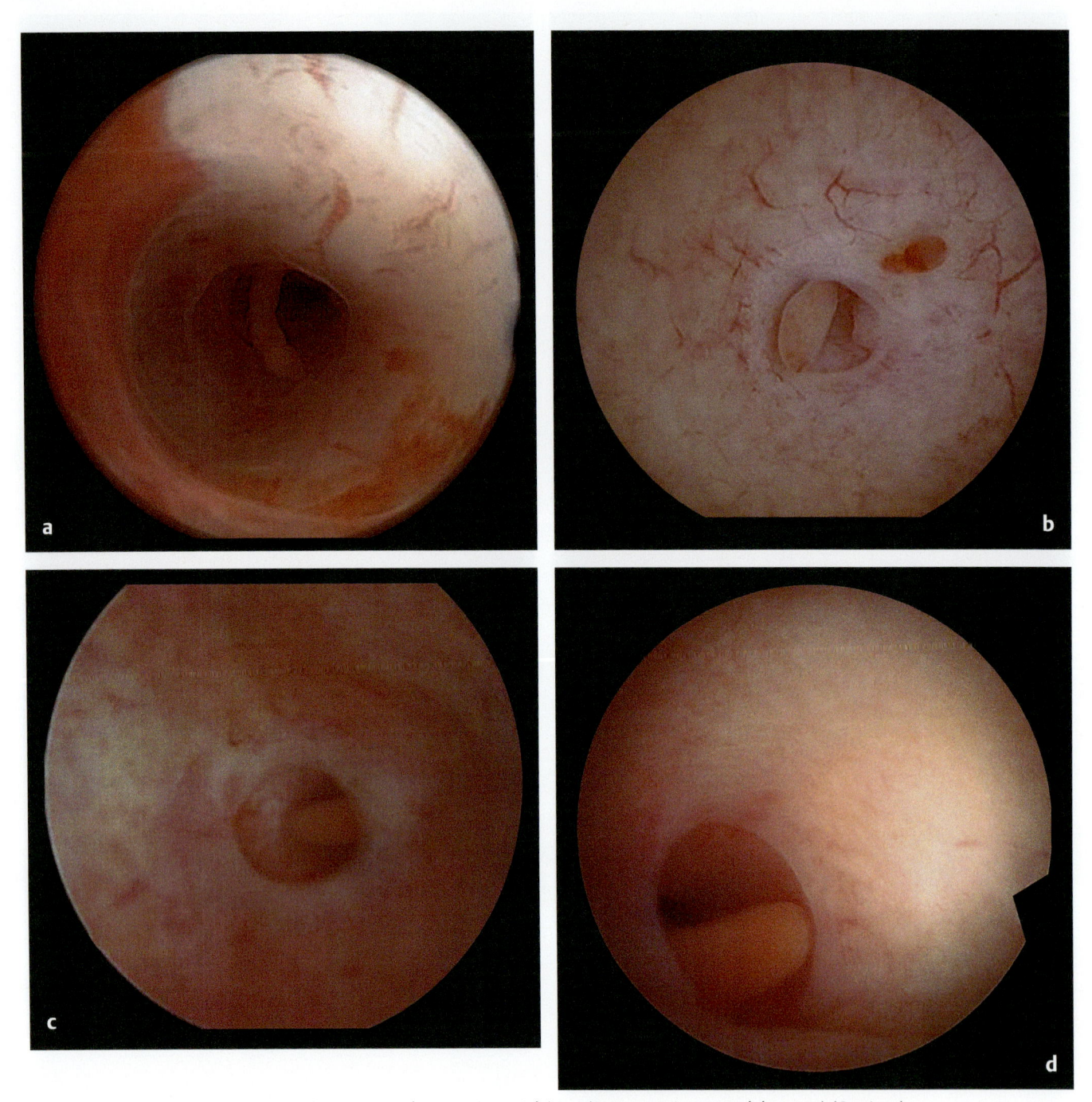

**Fig. 1-15. (a-h)** Sequência de imagens de mínimos pólipos em óstios tubários. (Fonte: arquivo pessoal do autor.) *(Continua)*

Fig. 1-15. *(Cont.)*

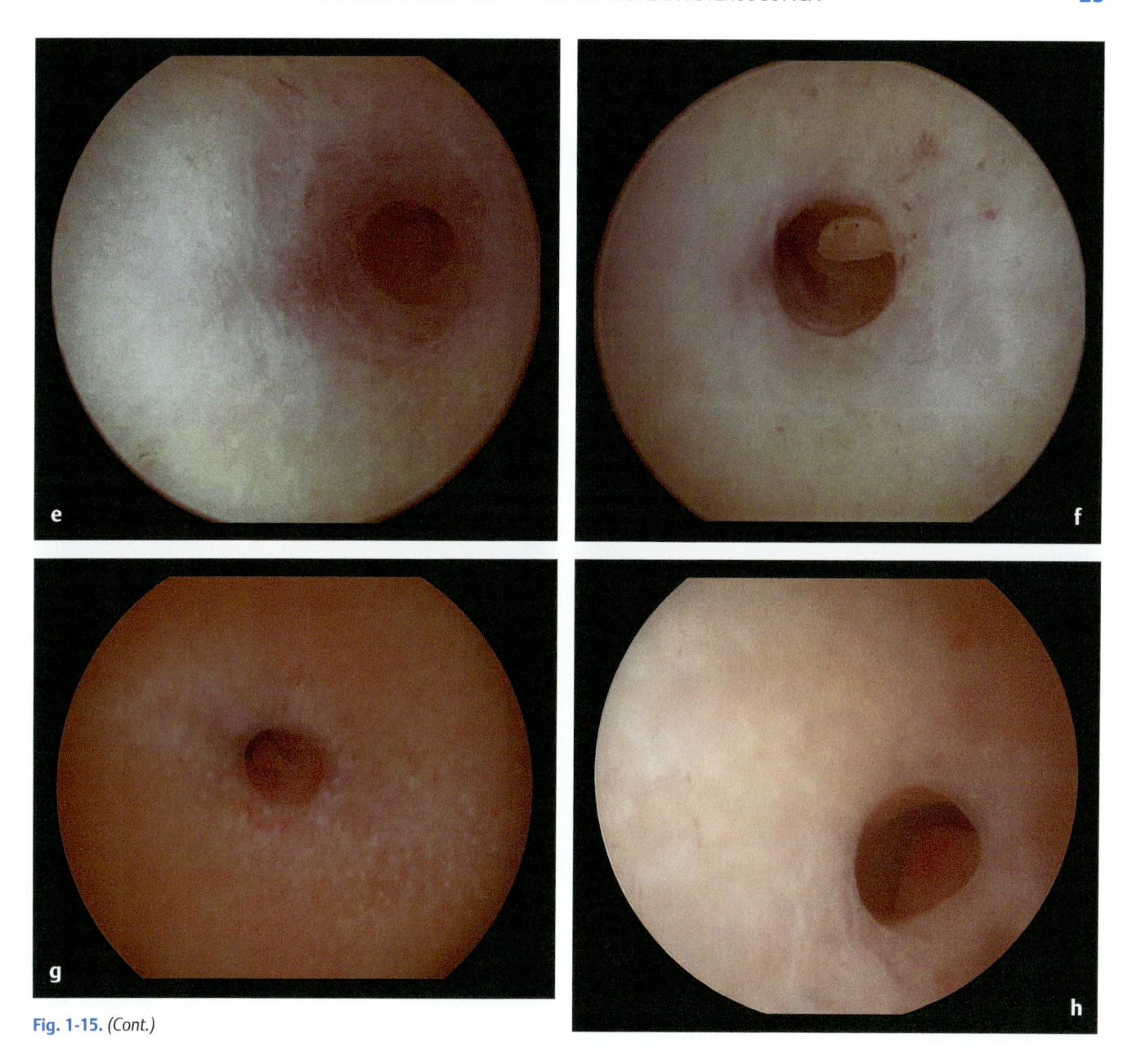

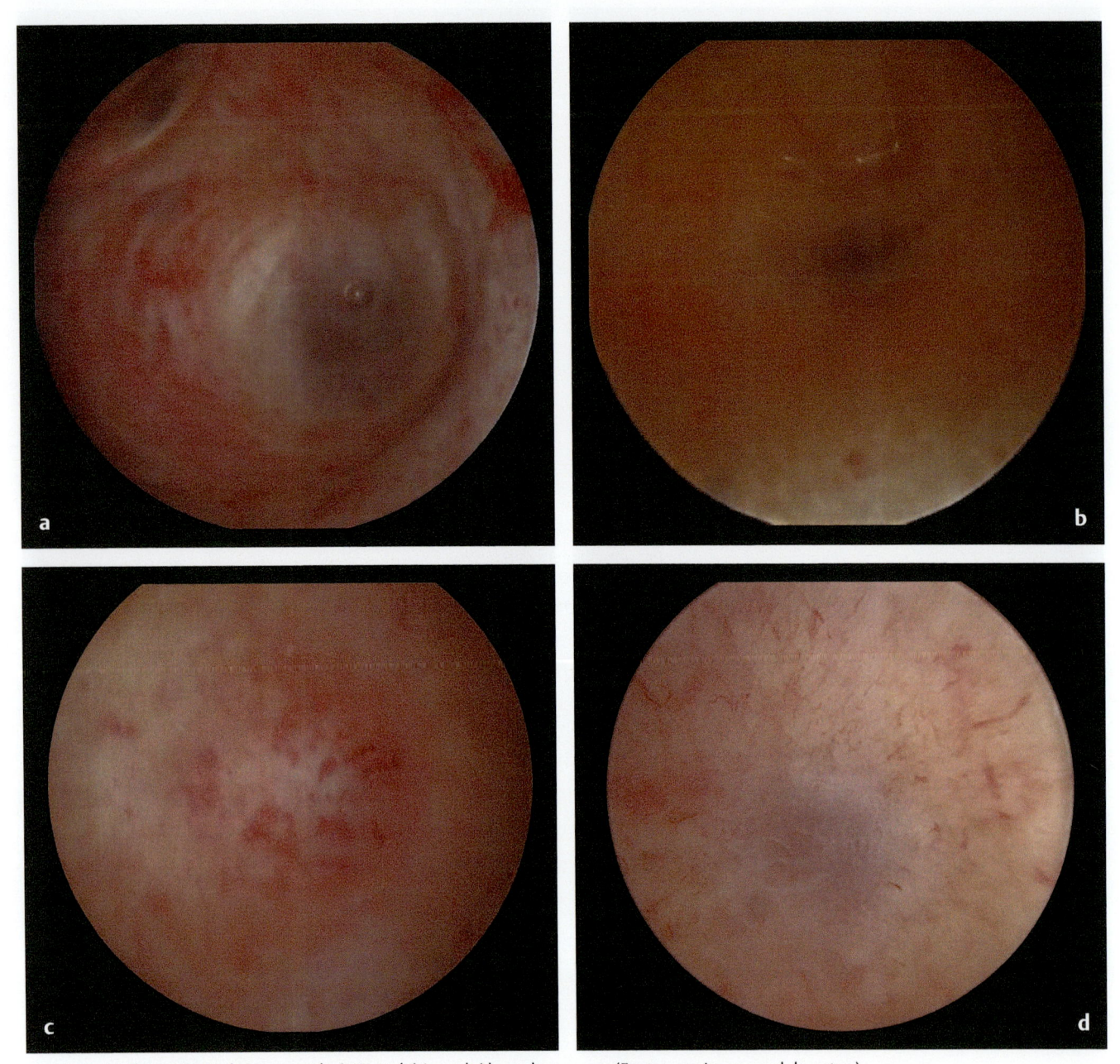

**Fig. 1-16. (a-d)** Sequência de imagens de óstios tubários ocluídos pela mucosa. (Fonte: arquivo pessoal do autor.)

## Estudo da Mucosa Endometrial

As características da mucosa endometrial vão depender da fase do ciclo menstrual e do estado hormonal da paciente.

### Endométrio Regenerativo ou Pós-Menstrual Imediato

De cor vermelha intensa pela vascularização da camada basal aparente, fino, com mínimas rugosidades e de fácil sangramento. Orifícios glandulares são escassos ou ausentes. Pode confundir com aspecto de endometrite crônica (Fig. 1-17).

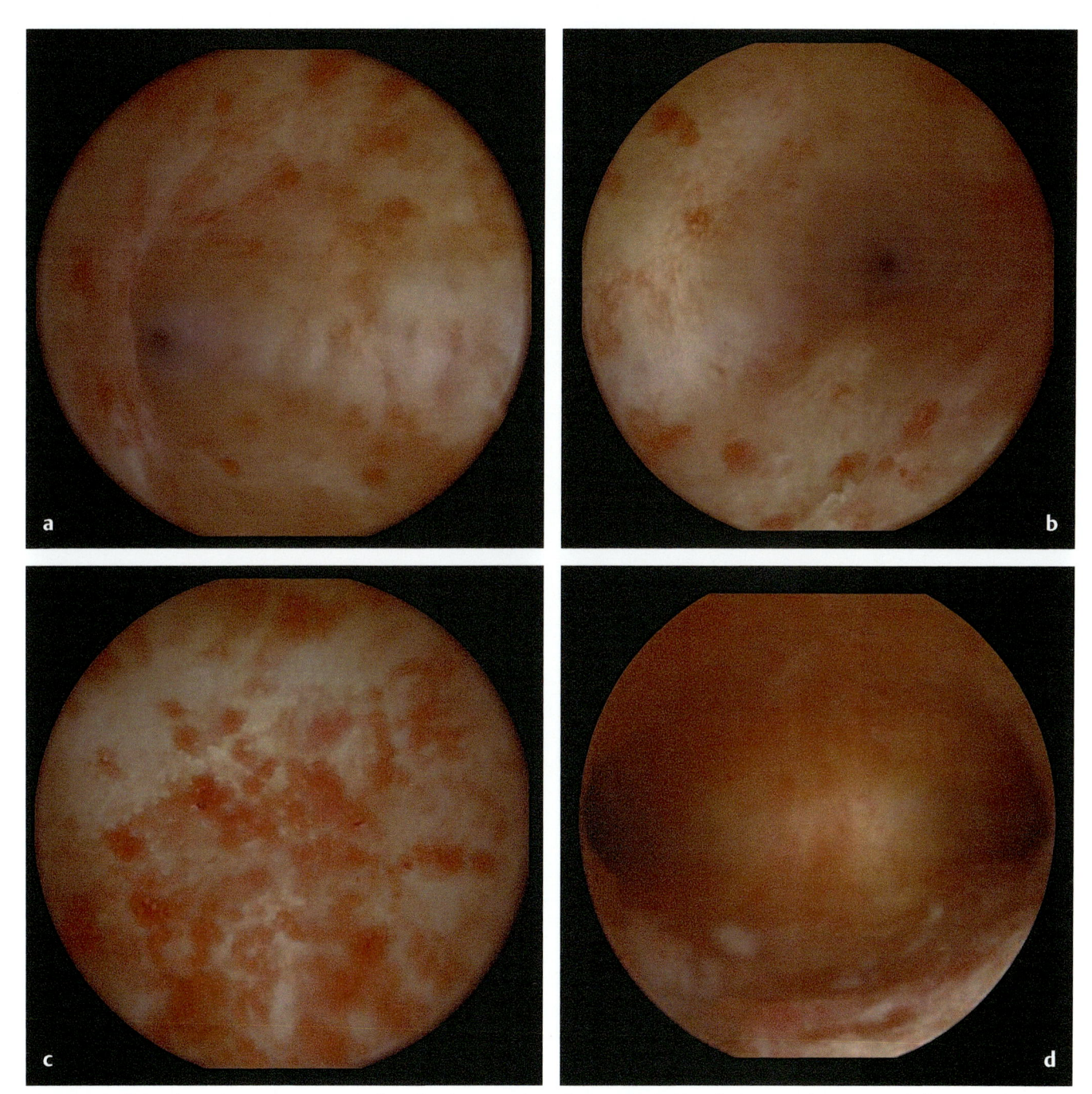

**Fig. 1-17. (a-d)** Sequência de imagens monstrando endométrio com áreas de vermelho intenso, fino e com mínimas rugosidades, características do período regenerativo. (Fonte: arquivo pessoal do autor.)

## Endométrio Proliferativo

Superfície lisa, plana, uniforme, de cor rósea, com pontilhado branco mais evidente no final da fase proliferativa, correspondendo às glândulas da superfície. Rede vascular superficial com vasos finos no início e, à medida que avança a fase, tornam-se de médio calibre, sem anomalias de trajeto ou dilatações. O endométrio pode sangrar por trauma de contato do histeroscópio, e sua espessura varia de 6 a 7 mm no final da fase proliferativa (Fig. 1-18).

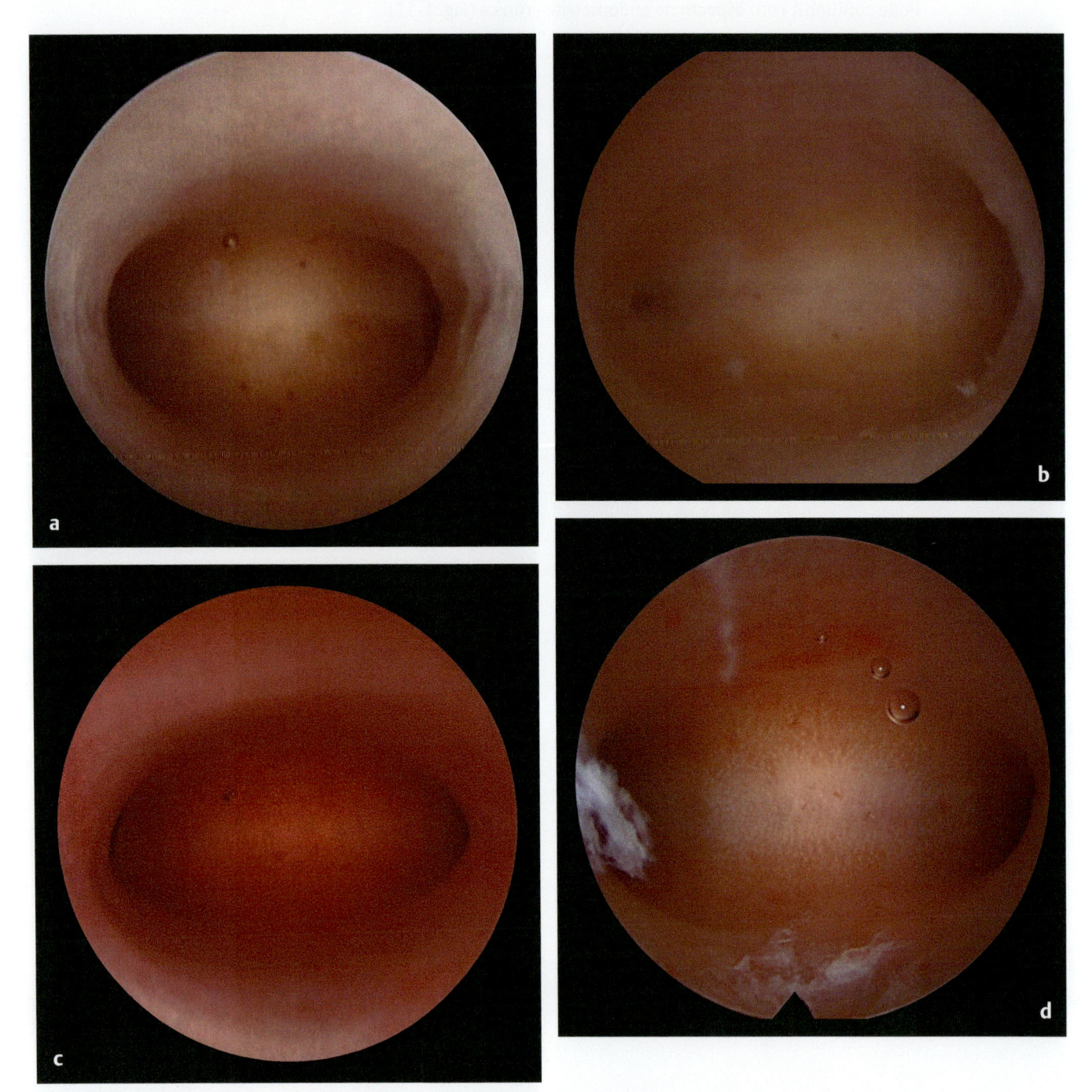

**Fig. 1-18.** (a-d) Visão panorâmica da cavidade na fase proliferativa do ciclo. (e-j) Imagens da cavidade com pontilhado branco no endométrio proliferativo. (h) Imagem do detalhe das glândulas na fase proliferativa. (Fonte: arquivo pessoal do autor.) *(Continua)*

Fig. 1-18. *(Cont.) (Continua)*

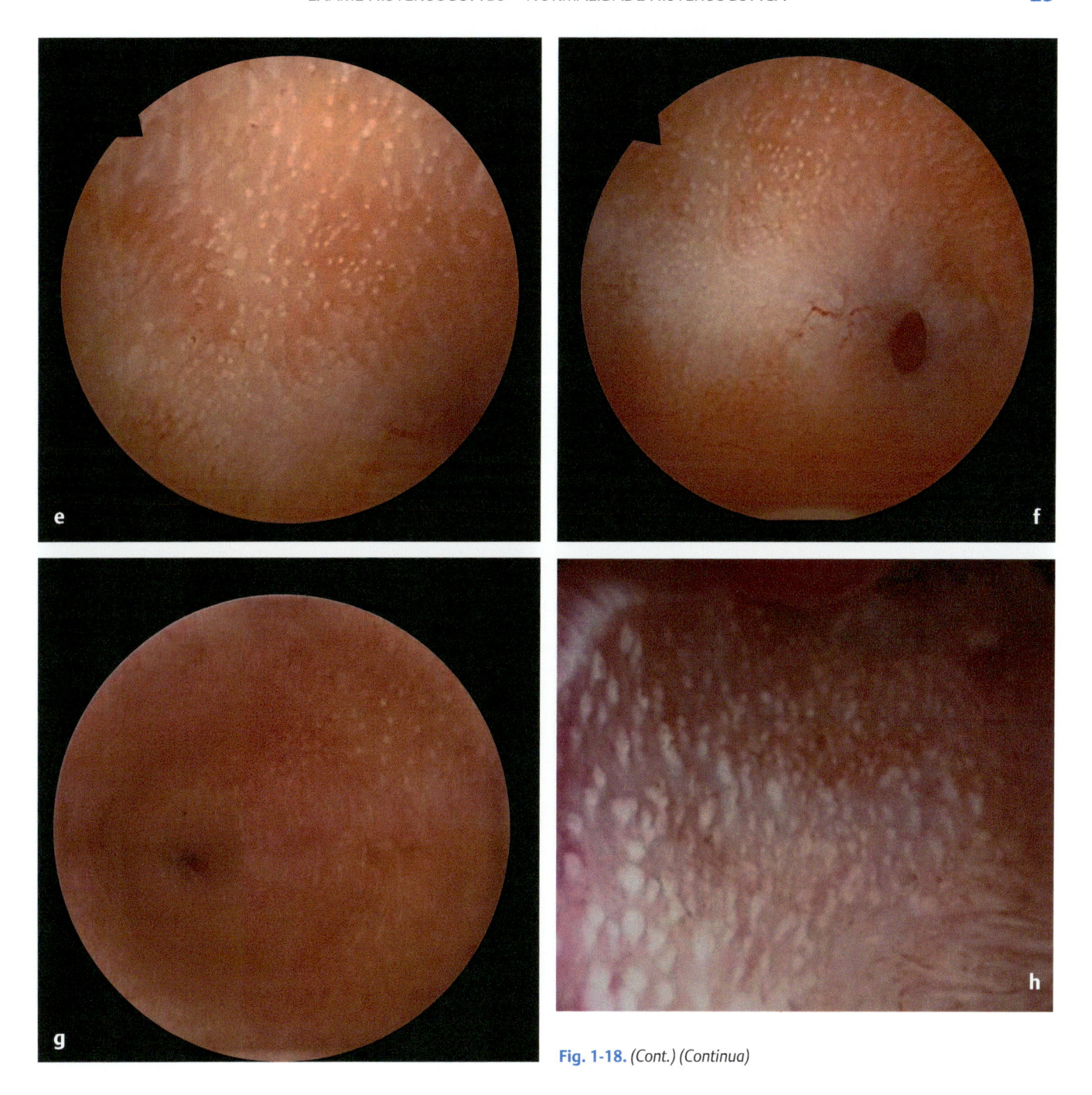

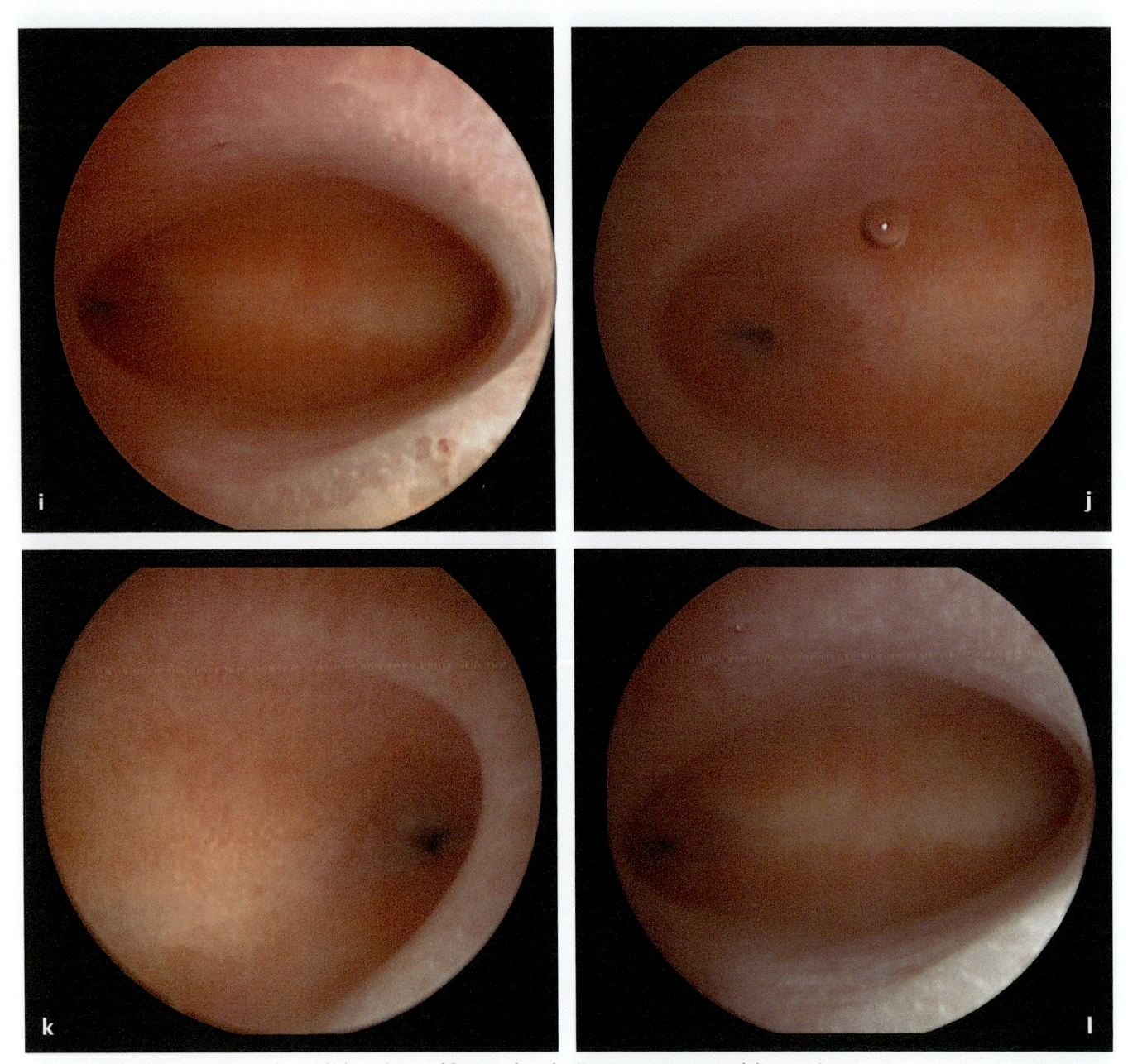

Fig. 1-18. (i-l) Visão panorâmica da cavidade na fase proliferativa do ciclo. (Fonte: arquivo pessoal do autor.)

### Endométrio Secretor

Apresenta-se rosa-claro ou amarelado e brilhante, superfície ondulada, aspecto esponjoso e aveludado no final da fase. Glândulas amplas, perdendo a forma de pontilhado, principalmente no final da fase, devido ao edema. Os vasos tendem a desaparecer da superfície. Diferente da fase proliferativa, em geral não se observa sangramento ao trauma pelo contato do histeroscópio. Na fase pré-menstrual imediata, aparecem fendas hemorrágicas dando aspecto cerebroide, acompanhadas de pontos hemorrágicos na superfície (Fig. 1-19).

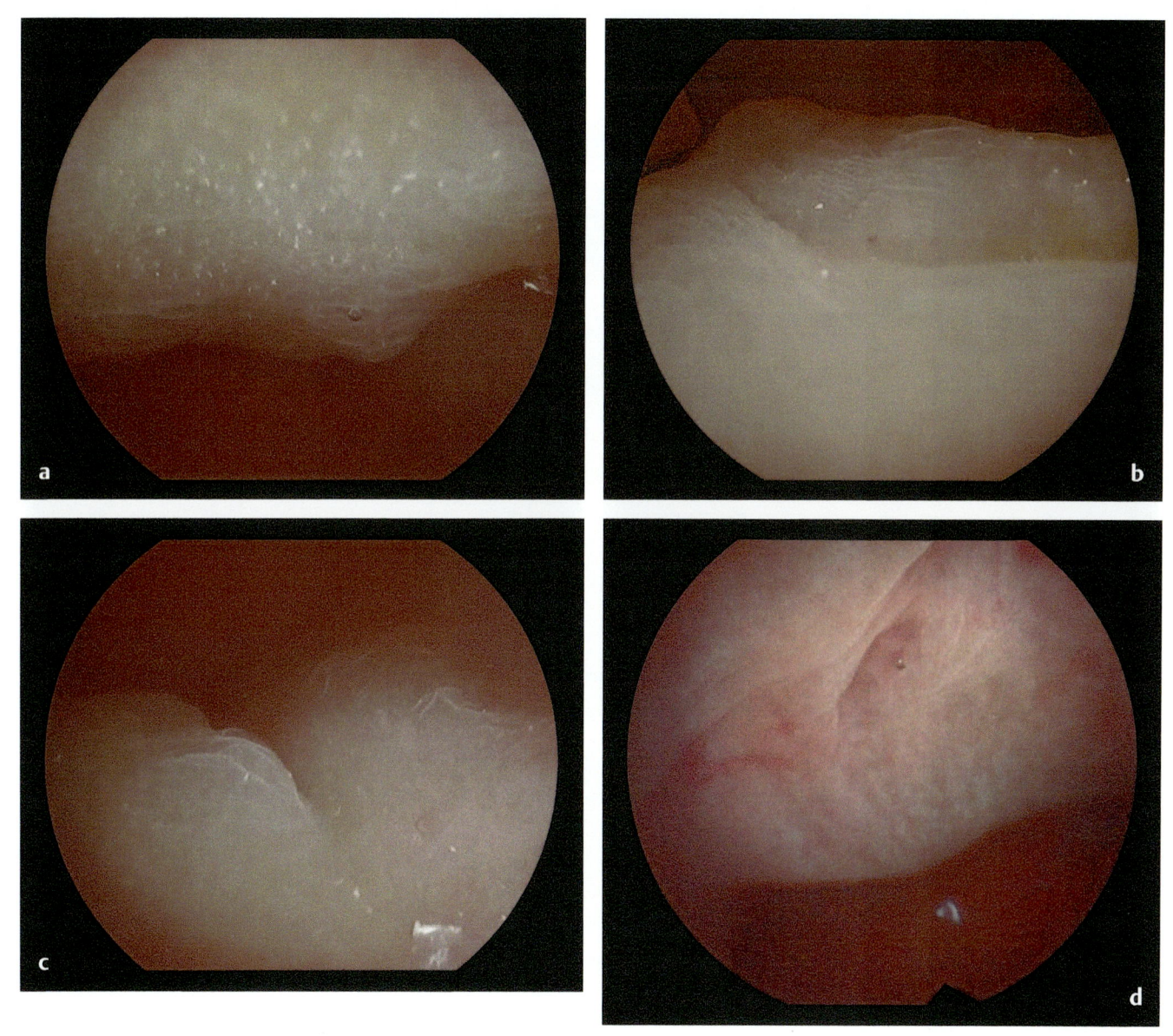

**Fig. 1-19.** (a-l) Sequência de imagens do endométrio na fase secretora e panorâmica da cavidade na fase secretora. (Fonte: arquivo pessoal do autor.) *(Continua)*

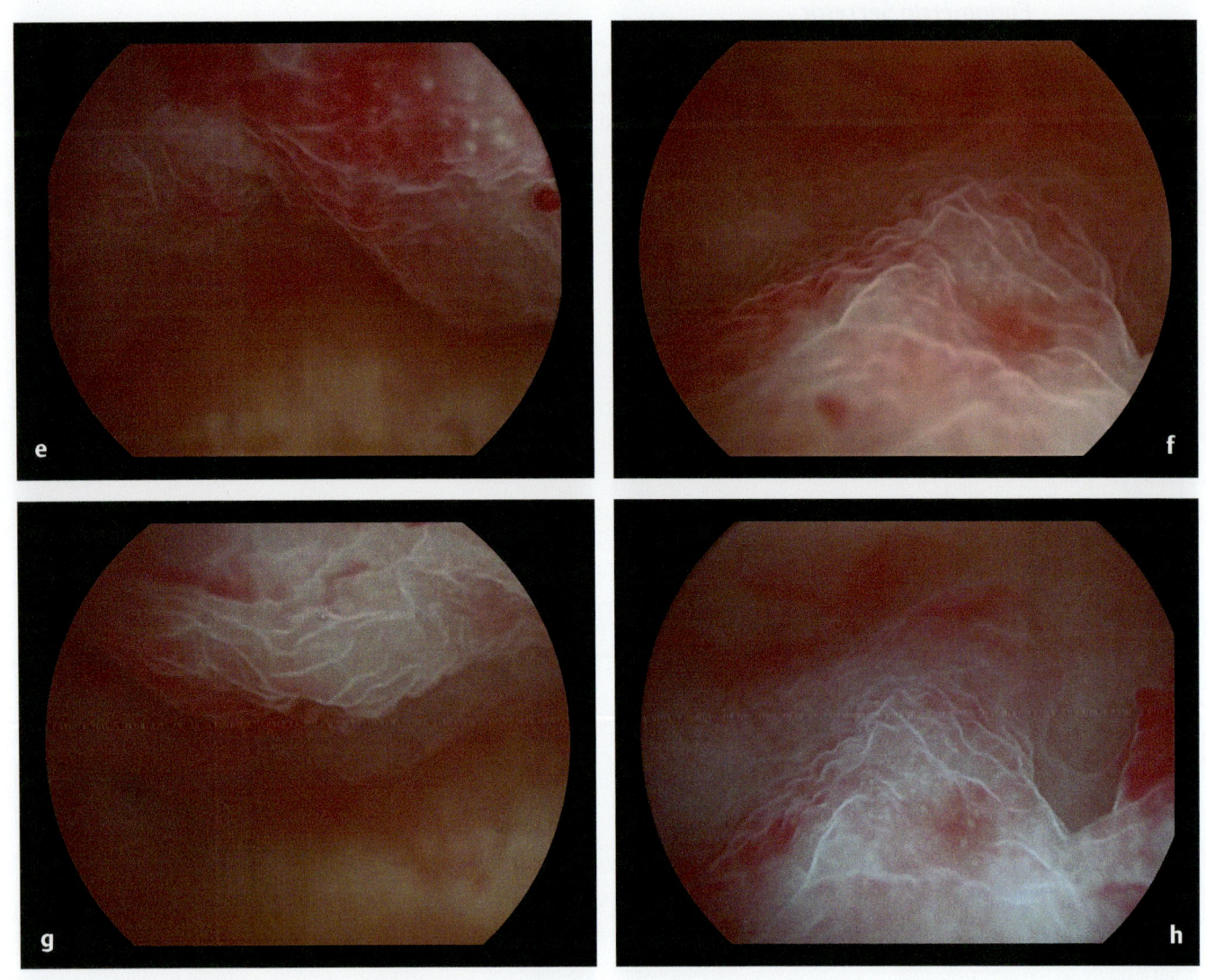

**Fig. 1-19.** *(Cont.) (Continua)*

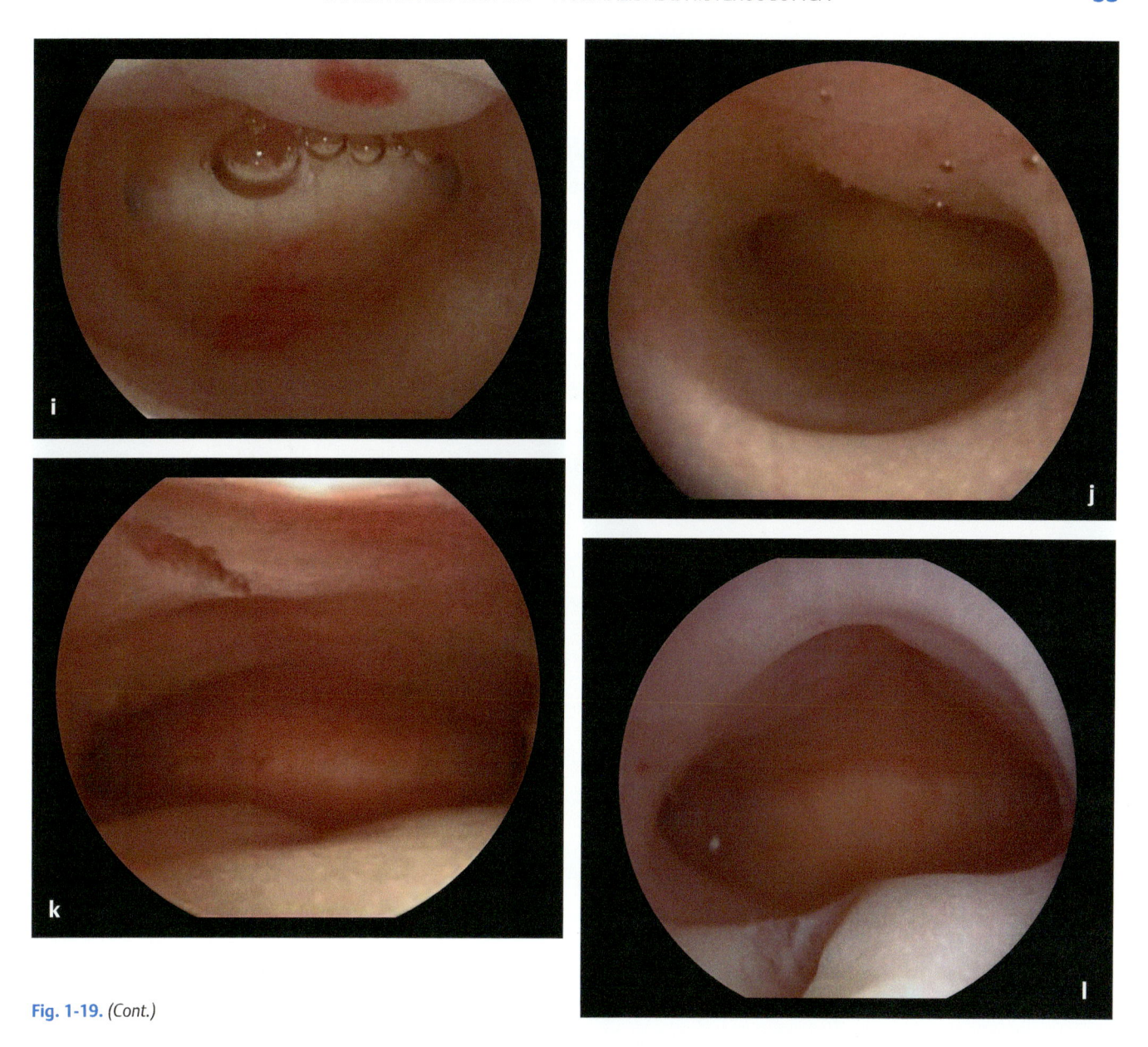

# EXAME HISTEROSCÓPICO – NORMALIDADE HISTEROSCÓPICA

**Fig. 1-19.** *(Cont.)*

## Endométrio Menstrual

Costuma ter superfície irregular com áreas hemorrágicas, intercaladas por placas endometriais esbranquiçadas (Fig. 1-20).

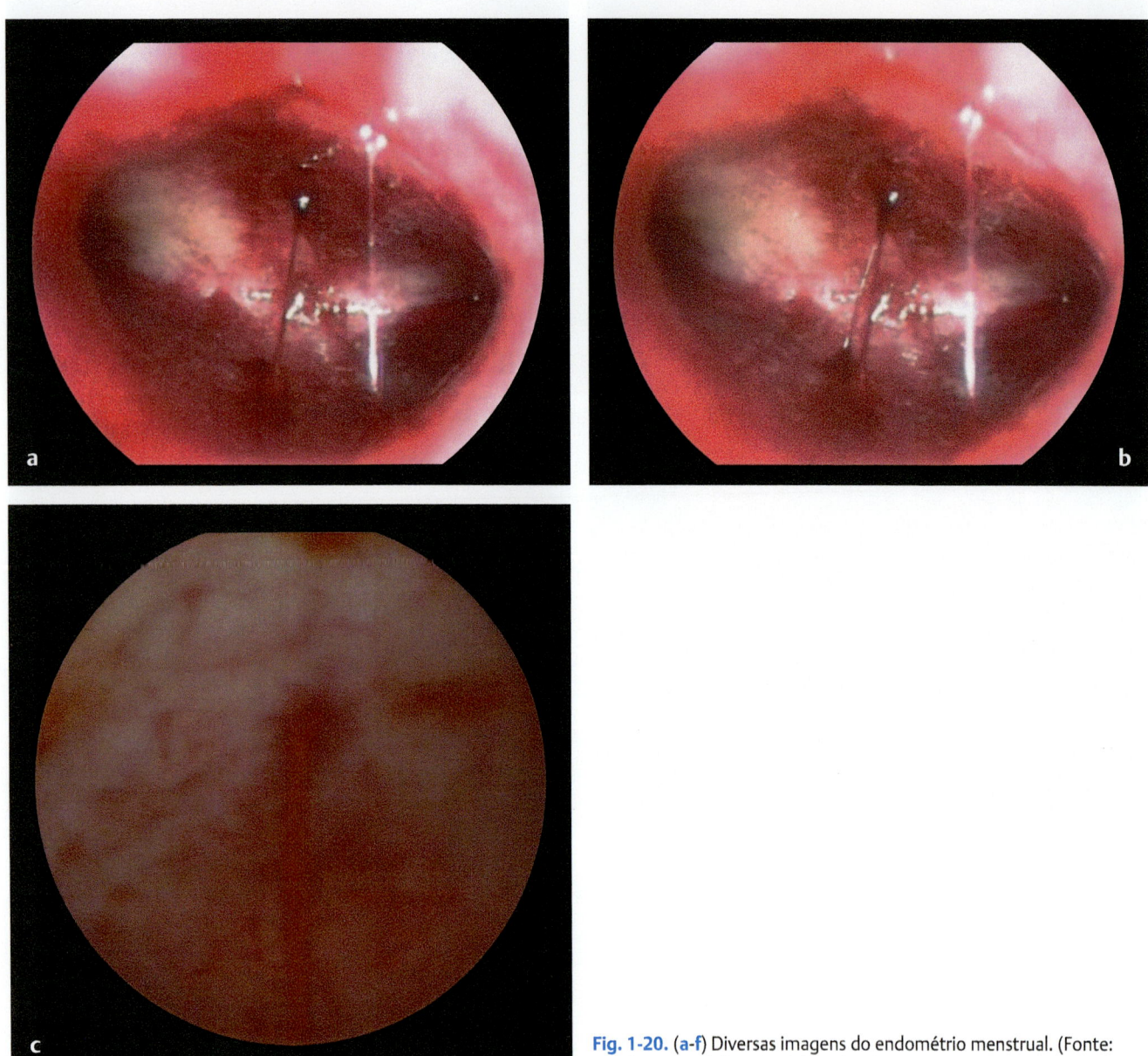

**Fig. 1-20. (a-f)** Diversas imagens do endométrio menstrual. (Fonte: arquivo pessoal do autor.) *(Continua)*

Fig. 1-20. *(Cont.)*

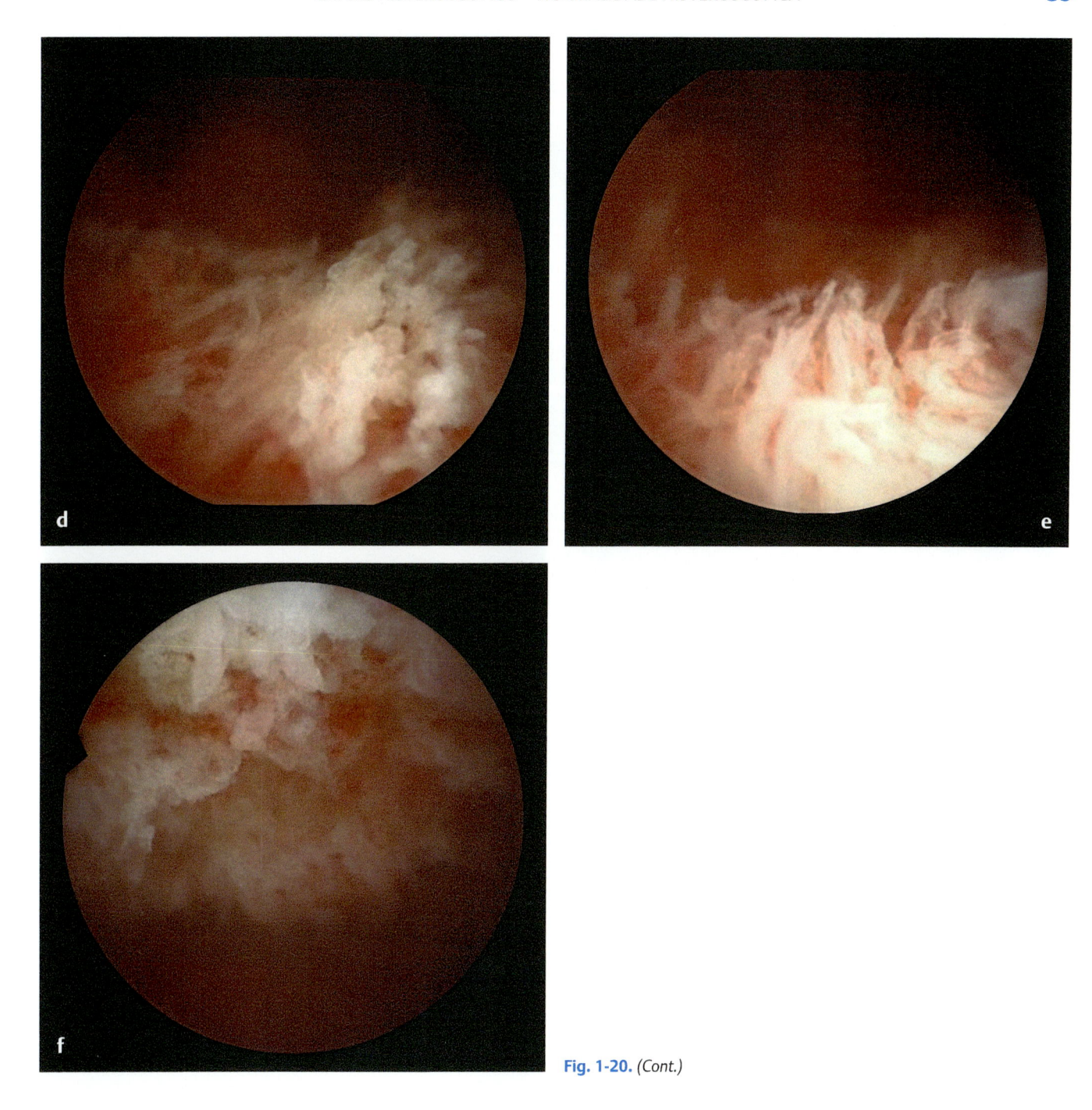

## Endométrio Polipoide Hipertrófico

Endométrio difusamente espessado, de aspecto pseudopolipoide; não apresenta hiperplasia (Fig. 1-21).

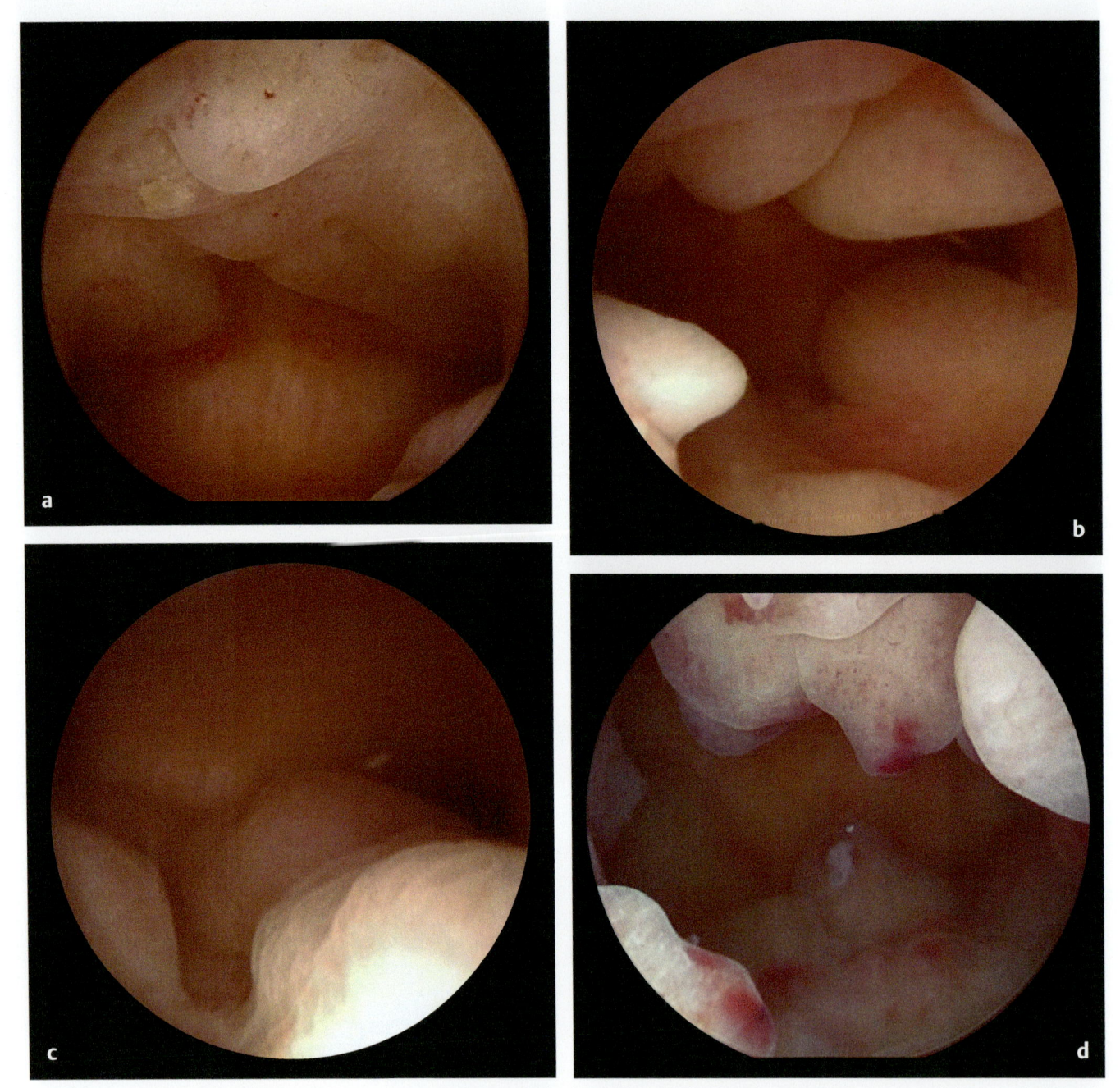

**Fig. 1-21. (a-h)** Diversas imagens do endométrio espessado, hipertrofiado, de aspecto pseudopolipoide. (Fonte: arquivo pessoal do autor.) *(Continua)*

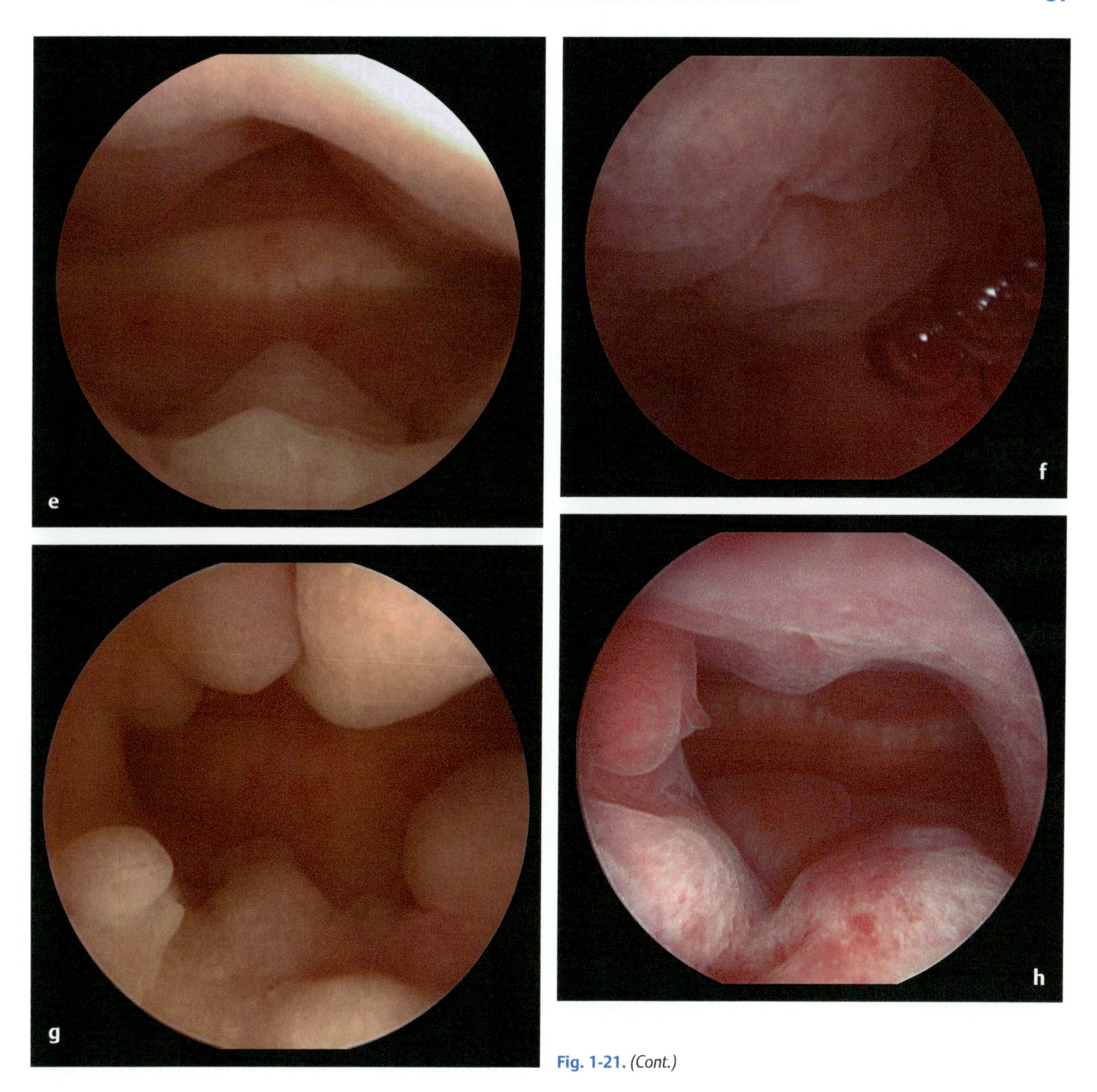

# EXAME HISTEROSCÓPICO – NORMALIDADE HISTEROSCÓPICA

**Fig. 1-21.** *(Cont.)*

## Endométrio Hipotrófico

Nessa fase, a cavidade ainda tem forma e volume normais. Endométrio fino, esbranquiçado, pálido, com glândulas esparsas. Vasos delgados e curtos (Fig. 1-22).

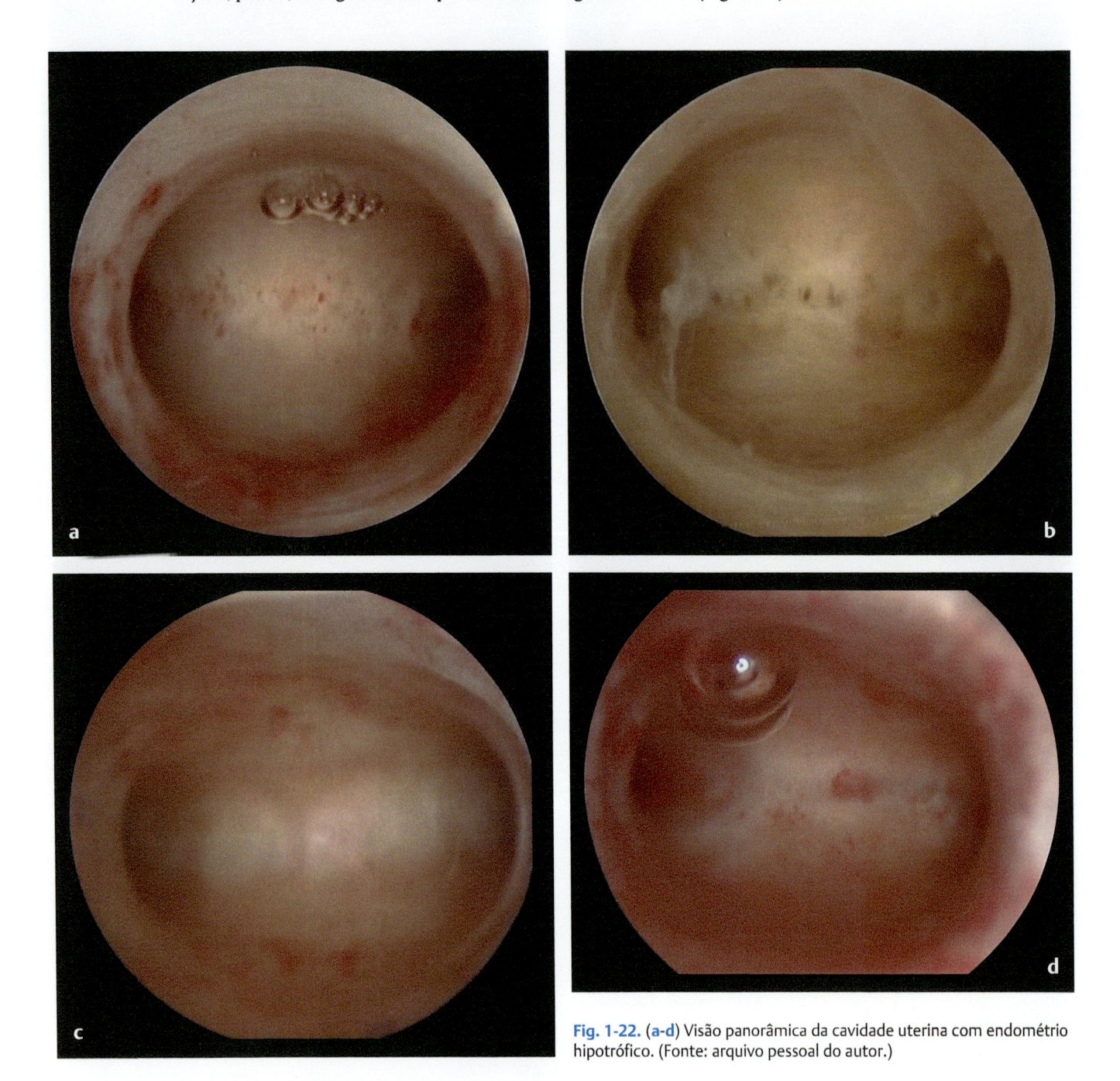

**Fig. 1-22. (a-d)** Visão panorâmica da cavidade uterina com endométrio hipotrófico. (Fonte: arquivo pessoal do autor.)

EXAME HISTEROSCÓPICO – NORMALIDADE HISTEROSCÓPICA

### Endométrio Atrófico

Cavidade uterina de volume reduzido, superfície lisa, uniforme, sem vascularização superficial. Não são visualizados orifícios glandulares. Endométrio pálido, esbranquiçado. O relevo muscular pode ser aparente determinando aspecto trabeculado. O endométrio pode apresentar glândulas císticas contendo muco (atrofia cística) (Fig. 1-23).

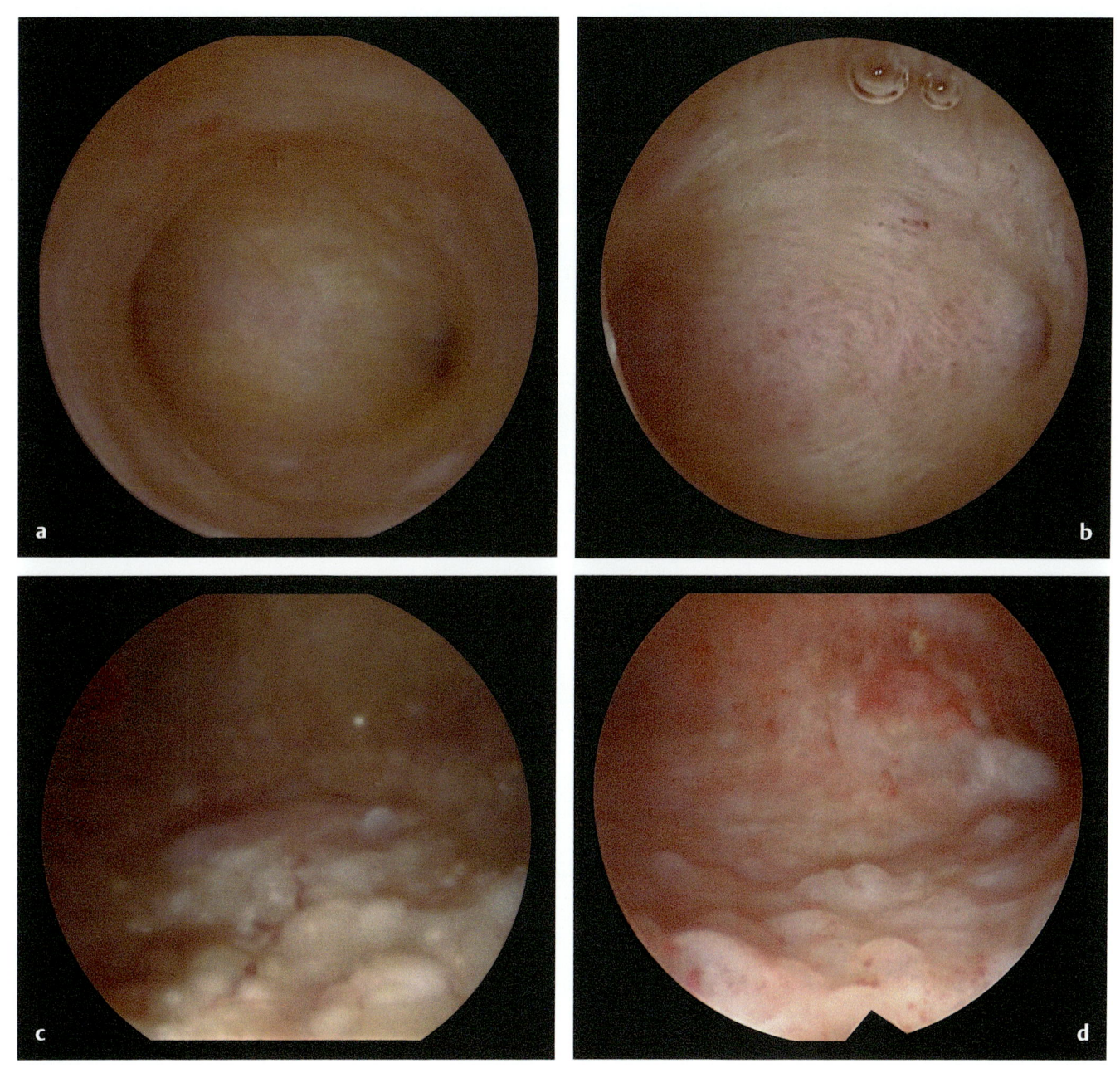

**Fig. 1-23. (a-b)** Visão panorâmica da cavidade uterina com endométrio atrófico e **(c-d)** detalhe do endométrio com atrofia cística. (Fonte: arquivo pessoal do autor.)

## Endométrio Decidualizado

Caracteriza-se por superfície irregular, muito vascularizado, com variável grau de necrose ou inflamação, geralmente associado ao uso de altas doses de progestágenos/progesterona (Fig. 1-24).

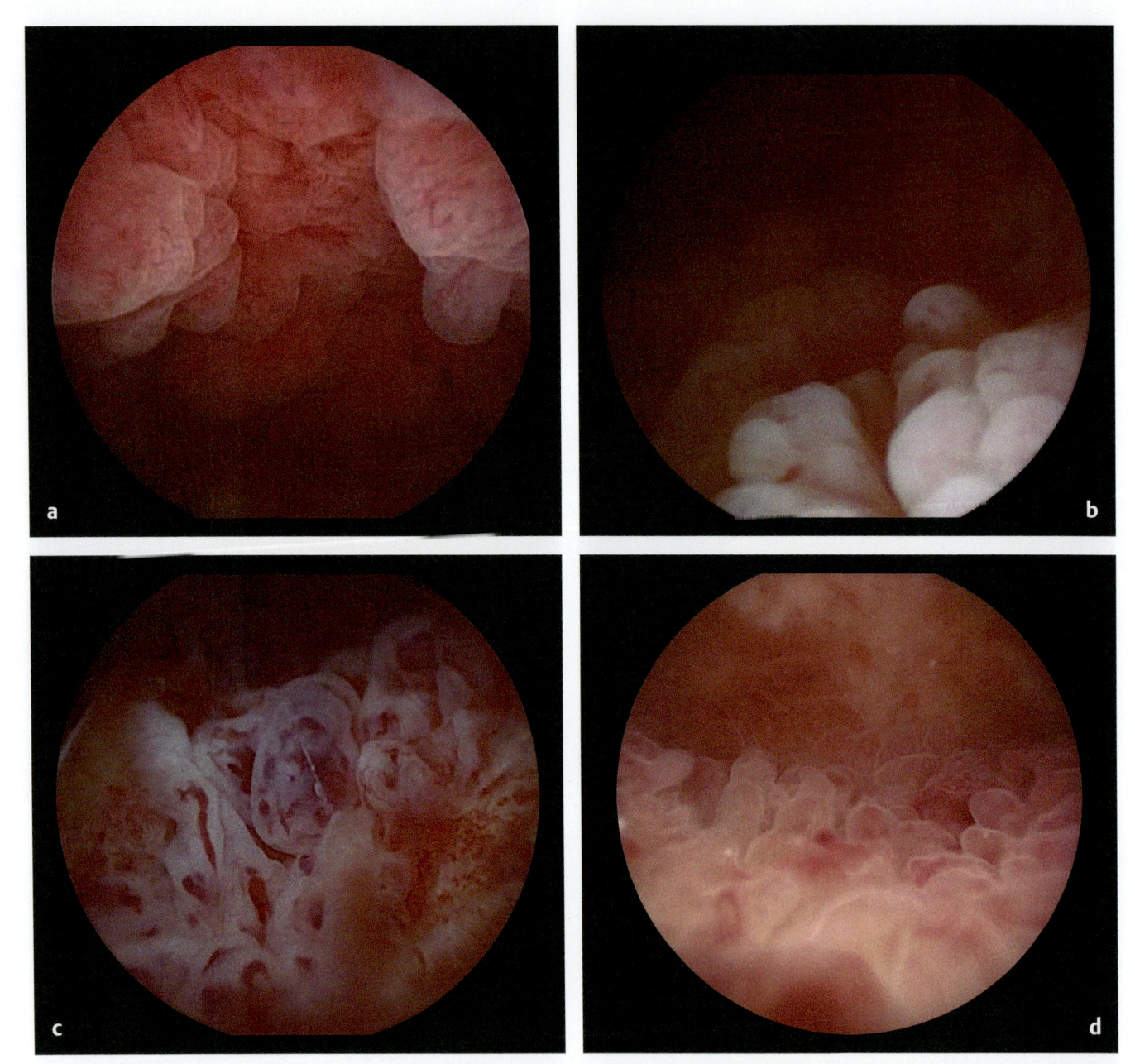

**Fig. 1-24.** (a-h) Sequência de imagens do endométrio decidualizado. (Fonte: arquivo pessoal do autor.)

# EXAME HISTEROSCÓPICO – NORMALIDADE HISTEROSCÓPICA

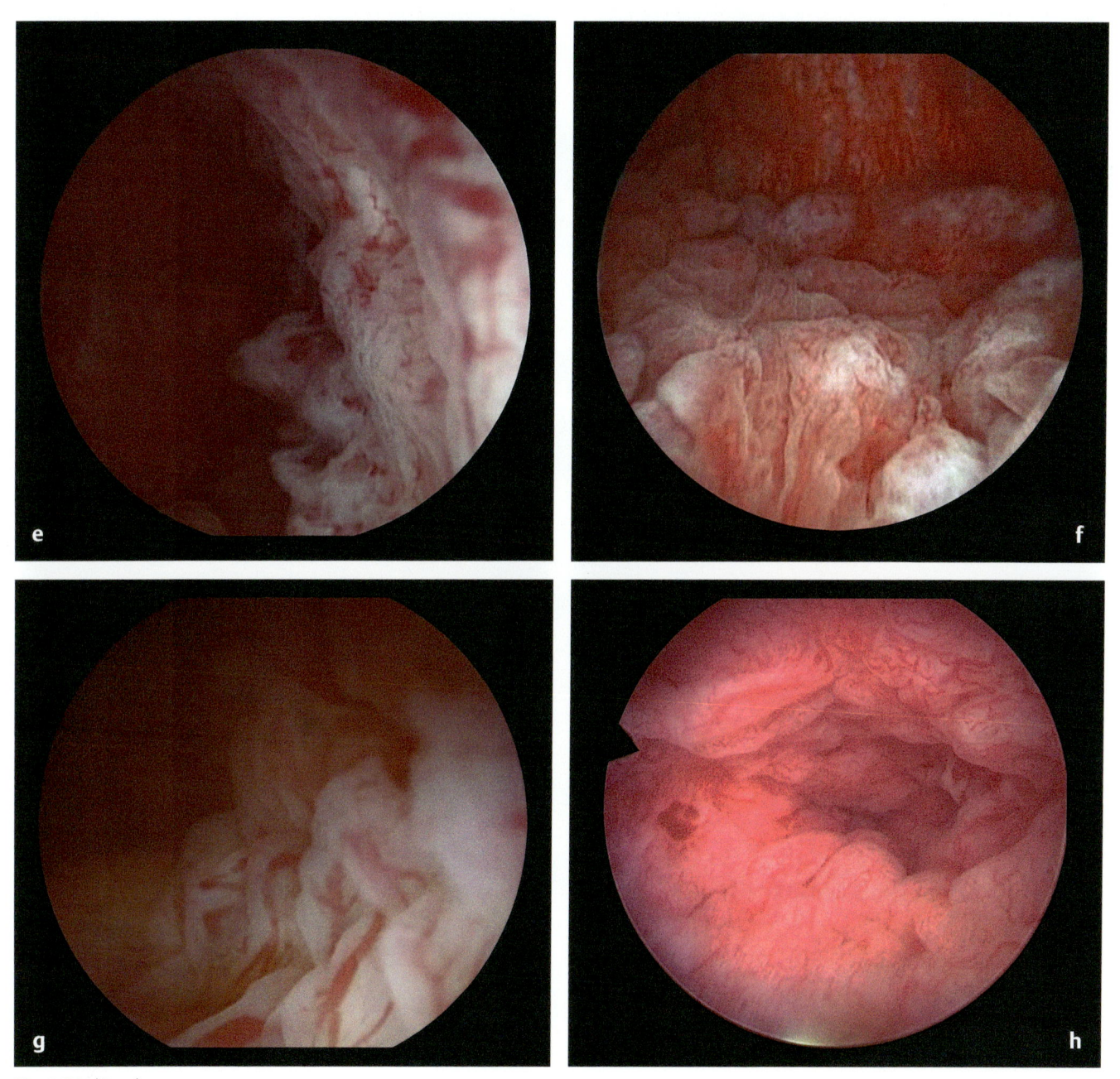

**Fig. 1-24.** *(Cont.)*

Para encerrar o exame histeroscópico, a retirada da ótica deve ser feita lentamente, permitindo uma segunda visão panorâmica a partir do istmo uterino e uma segunda avaliação do canal endocervical, para nos certificarmos dos achados.

A decisão sobre a realização de biópsia vai depender da indicação da histeroscopia e dos achados do procedimento.

## BIBLIOGRAFIA

Coelho Lopes RG. O Endométrio. Rio de Janeiro: Biblioteca Atheneu; 2011.
Donadio, Nilson, Albuquerque Neto, LC. Consenso Brasileiro em Videoendoscopia Ginecológica; 2001.
Labastida Nicolau R. Tratado Y Atlas de Histeroscopia. São Paulo: Salvat Editores SA; 1990.
Mencaglia L, Albuquerque Neto LC, R. Arias Alvarez A. Manual of Hysteroscopy – Diagnostic, Operative and Office Hysteroscopy. Bangalore: Jaypee Brothers Medical Pub; 2013.
Mencaglia L, Albuquerque Neto LC. Histeroscopia Cirúrgica. Rio de Janeiro: Editora Médica e Científica Ltda.; 2004.

# CIRURGIA HISTEROSCÓPICA

## INTRODUÇÃO

O procedimento cirúrgico histeroscópico é considerado minimamente invasivo, de baixo custo e risco, com excelente recuperação pós-operatória. Pode ser realizado em regime ambulatorial ou em regime de hospital-dia, com curto período de internação, permitindo à paciente rápido retorno à normalidade da vida pessoal e profissional.

Os procedimentos cirúrgicos realizados por histeroscopia variam desde uma biópsia, retirada de dispositivo intrauterino (DIU) e outros corpos estranhos, remoção de produtos retidos da concepção, até cirurgias de maior porte como ressecção de grandes pólipos e miomas submucosos, cirurgia para correção do septo uterino, para liberação de sinéquias e ablação endometrial.[1-4]

- Indicações de histeroscopia cirúrgica:
  - Biópsia de endométrio e canal endocervical (na investigação de SUA, alterações identificadas em exames de imagem, diagnóstico do câncer endometrial e nas pacientes com infertilidade).
  - Ressecção de pólipos endometriais.
  - Ressecção de miomas submucosos.
  - Ressecção de aderências intrauterinas.
  - Correção de septo uterino e útero dismórfico.
  - Remoção de produtos retidos da concepção.
  - Remoção de DIU e outros corpos estranhos.
  - Cirurgia para istmocele.
  - Realização de ablação endometrial.
  - Ressecção de lesões endocervicais.
  - Cauterização de focos de adenomiose superficial.

Em algumas situações, a histeroscopia deve ser evitada ou postergada.

- Contraindicações para realização de histeroscopia:
  - Infecção pélvica aguda.
  - Gestação.
  - Hemorragia.
  - Perfuração uterina recente.
  - Cirurgia uterina recente (laparotômica ou laparoscópica) com abertura da cavidade uterina.

## EQUIPAMENTOS

As **óticas rígidas** são as mais utilizadas, com diferentes direções de visão (0°, 12° e 30°), e diferentes diâmetros, sendo as de 2,9 mm e 4 mm as mais usadas (Fig. 2-1). As óticas de 2,9 mm são de uso preferencial na histeroscopia ambulatorial sem anestesia, uma vez que o menor diâmetro determina menor estímulo doloroso e maior facilidade na passagem dos orifícios cervicais. Os histeroscópios rígidos têm melhor custo-benefício.

O **histeroscópio flexível** permite uma angulação de 100° a 180° em sua extremidade e os modelos variam de diâmetro entre 2,7 mm e 5 mm (Fig. 2-2). Oferecem uma diferenciada capacidade de geração de imagens através de seu sistema de lentes e fibras, que permitem um maior campo de visão e ótima resolução. A flexibilidade permite otimizar a inserção com manobras mais suaves e maior conforto para a paciente. Apresentam a desvantagem de maior custo, menor vida útil e são utilizados apenas para fins diagnósticos.

Estão listados abaixo os principais equipamentos para histeroscopia operatória com utilização de histeroscópio rígido:[1,3,4]

- *Histeroscópio cirúrgico* (Fig. 2-3): consiste em duas camisas, uma interna com um canal de trabalho por onde podem ser inseridos vários instrumentos semirrígidos, como tesouras, pinças de preensão/biópsia e eletrodo bipolar (*Bipolar Needle Electrode*), e uma camisa externa, por onde circula o meio de distensão. Esse conjunto permite a realização de procedimentos menores como biópsias, retirada de dispositivo intrauterino (DIU), além de ressecção de pequenos septos, sinéquias, pólipos e miomas menores. Existem histeroscópios cirúrgicos de diâmetros diferentes. Os mais utilizados em nosso meio são aqueles para uso com as óticas de 2,9 mm e 4 mm. Existe, entretanto, uma variedade de novos dispositivos, com diâmetros cada vez menores, com o intuito de facilitar a passagem pelos orifícios cervicais.
- *Ressectoscópio ginecológico* (Fig. 2-4): foi especialmente desenhado para cirurgia intrauterina de maior porte, como ablação endometrial, ressecção de grandes pólipos, miomas intracavitários maiores e com componente intramural. Os ressectoscópios mais utilizados têm diâmetro externo de 7 mm (22 Fr) e 9 mm (26 Fr), para uso com óticas de 2,9 mm e 4 mm, respectivamente, e exigem dilatação do colo uterino. Mais recentemente foram introduzidos ressectoscópios de menor diâmetro (15 Fr, 16,5 Fr), para uso com energia bipolar, denominados **minirressectoscópios**, indicados para procedimentos menores, sem necessidade de dilatação do colo uterino. O conjunto de ressectoscópio consiste em um elemento de trabalho, no qual se fixa o eletrodo de corte ou coagulação, além de duas camisas para contínua irrigação e aspiração do líquido de distensão.

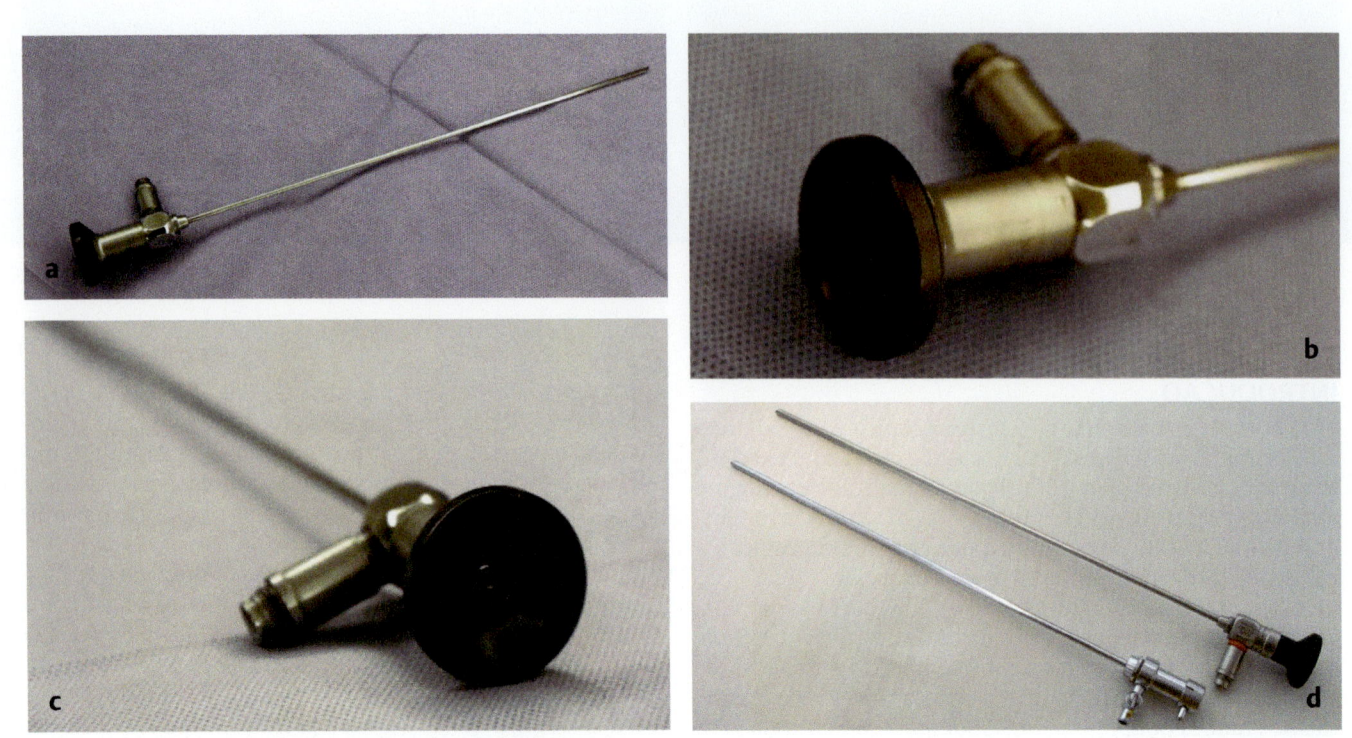

**Fig. 2-1. (a-d)** Imagem de histeroscópio rígido e camisa diagnóstica.

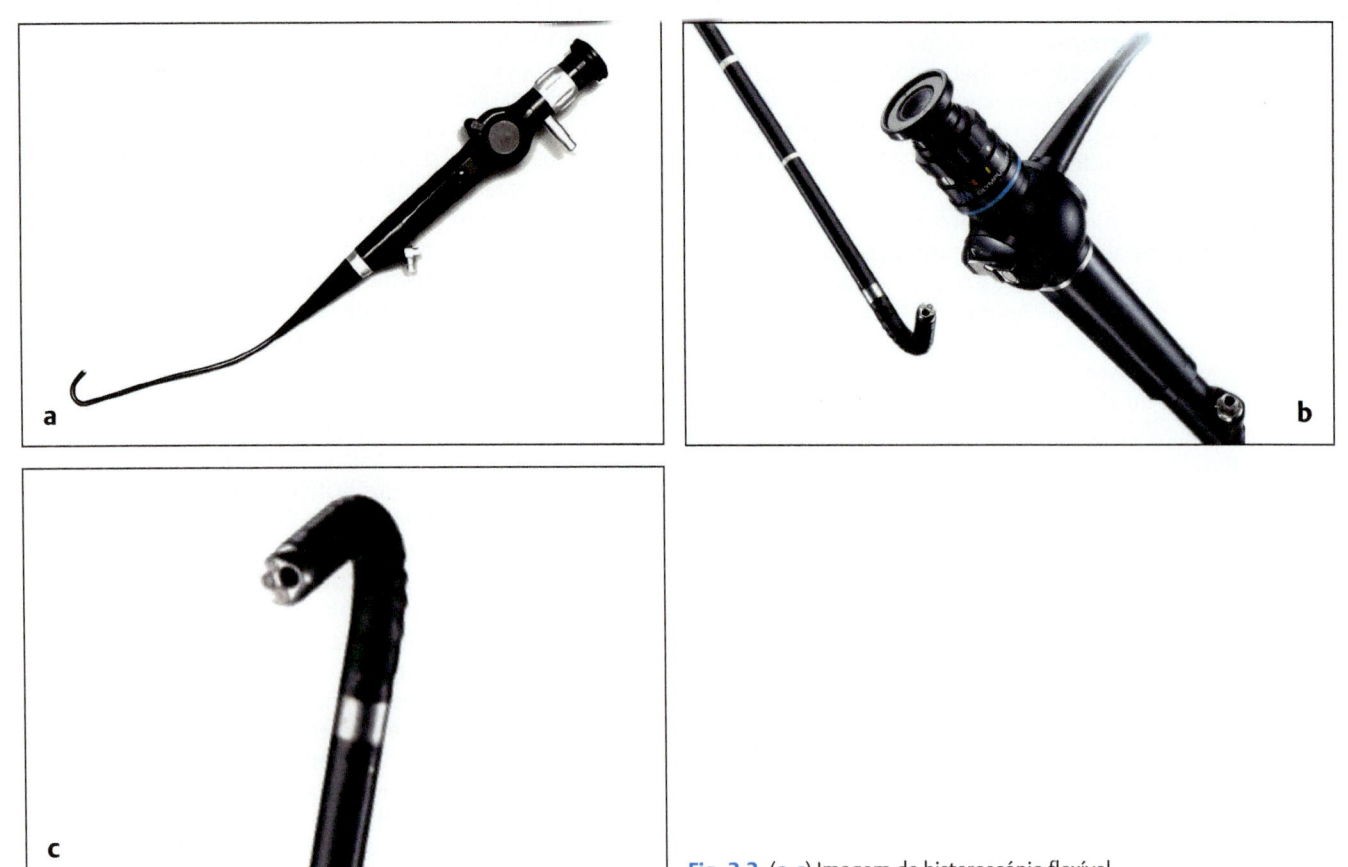

**Fig. 2-2. (a-c)** Imagem de histeroscópio flexível.

# CIRURGIA HISTEROSCÓPICA

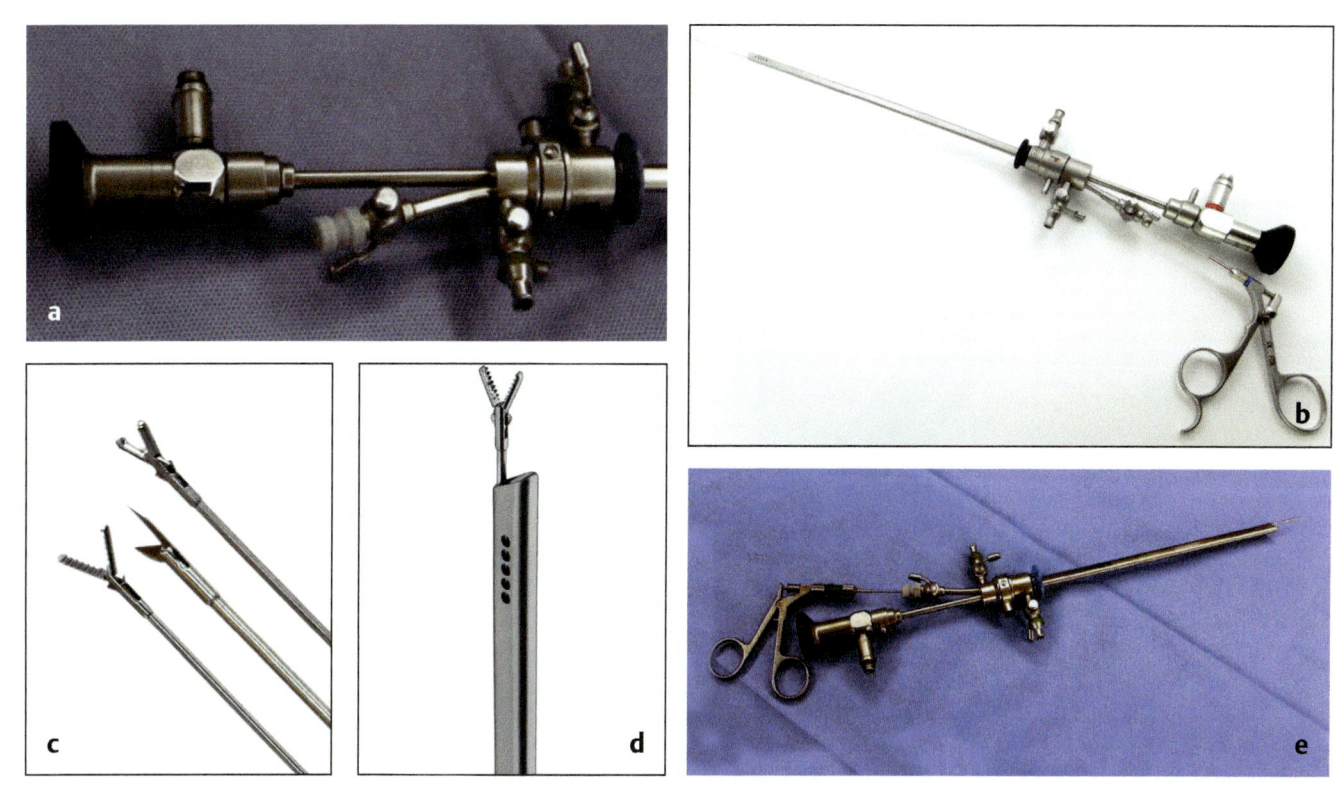

**Fig. 2-3.** (a-e) Conjunto de histeroscópio cirúrgico e pinças para uso com histeroscópio cirúrgico.

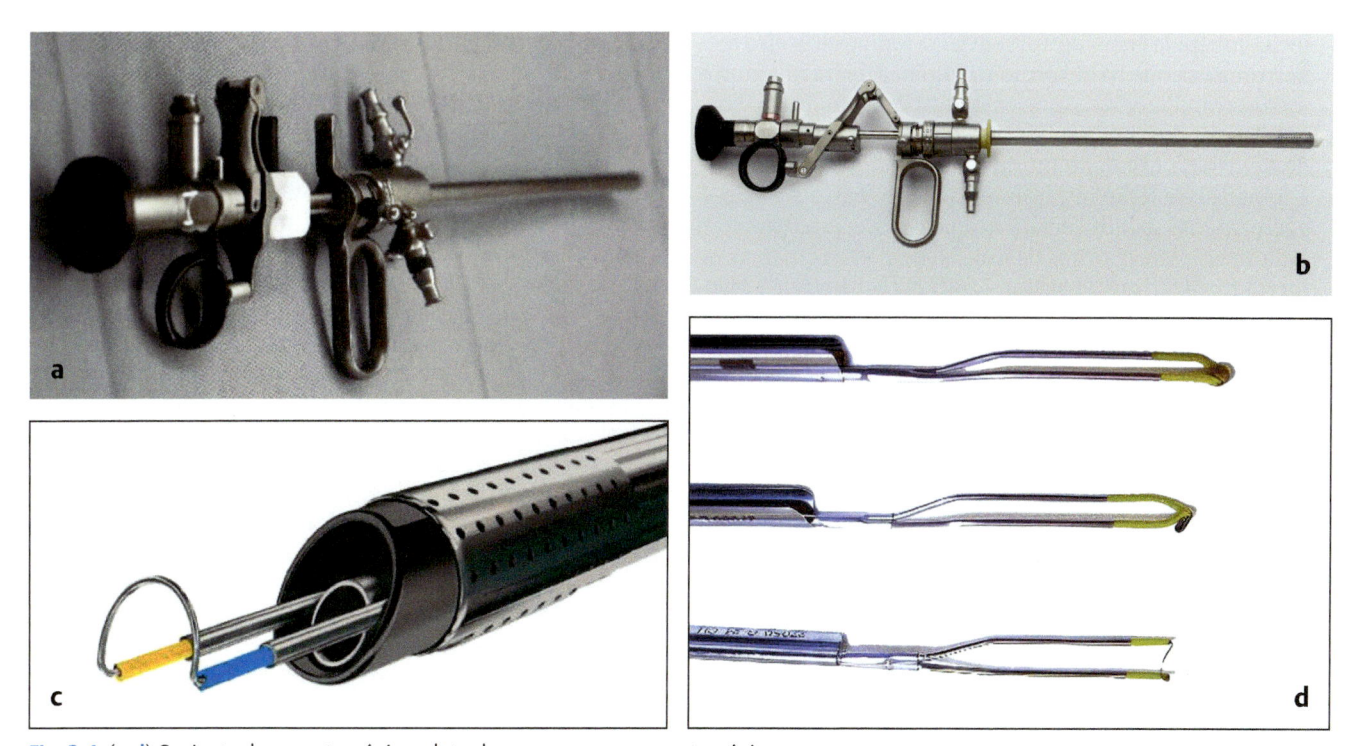

**Fig. 2-4.** (a-d) Conjunto de ressectoscópio e eletrodos para uso com ressectoscópio.

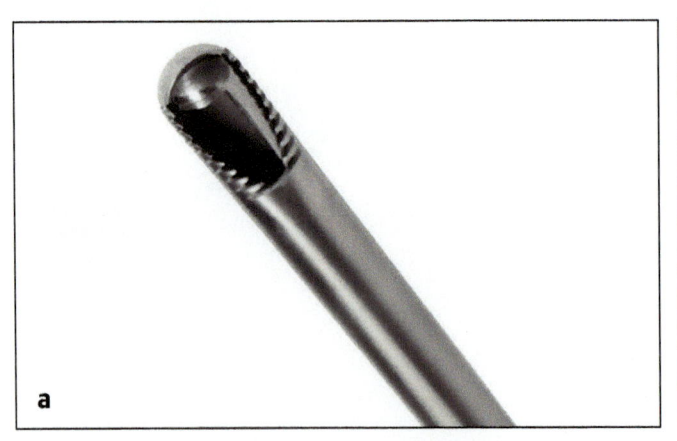

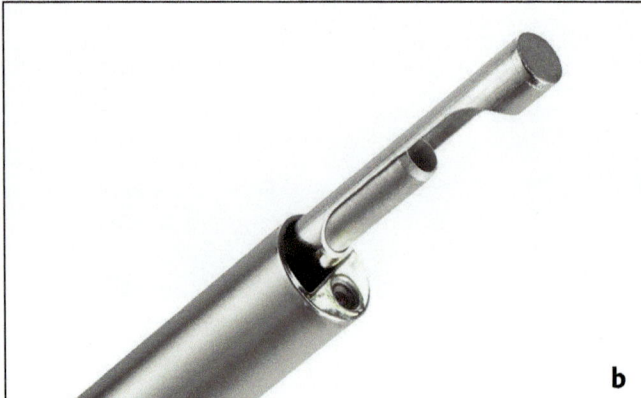

Fig. 2-5. (a,b) Imagens de morceladores intrauterinos.

Existem diferentes tipos de eletrodos disponíveis para todos os diâmetros do ressectoscópio. Os ressectoscópios podem ser utilizados com corrente monopolar ou bipolar, e são os equipamentos mais utilizados em procedimentos cirúrgicos de maior porte, com excelente relação custo-benefício.

- *Morcelador histeroscópico (Fig. 2-5):* também denominado *hysteroscopic tissue removal system*, consiste numa lâmina rotatória que corta as lesões de crescimento restrito à cavidade uterina e aspira os fragmentos ao mesmo tempo. O morcelador é introduzido através do canal operatório de um histeroscópio cirúrgico. As vantagens do morcelador incluem rápida curva de aprendizado, tempo cirúrgico menor, uma vez que há absorção simultânea de fragmentos, e menos complicações. Apresenta desvantagem de não coagular vasos durante a cirurgia, uso restrito para patologias de dentro da cavidade uterina (não pode ser usado para a remoção de lesão intramural), além do custo elevado. É equipamento menos versátil do que o ressectoscópio, com indicações mais restritas de uso. Existem várias marcas no mercado: *Medtronic (Truclear – 2005 in US.), Hologic – Myosure (2009 in US.), Storz – Integrated Bigatti Shaver, e Boston Scientific – Symphion – Hand activated morcellator.*
- *Sistemas a* laser: relatados para uso em histeroscopia são os de argônio, *neodymium*, YAG e KTP, e, mais recentemente, o diodo *laser*. Apresentam boa qualidade de coagulação, mas fraca capacidade de vaporização. São mais caros do que os equipamentos de eletrocirurgia e não oferecem vantagens na prática clínica.

A histeroscopia cirúrgica exige visão clara e constante distensão da cavidade uterina, o que é assegurado com o uso de uma **bomba eletrônica de infusão e aspiração contínua**. O equipamento permite o controle do fluxo de entrada do líquido de distensão, pressão de irrigação, assim como aspiração do líquido. Os valores sugeridos para fluxo de entrada são de aproximadamente 200 mL/min, a pressão de irrigação em torno de 75 mmHg e pressão de sucção de 0,25 bar.

A **fonte luminosa** tem um grande impacto na imagem. As fontes luminosas de xenon determinam visão de melhor qualidade.

Existem no mercado muitas alternativas de **microcâmeras de alta definição** que permitem obtenção de imagens cada vez melhores em qualidade.

## MEIOS DE DISTENSÃO

O meio de distensão ideal deve permitir uma visão clara da cavidade uterina, ser isotônico, não tóxico, hipoalergênico, não hemolítico, facilmente eliminado pelo organismo e de baixo custo.

Com relação à viscosidade (propriedade física que caracteriza a resistência de um fluido ao escoamento), os fluidos de baixa viscosidade são os mais utilizados e incluem sorbitol 3%, glicina 1,5%, manitol 5% e a combinação sorbitol 2,7%/manitol 0,54%. Fluido de alta viscosidade com histórico de uso em histeroscopia é o dextran 70 32%, que não se mistura com sangue, o que facilita a visão na presença de sangramento. Entretanto, apresenta como complicações reações alérgicas e coagulopatia, o que torna seu uso extremamente limitado.

Os fluidos de distensão podem ser ainda classificados em hipotônicos ou isotônicos e, de acordo com a osmolaridade, em iso-osmolares e hipo-osmalares. A osmolaridade descreve a concentração total de solutos em uma solução. A capacidade de uma solução extracelular fazer a água se mover para dentro e para fora de uma célula por osmose é conhecida como tonicidade. A tonicidade difere da osmolaridade porque leva em consideração as concentrações relativas de soluto e a permeabilidade da membrana celular a esses solutos.

O meio mais utilizado nas histeroscopias com camisa operatória e ressectoscópio bipolar é a solução fisiológica, segura e eficaz, com boa qualidade de imagem. Esse tipo de solução é isotônica, iso-osmolar e eletrolítica e não deve ser utilizada com energia monopolar, pois dispersa a corrente elétrica e reduz a eficiência do cautério (Quadro 2-1).

Quando se utiliza ressectoscópio monopolar, as soluções mais usadas são as hipotônicas, hipo-osmolares e não eletrolíticas (glicina 1,5%, sorbitol 3% e sorbitol/manitol), pois não conduzem eletricidade e permitem boa visão.[5] Essas soluções hipotônicas favorecem a passagem de líquidos para o intravascular e suas subsequentes complicações (Quadro 2-2).

Durante o procedimento cirúrgico histeroscópico, um meticuloso balanço de fluidos deve ser sempre realizado, através da medida do fluido que entra na cavidade uterina e a medida do fluido aspirado. Essas medidas nos permitem avaliar a quantidade de fluido de distensão que entrou na corrente sanguínea da paciente. Para segurança a cirurgia deve ser sempre interrompida quando o balanço for negativo em 1.000 mL para soluções hipotônicas (glicina 1,5%, sorbitol 3% e sorbitol/

# CIRURGIA HISTEROSCÓPICA

**Quadro 2-1.** Meios de distensão mais utilizados, suas características e sua aplicabilidade em cirurgia histeroscópica[5]

| Meios de distensão | Características | Energia |
|---|---|---|
| Solução salina (NaCl 0,9%) (285 mOsm/L) | ▪ Iso-osmolar* ▪ Isotônica ▪ Eletrolítica ▪ Baixa viscosidade | Mecânica, bipolar, laser |
| Glicina 1,5% (200 mOsm/L) | ▪ Hipo-osmolar ▪ Hipotônica ▪ Não eletrolítica ▪ Baixa viscosidade | Monopolar |
| Sorbitol 3% (165 mOsm/L) | ▪ Hipo-osmolar ▪ Hipotônica ▪ Não eletrolítica ▪ Baixa viscosidade | Monopolar |
| Manitol 5% (274 mOsm/L) | ▪ Iso-osmolar ▪ Hipotônica ▪ Não eletrolítica ▪ Baixa viscosidade | Monopolar |

*Osmolaridade normal = 285 mOsm/L.

**Quadro 2-2.** Meios de distensão mais utilizados e potencial de complicações[5]

| Meios de distensão | Máximo déficit de fluido | Complicações por excessiva absorção |
|---|---|---|
| Solução salina (NaCl 0,9%) | 2.500 mL | Edema agudo de pulmão e falência cardíaca congestiva |
| Glicina 1,5% Sorbitol 3% Manitol 5% | 1.000 mL | Hiponatremia, hiperamonemia, diminuição da osmolaridade sanguínea com potencial de edema cerebral, convulsões e morte |

manitol), e 2.500 mL para soluções isotônicas (solução fisiológica). Em pacientes com comorbidades cardiorrespiratórias e renais, os valores devem ser reduzidos para 750 e 1.500 mL, respectivamente.

## HISTEROSCOPIA CIRÚRGICA AMBULATORIAL
### Histeroscopia pela Técnica de Vaginoscopia

O aprimoramento dos equipamentos, com diâmetros cada vez menores e pinças de fácil manuseio, levou a mudanças de atitude e o surgimento de três novos conceitos em histeroscopia, denominados de *office hysteroscopy*, *see-and-treat hysteroscopy* e *no touch technique*, todos interligados.

A histeroscopia cirúrgica ambulatorial, denominada de *office hysteroscopy*, permite a realização do diagnóstico histeroscópico e ao mesmo tempo a realização de procedimentos menores (técnica denominada *see-and-treat hysteroscopy*) fora do centro cirúrgico hospitalar e sem necessidade de internação. A histeroscopia é realizada com equipamentos de menor diâmetro, sem o uso de acessórios que provocam desconforto (espéculo vaginal e pinça de Pozzi). O procedimento deve ser executado de forma delicada, evitando-se ao máximo tocar nas paredes uterinas, o que favorece a sua realização sem anestesia.[1,4]

Na técnica por vaginoscopia ou *no touch technique*, a histeroscopia é realizada sem utilização de espéculo vaginal, sem pinça de Pozzi, sem antissepsia vaginal e sem anestesia. O equipamento (histeroscópio cirúrgico para ótica de 2,9 mm ou minirressectoscópio bipolar) é introduzido no introito vaginal, progride através da vagina sob visão direta até visualização do colo uterino. O conjunto é então introduzido através do OCE e progride lentamente pelo canal endocervical, até a cavidade uterina. No caso de estenose de OCE, a abertura poderá ser feita com uso de tesoura ou pinça introduzida no canal operatório, e sob visão direta. A passagem pelo OCI e istmo é ponto crítico do exame e costuma ser o momento de maior desconforto, uma vez que as terminações nervosas estão concentradas no local. O meio de distensão utilizado é solução salina, com uma pressão de distensão tão baixa quanto possível, mas que permita uma clara e perfeita imagem da cavidade.[1,4]

Por essa técnica podem ser realizados procedimentos cirúrgicos menores, como biópsias, retirada de DIU, ressecção de pequenos pólipos ou miomas, ressecção de sinéquias ou pequeno septo uterino.

As principais limitações que determinam a interrupção e o insucesso da técnica por vaginoscopia envolvem a dor, estenose severa dos orifícios cervicais e síncope vasovagal, que pode ser tratada com atropina (0,5 mg a 1 mg EV a cada 5 minutos, não excedendo um total de 3 mg ou 0,04 mg/kg), quando a infusão de fluidos na paciente em posição de Trendelenburg não forem suficientes para melhora dos sintomas.[1,4]

Anestesia local pode ser administrada para histeroscopia ambulatorial. Diferentes métodos de aplicação de anestésicos locais são relatados (Fig. 2-6).

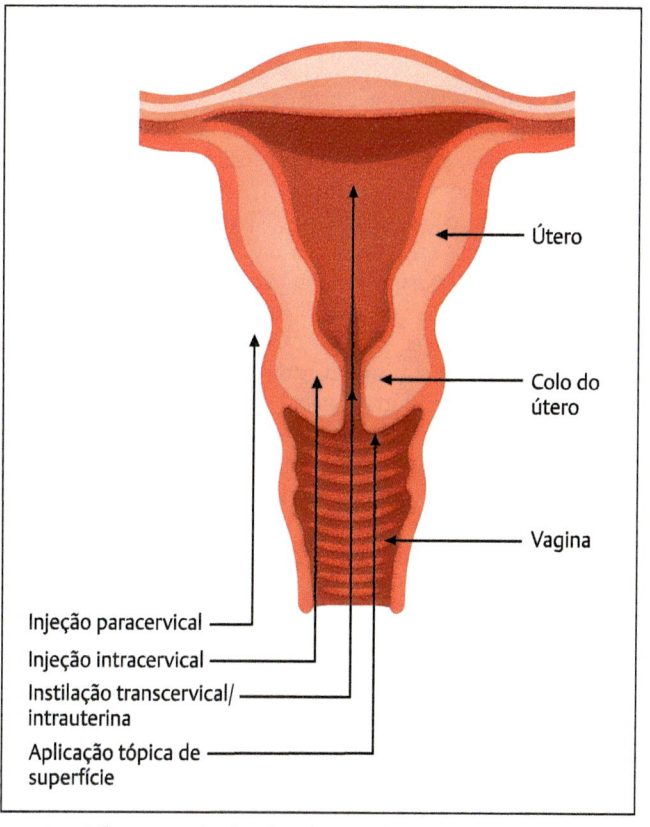

**Fig. 2-6.** Diferentes métodos de aplicação de anestésicos locais.

Estudos têm mostrado melhor resultados com o uso de bloqueio paracervical, em relação ao bloqueio intracervical ou uterossacral. O bloqueio paracervical mostrou-se eficaz no alívio da dor durante a histeroscopia, porém, muitas pacientes consideram mais dolorosa a injeção do anestésico do que a própria histeroscopia.[2,6,7]

O bloqueio paracervical envolve a injeção de anestésico na reflexão cervicovaginal (superficial-4 mm ou profunda-3cm), mas não existe consenso no que diz respeito à técnica. Os estudos relatam uso de lidocaína e mepivacaína em concentrações e dosagens diversas, aplicadas em dois pontos (3 horas e 9 horas) ou quatro pontos (2-3 horas, 4-5 horas, 7-8 horas e 9-10 horas). O bloqueio deve ser realizado entre 3 minutos e 10 minutos antes do início do procedimento. Alguns autores sugerem 10 mL de mepivacaína 1% ou 2% divididos em dois pontos. Outros utilizam 10-20 mL de lidocaína 1%, divididos em dois ou quatro pontos (5 mL em cada ponto). A recomendação mais importante é evitar ultrapassar a dose máxima recomendada de cada anestésico (4 mg/kg de lidocaína e 3 mg/kg de mepivacaína). O uso de vasoconstritor reduz a absorção sistêmica, mas exige quase o dobro da dose máxima a ser usada. A injeção de 1 mL ou 2 mL de lidocaína superficialmente, no lábio anterior do colo (12 horas), no local onde a pinça de Pozzi será fixada, anterior ao bloqueio, também é recomendada.[1,2,6,7]

Analgesia também pode ser feita com paracetamol ou anti-inflamatório não hormonal, administrados poucas horas antes da histeroscopia, para alívio da dor pós-histeroscopia, sendo pouco eficazes durante o procedimento.[6,7]

## Eletrocirurgia

O ressectoscópio é o principal equipamento utilizado na eletrocirurgia.

A eletrocirurgia consiste no uso de corrente elétrica de alta frequência para se obter geração de calor (efeito Joule) nos tecidos de uma certa região, a fim de se atingir fins terapêuticos.

A cirurgia de alta frequência utiliza o efeito térmico causado pela passagem de corrente elétrica pelos tecidos, e pode levar ao corte e à coagulação. Os possíveis efeitos da utilização de corrente elétrica nos tecidos são fulguração, desidratação/coagulação ou vaporização/ablação. A corrente elétrica de alta frequência pode ser levada aos tecidos de duas formas: monopolar ou bipolar.[3,8-10]

Na configuração monopolar da eletrocirurgia de alta frequência, a corrente elétrica passa do eletrodo para o tecido, causando o efeito de fulguração, desidratação ou vaporização. O efeito acontece somente nas proximidades do eletrodo, uma vez que a densidade de elétrons diminui rapidamente conforme aumenta a distância. Para completar o ciclo, entretanto, a corrente precisa sair do paciente pelo caminho de menor resistência para um eletrodo de retorno, na forma de uma placa neutra, distante do eletrodo ativo. O eletrodo monopolar exige utilização de líquido de distensão não eletrolítico, e está associado a maior risco de síndrome da sobrecarga hídrica (*overload*).[3,8-10]

Na eletrocirurgia de configuração bipolar, a corrente elétrica está confinada entre o tecido e dois eletrodos do próprio equipamento (alça cirúrgica). Assim, os eletrodos ativo e neutro estão na mesma alça, limitando o fluxo da corrente elétrica, não havendo necessidade de eletrodo neutro a distância. Nesse caso, a lesão tecidual é restrita e os riscos de lesão a distância são muito reduzidos. Outra vantagem do eletrodo bipolar é seu uso com solução salina, o que reduz o risco de hiponatremia e outras consequências da diluição intravascular.[3,8-10]

### Corte e Coagulação

A eletrocirurgia se baseia, de maneira simplista, no princípio de que uma corrente elétrica, ao percorrer um tecido humano, produz calor. Se o aquecimento for lento e fraco, o calor dentro da célula provocará evaporação da água e a diminuição do volume celular, constituindo o efeito de coagulação. Por outro lado, se o aquecimento for rápido e forte, ocorrerá "explosão" da membrana celular com evaporação do conteúdo intracelular, tendo como consequência o efeito de corte.

No modo coagulação, o eletrodo gera uma corrente modulada (com interrupções periódicas) de alta tensão, com baixa densidade de potência, dispersa em uma maior área de superfície. A corrente modulada permite que o tecido aqueça mais lentamente, o que leva inicialmente a desnaturação proteica; com o aumento da temperatura ocorre a dessecação causada pela evaporação dos fluidos intracelulares e, por fim, a completa desintegração tecidual. A progressiva retração tecidual permite que os vasos de pequeno calibre se fechem, favorecendo a hemostasia. A corrente modulada requer alta tensão para obter desidratação, o que causa maior dano tecidual, numa superfície maior, aumentando o risco potencial de complicações. O efeito ocorre quando o eletrodo entra em contato com o tecido, gerando coagulação proteica e desidratação celular, sem vaporização A coagulação pode também ocorrer sem contato, e é denotada como coagulação por fulguração. Fulguração é usada para controlar sangramento difuso em superfícies maiores.[3,8-10]

No modo corte, o eletrodo gera uma corrente não modulada de baixa tensão e alta densidade, concentrando a energia numa pequena área, resultando num aquecimento mais rápido dos fluidos celulares, com intensa vibração dentro das células. O aquecimento provoca vaporização desses fluidos, rompendo a estrutura celular. Isso é denominado vaporização e é o mecanismo pelo qual o tecido é cortado. Para que tal efeito seja obtido, o eletrodo deve ser ativado logo antes de tocar o tecido. O corte é uma dissecação sem contato.

Vaporização e fulguração são métodos de eletrocirurgia "sem contato". O calor gerado pela corrente vaporiza o tecido imediatamente adjacente à ponta do eletrodo, sem necessidade de pressão do mesmo sobre o tecido. Uma vez que a células se rompem, não há formação de tecido carbonizado.[3,8-10]

A extensão da lesão tecidual causada pela eletrocirurgia vai depender de vários fatores, dentre eles o formato do eletrodo (quanto maior o diâmetro, maior a extensão da lesão), a intensidade da corrente (quanto maior a potência, maior a profundidade da coagulação), a velocidade da incisão e características do tecido.

Existem várias opções intermediárias com o uso de corrente monopolar (denotadas frequentemente por *blend*), com a combinação de várias proporções de corte e coagulação. Por convenção, os equipamentos costumam vir programados para três modos de *blend*: 1, 2 e 3, que fornecem bom corte com variados graus de coagulação.[9]

## CONSIDERAÇÕES BÁSICAS NA CIRURGIA HISTEROSCÓPICA

Os itens abaixo relacionados são considerados de boa técnica em procedimentos cirúrgicos histeroscópicos, oferecendo maior segurança para sua execução.

### Normas Gerais de Boa Técnica para Cirurgia Histeroscópica

- Utilizar equipamento adequado para o procedimento proposto, assim como método adequado de esterilização do material.
- Empregar a melhor técnica cirúrgica, considerando-se as particularidades do procedimento, da patologia e da paciente.
- Em pacientes na menacma, executar o procedimento preferencialmente na primeira fase do ciclo menstrual. O preparo medicamentoso do endométrio pode ser utilizado, se houver indicação e necessidade.
- A cirurgia histeroscópica deve sempre, invariavelmente, ser precedida de histeroscopia diagnóstica, realizada no mesmo momento (*see-and-treat hysteroscopy*) ou com antecedência.
- Quando utilizado eletrocautério, lembrar que a corrente bipolar apresenta vantagens em relação à monopolar.
- Utilizar pressão do fluido tão baixa quanto possível, para evitar excessiva absorção (evitar pressão > 75 mmHg).
- Meticuloso balanço de fluidos: interromper o procedimento quando houver balanço negativo de 1.000 mL para soluções hipotônicas e de 2.500 mL para soluções isotônicas. Em pacientes com comorbidades cardiorrespiratórias e renais, os valores devem ser reduzidos para 750 e 1.500 mL respectivamente.
- Executar a histeroscopia no menor tempo possível (evitar tempo superior a 1 hora).
- Encaminhar todo o material ressecado para exame de anatomia patológica.
- Antibiótico profilático não deve ser utilizado de rotina.
- Pode ser realizado preparo prévio do colo com misoprostol ou dinoprostone, se esperada dificuldade de dilatação, evitando-se traumatismos.

### Cirurgia Ambulatorial – Regras Básicas

- Seleção adequada da paciente – evitar pacientes com estenose cervical, com limitações de mobilidade e muitas comorbidades.
- Paciente deve ser informada de todos os detalhes do procedimento antes e durante a histeroscopia.
- Escolher procedimentos menores e de curta duração.
- Minimizar a dor intraoperatória – uso de anestesia local se necessário.
- Minimizar dilatação cervical – uso de misoprostol pré-operatório se prevista dificuldade no canal.
- Utilizar instrumental de menor diâmetro.

### Cirurgia Histeroscópica com Ressectoscópio (*Operative Hysteroscopy*)

- Paciente sob anestesia geral ou regional.
- A paciente deve esvaziar a bexiga imediatamente antes da cirurgia, evitando-se assim procedimentos invasivos (cateterização vesical), que aumentam os riscos.
- A posição de litotomia ideal requer moderada flexão de joelhos e quadril, com limitada abdução e limitada rotação externa. A região glútea deve ficar posicionada pelo menos 3 cm para fora da borda da mesa cirúrgica.
- Antissepsia com iodopovidona ou clorexidine aquosa e uso de campos estéreis.
- Colocação de espéculo vaginal e pinça de Pozzi no colo.
- Certificar-se da correta posição e flexão uterina, através do exame de toque bimanual ou com utilização de histerômetro curvo.
- Dilatação do colo de acordo com o diâmetro do equipamento cirúrgico a ser utilizado. A dilatação deve ser cuidadosa e lenta, evitando traumatismos no colo. Usar preferencialmente velas com numeração intermediária (5,5 – 6,0 – 6,5 – 7,0 – 7,5 etc.), sempre até um número da vela superior ao diâmetro do equipamento.
- Testar saída de fluidos, aspiração e funcionamento da bomba de infusão antes de entrar na cavidade uterina.
- Introdução do ressectoscópio preferencialmente sob visão direta.
- Obter a visão panorâmica da cavidade uterina, localizando adequadamente a lesão a ser ressecada, sua base de implantação, relação com óstios tubários e paredes uterinas.
- Posicionar adequadamente o ressectoscópio de maneira a obter uma ótima visão da lesão. Girar o ressectoscópio sobre seu próprio eixo para obter melhor imagem das paredes uterinas, mantendo sempre fixa a microcâmera.
- A alça de corte deverá ser visualizada durante todo o procedimento. Deslizar a alça sobre a superfície a ser ressecada, realizando movimentos sempre do fundo em direção ao istmo, fragmentando progressivamente a lesão (técnica do fatiamento). Sincronizar o movimento da alça com o movimento para acionar o bisturi elétrico. Evitar acionar o bisturi com a alça dentro do ressectoscópio, quando a alça não estiver no campo de visão ou quando estiver em outros locais da cavidade.

### Cirurgia Ambulatorial/Vaginoscopia (*Office Hysteroscopy*)

- A paciente deve esvaziar a bexiga imediatamente antes do procedimento.
- A posição de litotomia ideal requer moderada flexão dos joelhos e quadril, com limitada abdução e limitada rotação externa. A região glútea deve ficar posicionada pelo menos 3 cm para fora da borda da mesa cirúrgica.
- Introduzir o histeroscópio na vagina. Caso haja dificuldade de distensão desse segmento, podem-se unir os lábios menores com a mão, dificultando a saída do líquido; fazer avaliação das paredes vaginais nessa etapa do procedimento.
- Localizar o colo uterino e introduzir o histeroscópio pelo OCE. A progressão do equipamento deve ser lenta e com movimentos delicados, diminuindo assim o estímulo doloroso.
- Utilizar a menor pressão de distensão possível para obter imagem clara.
- Obter visão do canal e depois panorâmica da cavidade uterina, localizando a lesão a ser ressecada, sua base de implantação, relação com óstios tubários e paredes uterinas.

- Posicionar adequadamente o equipamento de maneira a obter uma ótima visão da lesão e sua base ou pedículo. Introduzir o equipamento acessório (tesoura, pinça, ponteira bipolar) pelo canal operatório e seccionar a lesão, sempre sob visão direta.
- Verificar se a lesão foi totalmente ressecada e avaliar a necessidade de complementar o procedimento.

## REFERÊNCIAS BIBLIOGRÁFICAS

1. Bradley LD. Hysteroscopy: Instruments and procedure. UpToDate. 2024.
2. ACOG Committee Opinion Number 800: The Use of Hysteroscopy for the Diagnosis and Treatment of Intrauterine Pathology. Obstet Gynecol. 2020;135(3):e138.
3. Mencaglia L, Albuquerque Neto LC. Histeroscopia Cirúrgica. Rio de Janeiro: Editora Médica e Científica Ltda.; 2004.
4. Vilos GA, Jones SE, O'Donovan P. New developments in ambulatory hysteroscopic surgery. Best Practice & Research Clinical Obstetrics and Gynaecology. 2006;20(6):953e975.
5. Umranikar S, Clark TJ, Saridogan E et al. BSGE-ESGE guideline on management of fluid distension media in operative hysteroscopy. Gynecol Surg. 2016;13(4):289-303.
6. Munro MG, Brooks PG. Use of Local Anesthesia for Office Diagnostic and Operative Hysteroscopy. J Minim Invasive Gyneco. 2010;17(6):709-18.
7. Cooper NAM, Khan KS, Clark TJ. Local anaesthesia for pain control during outpatient hysteroscopy: systematic review and meta-analysis. BMJ. 2010;340:c1130.
8. Trindade MRM, Grazziotin U. Grazziotin RU. Eletrocirurgia: sistemas mono e bipolar em cirurgia videolaparoscópica. Acta Cirúrgica Brasileira. 1998;13(3):194-203.
9. Vilos GA, Rajakumar C. Electrosurgical Generators and Monopolar and Bipolar Electrosurgery. J Minim Invasive Gynecol. 2013;20(3):279-87.
10. Gould J. Overview of electrosurgery. UpToDate. 2020.

# MIOMA SUBMUCOSO

## INTRODUÇÃO

Miomas são os tumores benignos mais comuns do útero, originários do músculo liso do miométrio e sua prevalência pode chegar em torno de 50-80% nas mulheres na pré-menopausa.[1]

Os miomas submucosos causam algum grau de distorção na superfície da cavidade uterina e correspondem a aproximadamente 15-20% de todos os miomas. Frequentemente estão associados à presença de sangramento uterino anormal, infertilidade e perdas gestacionais recorrentes.[1-3]

Mulheres com miomas submucosos em idade reprodutiva podem apresentar anormalidades na frequência, na duração e no volume do sangramento. Quando intenso, pode determinar anemia e comprometimento da qualidade de vida. Miomas submucosos quando pequenos podem ser assintomáticos. O mecanismo pelo qual esses miomas causam sangramento não é claro, parece estar envolvido com distúrbios mecânicos e moleculares da hemostasia local.[1,3]

Também não está claro, até o momento, o mecanismo pelo qual miomas submucosos causam impacto na fertilidade. Estudos com alta relevância têm demonstrado que taxas de gravidez aumentam após ressecção de miomas submucosos. Evidências têm mostrado que miomas submucosos inibem a receptividade endometrial para implantação, demonstrado através da redução da expressão dos fatores de transcrição HOXA-10 e HOXA-11, tanto no mioma quanto no endométrio que envolve o mioma submucoso, o que não é visto no endométrio de mulheres com miomas intramurais e subserosos.[1,4,5]

Estudos têm mostrado um aumento no risco de abortos espontâneos em pacientes com miomas submucosos. Uma das hipóteses para justificar seria a demonstração histológica de atrofia glandular no endométrio na superfície do mioma e na parede oposta, o que poderia prejudicar a implantação e a nutrição do embrião em desenvolvimento.[1,4]

Dentre os fatores de risco podem-se enumerar raça, menarca precoce, fatores dietéticos como ingesta de cafeína, álcool e carne vermelha, obesidade, hipertensão arterial sistêmica (HAS), assim como alterações genéticas específicas. Apesar do mecanismo ainda desconhecido, múltiplas gestações podem ter efeito protetor.

Os miomas submucosos podem ser únicos ou múltiplos, podem variar em tamanho de poucos milímetros a 4-5 cm, podem estar totalmente dentro da cavidade ou parcialmente mergulhados no miométrio. Alguns miomas podem apresentar vasos calibrosos na superfície. Podem dificultar a colocação e o bom posicionamento de dispositivos intrauterinos (DIUs) e algumas vezes causar sua expulsão (Figs. 3-1 a 3-4).

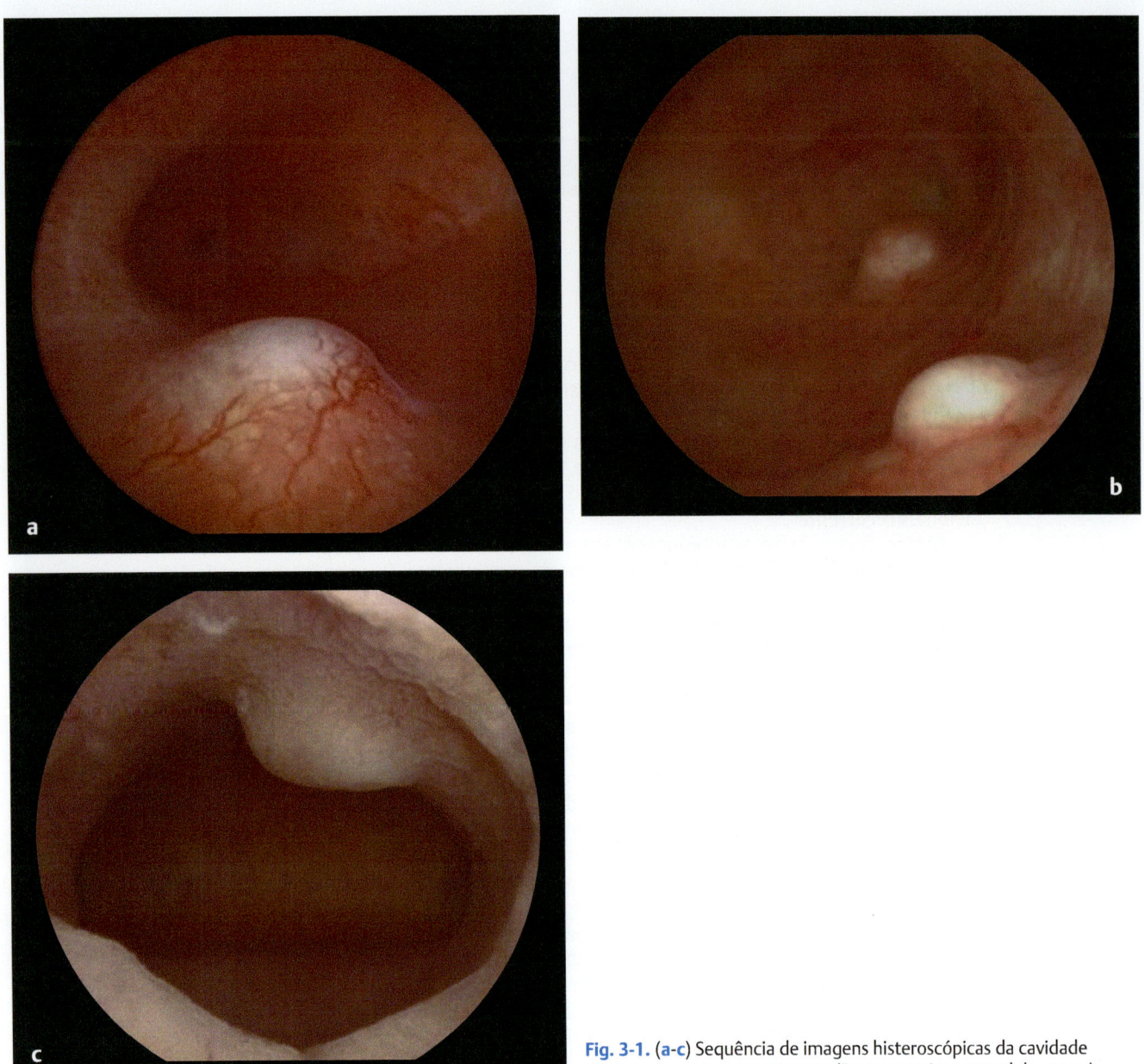

**Fig. 3-1. (a-c)** Sequência de imagens histeroscópicas da cavidade uterina com pequenos miomas. (Fonte: arquivo pessoal do autor.)

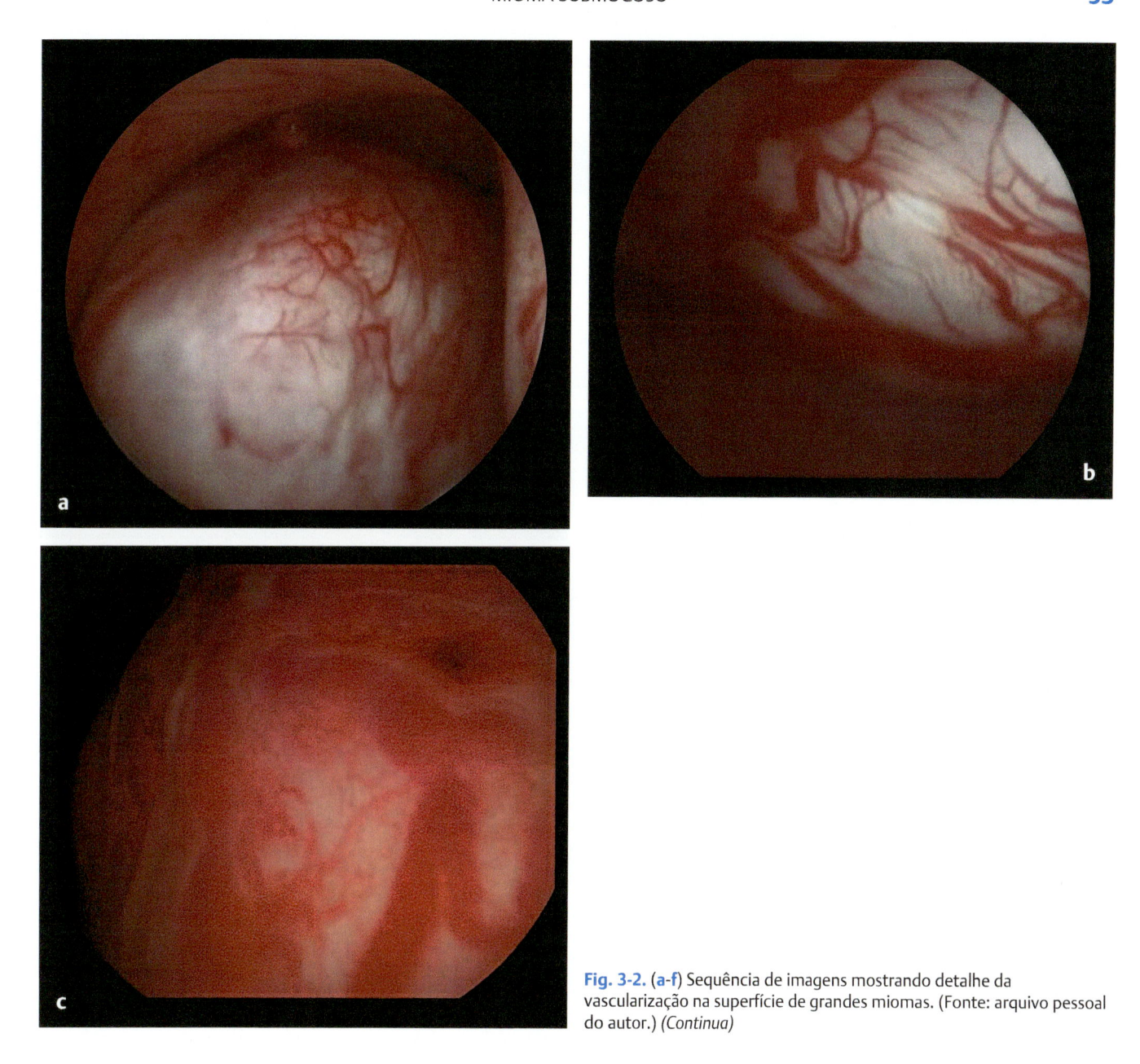

**Fig. 3-2. (a-f)** Sequência de imagens mostrando detalhe da vascularização na superfície de grandes miomas. (Fonte: arquivo pessoal do autor.) *(Continua)*

**Fig. 3-2.** *(Cont.)*

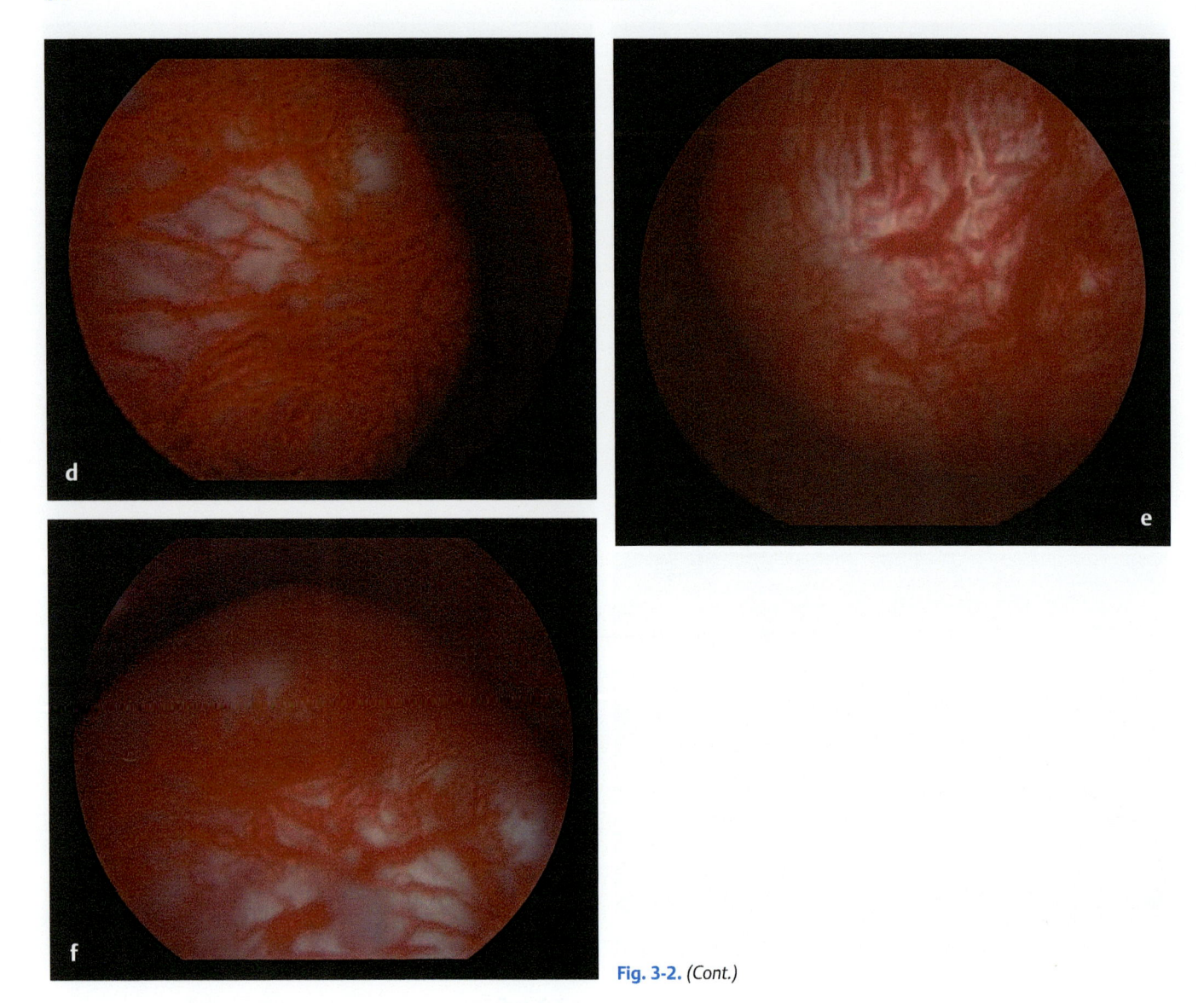

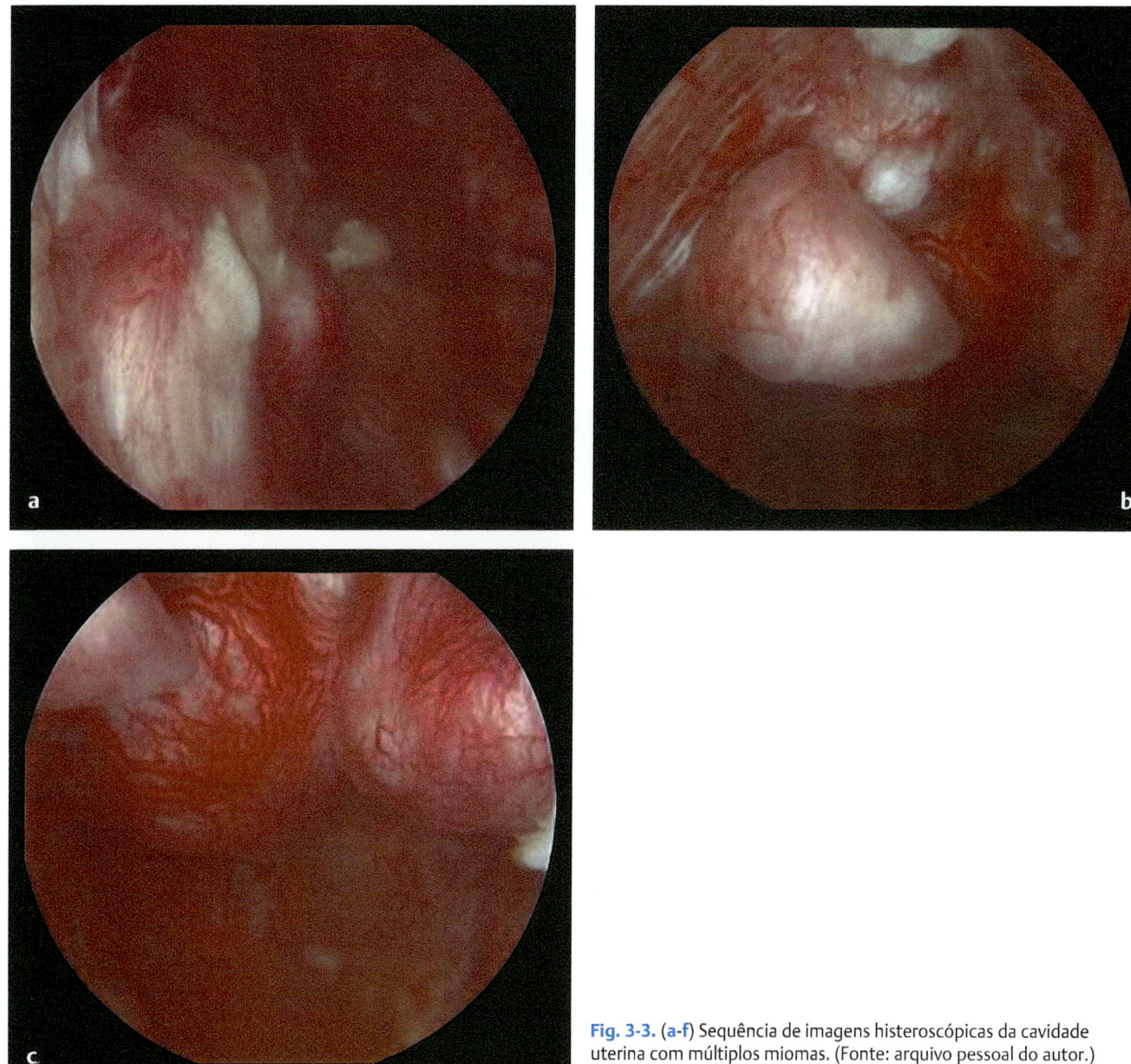

**Fig. 3-3.** (a-f) Sequência de imagens histeroscópicas da cavidade uterina com múltiplos miomas. (Fonte: arquivo pessoal do autor.)
*(Continua)*

**Fig. 3-3.** *(Cont.)*

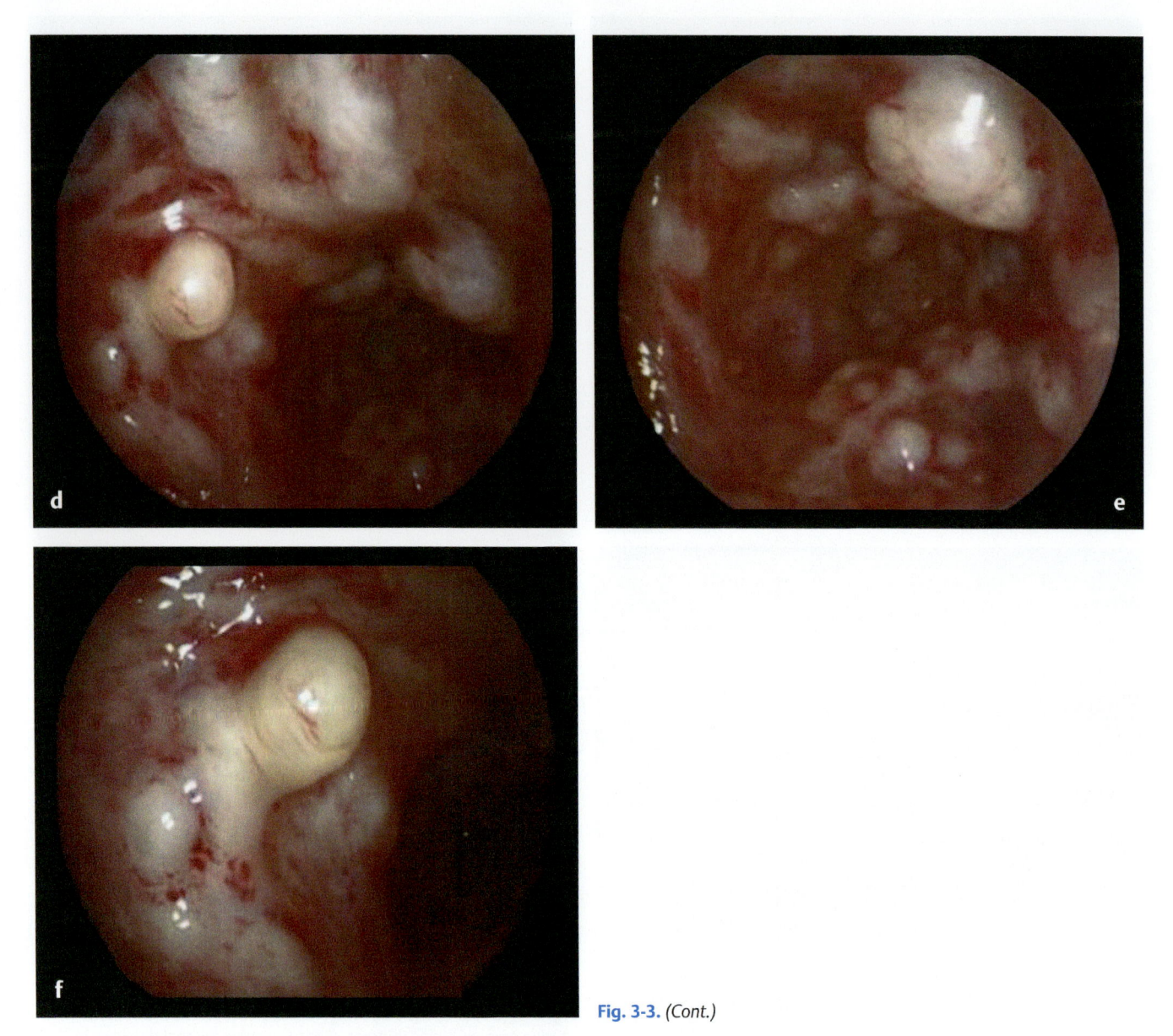

Fig. 3-4. (a-f) Sequência de imagens histeroscópicas da cavidade uterina com DIU e miomas. (Fonte: arquivo pessoal do autor.) *(Continua)*

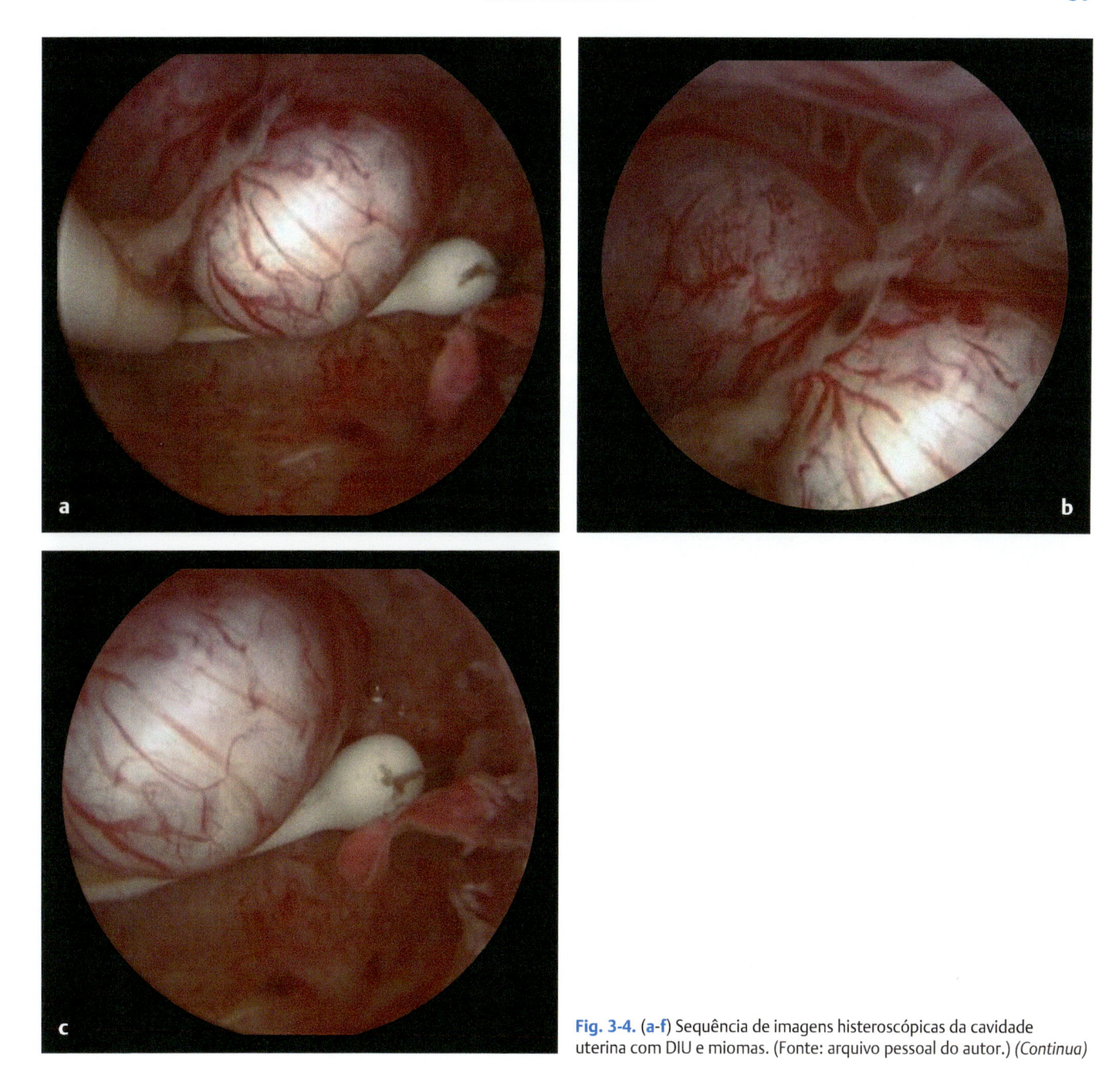

**Fig. 3-4.** *(Cont.)*

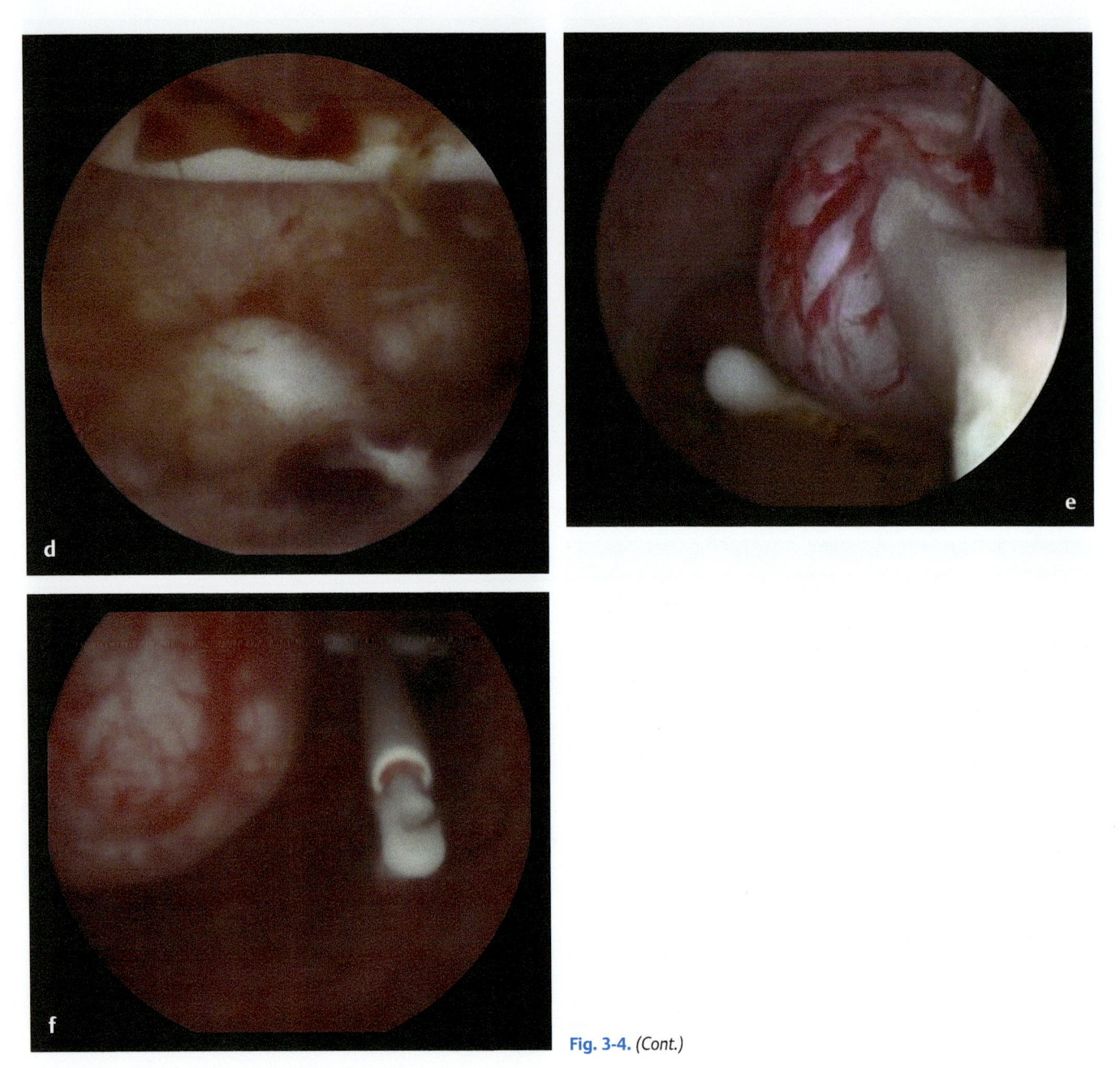

## DIAGNÓSTICO

O objetivo do método diagnóstico é oferecer o maior número possível de informações, incluindo quantidade de miomas, confirmação do componente submucoso, tamanho, localização e extensão da penetração miometrial. Além disso, a relação do mioma com a serosa uterina é fator importante para determinação da técnica cirúrgica, pois miomas que tocam a serosa não podem ser abordados pela via histeroscópica devido ao alto risco de perfuração uterina.

A ultrassonografia transvaginal, especialmente com a técnica 3D, e a histerossonografia com infusão de solução salina ou gel, são métodos de alta sensibilidade e especificidade para o diagnóstico do mioma submucoso. A ressonância magnética pode complementar o diagnóstico ultrassonográfico, principalmente nos úteros com múltiplos e volumosos miomas, além de melhor caracterizar a relação entre o mioma submucoso com endométrio e serosa uterina.[1,6]

A histeroscopia como método diagnóstico para miomas submucosos avalia a cavidade uterina estabelecendo tamanho, forma e localização destes tumores, assim como determina a viabilidade para ressecção histeroscópica. Também possibilita o diagnóstico de outras causas de sangramento que possam estar presentes. Entretanto, exame prévio de imagem é indispensável para avaliar o componente intramural e a distância entre a extremidade do mioma e a serosa uterina, informação imprescindível na avaliação da ressecabilidade do mioma.[3,7]

## CLASSIFICAÇÃO

O objetivo da classificação é estabelecer a ressecabilidade dos diversos miomas submucosos por via histeroscópica.

O sistema de classificação mais utilizado foi proposto pela European Society for Gynaecological Endoscopy (ESGE Classificação) e categoriza os miomas em três subtipos de acordo com o grau de penetração do mioma no miométrio, e tem a vantagem de ser muito simples (Quadro 3-1, Figs. 3-5 a 3-14).[1,2,8] Estudos observacionais demonstram a habilidade da ESGE Classificação em predizer a completa ressecção dos miomas submucosos. As taxas de remoção completa dos miomas tipo 0 variam de 96 a 97%, dos miomas tipo I de 86-90% e dos miomas tipo II de 61-83%. Estudos também demonstram um aumento significativo do volume de fluido de distensão absorvido no transoperatório, conforme aumenta o grau de penetração do mioma no miométrio.[2]

O sistema de classificação da FIGO – International Federation of Gynecology and Obstetrics (Quadro 3-2, Fig. 3-15) ampliou para abranger todos os tipos de miomas e inclui o mioma tipo 3, que encosta no endométrio sem distorcer a cavidade uterina, e o mioma híbrido tipo 2-5 que inclui as lesões com componente submucoso, mas que atingem a serosa, informação importante para a escolha da técnica cirúrgica.[8]

Um terceiro sistema de classificação, denominado STEP-W Sistema de Classificação de Miomas Submucosos,[9] incorpora quatro critérios: penetração do mioma no miométrio (o mesmo dos sistemas ESGE/FIGO), extensão da base do mioma na superfície da cavidade, maior diâmetro do mioma e topografia do tumor (que divide a cavidade em três terços: inferior, médio e superior), além do envolvimento da parede lateral (Quadro 3-3). Cada fator recebe um valor e a soma dos valores determina a complexidade da cirurgia. Um escore de 0 a 4 significa baixa complexidade para cirurgia histeroscópica. Um escore de 5 ou 6 é considerado de alta complexidade e pode requerer dois tempos cirúrgicos. Os escores de 7 a 9 são considerados não indicativos para cirurgia histeroscópica. A proposta desse sistema visa aumentar a segurança e a probabilidade de sucesso cirúrgico.[2,9]

Quadro 3-1. ESGE Classificação para miomas submucosos

| Tipo 0 | Totalmente dentro da cavidade endometrial | Sem extensão miometrial (pediculado) |
|---|---|---|
| Tipo I | < 50% de extensão miometrial (séssil) | < 90° ângulo do mioma com parede uterina |
| Tipo II | ≥ 50% de extensão miometrial (séssil) | ≥ 90° ângulo do mioma com parede uterina |

Adaptado de: Bradley LD. Hysteroscopic myomectomy. UpToDate 2024.

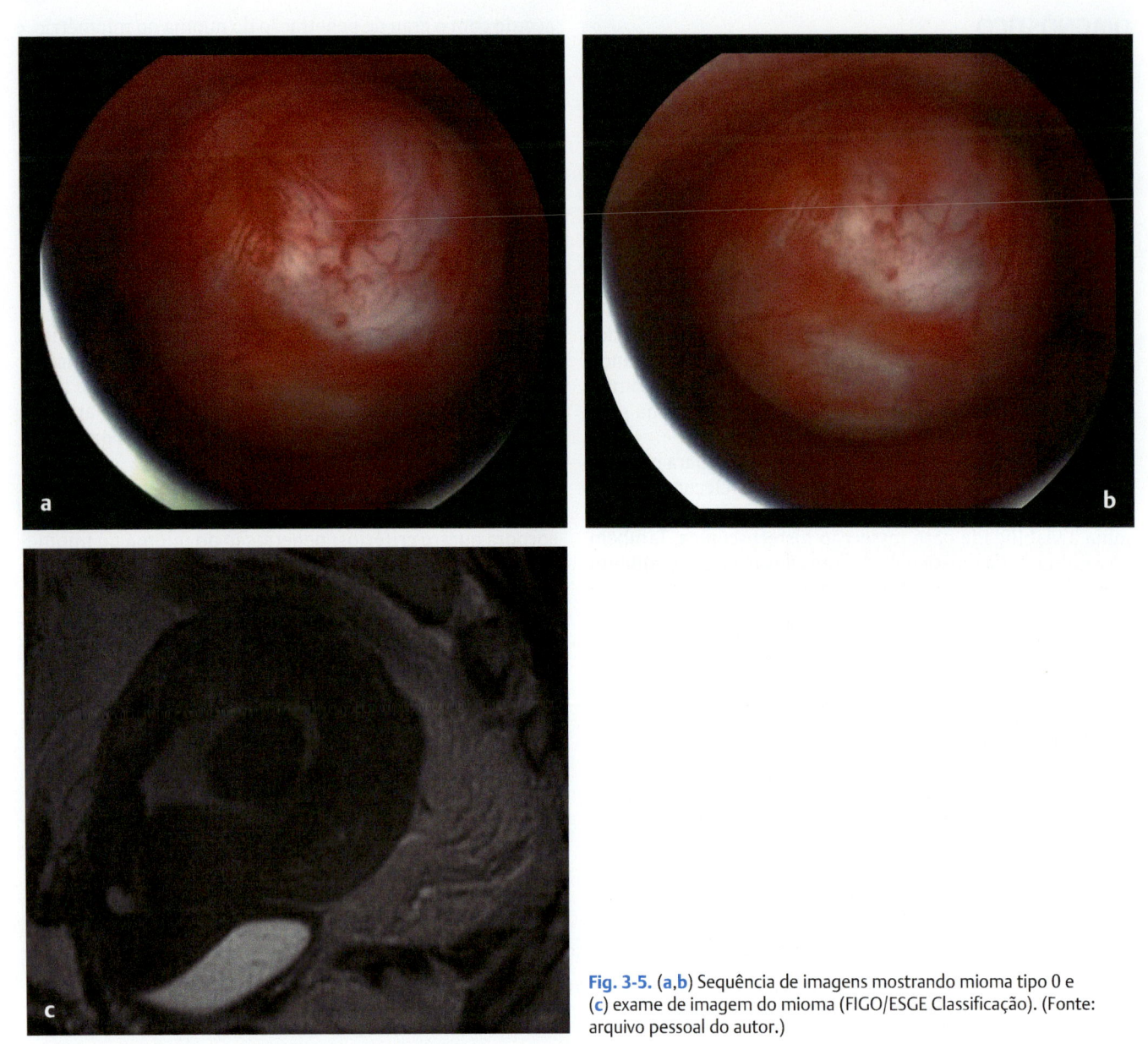

**Fig. 3-5.** (a,b) Sequência de imagens mostrando mioma tipo 0 e (c) exame de imagem do mioma (FIGO/ESGE Classificação). (Fonte: arquivo pessoal do autor.)

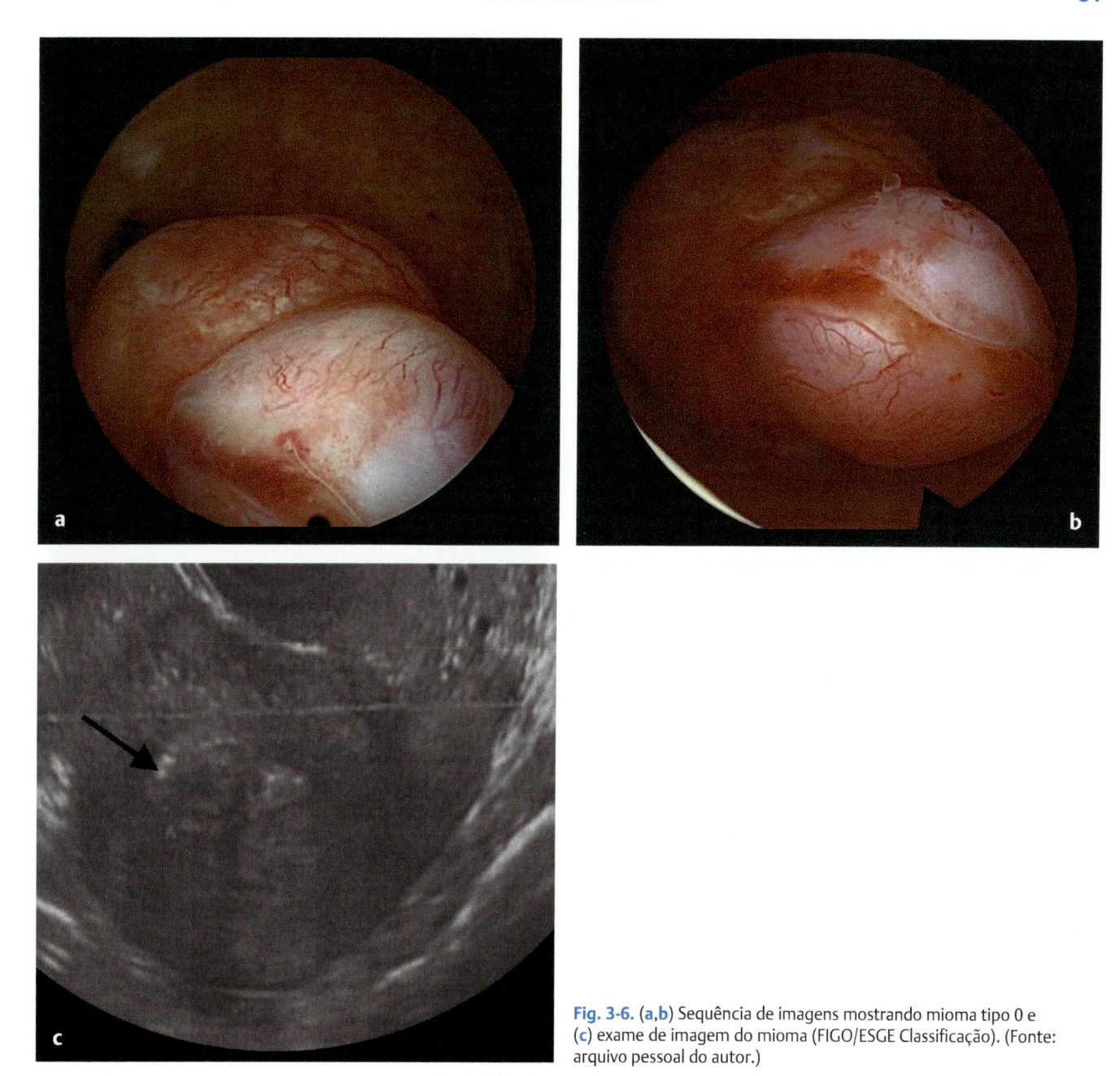

**Fig. 3-6.** (a,b) Sequência de imagens mostrando mioma tipo 0 e (c) exame de imagem do mioma (FIGO/ESGE Classificação). (Fonte: arquivo pessoal do autor.)

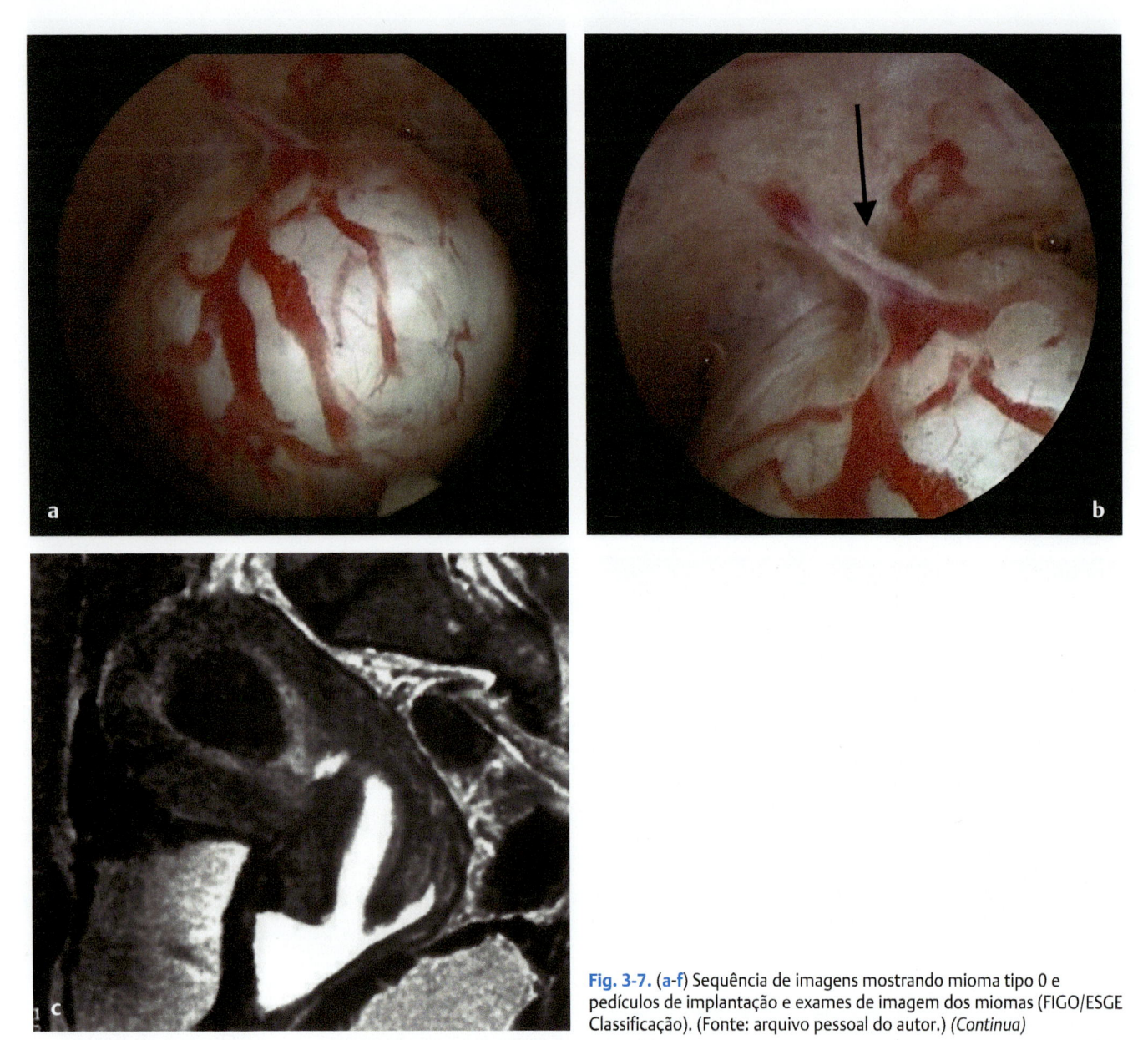

**Fig. 3-7.** (a-f) Sequência de imagens mostrando mioma tipo 0 e pedículos de implantação e exames de imagem dos miomas (FIGO/ESGE Classificação). (Fonte: arquivo pessoal do autor.) *(Continua)*

Fig. 3-7. *(Cont.)*

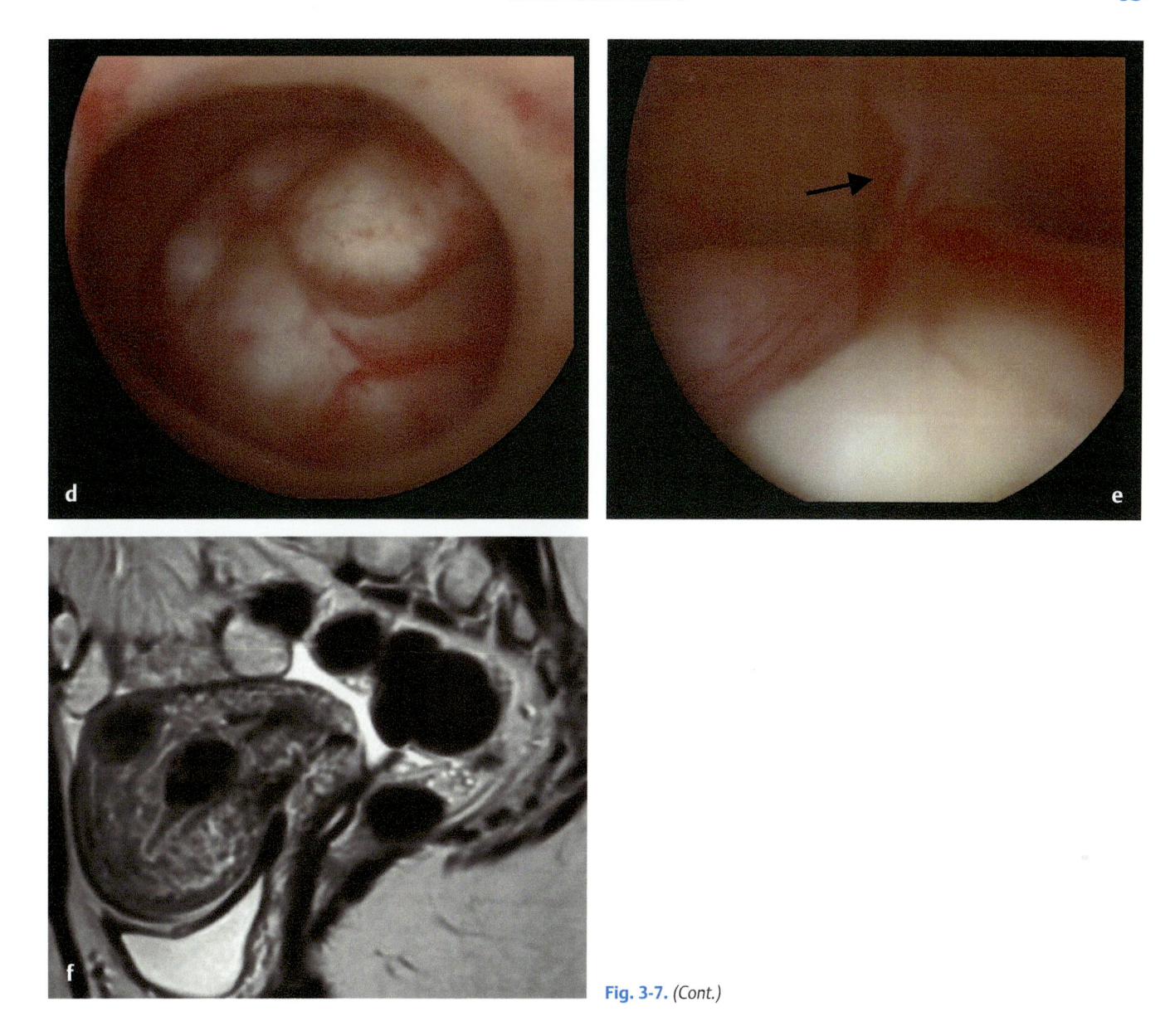

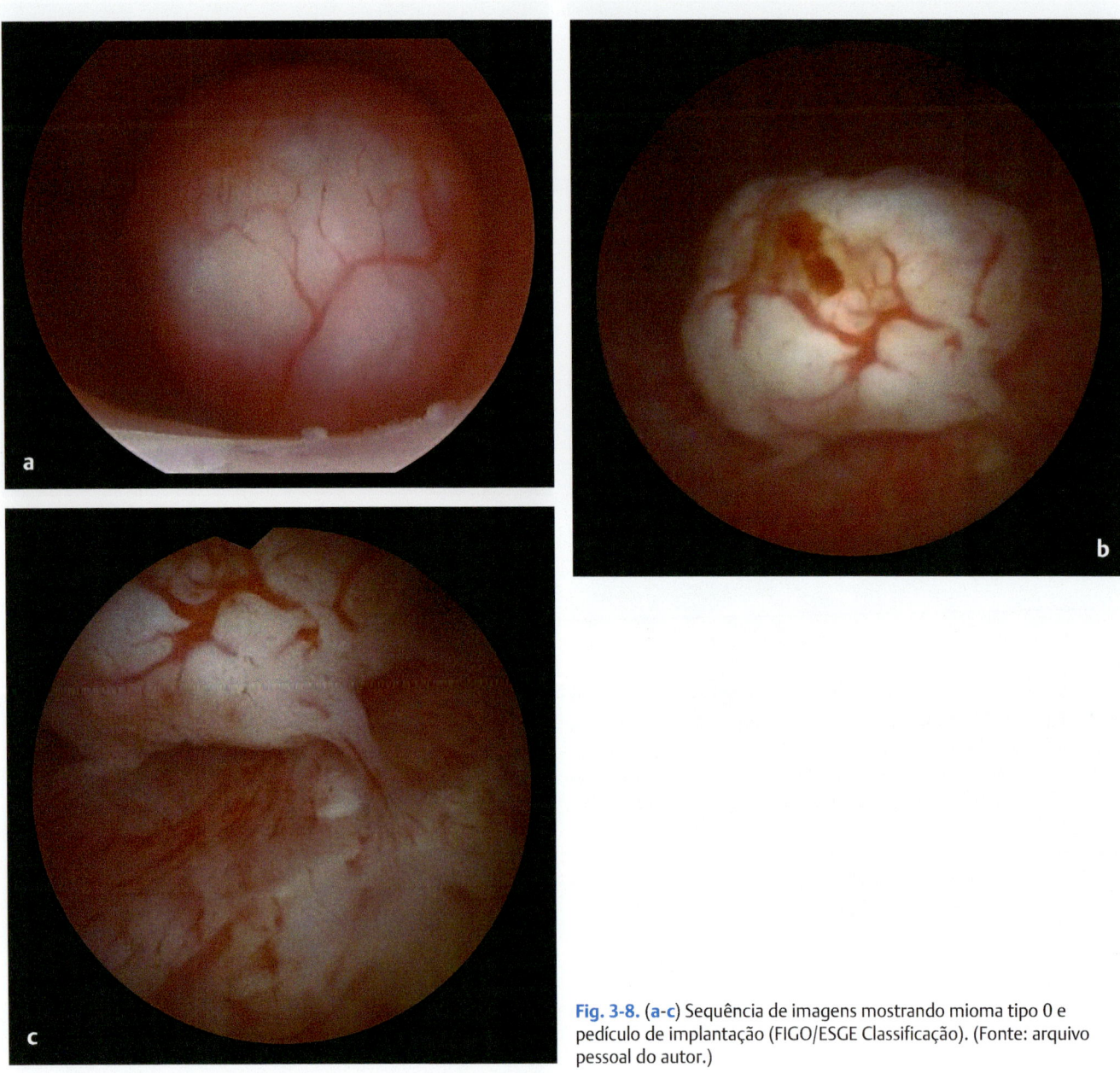

**Fig. 3-8. (a-c)** Sequência de imagens mostrando mioma tipo 0 e pedículo de implantação (FIGO/ESGE Classificação). (Fonte: arquivo pessoal do autor.)

MIOMA SUBMUCOSO 65

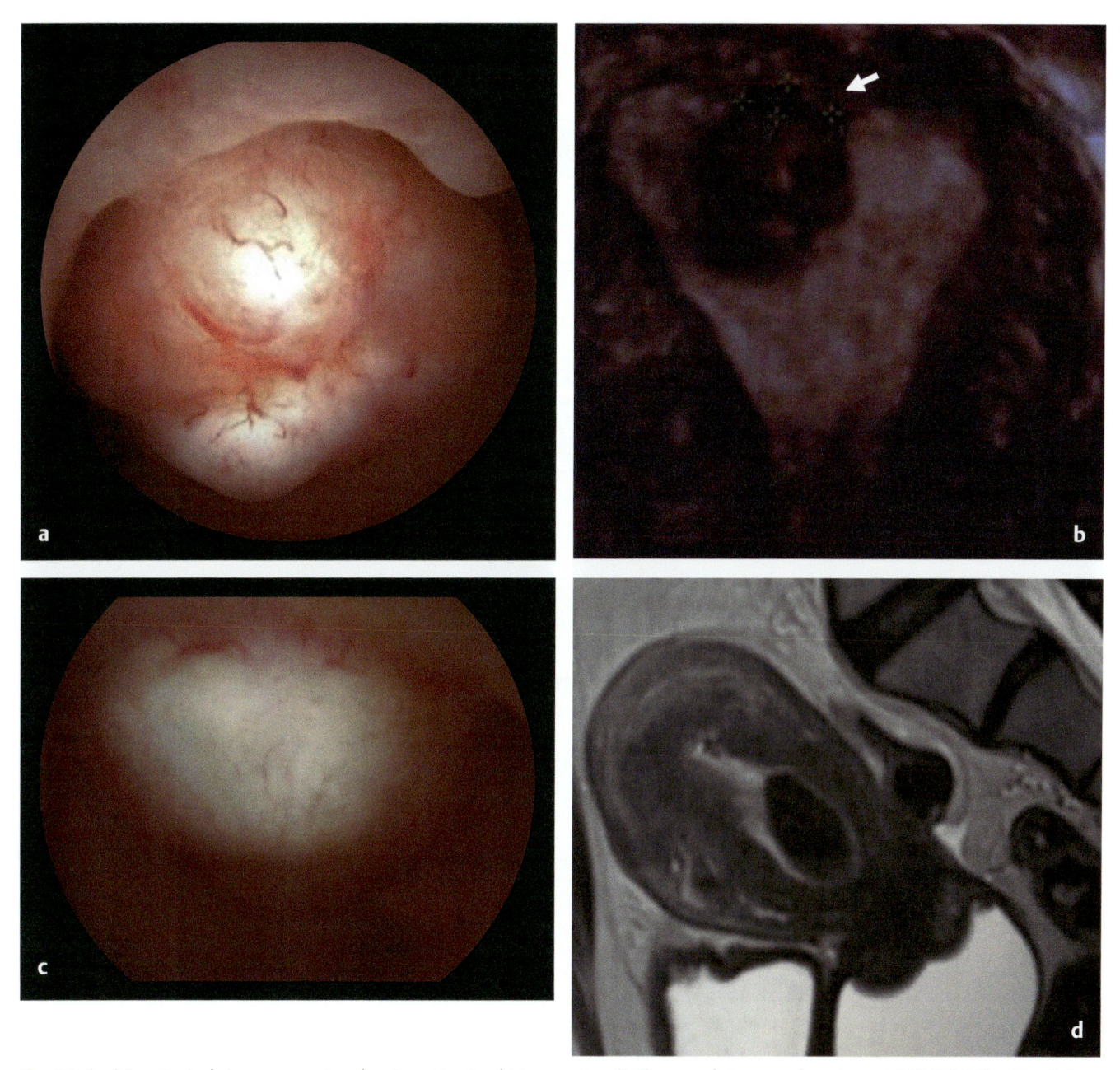

Fig. 3-9. (a,c) Sequência de imagens mostrando mioma tipo I na histeroscopia e (b,d) exame de imagem dos miomas (FIGO/ESGE Classificação). (Fonte: arquivo pessoal do autor.)

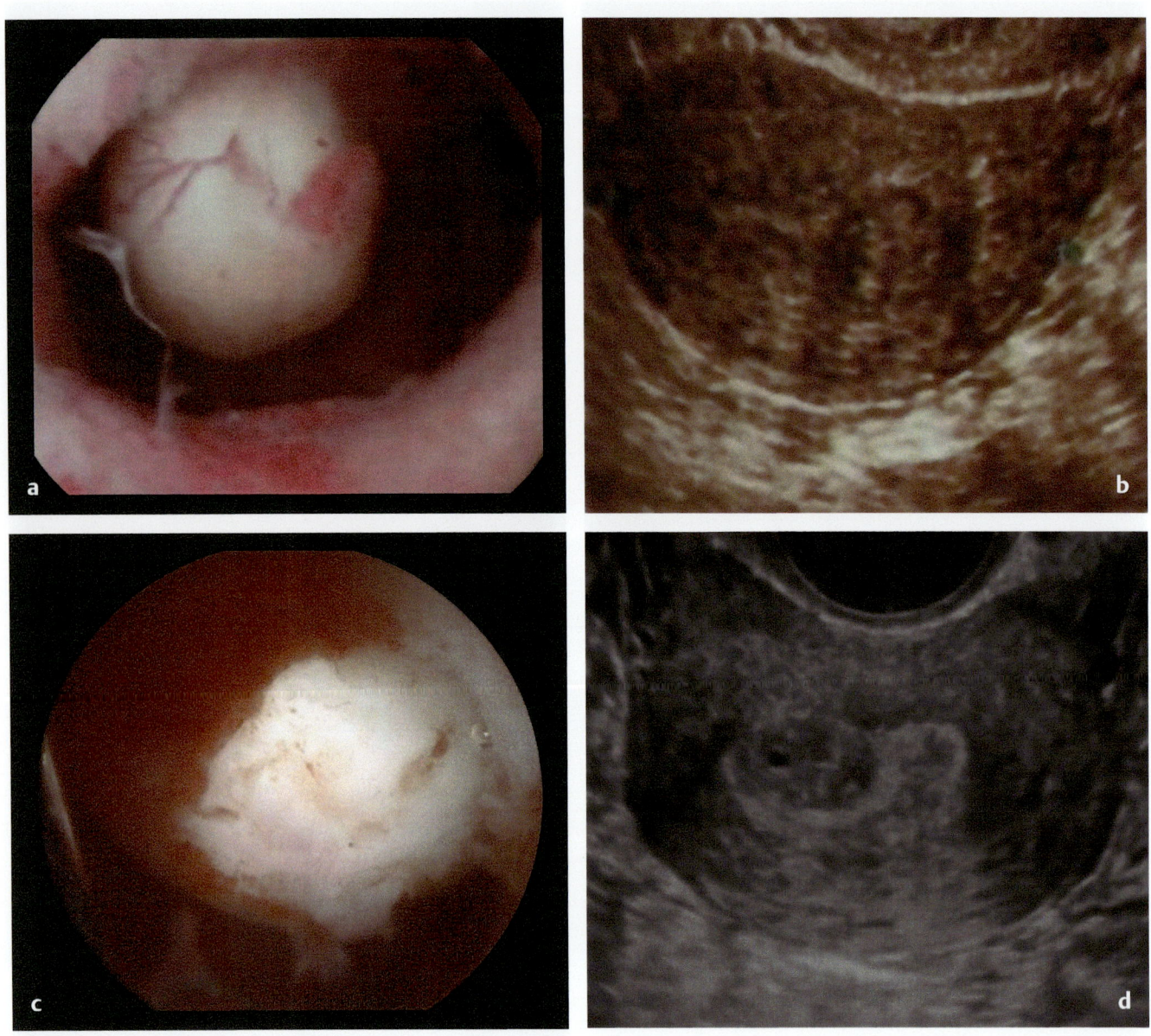

**Fig. 3-10.** (a,c) Sequência de imagens mostrando mioma tipo I na histeroscopia e (b,d) exames de imagem dos miomas (FIGO/ESGE Classificação). (Fonte: arquivo pessoal do autor.)

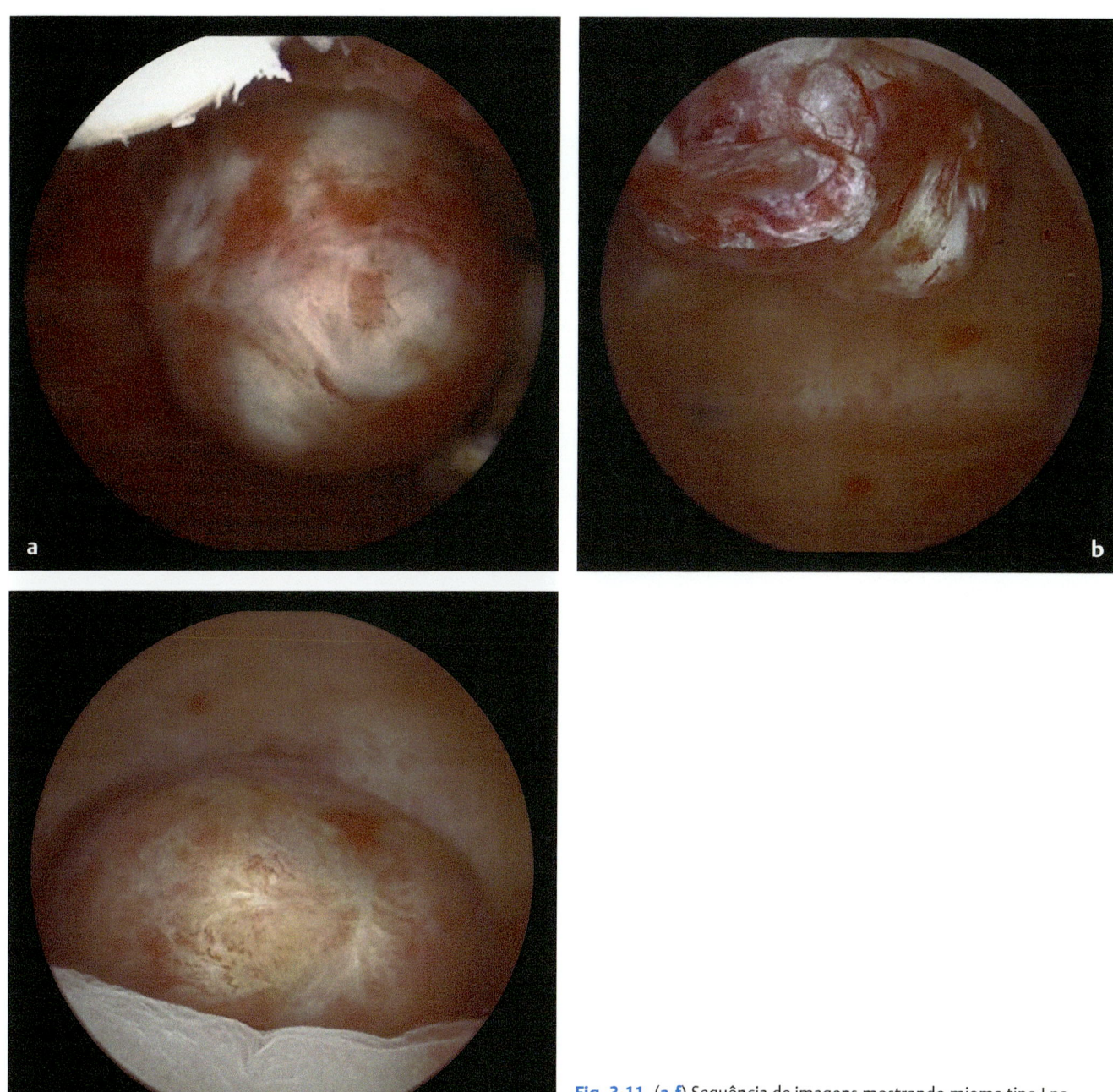

**Fig. 3-11.** (a-f) Sequência de imagens mostrando mioma tipo I na histeroscopia (FIGO/ESGE Classificação). (Fonte: arquivo pessoal do autor.) *(Continua)*

**Fig. 3-11.** *(Cont.)*

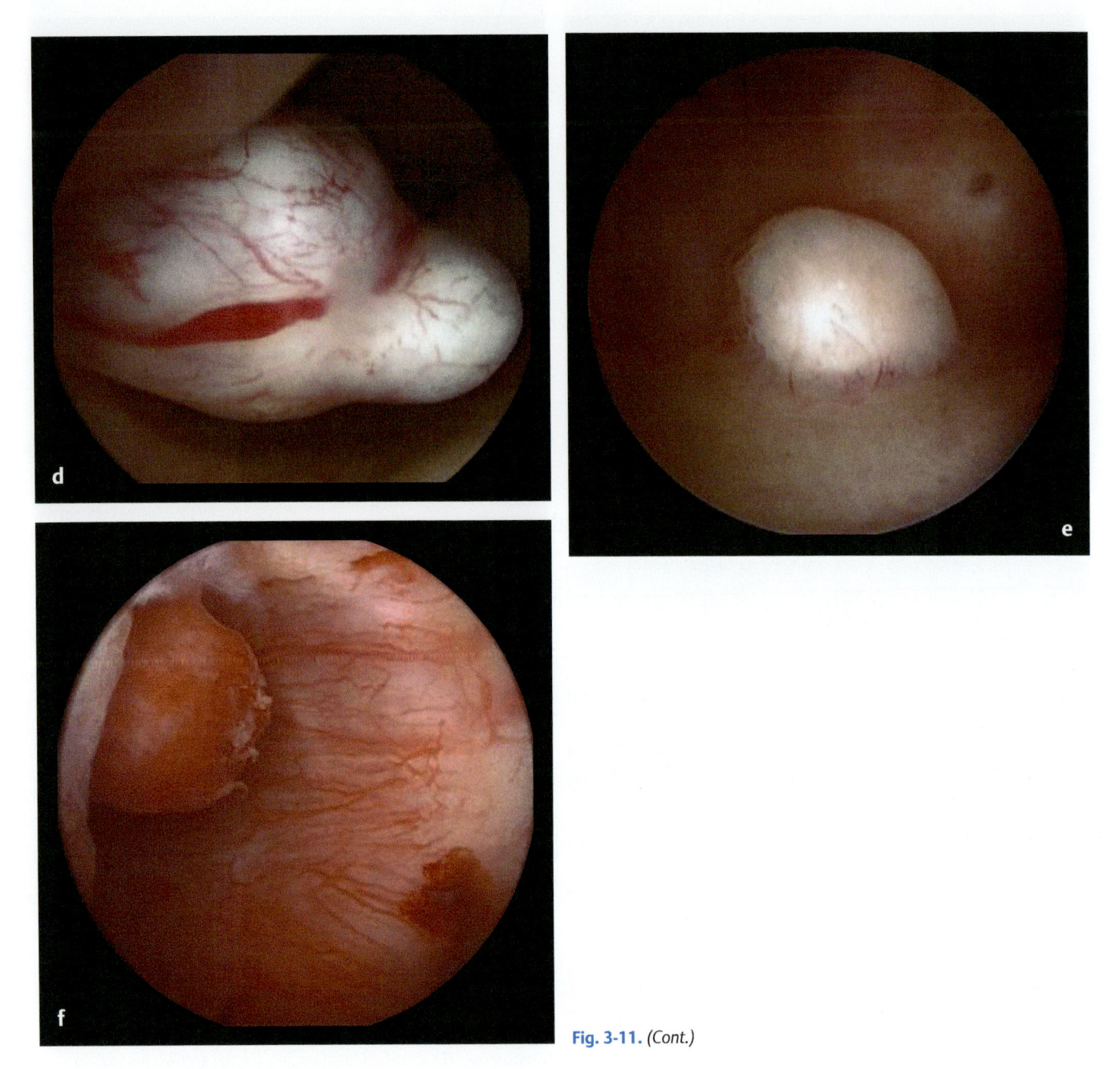

MIOMA SUBMUCOSO 69

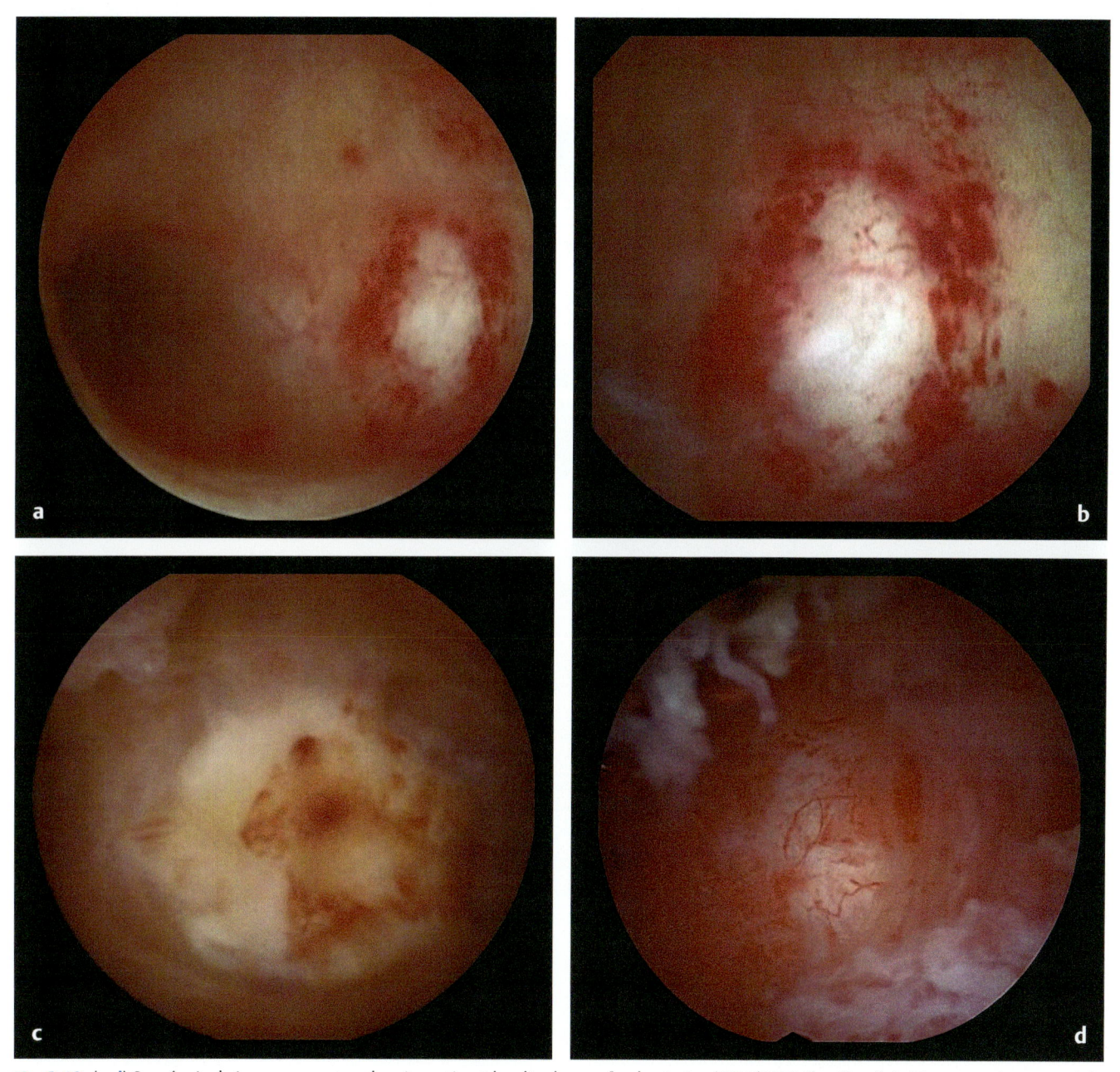

**Fig. 3-12. (a-d)** Sequência de imagens mostrando mioma tipo II localizados em fundo uterino (FIGO/ESGE Classificação). (Fonte: arquivo pessoal do autor.)

**Fig. 3-13. (a,b,d,e)** Sequência de imagens mostrando mioma tipo II e (**c,f**) exames de imagem dos miomas (FIGO/ESGE Classificação). (Fonte: arquivo pessoal do autor.) *(Continua)*

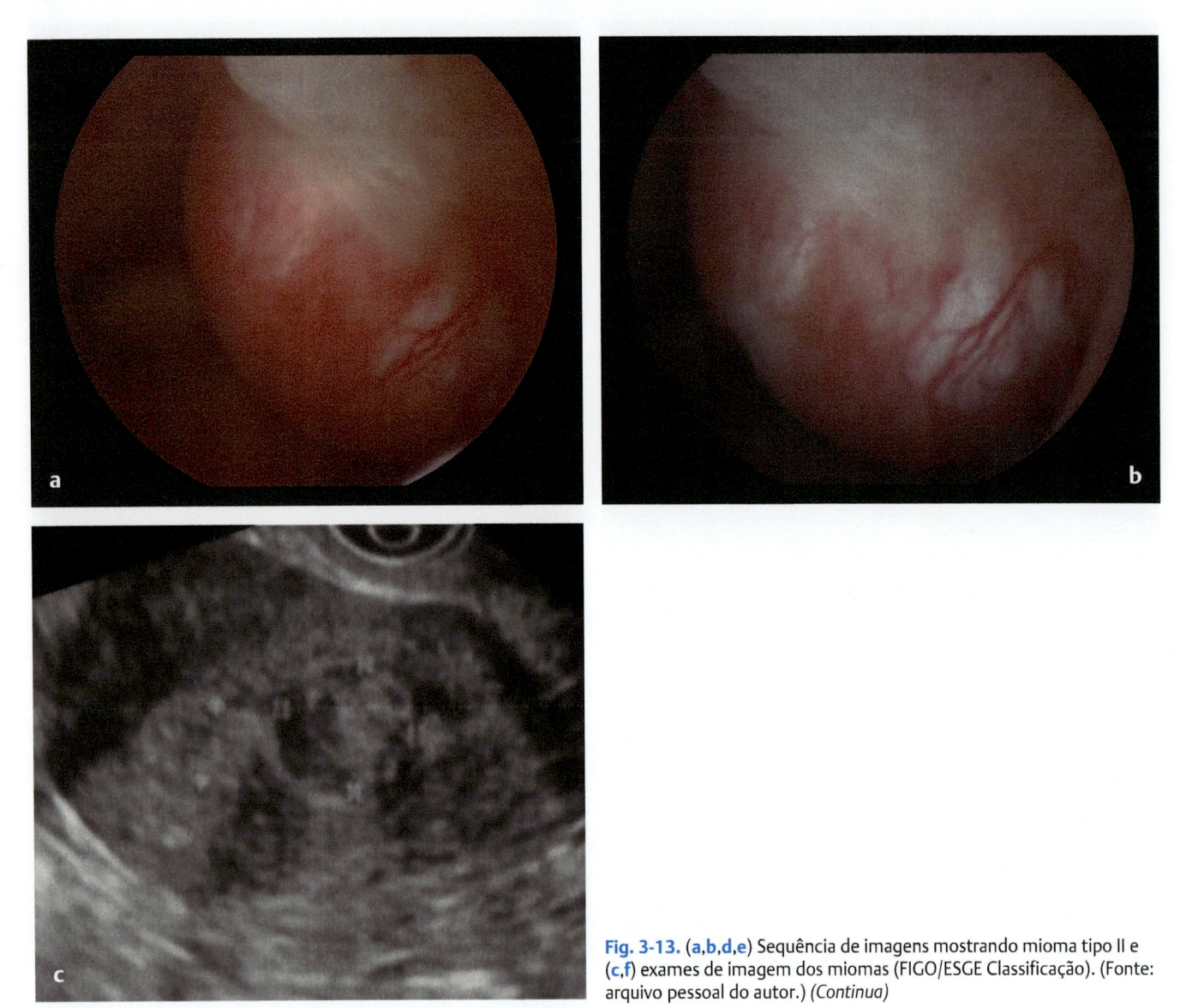

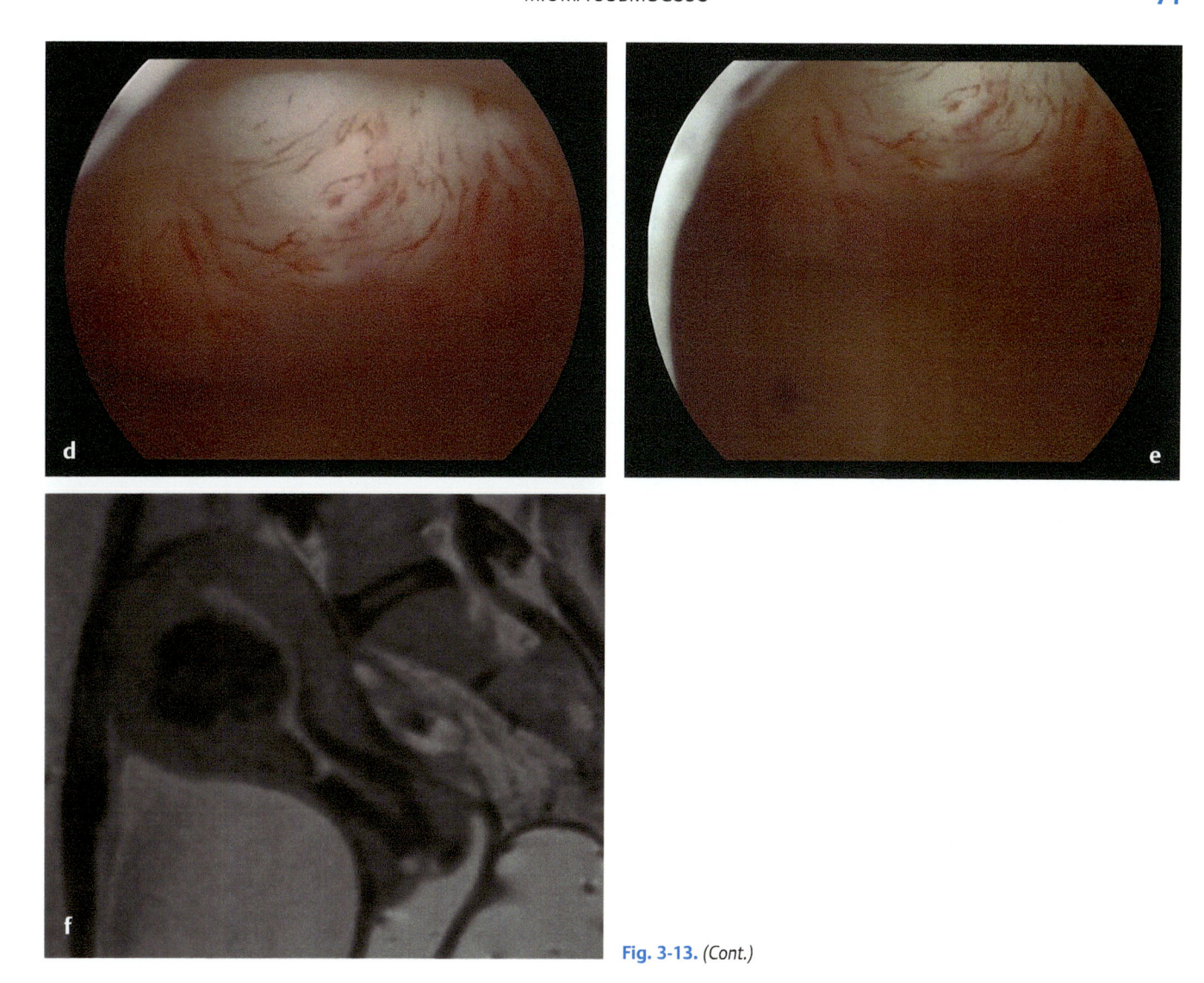

# MIOMA SUBMUCOSO

**Fig. 3-13.** *(Cont.)*

**Fig. 3-14.** (a,f) Sequência de imagens mostrando mioma tipo II na histeroscopia, implantado em paredes anterior e posterior da cavidade (FIGO/ESGE Classificação). (Fonte: arquivo pessoal do autor.) *(Continua)*

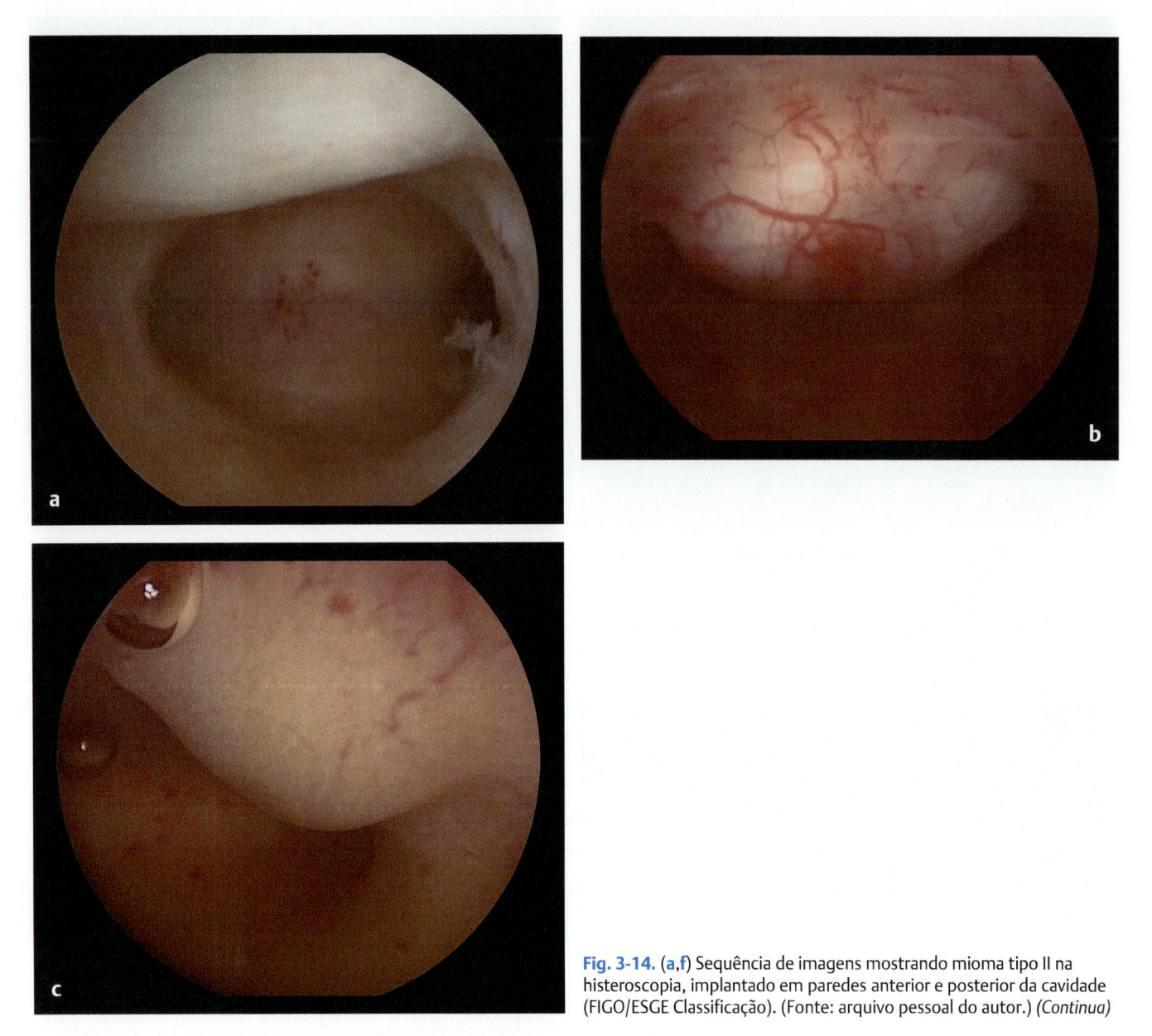

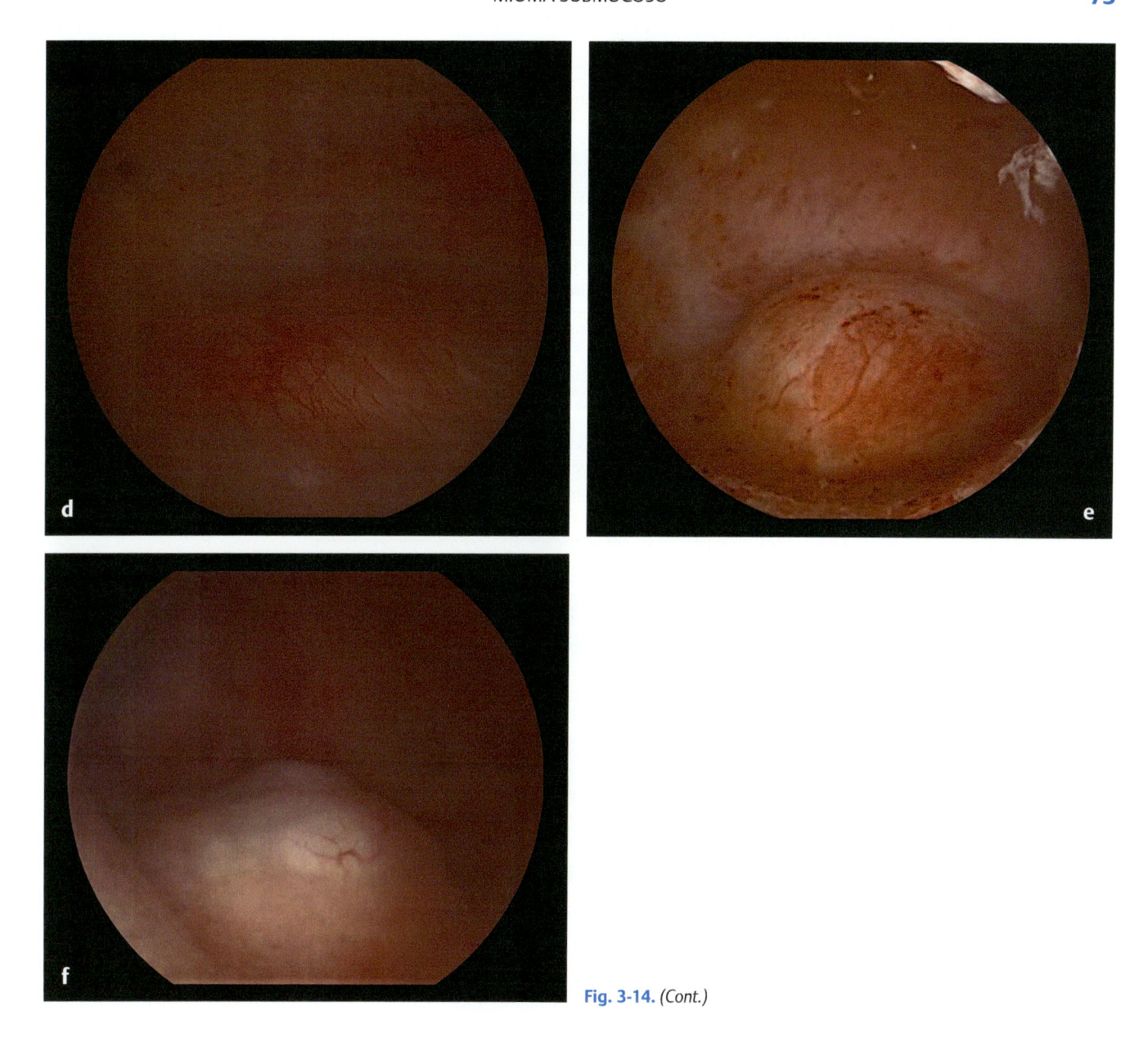

MIOMA SUBMUCOSO 73

**Fig. 3-14.** *(Cont.)*

**Quadro 3-2.** FIGO classificação de miomas submucosos[7]

| | | |
|---|---|---|
| Mioma submucoso | 0 | Pediculado intracavitário |
| | 1 | < 50% intramural |
| | 2 | ≥ 50% intramural |
| Outros miomas | 3 | 100% intramural, mas em contato com endométrio |
| | 4 | Intramural |
| | 5 | Subseroso ≥ 50% intramural |
| | 6 | Subseroso < 50% intramural |
| | 7 | Subseroso pediculado |
| | 8 | Outros (cervical, parasitário etc.) |
| Miomas híbridos | 2-5 | Submucoso e subseroso, cada um com menos da metade do diâmetro na cavidade endometrial e peritoneal respectivamente |

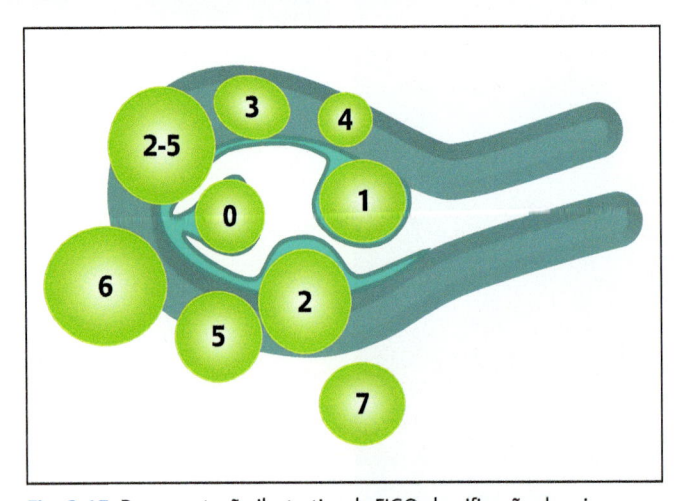

**Fig. 3-15.** Representação ilustrativa da FIGO classificação de miomas.

**Quadro 3-3.** STEP-W Sistema de classificação de miomas submucosos[8]

| Pontos | Penetração no miométrio | Largura | Extensão da base na superfície da cavidade | Localização na parede (terço) | Parede lateral (+1) |
|---|---|---|---|---|---|
| 0 | 0 | < 2 cm | < 1/3 | Inferior | |
| 1 | < 50% | 2 a 5 cm | 1/3 a 2/3 | Médio | |
| 2 | > 50% | > 5 cm | > 2/3 | Superior | |
| Escore | _____ + | _____ + | _____ + | _____ + | _____ |
| Escore | 0-4 | Grupo I | Baixa complexidade | | |
| Escore | 5-6 | Grupo II | Alta complexidade | Dois tempos cirúrgicos | |
| Escore | 7-9 | Grupo III | Evitar histeroscopia | | |

## TRATAMENTO HISTEROSCÓPICO

Com o advento de novas técnicas e equipamentos, a miomectomia histeroscópica tornou-se a cirurgia padrão-ouro para o tratamento de miomas submucosos. Dependendo da experiência do cirurgião e da disponibilidade de materiais, o ginecologista dispõe de várias alternativas cirúrgicas.[3,6,7]

As indicações mais comuns para a realização de miomectomia histeroscópica são o sangramento uterino anormal, a infertilidade e as perdas gestacionais recorrentes.[6]

Pequenos miomas pediculados podem ser retirados com histeroscópio cirúrgico e tesoura (Fig. 3-16) ou eletrodo bipolar, contudo o ressectoscópio é o equipamento cirúrgico mais utilizado nas miomectomias, com excelente custo-benefício.[2] Na técnica clássica com utilização do ressectoscópio, tiras de mioma são sucessivamente ressecadas com eletrodo em alça e depois removidas através do canal endocervical.

Em geral, miomas submucosos tipos 0, I e II (ESGE/FIGO Classificação), com diâmetro de até 4 ou 5 cm, podem ser removidos por cirurgiões experientes. Os miomas volumosos e do tipo II frequentemente requerem dois tempos cirúrgicos, devido ao risco de excessiva absorção de fluido de distensão e perfuração uterina. Necessitam de especial cuidado aqueles com menos de 5 mm de miométrio residual entre o mioma e a serosa uterina.[4]

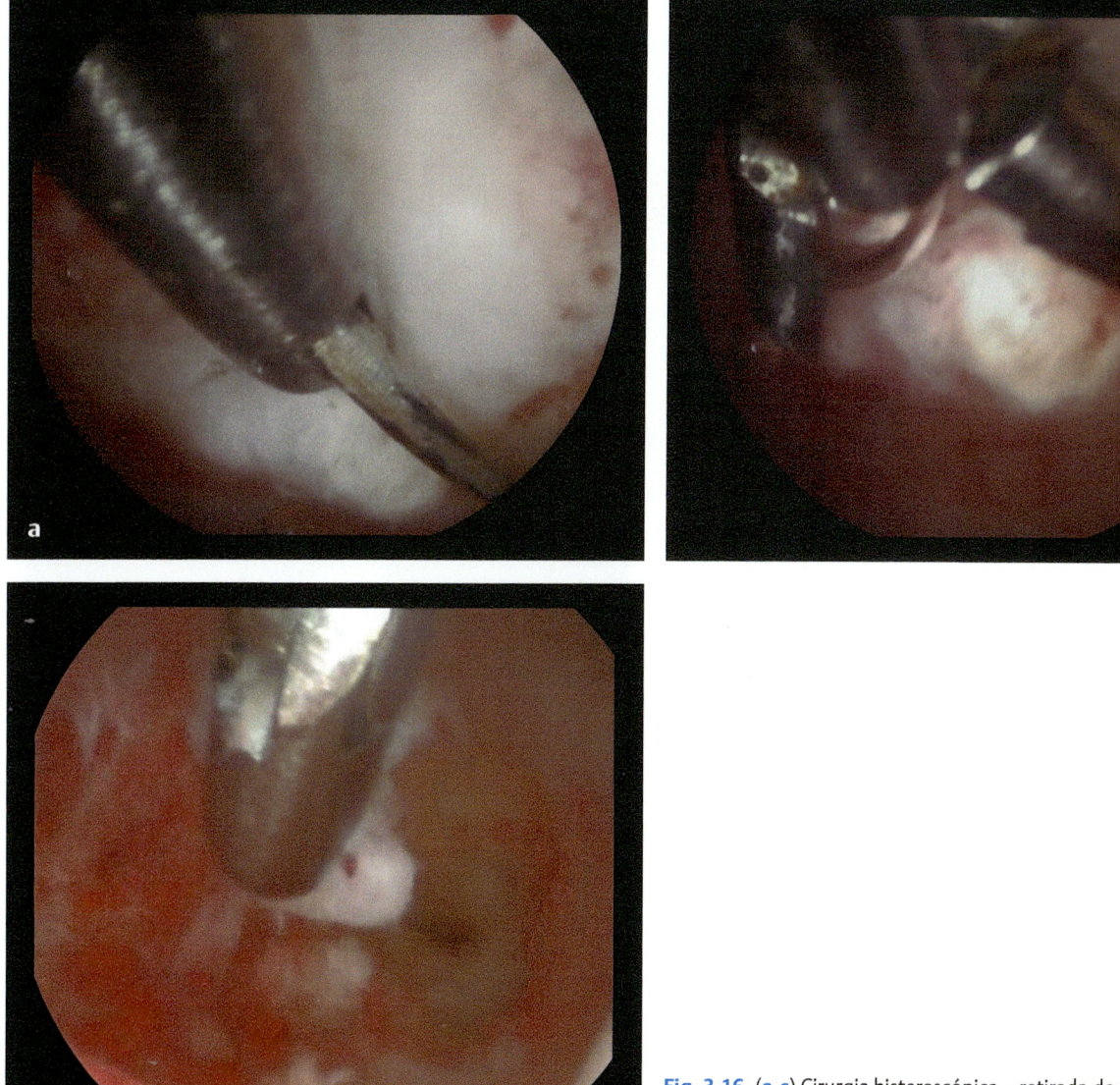

**Fig. 3-16. (a-c)** Cirurgia histeroscópica – retirada de pequenos miomas com histeroscópio cirúrgico utilizando tesoura e pinça de tração. (Fonte: arquivo pessoal do autor.)

A maior dificuldade na cirurgia histeroscópica de miomas dos tipos I e II, diz respeito à remoção do componente intramural. Para esses miomas, a técnica mais difundida sugere iniciar o procedimento com o fatiamento da porção intracavitária, e depois fazer a enucleação da porção intramural, técnica descrita mais adiante no texto.[10] Outra técnica, muito utilizada para facilitar a remoção de grandes porções intramurais de miomas, é a descompressão intermitente da cavidade uterina, que facilita a extrusão do mioma para dentro da cavidade, facilitando assim seu fatiamento. Miomas com componentes intramurais muito grandes podem permanecer mergulhados na parede, o que pode levar o cirurgião a subestimar seu tamanho.[2,5]

O morcelador, também denominado *hysteroscopic tissue removal system*, é um sistema mecânico de ressecção sem uso de energia. O equipamento possui uma lâmina de corte giratória, conectado a um dispositivo de sucção que aspira os fragmentos enquanto vão sendo produzidos pela lâmina de corte.[2,5,10] Apresenta a desvantagem do maior custo, de não coagular vasos durante a cirurgia e seu uso é restrito para o componente intracavitário dos miomas, ou seja, não pode ser usado para a remoção da sua porção intramural.

A técnica de vaporização utiliza eletrodos que operam em alta potência, que pode variar de 120 a 220 watts com ressectoscópio bipolar ou 60 a 120 watts com ressectoscópio monopolar. O eletrodo de vaporização tem maior superfície e desliza sobre o mioma, vaporizando os tecidos. Isso elimina o problema do acúmulo de fragmentos na cavidade uterina. O uso de corrente bipolar também diminui danos no endométrio.[2,10]

A vantagem das novas técnicas, como uso de morcelador e vaporização, é tornar a cirurgia tecnicamente mais fácil e rápida, por não produzir fragmentos, o que requer menos inserções do ressectoscópio na cavidade, além de permitir a utilização de solução salina. Pacientes com estenose de canal endocervical e cavidade uterina pequena beneficiam-se com menos inserções.[2,5,6,10]

A técnica descrita de miomectomia histeroscópica minimamente invasiva, também denominada **miomectomia histeroscópica intracapsular**, baseia-se no princípio da preservação da integridade da pseudocápsula e do miométrio em torno do mioma, assim como redução do dano térmico nos tecidos, através da técnica de enucleação do mioma (Figs. 3-17 a 3-20). A utilização da alça fria foi iniciada na Europa com Mazzon e hoje é amplamente difundida. Uma alternativa é a utilização do eletrodo tipo "L" (Collins), sem uso de corrente elétrica, o qual é introduzido entre a parede do mioma e a pseudocápsula, levando à separação mecânica das bridas de tecido conectivo que prendem o mioma em sua pseudocápsula, o que facilita a enucleação. Mais recentemente Lasmar *et al.*[9] propuseram o uso de tesoura com histeroscópio cirúrgico para cortar essas bridas de tecido conectivo, como forma alternativa. A preservação da vascularização miometrial é crucial para a regeneração do músculo uterino e sua função reprodutiva. O dano transoperatório na pseudocápsula pode levar a prejuízo na fisiologia miometrial, com aumento de fibrose e aparecimento de sinéquias, eventos que podem prejudicar a função da musculatura uterina durante a gravidez, trabalho de parto e parto. Portanto, durante a miomectomia, toda manipulação deve ser precisa, evitando ao máximo trauma endometrial e miometrial, assim como perdas sanguíneas e excessivo uso de coagulação.[11]

A miomectomia histeroscópica é efetiva para a melhora do sangramento e as falhas geralmente estão associadas à presença de outros miomas, adenomiose, permanência de grande componente intramural residual ou idade muito jovem da paciente no momento do primeiro tratamento. Portanto, quando for indicada miomectomia histeroscópica para pacientes com sangramento uterino anormal, é importante avaliar a existência de outros fatores que possam contribuir para o insucesso e que aumentam o risco da necessidade de tratamentos posteriores. Para as pacientes que não desejem manter a fertilidade, a realização concomitante de ablação endometrial deve ser considerada. Estudos têm mostrado maior sucesso no controle do sangramento quando ablação é associada à miomectomia.

Estudos publicados por Donnez *et al.*,[5] têm mostrado também melhora nas taxas de gestação em até 45% após miomectomia histeroscópica.

Um dos fatores limitantes mais importantes da miomectomia histeroscópica diz respeito à excessiva absorção de líquido de distensão no transoperatório. *Guidelines* advertem que a cirurgia deva ser interrompida quando a absorção de solução salina for de 2.500 mL. Quando o meio de distensão for glicina 1,5%, é necessária dosagem de eletrólitos, quando a absorção for de 1.000 mL e, se normais, pode-se prolongar a cirurgia até absorção máxima de 1.500 mL.[2]

O uso de análogos do GnRH antes da cirurgia é ainda controverso, porém, vários estudos têm mostrado efeitos benéficos em pacientes com miomas submucosos muito volumosos.[7] São referidos como benefícios a redução do tamanho do mioma, a melhora da anemia, a redução da espessura e a vascularização endometrial levando à melhora da visibilidade no transoperatório, e redução da absorção de fluidos. Importante ressaltar que a anemia severa deve ser sempre corrigida antes da cirurgia.[2]

São inúmeras as vantagens da técnica histeroscópica para a remoção de miomas submucosos, e podemos destacar o curto período de internação (regime ambulatorial ou hospital-dia), mínimo tempo de recuperação pós-cirúrgica com rápido retorno às atividades do dia a dia, baixa morbidade pós-operatória, mínimo dano miometrial, menor necessidade de medicamentos analgésicos.

MIOMA SUBMUCOSO

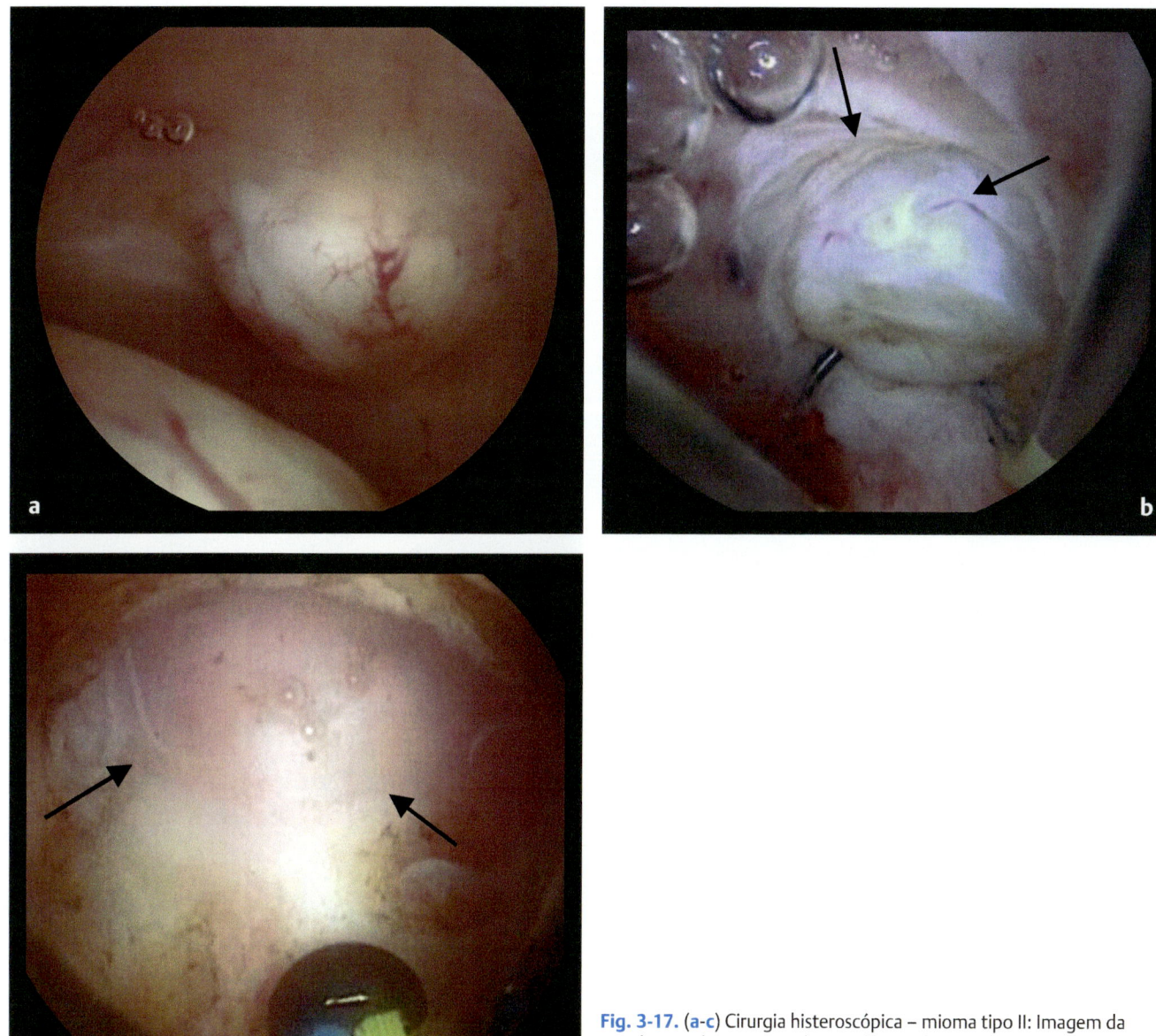

**Fig. 3-17.** (a-c) Cirurgia histeroscópica – mioma tipo II: Imagem da enucleação do mioma; e da pseudocápsula íntegra após enucleação. (Fonte: arquivo pessoal do autor.)

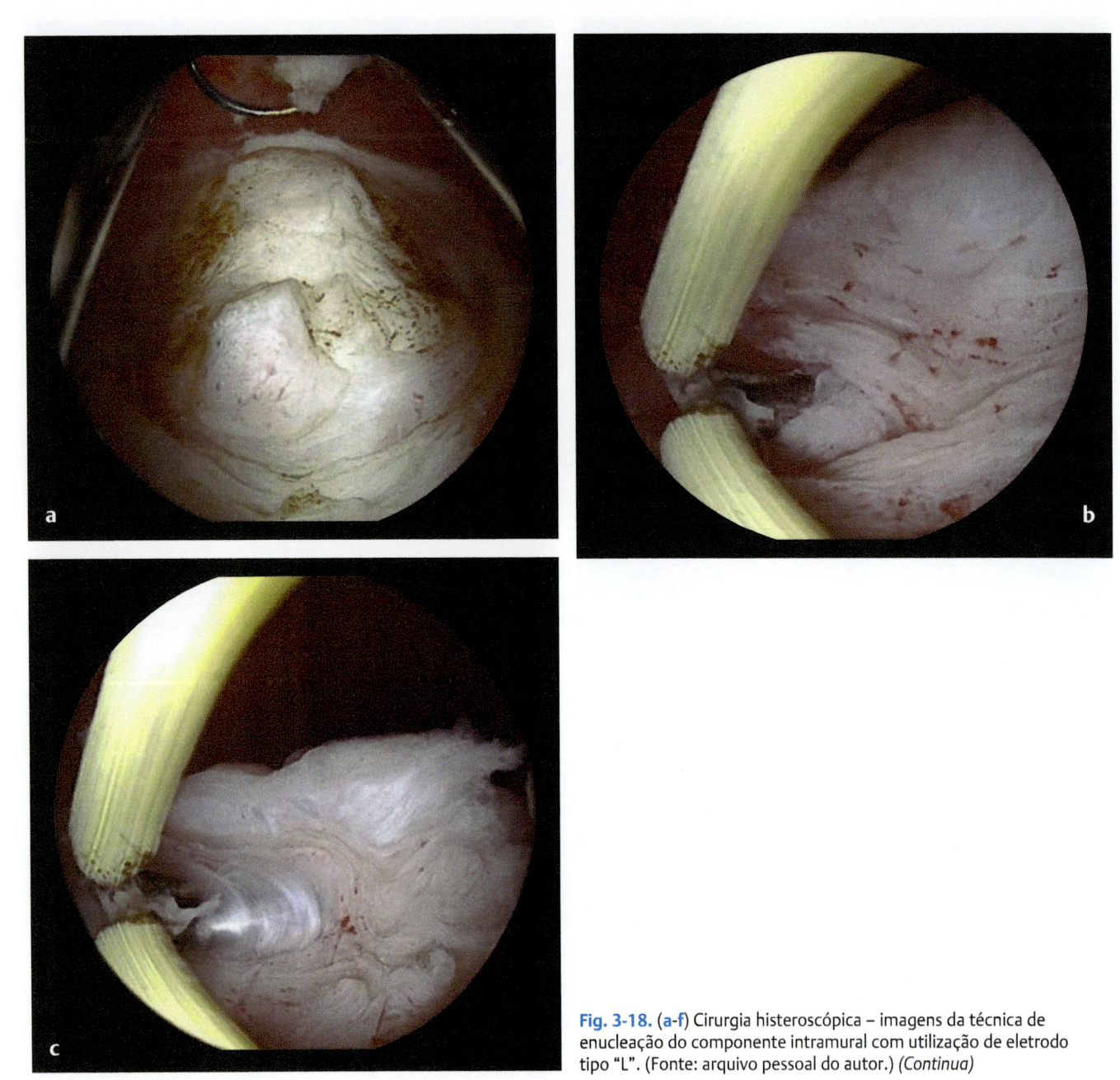

**Fig. 3-18. (a-f)** Cirurgia histeroscópica – imagens da técnica de enucleação do componente intramural com utilização de eletrodo tipo "L". (Fonte: arquivo pessoal do autor.) *(Continua)*

Fig. 3-18. *(Cont.)*

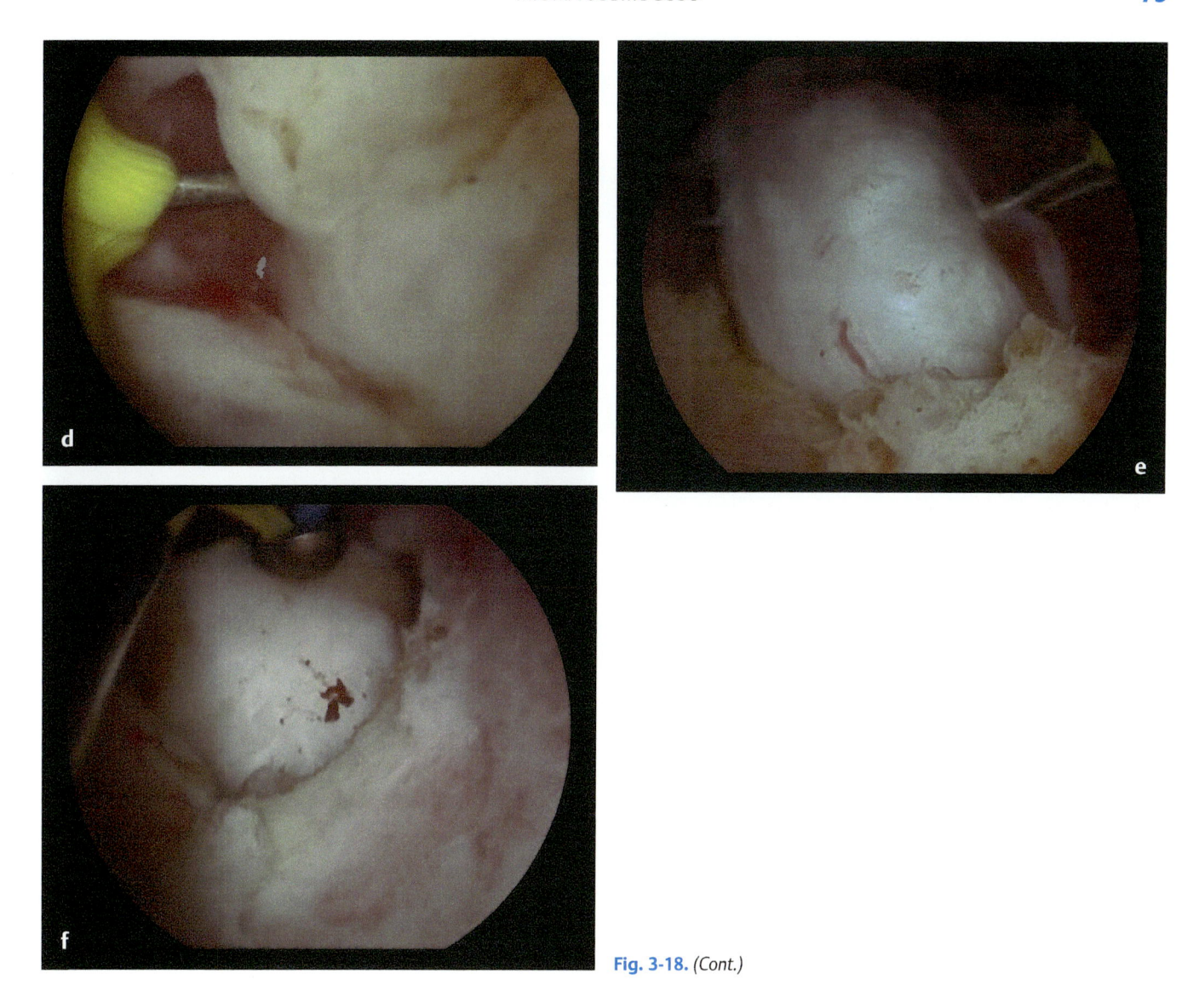

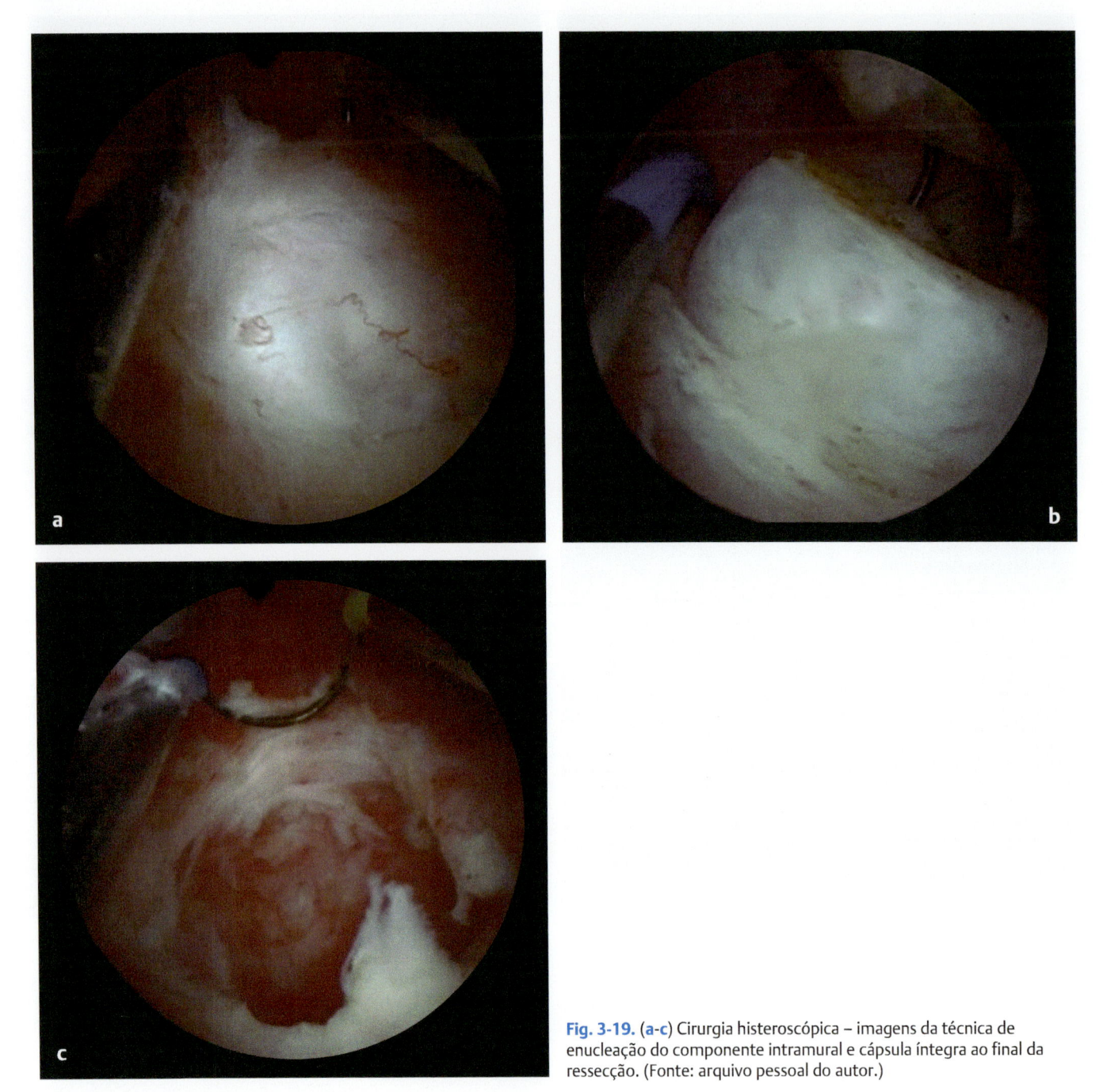

**Fig. 3-19. (a-c)** Cirurgia histeroscópica – imagens da técnica de enucleação do componente intramural e cápsula íntegra ao final da ressecção. (Fonte: arquivo pessoal do autor.)

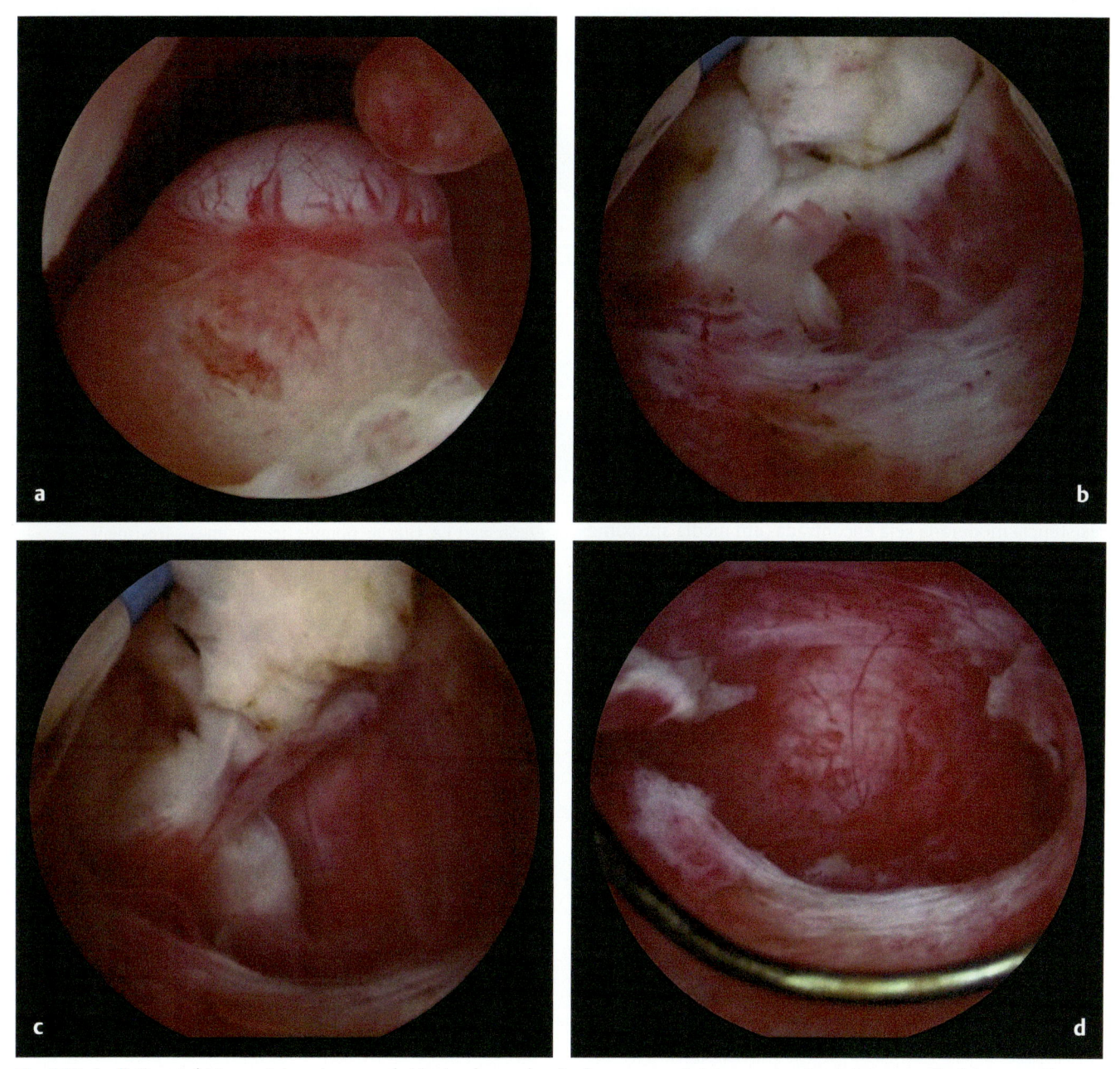

**Fig. 3-20. (a-d)** Cirurgia histeroscópica – imagens da técnica de enucleação do componente intramural e cápsula íntegra ao final da ressecção. (Fonte: arquivo pessoal do autor.)

## COMPLICAÇÕES

As taxas de complicações da miomectomia histeroscópica são baixas, variando entre 0,8-2,6%, de acordo com as publicações atuais.[2,6]

A perfuração uterina, quando ocorre decorrente do uso de eletrocautério ou morcelador, tem maior potencial de injúria em órgãos vizinhos como bexiga e intestino, e a exploração abdominal deve ser realizada nesses casos.[2]

Absorção excessiva de líquido de distensão pode ser evitada com adequado balanço intraoperatório de volume de entrada e saída de fluidos.

O sangramento costuma ser mínimo na miomectomia, geralmente não ultrapassando 100 mL. Uma das causas de sangramento intenso é o comprometimento de vasos da profundidade do miométrio durante a ressecção.[2] Nos casos de sangramento transoperatório intenso, o balão da sonda de Foley pode ser colocado dentro da cavidade uterina, introduzido através da cérvice. Pode ser usada sonda de Foley de número 16. Água estéril é introduzida no balão até que uma resistência moderada seja encontrada (em média aproximadamente 30 mL), podendo lá permanecer por várias horas.

Na expectativa de sangramento em maior volume, várias publicações relatam a utilização preventiva de injeção pré-operatória cervical de vasopressina (10 unidades em 100 mL de solução salina, injetada no estroma cervical, 5 mL por ponto, injetar nos pontos equivalentes às horas de relógio de número 10, 2, 5 e 8, em torno da ectocérvice). Esta dose poderá ser repetida a cada 30 ou 45 minutos se o sangramento aumentar durante a cirurgia.[2]

Infecções pós-operatórias não são comuns e os estudos não demonstram vantagens no uso de antibiótico profilático.[6]

O uso de barreiras antiadesivas a base de gel é recomendado nos úteros com múltiplos miomas submucosos, para evitar formação de sinéquias no pós-operatório.[6]

## REFERÊNCIAS BIBLIOGRÁFICAS

1. AAGL Practice Report: Practice Guidelines for the Diagnosis and Management of Submucous Leiomyomas. J Minim Invasive Gynecol. 2012;19(2):152-71.
2. Bradley LD. Uterine fibroids (leiomyomas): Hysteroscopic myomectomy and other transcervical procedures. UpToDate; 2024.
3. Vilos GA, Allaire C, Laberge PY, Leyland N. The Management of Uterine Leiomyomas. J Obstet Gynaecol Can. 2015;37(2):157-178.
4. Laganà AS, Pacheco LA, Tinelli A et al. Management of Asymptomatic Submucous Myomas in Women of Reproductive Age: A Consensus Statement from the Global Congress on Hysteroscopy Scientific Committee. J Minim Invasive Gynecol. 2019;26(3):381-383.
5. Donnez J, Dolmans MM. Uterine fibroid management: from the present to the future. Hum Reprod Update. 2016;22(6):665-686.
6. Loddo A, Djokovic D, Drizi A et al. Hysteroscopic myomectomy: The guidelines of the International Societyfor Gynecologic Endoscopy (ISGE). Eur J Obstet Gynecol Reprod Biol. 2022;268:121-128.
7. Stewart EA. Uterine fibroids (leiomyomas): Treatment overview. UpToDate; 2024.
8. Munro MG, Critchley HO, Broder MS, Fraser IS. FIGO Classification System (PALM-COEIN) for causes of abnormal uterine bleeding in nongravid women in the reproductive age. Int J Gynaecol Obstet. 2011;113(1):3-13.
9. Lasmar RB, Barrozo PR, Dias R, Oliveira MA. Submucous myomas: a new presurgical classification to evaluate the viability of hysteroscopic surgical treatment–preliminary report. J Minim Invasive Gynecol. 2005;12(4):308-11.
10. Deutsch A, Sasaki KJ, Cholkeri-Singh A. Resectoscopic Surgery for Polyps and Myomas: A Review of the Literature. J Minim Invasive Gynecol. 2017;24(7):1104-1110.
11. Tinelli A, Favilli A, Lasmar RB et al. The importance of pseudocapsule preservation during hysteroscopic myomectomy. Eur J Obstet Gynecol Reprod Biol. 2019;243:179-184.

# PÓLIPOS UTERINOS

## PÓLIPO ENDOMETRIAL

Pólipos endometriais são áreas de crescimento localizado do endométrio, compostos por uma quantidade variável de glândulas endometriais, estroma, vasos sanguíneos e tecido fibroso. São projeções na superfície do endométrio, podendo ser únicos ou múltiplos, podem medir poucos milímetros a centímetros, e podem ser sésseis ou pediculados. Pólipos podem ser macios e císticos ou firmes e fibrosos, podem causar mínima distorção na superfície endometrial ou preencher todo o espaço da cavidade.[1,2]

A prevalência de pólipos na população feminina em geral varia entre 7,8% e 34,9%. Nas mulheres assintomáticas, a prevalência é difícil de ser estabelecida, e normalmente é achado de exame. Nappi *et al.*[3] relatam prevalência de 44,4% de pólipos assintomáticos em mulheres em idade reprodutiva e 36,1% em mulheres na pós-menopausa. Apesar da grande maioria dos pólipos serem benignos, malignidade pode ocorrer em alguns casos.

O mecanismo de formação dos pólipos ainda é desconhecido, entretanto, acredita-se ser multifatorial. O efeito dos hormônios na formação dos pólipos também não é claro, mas estudos sugerem que a estimulação estrogênica tenha papel importante na sua patogênese. Do ponto de vista molecular, parecem fazer parte do mecanismo de formação o aumento da expressão de receptores estrogênicos e de progesterona, aumento de aromatase endometrial e falência nos mecanismos pró-apoptóticos associados ao aumento da expressão de Bcl-2.[2,4-6]

Estudos relatam idade, HAS, hiperestrogenismo (obesidade, SOPC, menopausa tardia, menarca precoce) e diabetes/síndrome metabólica como fatores de risco para o desenvolvimento de pólipos. Tamoxifeno é específico fator de risco para o desenvolvimento de pólipos endometriais, e sua prevalência na população de usuárias da medicação é estimada entre 30% e 60%.[3-5,7]

A relação entre terapia hormonal e o aparecimento de pólipos endometriais não é clara. Algumas publicações associam o aumento no risco de aparecimento de pólipos endometriais em usuárias de tibolona, assim como efeito protetor dos progestágenos, principalmente na forma de DIU de levonorgestrel.[7]

## DIAGNÓSTICO

O diagnóstico é sempre histológico, após a remoção cirúrgica.[6,8]

A histeroscopia é considerada padrão-ouro tanto para diagnóstico quanto para tratamento dos pólipos uterinos (Figs. 4-1 a 4-5). Permite a direta visualização da lesão na cavidade uterina e remoção em um mesmo procedimento, além da vantagem de detectar outras patologias concomitantes dentro da cavidade.[2]

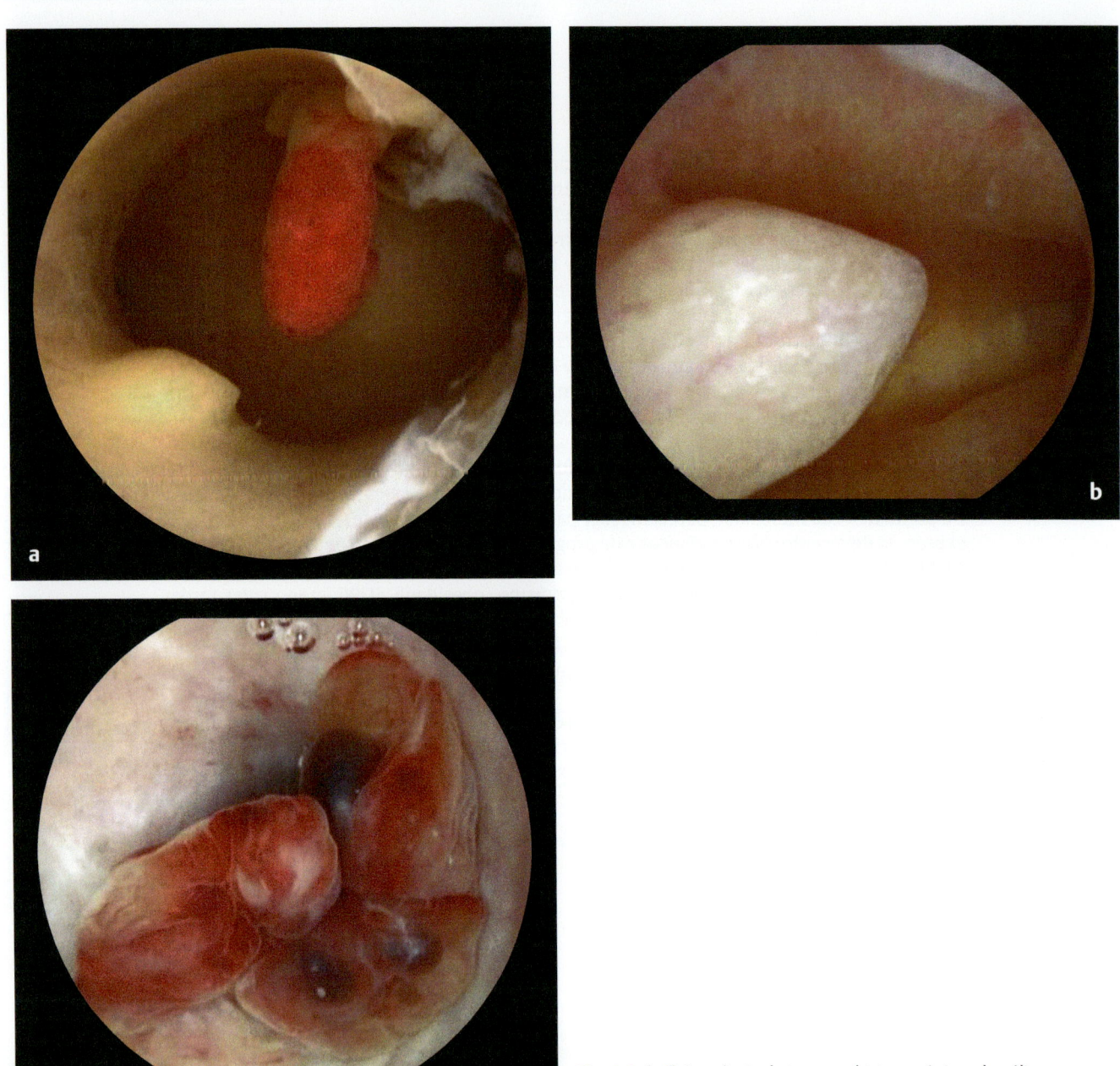

**Fig. 4-1. (a-f)** Sequência de imagens histeroscópicas de pólipos endometriais. (Fonte: arquivo pessoal do autor.) *(Continua)*

Fig. 4-1. *(Cont.)*

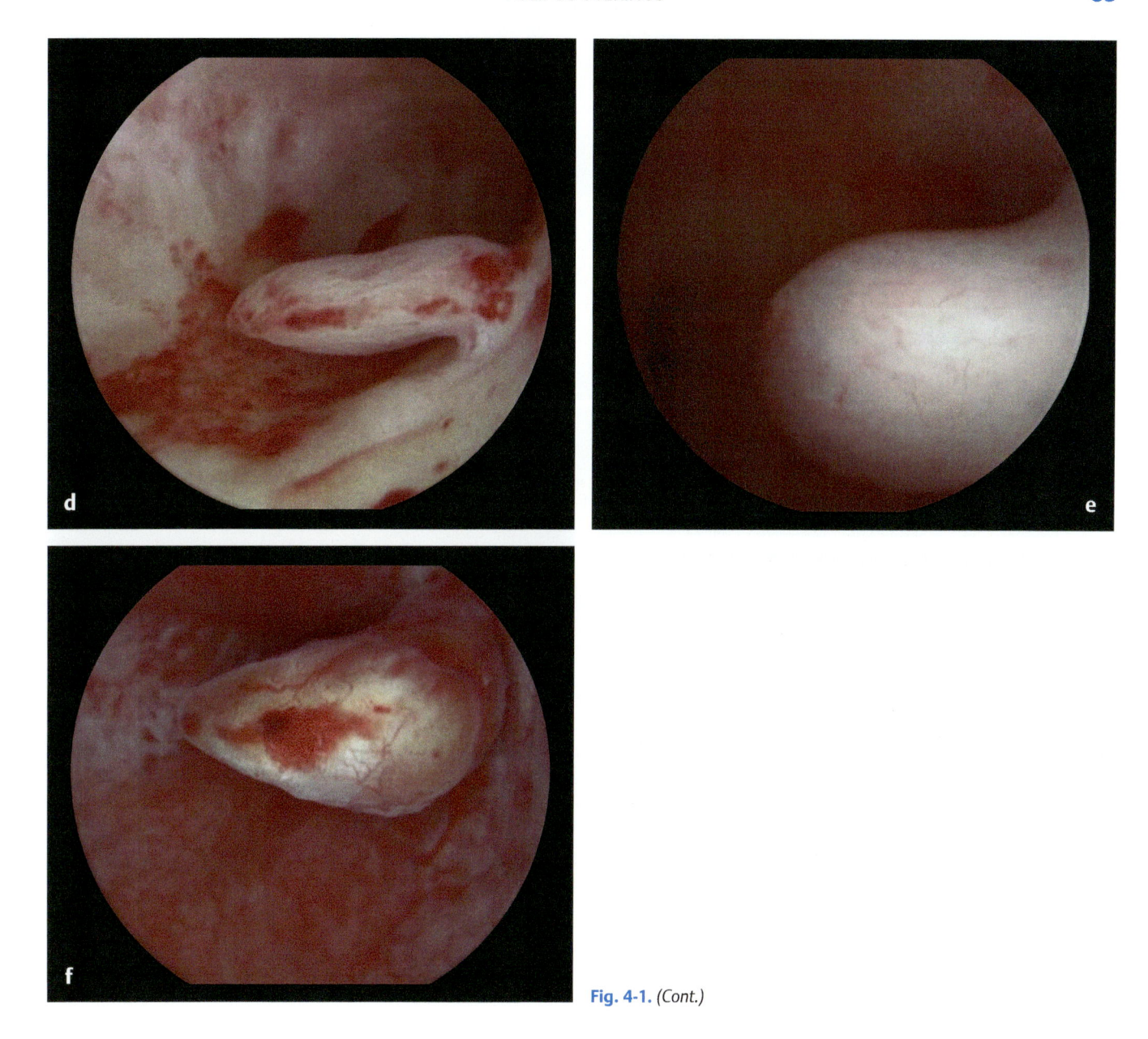

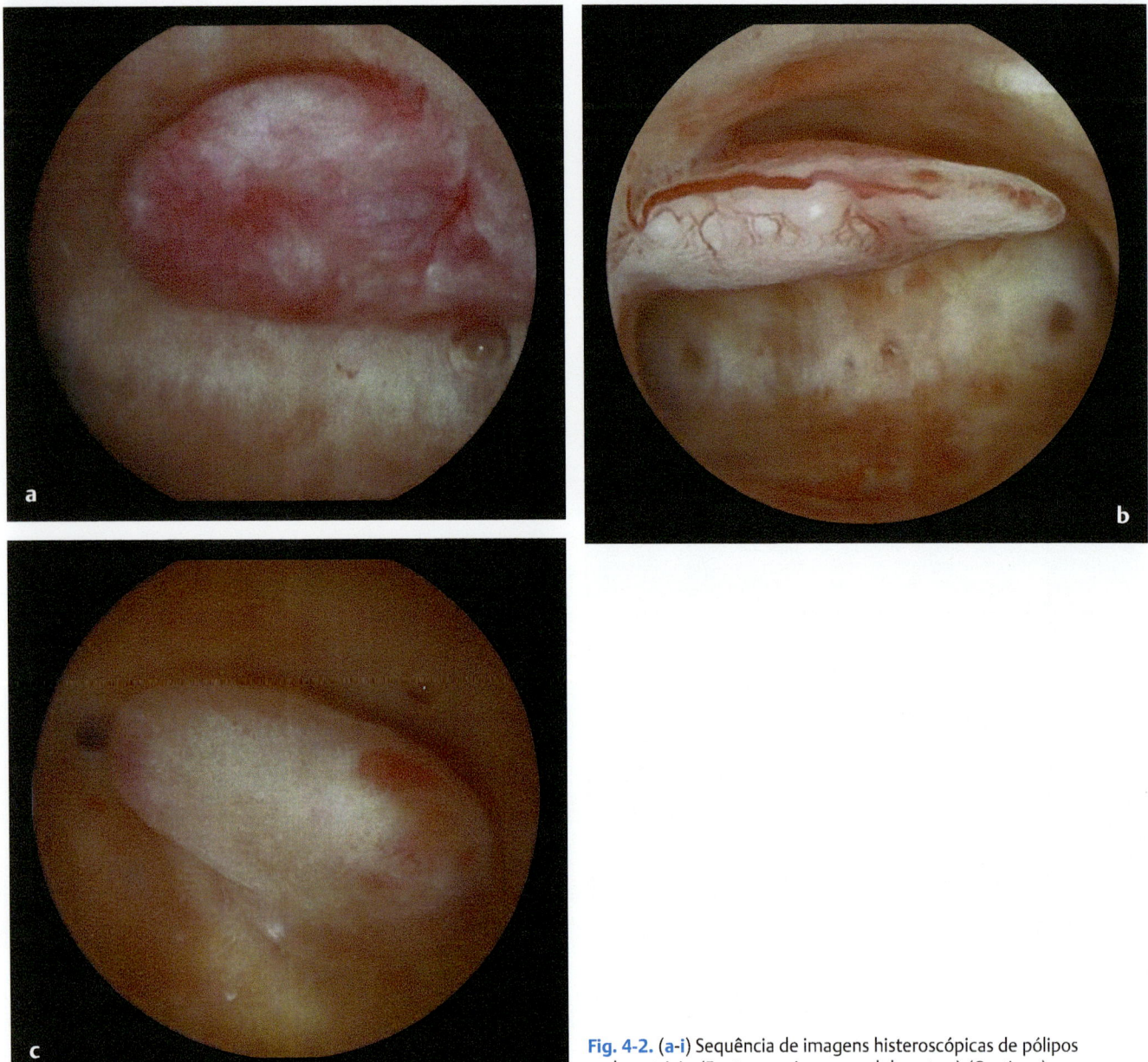

**Fig. 4-2.** (a-i) Sequência de imagens histeroscópicas de pólipos endometriais. (Fonte: arquivo pessoal do autor.) *(Continua)*

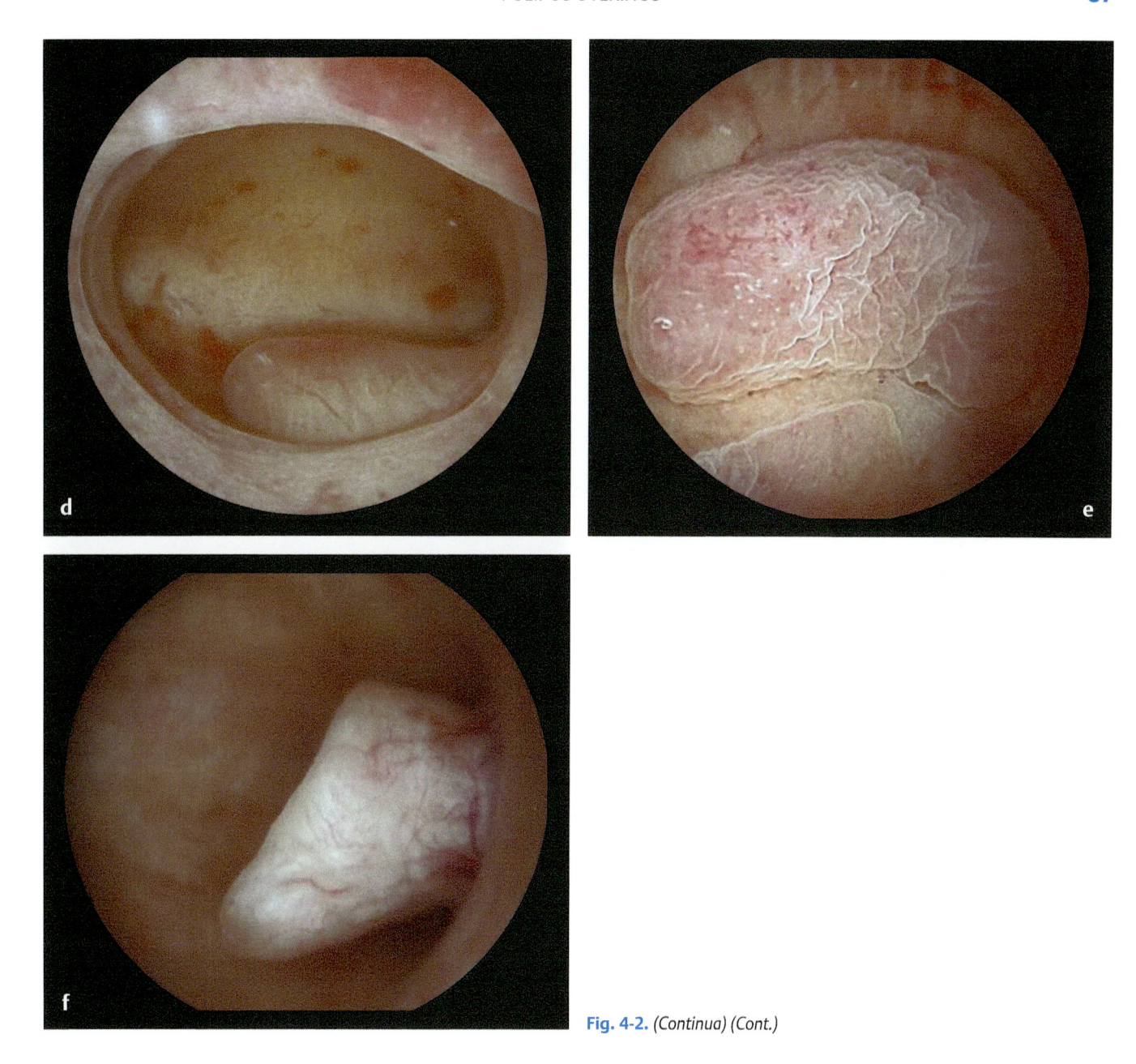

PÓLIPOS UTERINOS

**Fig. 4-2.** *(Continúa) (Cont.)*

Fig. 4-2. *(Cont.)*

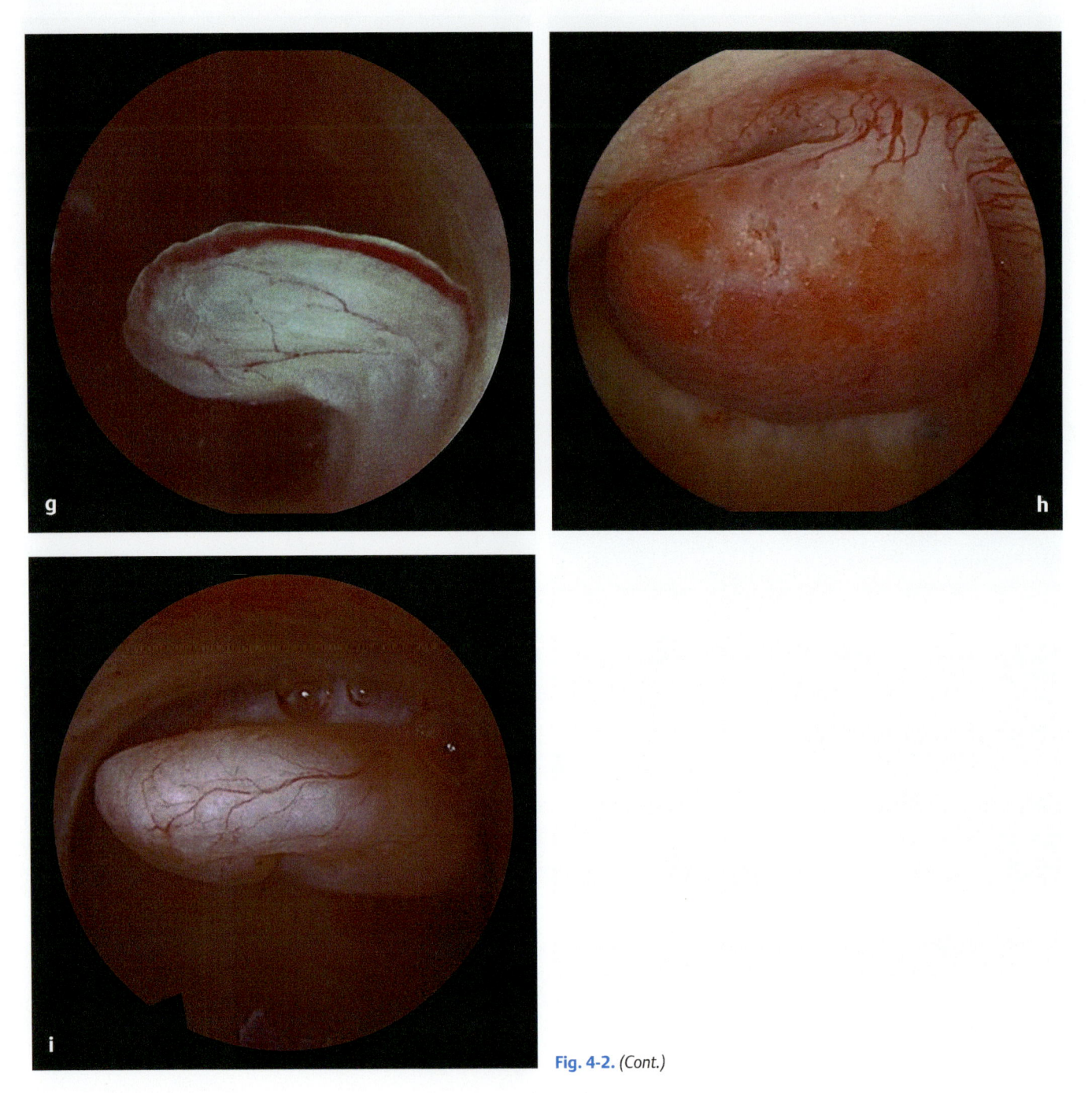

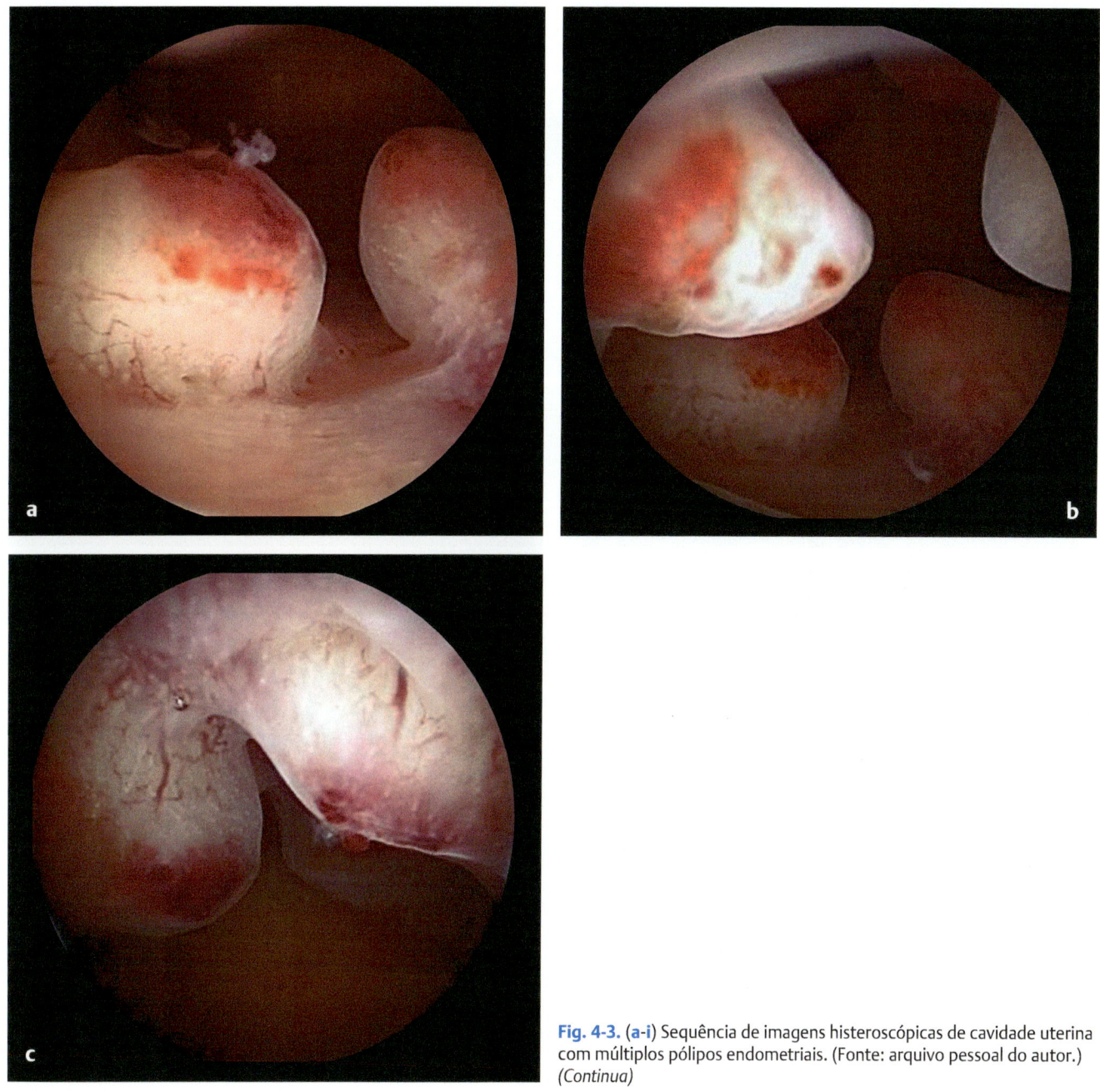

**Fig. 4-3.** (a-i) Sequência de imagens histeroscópicas de cavidade uterina com múltiplos pólipos endometriais. (Fonte: arquivo pessoal do autor.)
*(Continua)*

Fig. 4-3. *(Continua) (Cont.)*

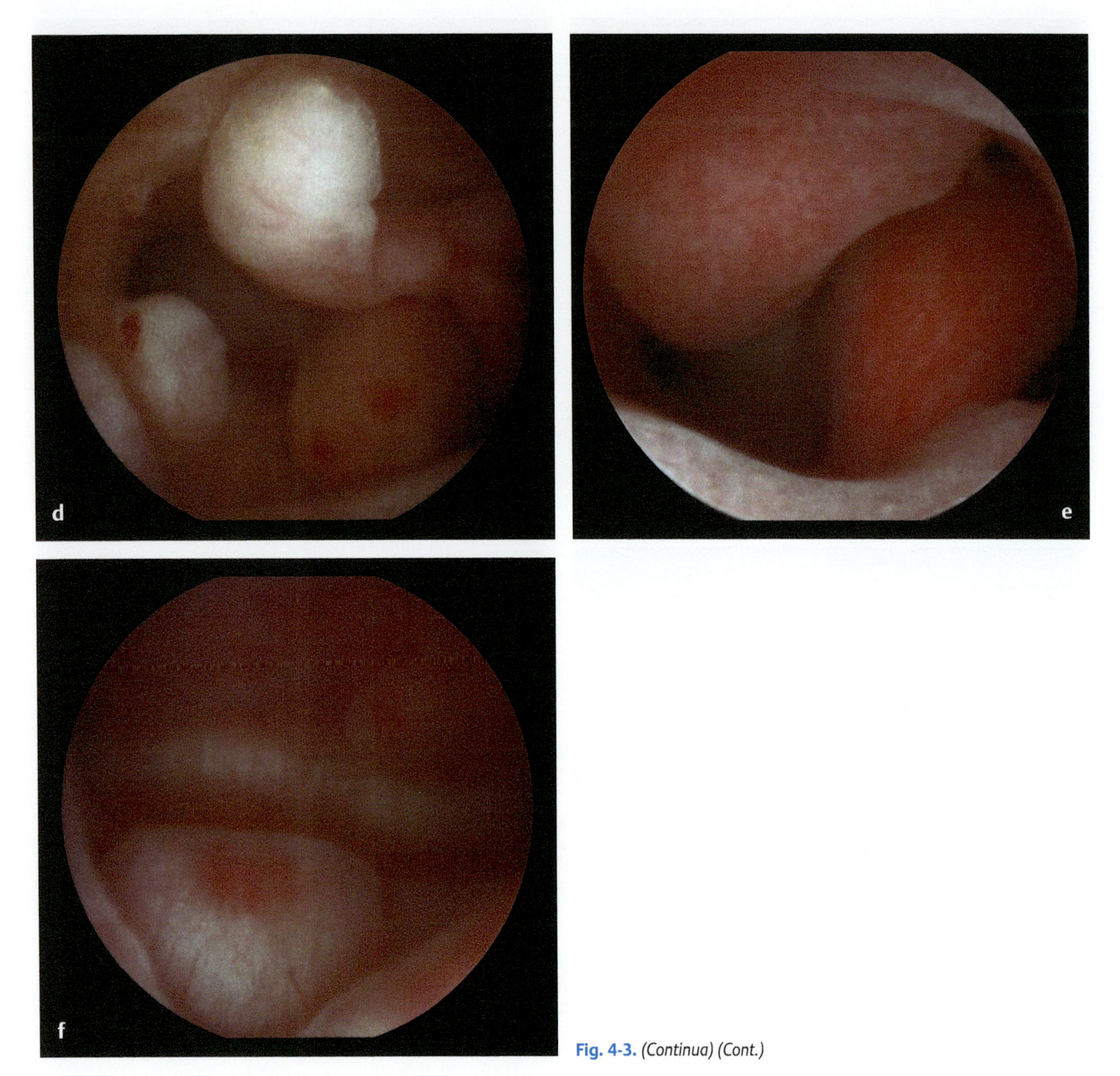

Fig. 4-3. *(Cont.)*

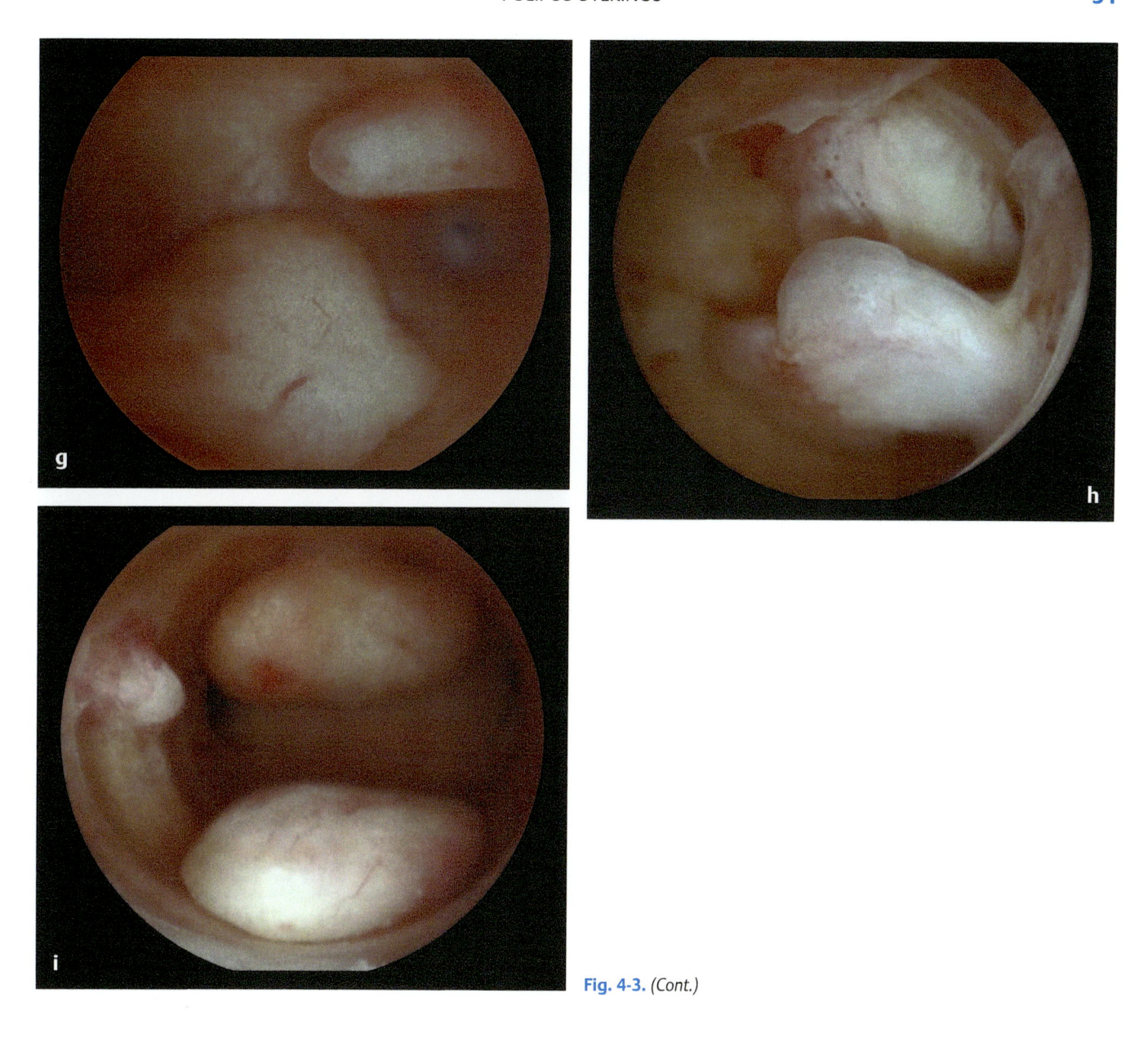

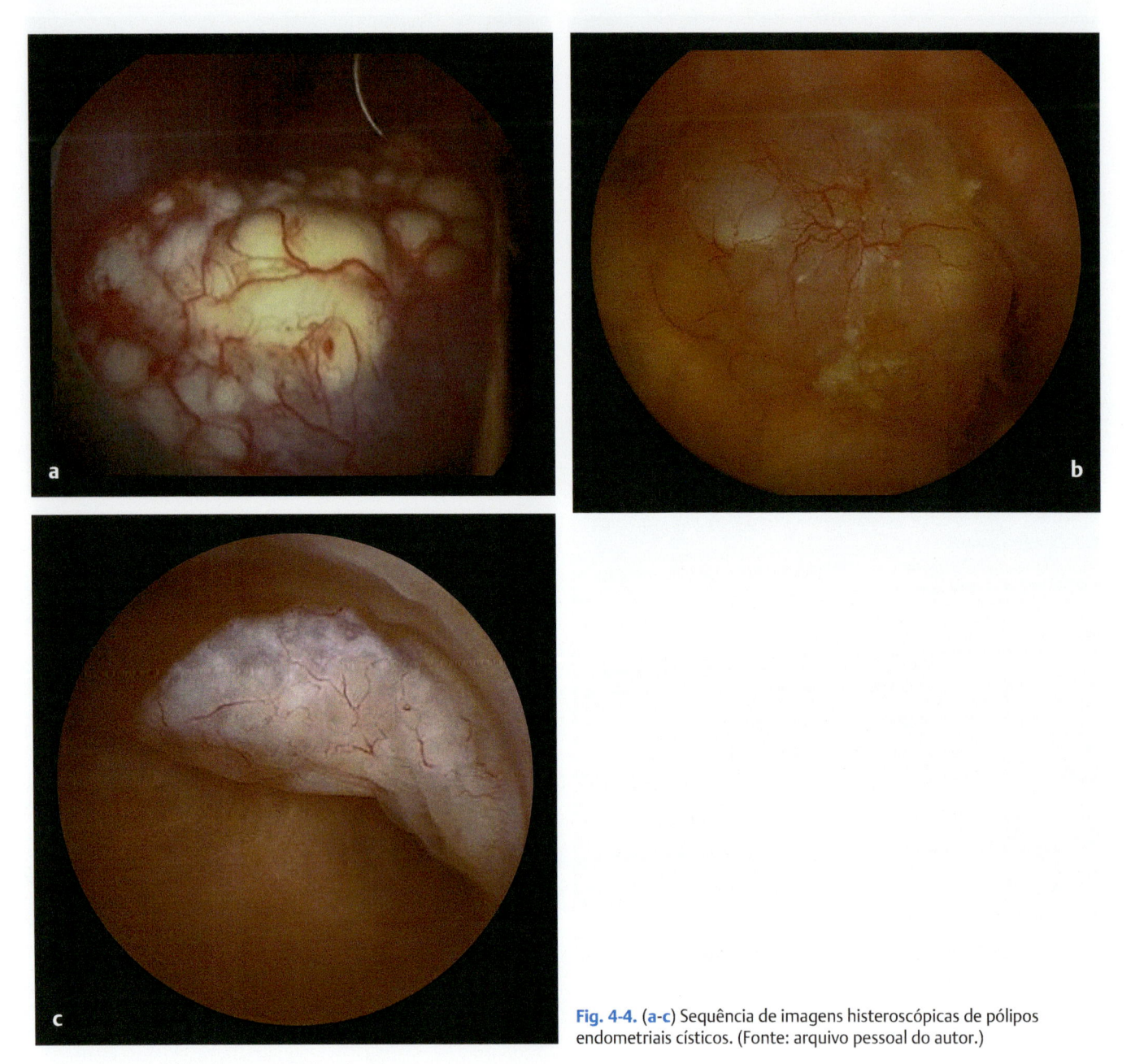

**Fig. 4-4.** (a-c) Sequência de imagens histeroscópicas de pólipos endometriais císticos. (Fonte: arquivo pessoal do autor.)

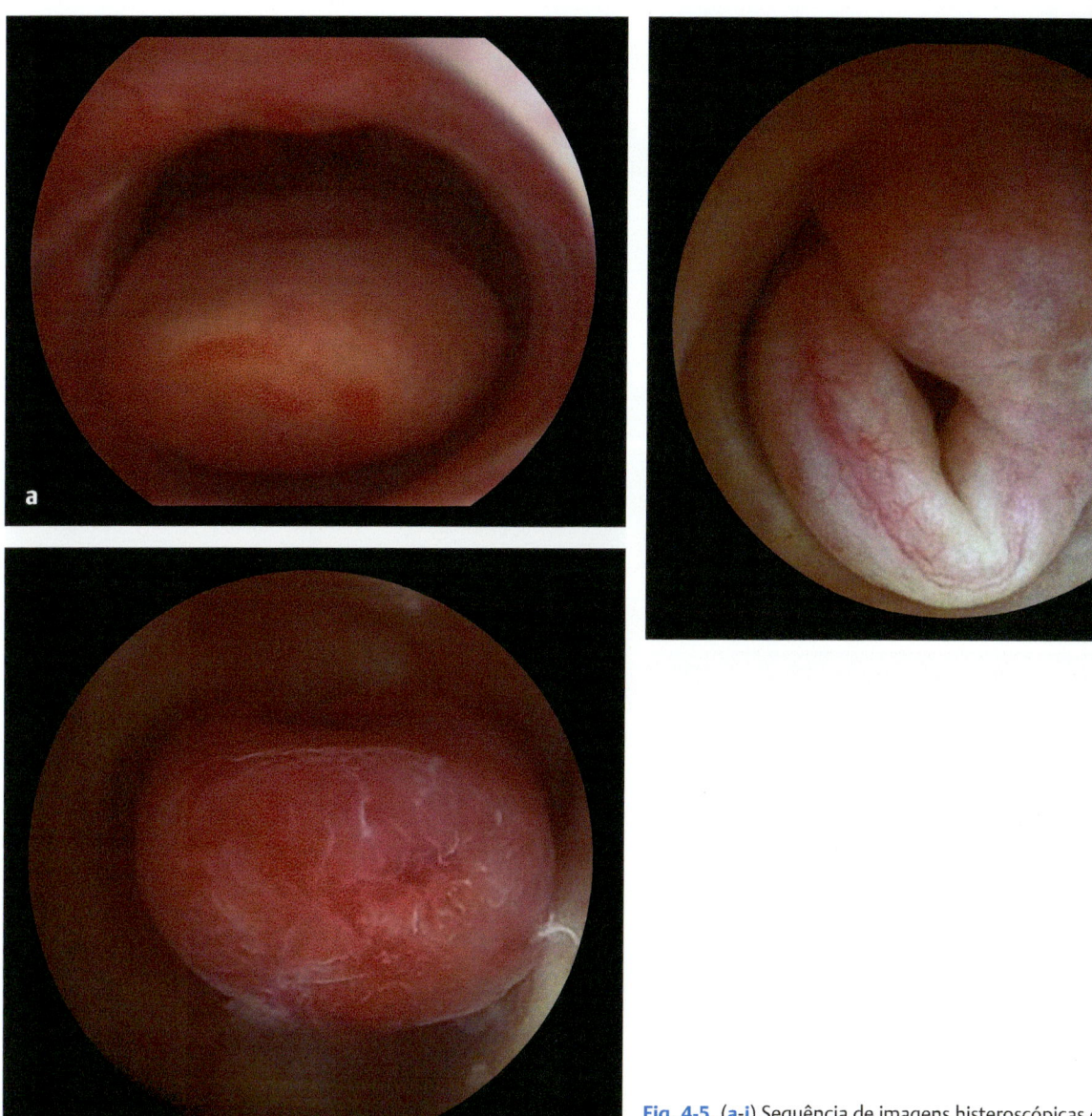

**Fig. 4-5.** (a-i) Sequência de imagens histeroscópicas de pólipos endometriais muito volumosos, ocupando toda a cavidade uterina. (Fonte: arquivo pessoal do autor.) *(Continua)*

**Fig. 4-5.** *(Continua) (Cont.)*

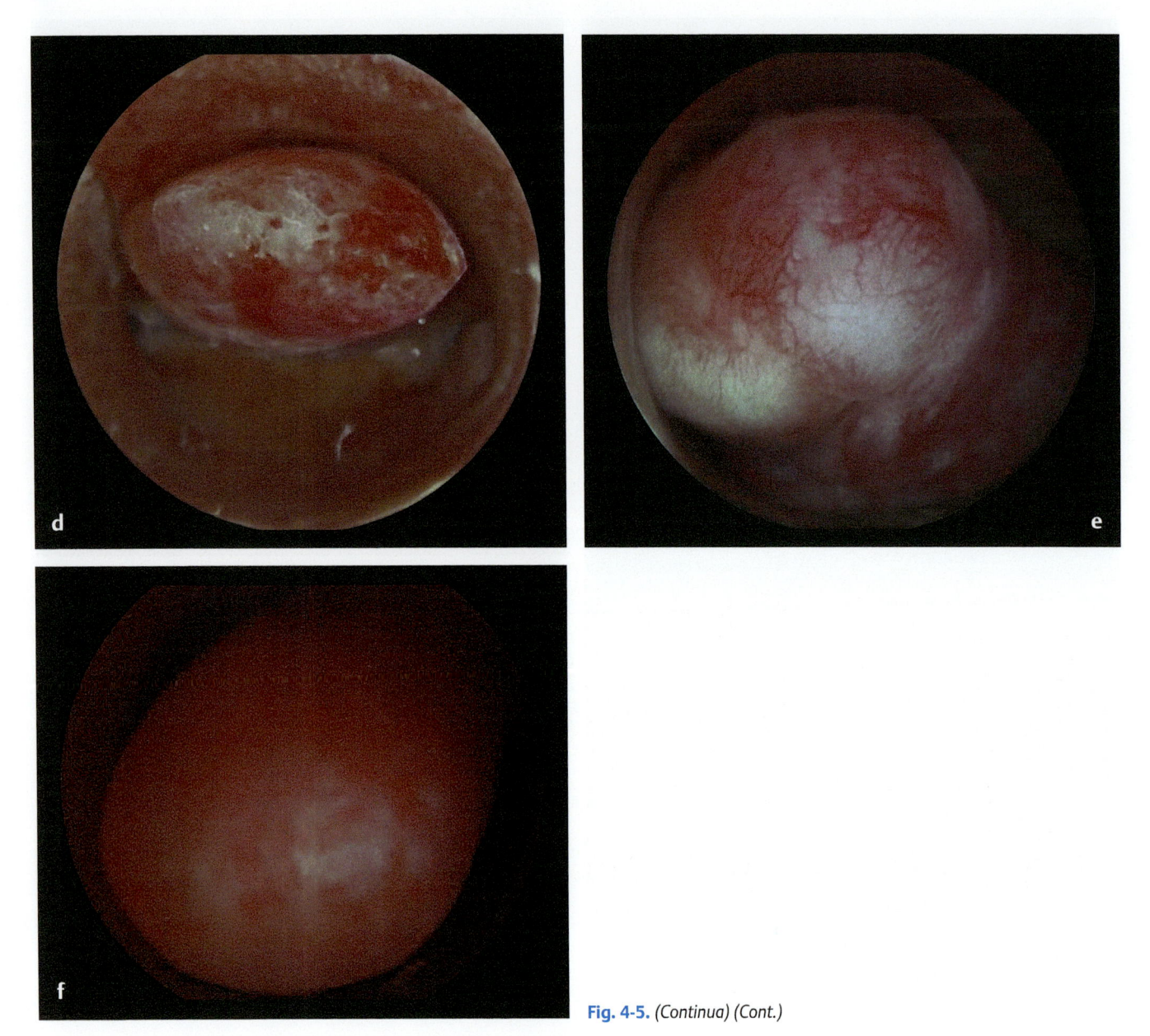

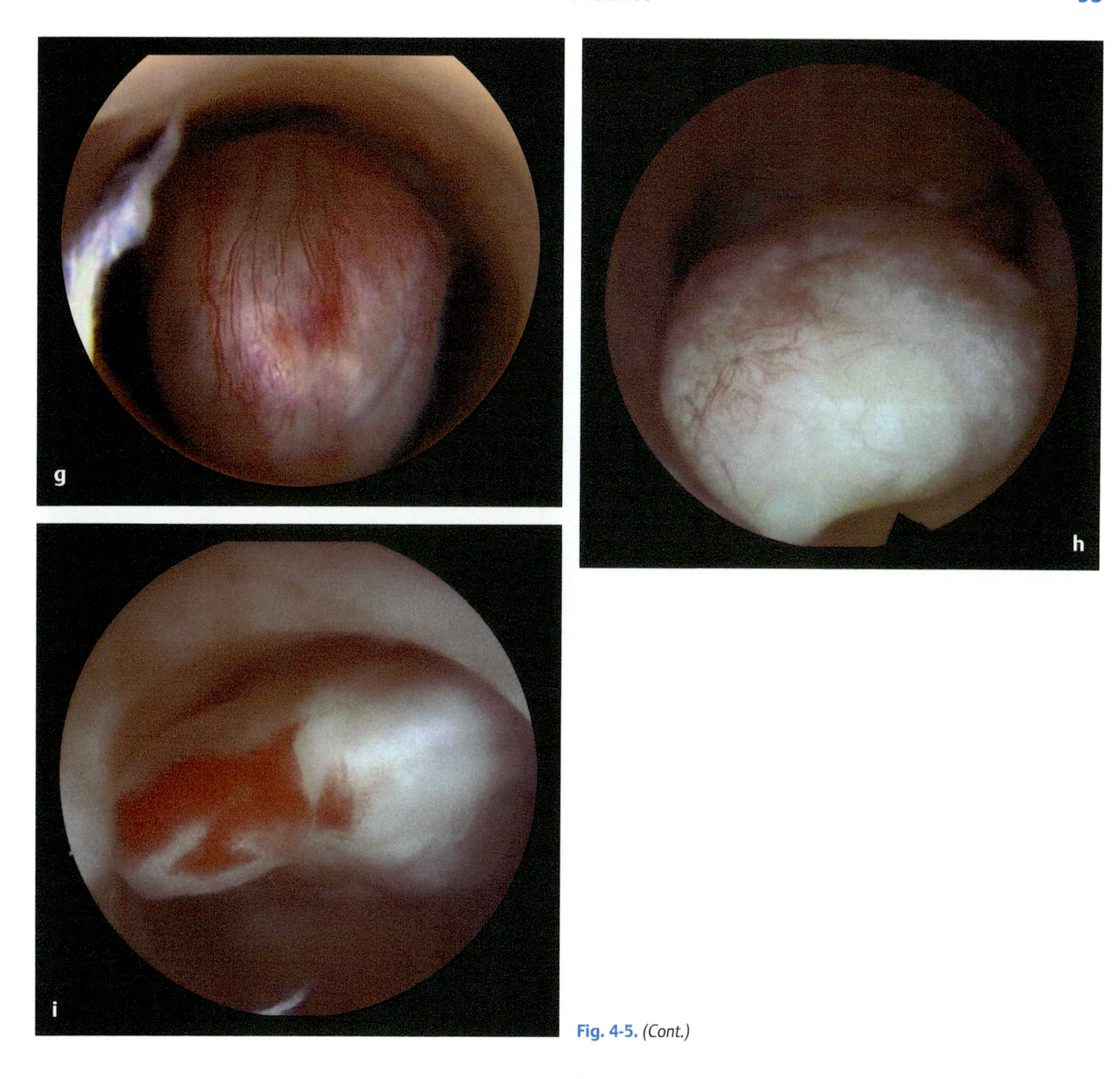

# PÓLIPOS UTERINOS

**Fig. 4-5.** *(Cont.)*

O ultrassom transvaginal (USTV) é o exame de escolha, prévio à histeroscopia, e deve ser preferencialmente realizado na primeira fase do ciclo, por apresentar maior acurácia nesse período (Fig. 4-6). O Doppler colorido melhora a capacidade diagnóstica, quando observado vaso único, padrão considerado típico (Fig. 4-7). A histerossonografia melhora a capacidade diagnóstica do USTV em lesões pequenas, com desvantagens de curva de aprendizado mais lenta e desconforto para a paciente (Fig. 4-8). O ultrassom transvaginal 3D também parece aumentar a acurácia em relação ao 2D.[2,6,8] A histerossalpingografia tem baixa especificidade (Fig. 4-9).

A ressonância magnética (RM) não tem vantagem sobre USTV, além de ter alto custo; a tomografia computadorizada (TC) tem baixa sensibilidade.

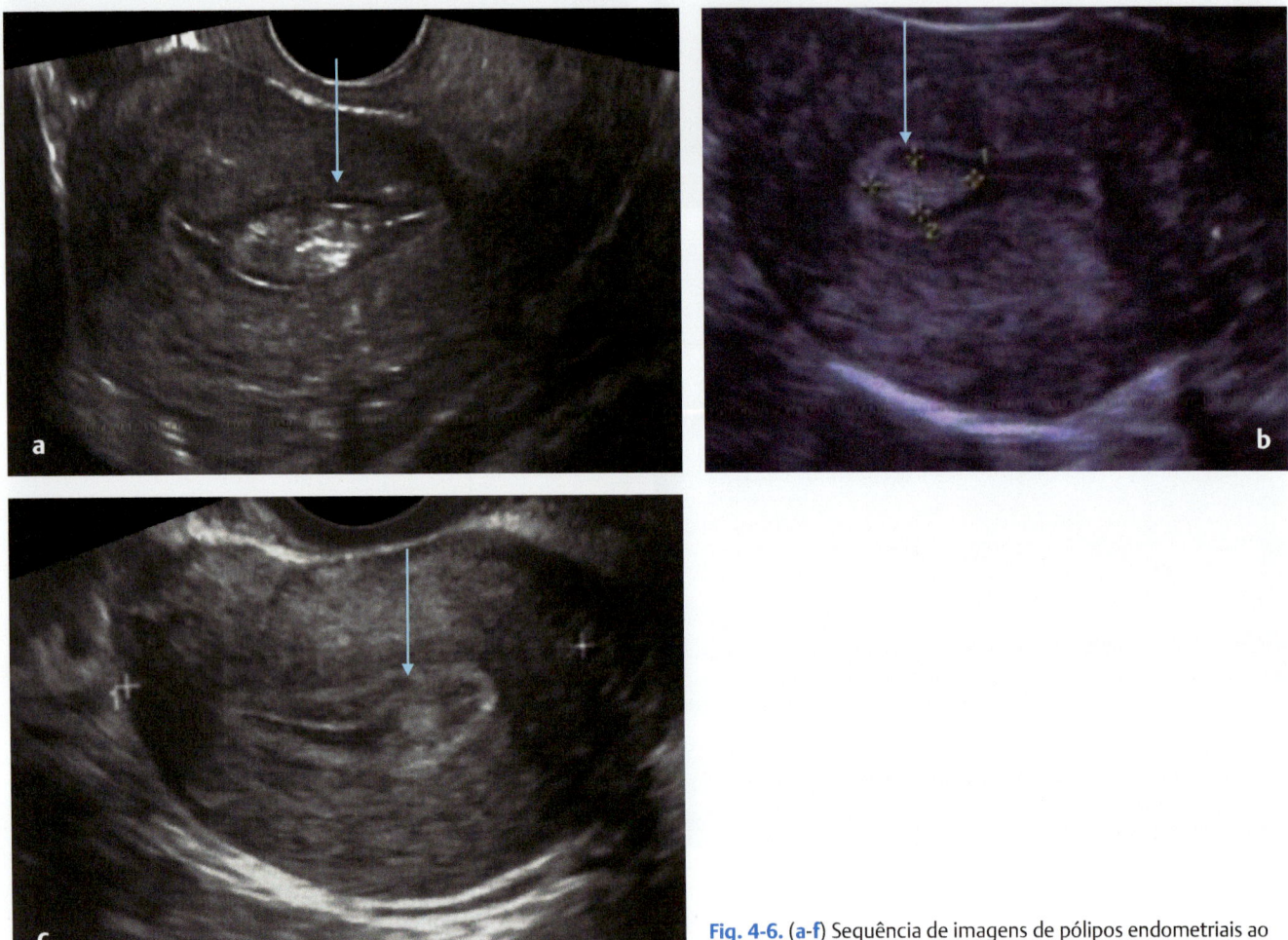

**Fig. 4-6.** (a-f) Sequência de imagens de pólipos endometriais ao USTV 2D. *(Continua)*

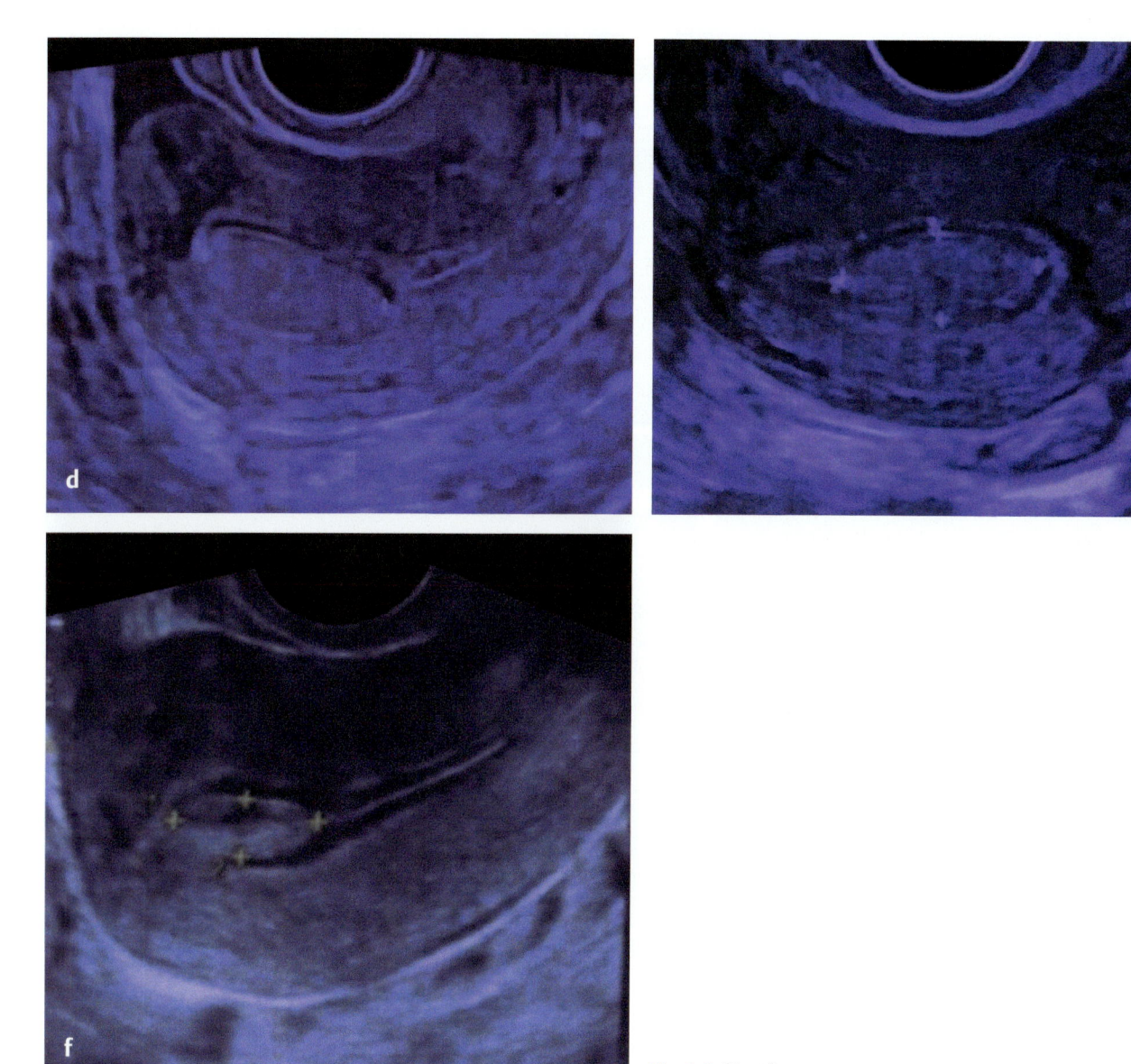

Fig. 4-6. *(Cont.)*

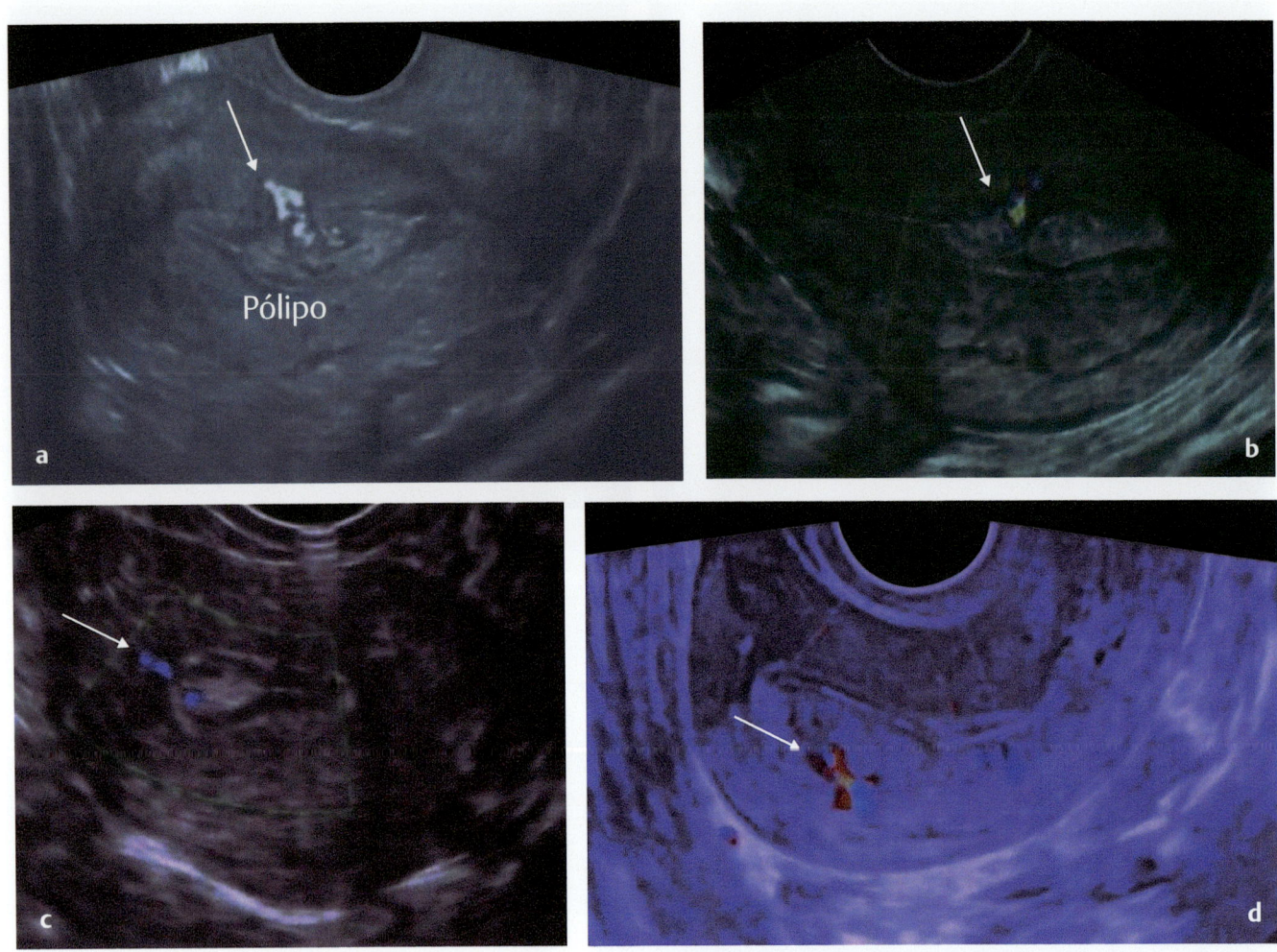

**Fig. 4-7.** (a-d) Sequência de imagens de pólipos endometriais com pedículo vascular ao USTV com Doppler colorido.

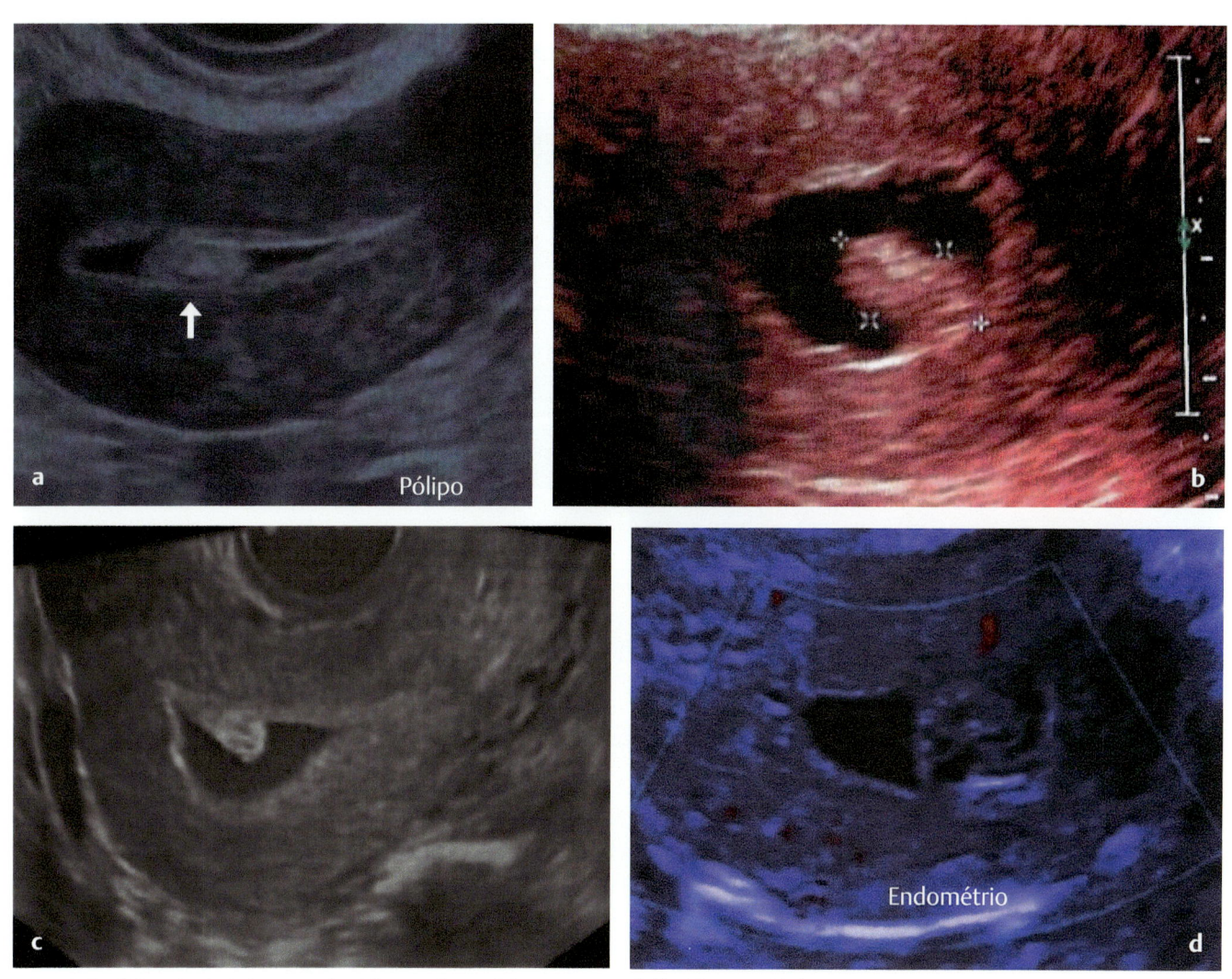

Fig. 4-8. (a-d) Sequência de imagens de pólipos endometriais na presença de líquido na cavidade uterina.

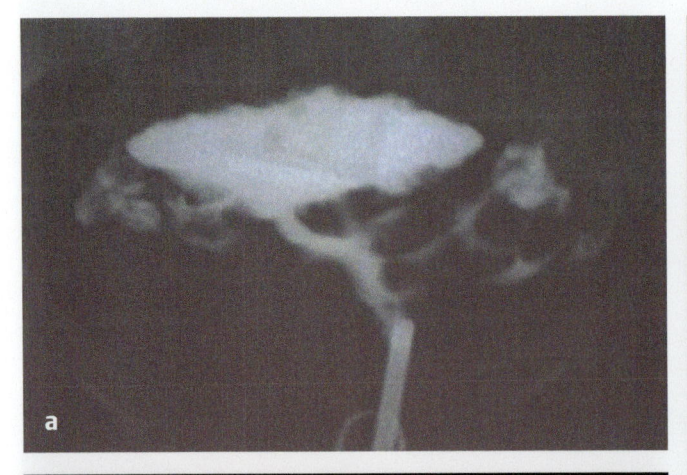

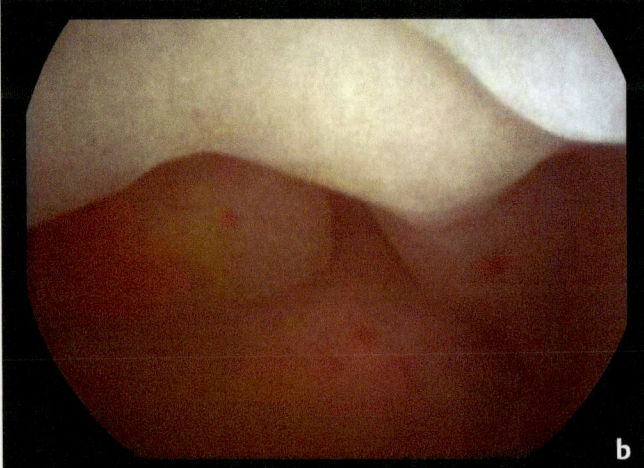

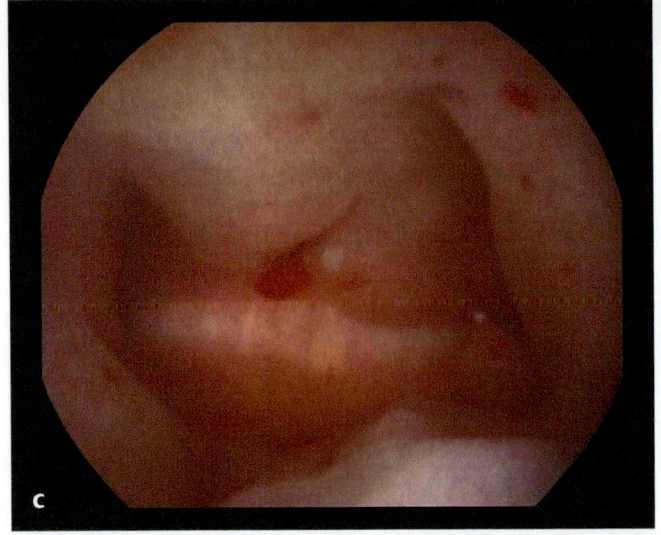

**Fig. 4-9.** (a-c) Sequência de imagens mostrando histerossalpingografia com irregularidades de contorno da cavidade uterina devido à presença de múltiplos pólipos vistos na histeroscopia.

## MANEJO DOS PÓLIPOS ENDOMETRIAIS

São três os principais fatores determinantes da necessidade de tratamento dos pólipos endometriais. A presença de sangramento uterino anormal (SUA) é a principal indicação de tratamento, seguida de infertilidade e risco de malignidade. Pólipos volumosos, múltiplos e prolapsados também devem ser removidos.[6]

## SANGRAMENTO UTERINO ANORMAL E PÓLIPOS ENDOMETRIAIS

O sintoma mais prevalente em pacientes com pólipos é o sangramento uterino anormal (SUA), estando presente em 64-88% das pacientes. Pode manifestar-se por fluxo menstrual intenso, sangramentos irregulares, perdas do tipo *spotting* e o sangramento da pós-menopausa, associado ou não ao uso de terapia hormonal. Os pólipos prolapsados para vagina costumam manifestar sangramento, também. A presença de sangramento não está relacionada com número, tamanho ou localização dos pólipos. Pacientes com pólipos podem ser assintomáticas.[1,3,8]

## A POLIPECTOMIA MELHORA O SANGRAMENTO?

Na presença de SUA, pólipos devem ser sempre removidos, independente da condição hormonal da paciente, pois a polipectomia histeroscópica resulta em melhora dos sintomas na grande maioria das vezes. As falhas de sucesso no controle do sangramento geralmente acontecem na presença de outras patologias associadas, como miomas, adenomiose e hiperplasia endometrial.[7,9]

Revisões sistemáticas publicadas sustentam a teoria de que a remoção dos pólipos é efetiva na melhora do sangramento. Lieng *et al.*[10] publicaram revisão sistemática (15 estudos, 1.034 pacientes) relatando os efeitos da polipectomia no sangramento. Todos os estudos mostraram resultados favoráveis, com taxas que variavam de 75% a 100% de melhora após polipectomia. Observaram também que nas mulheres na pré-menopausa, o risco de persistência ou recorrência do sangramento é relativamente alto (40-60%), muitas vezes necessitando de tratamentos adicionais.[3,10]

Três estudos randomizados controlados (RCT) foram publicados e todos referem que polipectomia é efetiva para tratamento do SUA. A maioria das mulheres refere melhora dos sintomas e da qualidade de vida após polipectomia.[2]

## INFERTILIDADE E PÓLIPOS ENDOMETRIAIS

Evidências sugerem um efeito prejudicial dos pólipos na fertilidade, assim como o benefício da polipectomia em pacientes inférteis, com aumento nas taxas de gestação natural ou por reprodução assistida.[7,9]

Mais de 25% das mulheres com infertilidade inexplicada apresentam pólipos endometriais à histeroscopia. Entretanto, seu efeito na receptividade endometrial e fertilidade ainda não são claros.[1,2]

Em estudo publicado por Rackow *et al.*,[11] os autores avaliaram o efeito dos pólipos no endométrio usando os marcadores moleculares de receptividade endometrial HOXA-10 e HOXA-11. Encontraram diminuição significativa da expressão de ambos em endométrios de úteros com pólipos, comparado com úteros sem pólipos, sugerindo prejuízo na receptividade endometrial quando as lesões estão presentes. Esses dados se confirmam pelos achados clínicos de melhora nas taxas de gravidez após remoção histeroscópica de pólipos. Os autores sugerem que uma detalhada avaliação da cavidade uterina seja essencial em mulheres inférteis e, na presença pólipos, a ressecção histeroscópica é recomendável.

Outros mecanismos pelos quais pólipos causam infertilidade incluem a presença de SUA, resposta inflamatória endometrial, inibição mecânica dificultando o transporte dos espermatozoides e implantação embrionária, interferência nos padrões normais locais de função endócrina e aumento na concentração de glicodelina, uma glicoproteína que inibe a atividade das células *natural killer*, tornando o endométrio menos receptivo para implantação.[1,11]

Segundo a AAGL (American Association of Gynecologic Laparoscopists) Practice Report 2012, a polipectomia em mulheres subférteis é efetiva para melhorar a fertilidade, com taxas de gestação que variam de 43% a 80%. Observaram aumento das taxas tanto de gestação espontânea quanto por reprodução assistida (acima de 65%). Segundo os autores, a ressecção cirúrgica de pólipos endometriais em mulheres inférteis é recomendada para permitir concepção natural ou assistida com grande probabilidade de sucesso.[5,8]

Segundo revisão publicada por Lieng *et al.*[10] (11 estudos e 935 mulheres inférteis com pólipos endometriais), as taxas de gravidez e nascidos vivos foram significativamente superiores nas pacientes submetidas a polipectomia, em relação às pacientes sem lesões na cavidade uterina (taxas de gravidez de 78% e nascidos vivos de 65% após polipectomia).

Segundo revisão Cochrane de 2015, a remoção histeroscópica de pólipos endometriais, suspeitados ao ultrassom, aumenta a taxa de gestações clínicas.[12]

Segundo Guideline Society of Obstetricians and Gynaecologists of Canada (SOGC) 2024, pólipos de qualquer tamanho, removidos por histeroscopia, melhoram as taxas de gravidez espontânea ou por fertilização. Pólipos novos, que aparecem durante estimulação hormonal para fertilização devem ser avaliados individualmente. Associam também pólipos endometriais com perdas gestacionais recorrentes.[9]

Em publicação de Guideline da Global Community of Hysteroscopy 2021, e SOGC 2024, a histeroscopia é procedimento de alta acurácia para diagnóstico e seguro para tratamento de pólipos em pacientes inférteis, uma vez que pólipos devem prejudicar a receptividade e a implantação embrionária, reduzindo taxas de gestação.[7,9]

## MALIGNIDADE EM PÓLIPOS ENDOMETRIAIS

A taxa de malignização de pólipos uterinos é baixa, e varia dependendo da população estudada (0,5% a 3,2% Lieng *et al.*; até 12,9% AAGL *Practice Report*, 2012).[8,10,13] A prevalência de hiperplasia atípica em pólipos endometriais varia de 1% a 3% segundo revisões sistemáticas de estudos observacionais, revisadas e publicadas por Clark *et al.*[2], enquanto outros autores referem taxas de até 6,7%. Pacientes na pós-menopausa, com sangramento vaginal, a prevalência de hiperplasia atípica ou câncer em pólipos é de aproximadamente 6% (Fig. 4-10).[2]

Em revisão sistemática e meta-análise publicada por Sasaki *et al.*,[13] os autores relataram como principais fatores relacionados com a presença de atipias ou malignidade em pólipos: presença de SUA, idade avançada (acima de 60 anos), menopausa, tamanho do pólipo > 1,5 cm, uso de tamoxifeno e condições clínicas como obesidade, HAS e diabetes melito.[2-3,13]

Uglietti *et al.*[14] publicaram revisão sistemática (51 estudos e 35.345 mulheres), e os autores encontraram 2,73% de prevalência de malignidade em pólipos. A prevalência na pós-menopausa foi de 4,93% (1,12% no pré-menopausa) e de 5,14% nas pacientes sintomáticas (1,89% nas assintomáticas). Os autores concluíram que sangramento vaginal e menopausa aumentam o risco de malignidade em pólipos endometriais.[2,14]

Apesar da literatura definir como fator de risco para malignidade em pólipos idade superior a 60 anos, existe ainda controvérsias nas publicações no que diz respeito à ressecção de pequenos pólipos em mulheres menopausadas assintomáticas.[7,9,15]

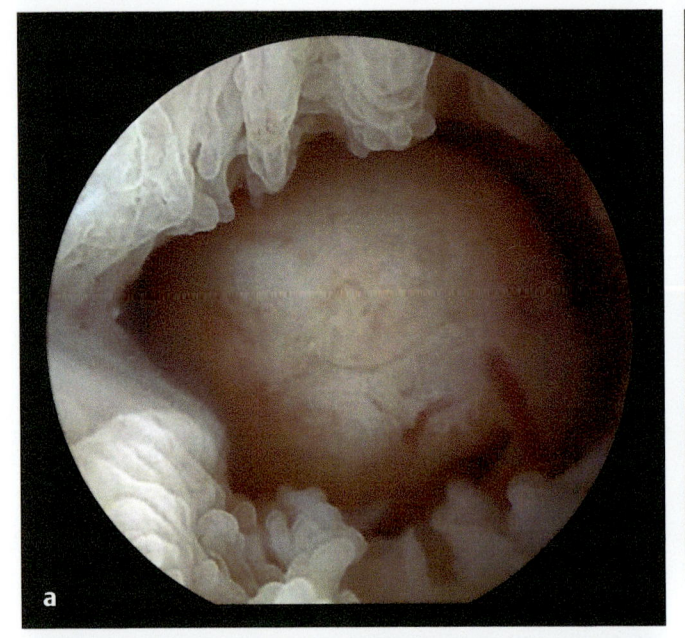

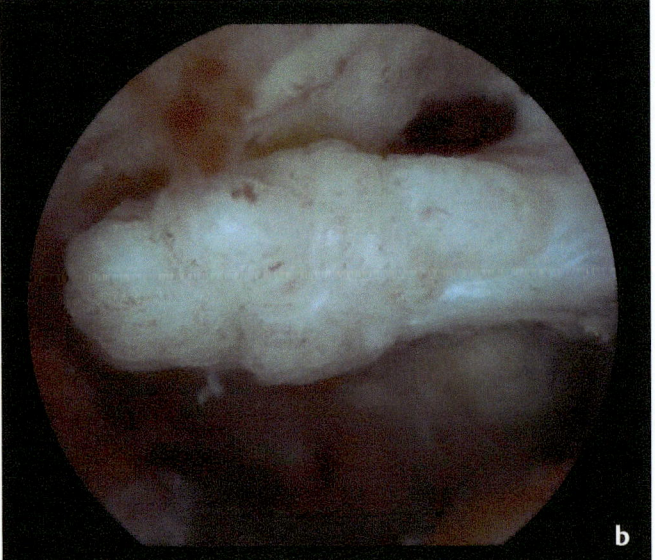

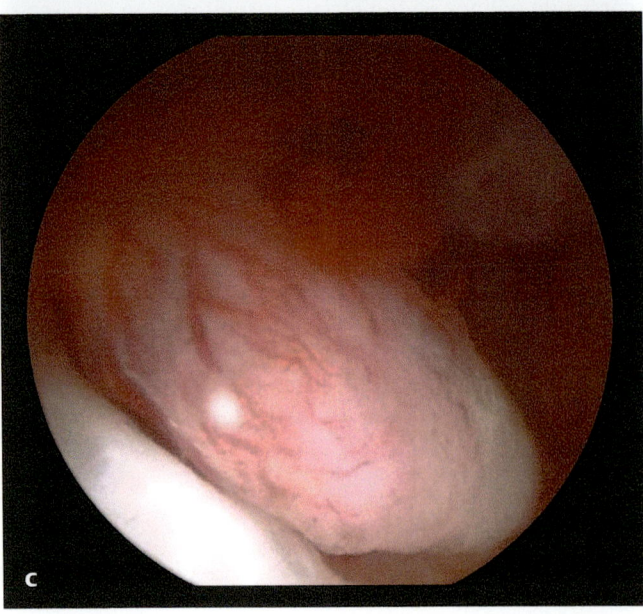

Fig. 4-10. (a-c) Sequência de imagens de pólipos com diagnóstico de malignidade no exame histopatológico. (Fonte: arquivo pessoal do autor.)

## TAMOXIFENO E PÓLIPOS ENDOMETRIAIS

Medicações como tamoxifeno predispõem à formação de pólipos endometriais. Mulheres usando tamoxifeno apresentam risco específico de 60% de prevalência e os pólipos costumam ser maiores (> 2 cm), múltiplos ou apresentar alterações moleculares.[8] O pólipo endometrial representa a patologia mais comum encontrada em mulheres na pós-menopausa expostas ao tamoxifeno.[16]

Em revisão sistemática e meta-análise publicada por Lizandra *et al.*[13] (37 estudos, 21.057 pacientes), os autores concluíram que mulheres que usam tamoxifeno têm maior probabilidade de desenvolver lesões malignas em pólipos endometriais.

Todas as grandes sociedades internacionais são unânimes na indicação de polipectomia em pacientes ususárias de tamoxifeno, devido ao risco potencial de malignidade (Quadro 4-1).[16-18]

## TRATAMENTO DOS PÓLIPOS ENDOMETRIAIS

A polipectomia histeroscópica é considerada padrão-ouro para tratamento, hoje realizada preferencialmente na forma *See and Treat*. O acesso por vaginoscopia evita uso de instrumentação vaginal. Diferentes técnicas de histeroscopia não parecem ter resultados diferentes. Está indicada a remoção completa para avaliação anatomopatológica, principalmente nas pacientes de risco.[2]

Pólipos podem ser removidos de forma segura e eficaz com uso de instrumentos mecânicos como camisa cirúrgica e pinças auxiliares (tesoura, pinças de tração e preensão). Entretanto, a fragilidade dos instrumentos impossibilita a remoção de pólipos grandes ou fibrosos, além de não fazer hemostasia no caso de sangramento. Esse tipo de equipamento deve ser utilizado para pólipos glandulares pequenos.

O ressectoscópio com uso de energia monopolar ou bipolar pode ser usado para pólipos maiores e fibrosos, por meio da técnica de fatiamento, quando tiras de pólipos são cortadas pela alça do ressectoscópio e depois removidas de dentro da cavidade, ou por direta ressecção da base, nas lesões pediculadas. É técnica rápida e efetiva, mas requer habilidade e treinamento. A miniaturização dos ressectoscópios para uso com corrente bipolar tem permitido a remoção de pólipos sem necessidade de dilatação do canal endocervical.

O morcelador histeroscópico (*Tissue Removal System*) foi desenvolvido para remoção de lesões focais como pólipos e miomas submucosos, sem necessidade de energia. O sistema permite o corte mecânico e a simultânea aspiração dos fragmentos, permitindo uma visão clara da cavidade. A técnica é simples, com ativação da lâmina de corte na aproximação da lesão. O morcelador não permite hemostasia nos casos de sangramento.[2]

O tratamento conservador pode ser considerado no caso de suspeita ultrassonográfica de pequenos pólipos, nas pacientes assintomáticas e na pré-menopausa. Entretanto, para pacientes em manejo expectante, há estudos recomendando a necessidade de contínuo e cuidadoso acompanhamento. Na possibilidade de realização de histeroscopia ambulatorial com histeroscópio cirúrgico de pequeno diâmetro, pela técnica de vaginoscopia, a confirmação diagnóstica e a ressecção da lesão se fazem de forma minimamente invasiva e segura para a paciente, evitando repetidos exames de acompanhamento.[5,8]

O tratamento medicamentoso não é recomendado. O uso de análogos do GnRH não é indicado devido ao alto custo, efeitos colaterais e falta de comprovação científica de resultados. O SIU de levonorgestrel pode ser indicado para tratamento somente em protocolos de pesquisa, em pacientes na pré-menopausa.[2,5,8]

## PÓLIPOS PODEM SER RECORRENTES?

A recorrência de pólipos após remoção histeroscópica é em torno de 3%. Nos casos de pólipos múltiplos ou hiperplásicos, essa taxa pode chegar a 10%.[7] Alguns estudos têm sugerido o uso de SIU de levonorgestrel para evitar recorrência de pólipos, mas sua eficácia profilática não está ainda comprovada. Outra opção seria a ablação endometrial para mulheres que não desejam mais filhos, uma vez que a superfície de tecido endometrial residual após ablação é muito pequena, o que diminuiria a chance de recorrência.

## REGRESSÃO ESPONTÂNEA DE PÓLIPOS ENDOMETRIAIS

O curso natural dos pólipos endometriais não é bem entendido, ainda, mas considerando que a maioria das lesões são benignas, o manejo expectante é uma opção razoável para pólipos pequenos em pacientes assintomáticas e na pré-menopausa.[4,5]

Algumas publicações, com número muito reduzido de pacientes, submetidas a acompanhamento ultrassonográfico, sugerem que pólipos menores de 1 cm poderiam regredir espontaneamente em 25% dos casos. Além da amostragem pequena, não houve comprovação histológica dos pólipos que regrediram. Os autores também não recomendam uso de ultrassom para monitoramento indefinido de pólipos endometriais.[4-6,10]

**Quadro 4-1.** Sumário das indicações de polipectomia

| Situação da paciente | Justificativa |
|---|---|
| Sintomáticas na pré-menopausa | Remoção histeroscópica para melhorar sintomas |
| Sintomáticas na pós-menopausa | Remoção histeroscópica para melhorar sintomas e excluir malignidade |
| Infertilidade | Remoção histeroscópica parece melhorar taxas de gravidez |
| Assintomáticas na pós-menopausa | Remoção histeroscópica, pois idade e menopausa são fatores de risco (algumas publicações sugerem remoção somente de pólipos maiores que 2 cm nesse grupo de pacientes, na ausência de outros fatores de risco)[7] |
| Assintomáticas na pré-menopausa | Menor risco de malignidade. Remoção indicada na presença de outros fatores de risco, pólipos > 1,5 cm, múltiplos, prolapsados e presença de infertilidade – individualizar conduta |

## PÓLIPOS ENDOCERVICAIS

Pólipos endocervicais e endometriais estão associados em 24% a 27% dos casos. A frequência dessa associação aumenta com a idade e na presença de SUA. Mais de 56% das mulheres na pós-menopausa com SUA apresentam associação de pólipos endometriais e endocervicais.[6]

Pólipos endocervicais são geralmente benignos (Figs. 4-11 a 4-13) e malignidade pode ocorrer em 0,2% a 1,5% dos casos.[19,20]

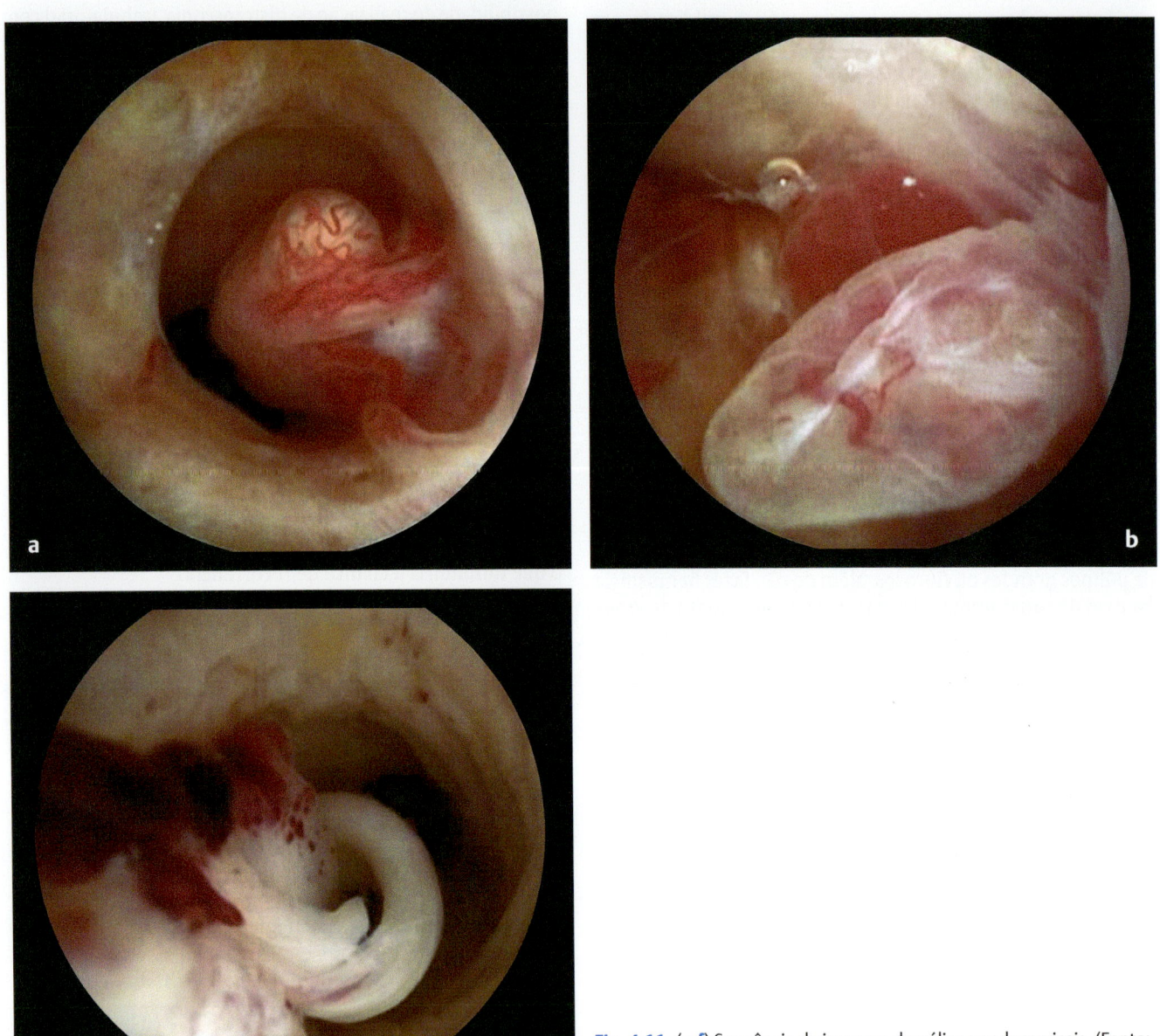

**Fig. 4-11.** (a-f) Sequência de imagens de pólipos endocervicais. (Fonte: arquivo pessoal do autor.) *(Continua)*

PÓLIPOS UTERINOS

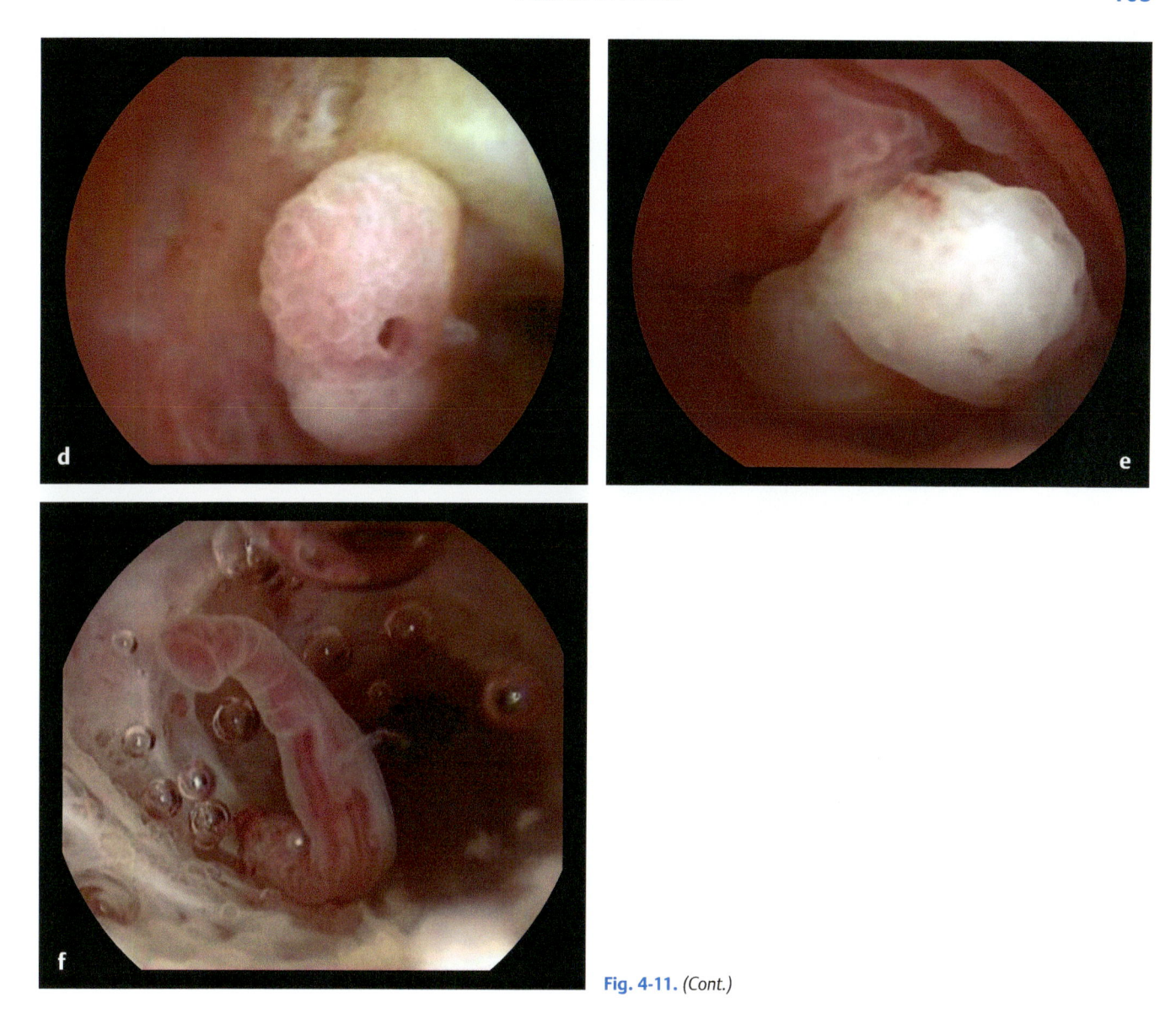

**Fig. 4-11.** *(Cont.)*

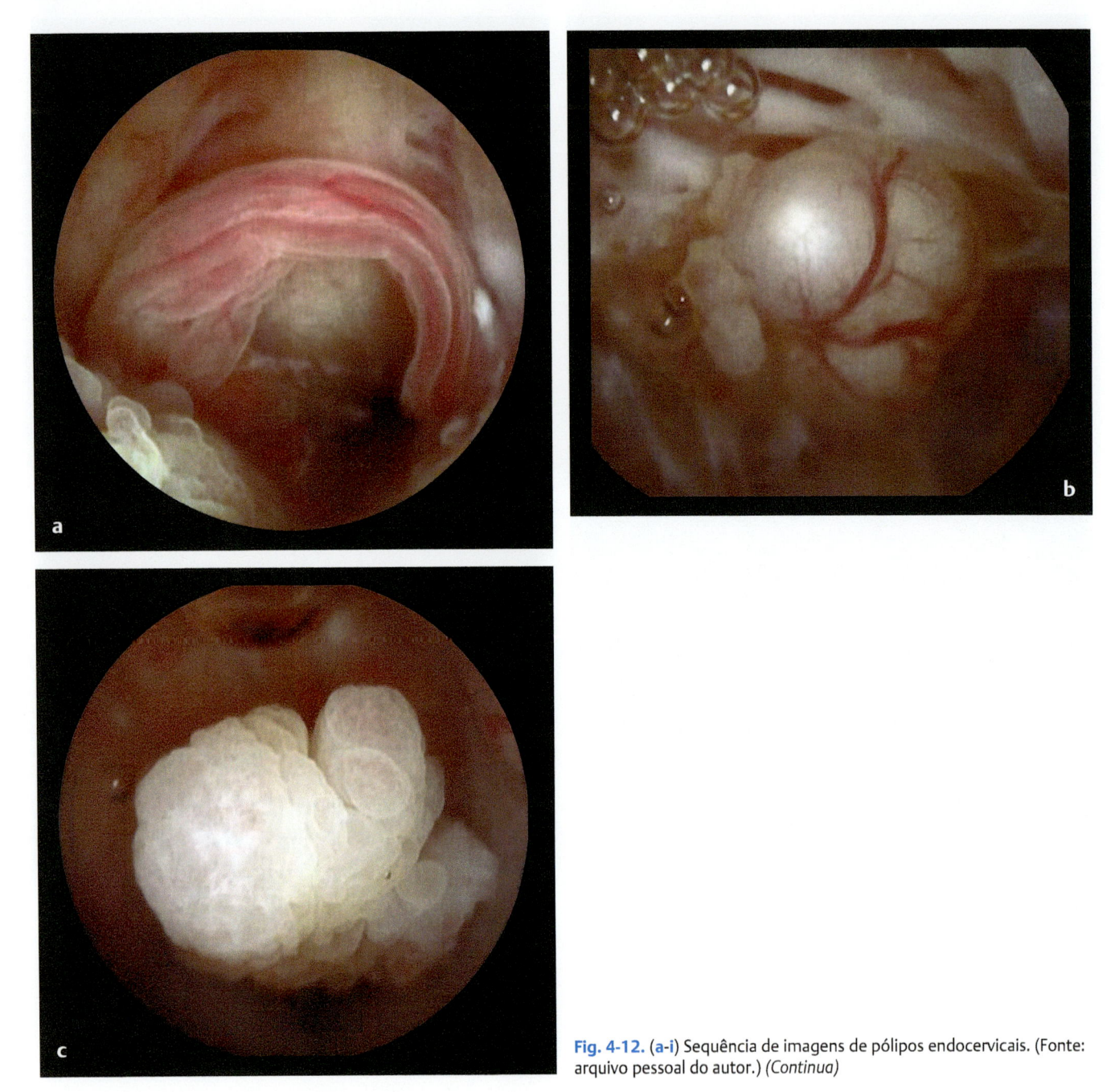

**Fig. 4-12.** (a-i) Sequência de imagens de pólipos endocervicais. (Fonte: arquivo pessoal do autor.) *(Continua)*

PÓLIPOS UTERINOS

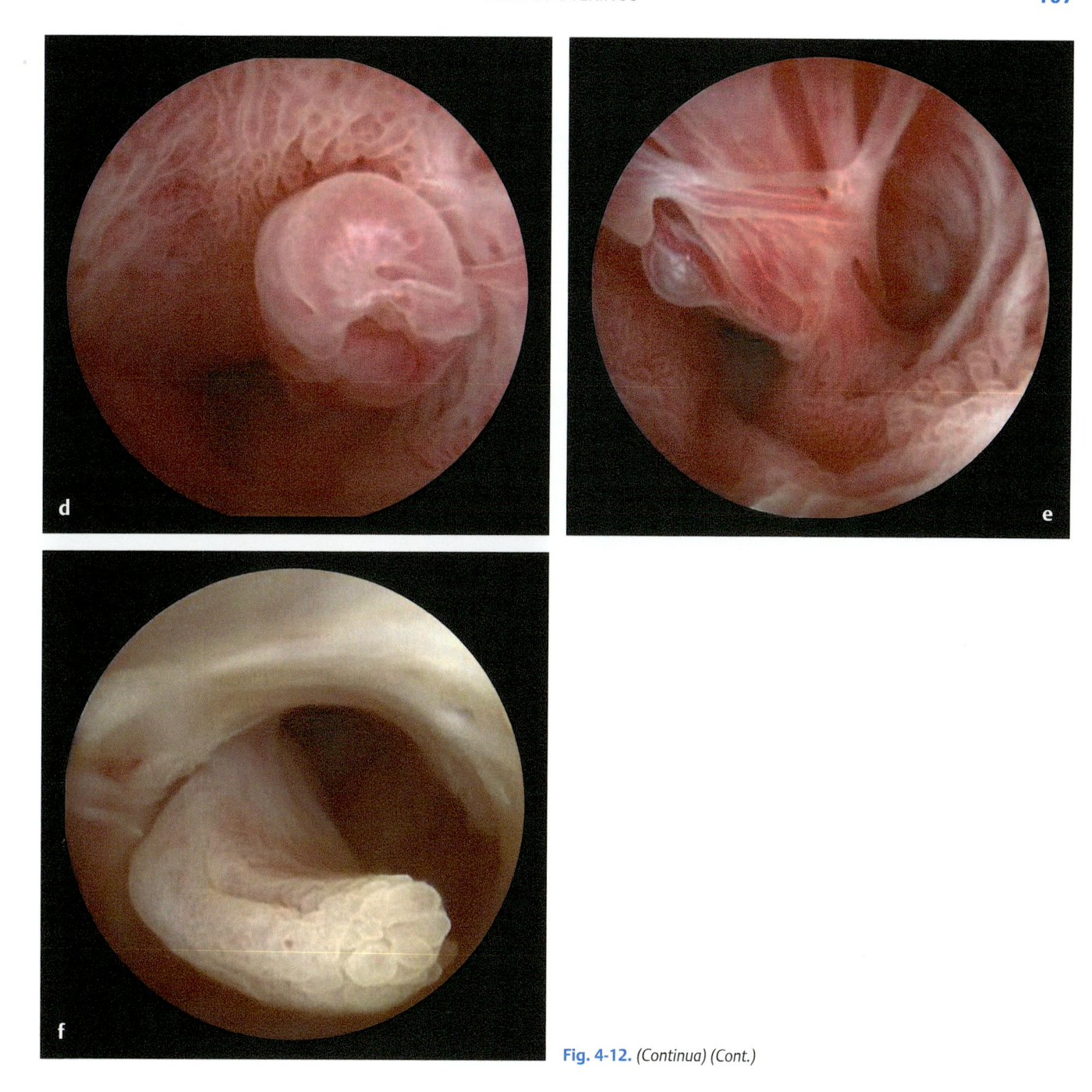

**Fig. 4-12.** *(Continua) (Cont.)*

**Fig. 4-12.** *(Cont.)*

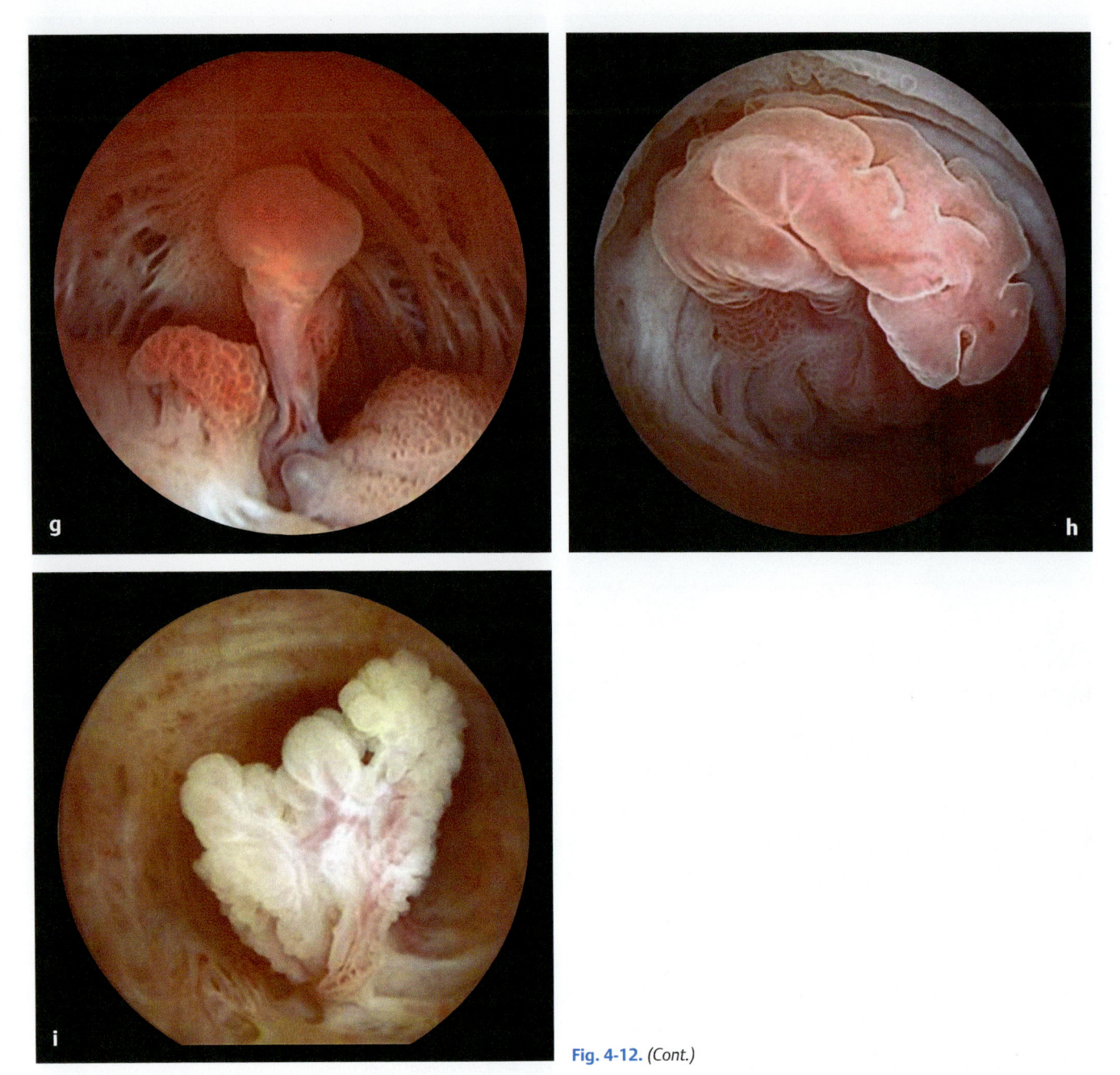

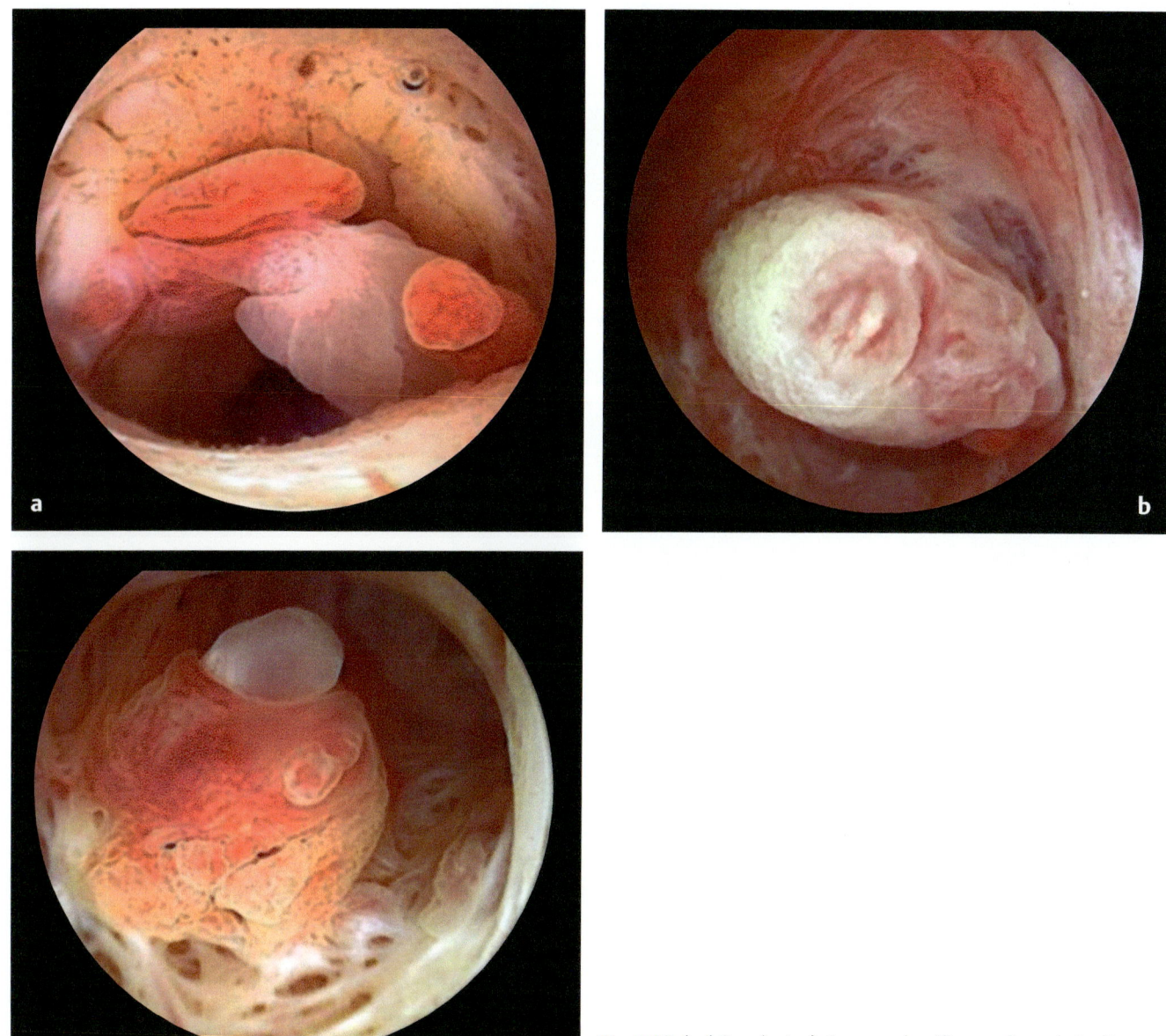

**Fig. 4-13.** (a-i) Sequência de imagens de pólipos endocervicais. (Fonte: arquivo pessoal do autor.) *(Continua)*

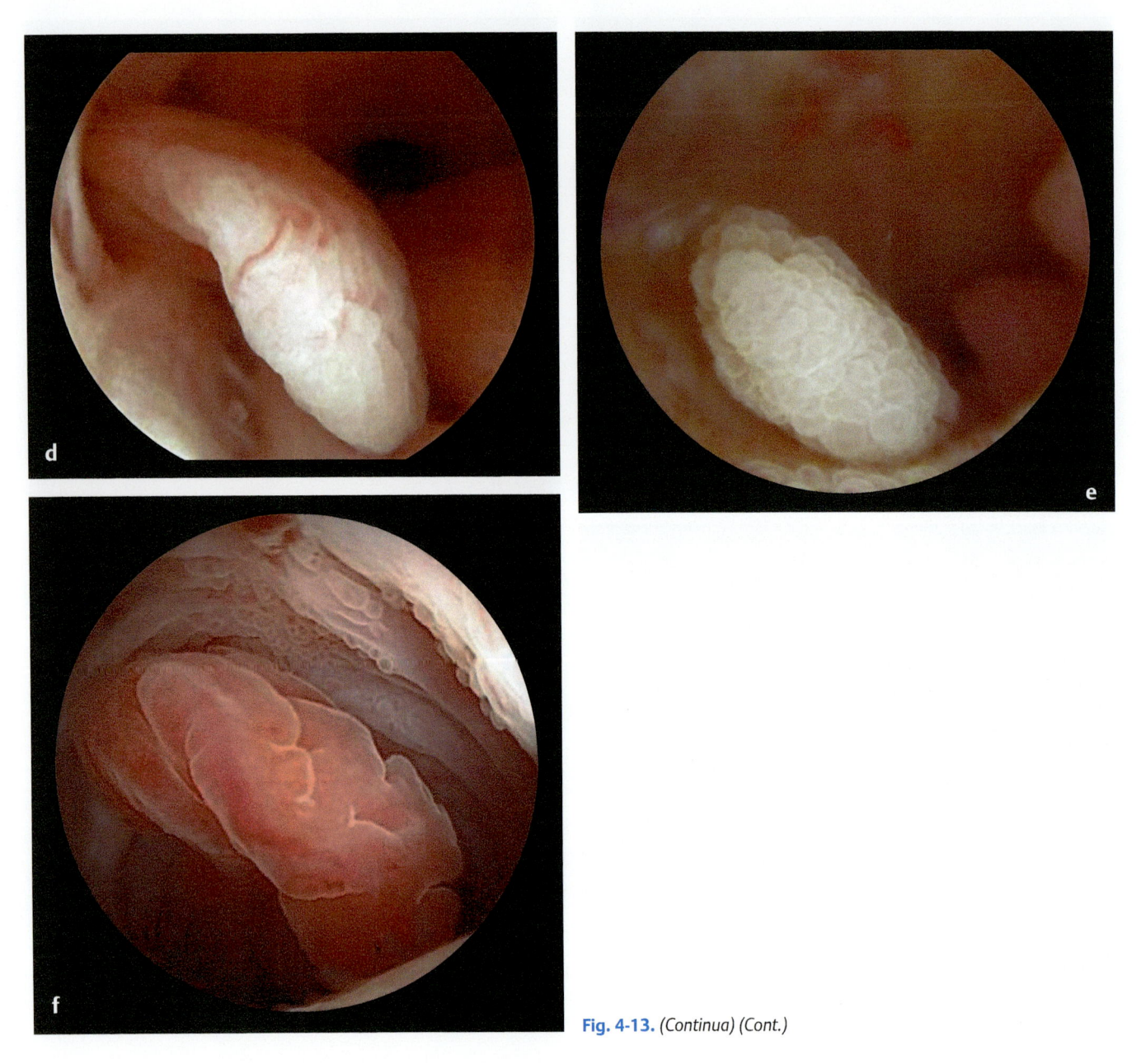

**Fig. 4-13.** *(Continua) (Cont.)*

PÓLIPOS UTERINOS

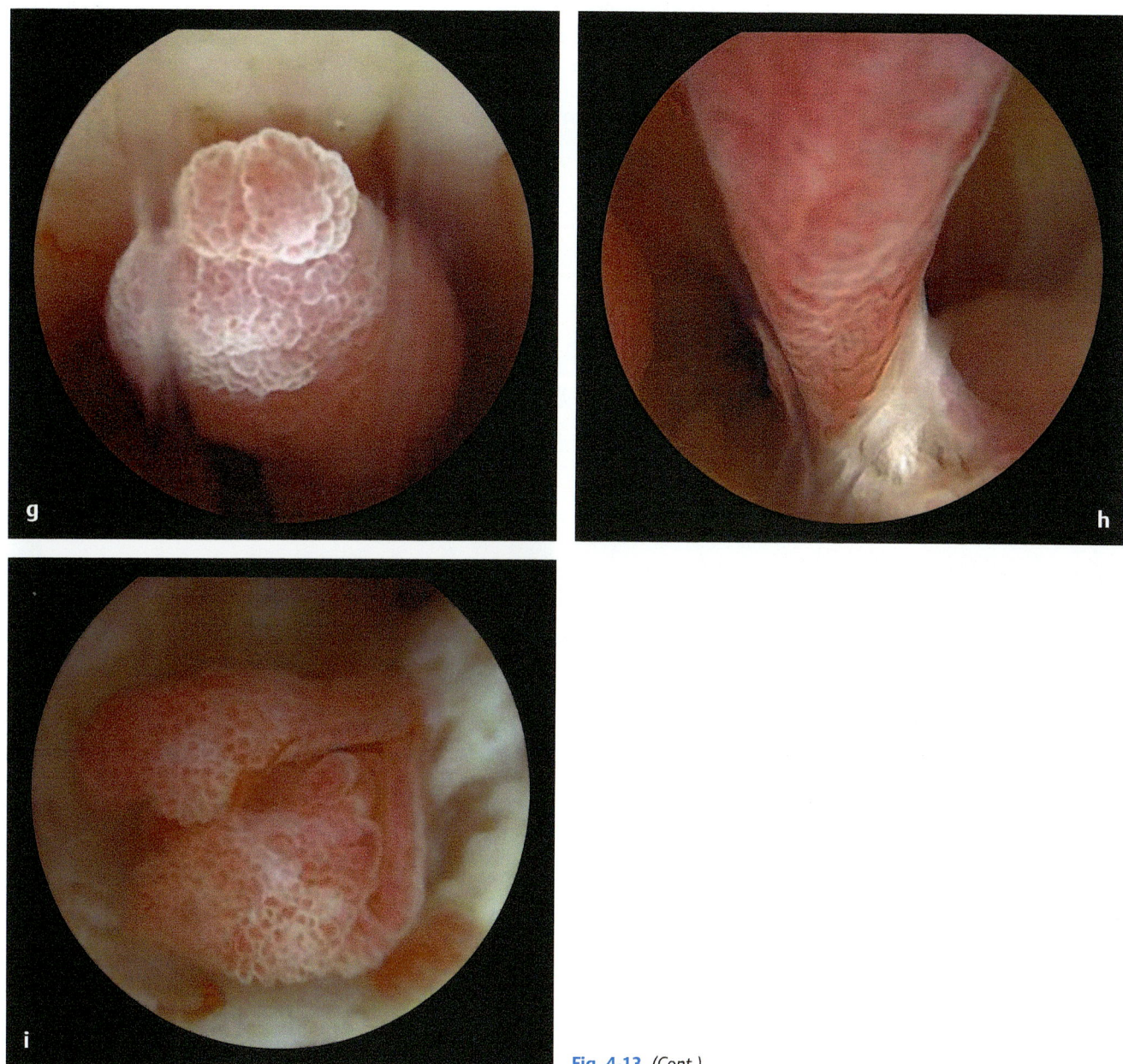

Fig. 4-13. *(Cont.)*

Os pólipos endocervicais crescem a partir das glândulas da superfície do canal cervical, podem variar em tamanho, forma e origem. Podem ser únicos ou múltiplos, e variar em coloração dependendo da vascularização. São geralmente pediculados e podem ser grandes o suficiente para se projetar através do orifício cervical externo para dentro da vagina (Figs. 4-14 e 4-15).[19]

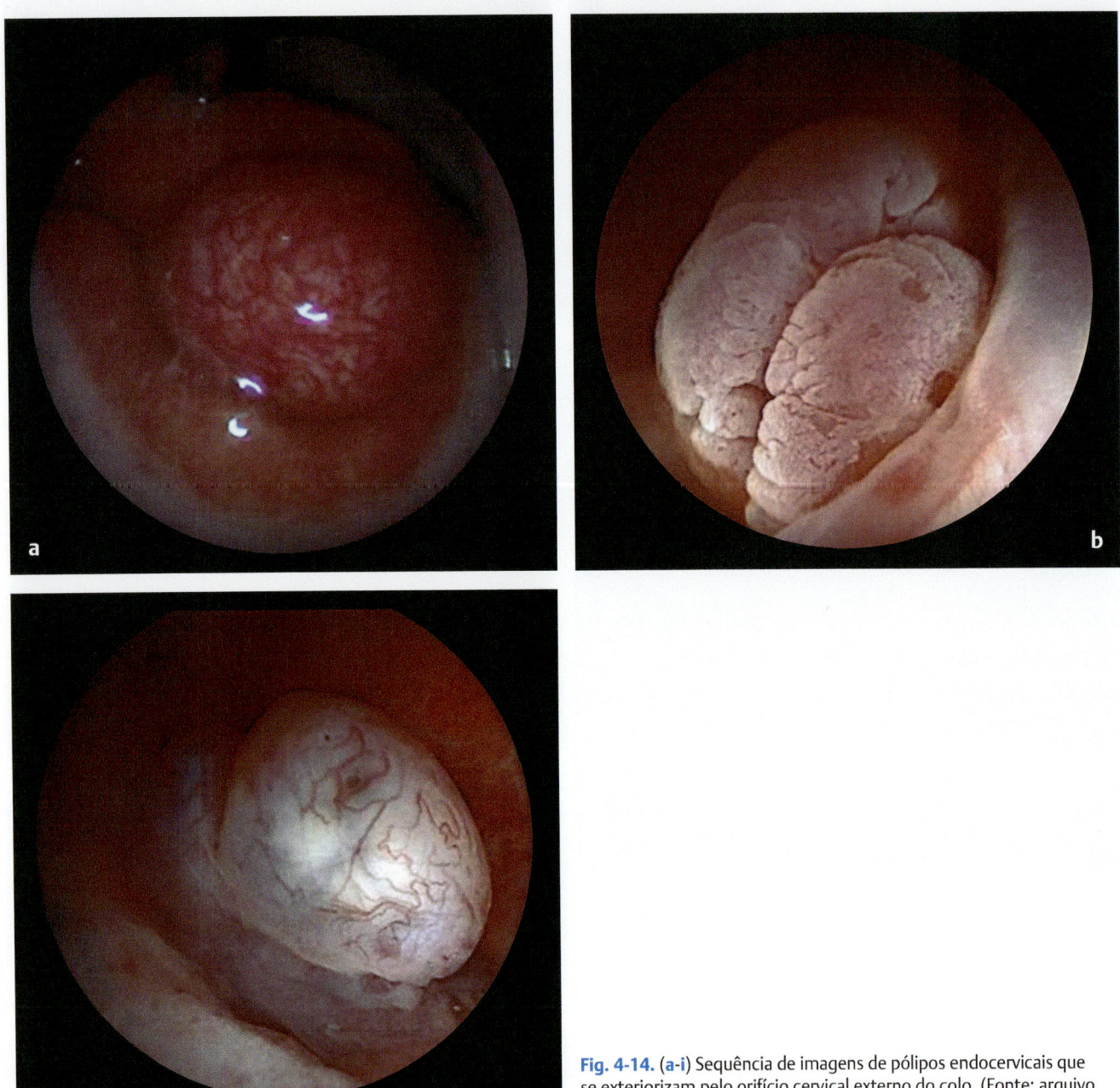

**Fig. 4-14. (a-i)** Sequência de imagens de pólipos endocervicais que se exteriorizam pelo orifício cervical externo do colo. (Fonte: arquivo pessoal do autor.) *(Continua)*

Fig. 4-14. *(Continua) (Cont.)*

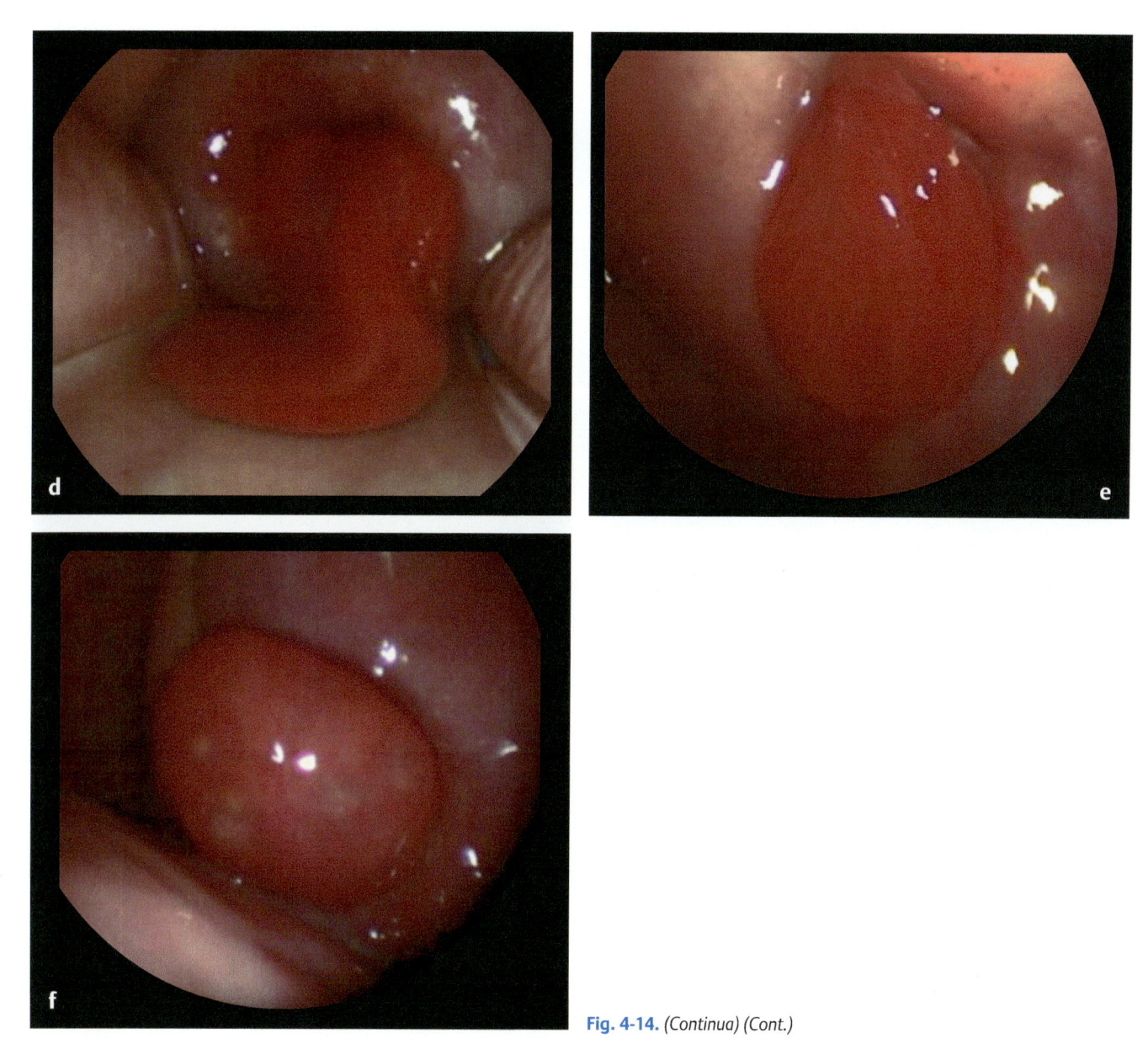

**Fig. 4-14.** *(Cont.)*

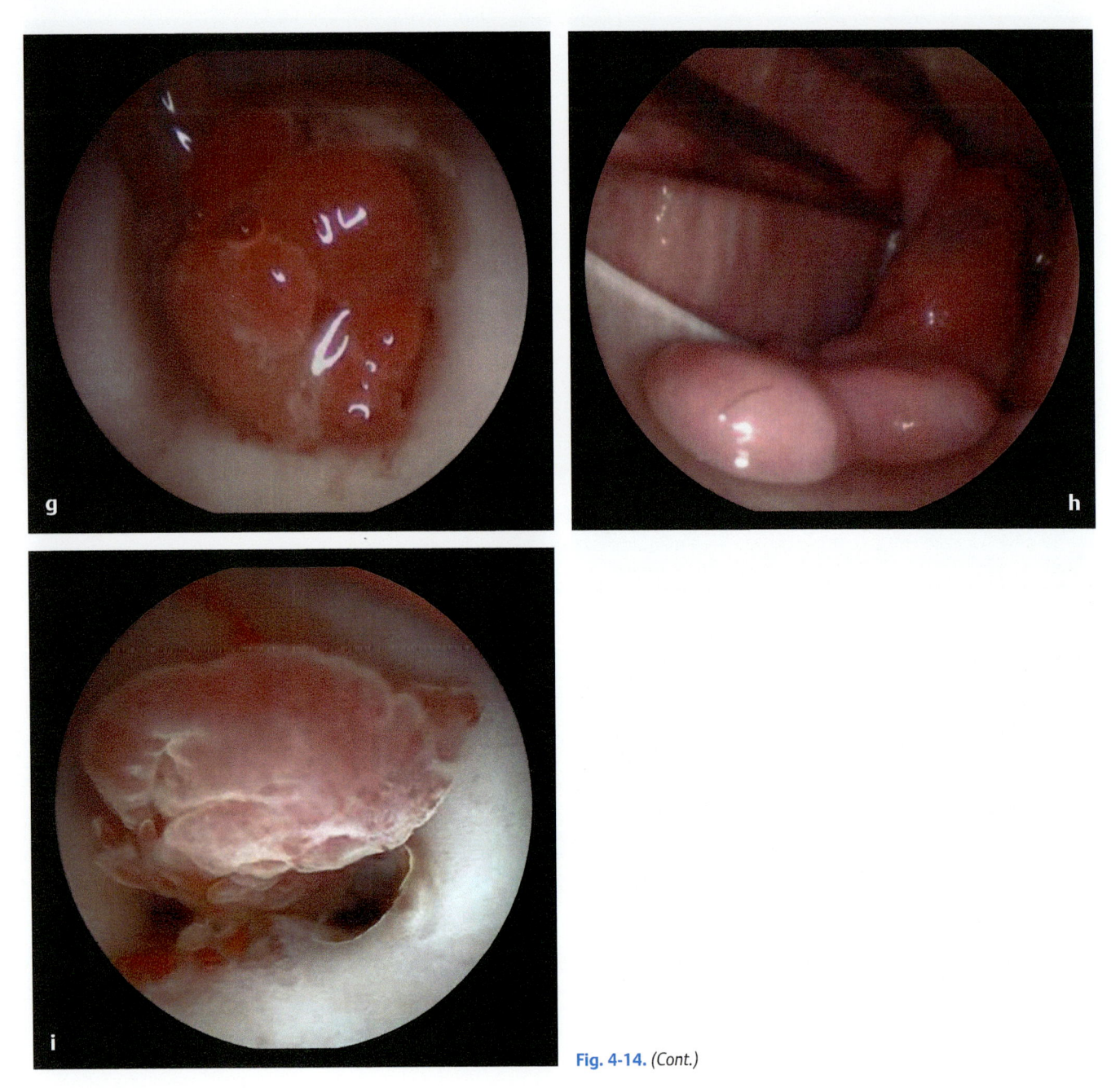

# PÓLIPOS UTERINOS

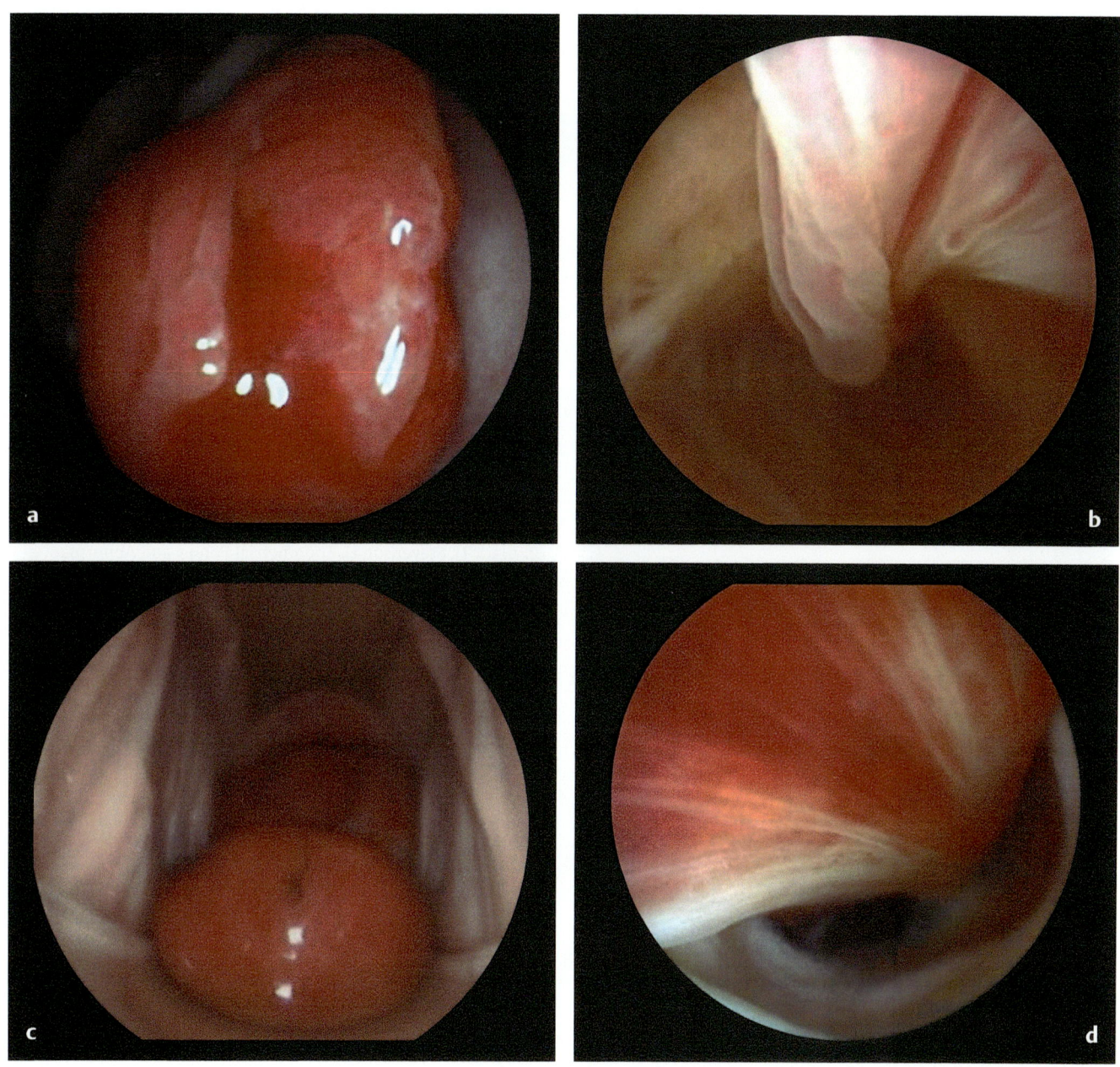

**Fig. 4-15.** (a-d) Sequência de imagens de pólipos endocervicais que se exteriorizam pelo orifício cervical externo do colo e pedículo de implantação dentro do canal.

Múltiplas gestações parecem aumentar o risco de desenvolvimento de pólipos endocervicais, em relação a pacientes nulíparas. Uma a cada oito mulheres tem recorrência de pólipos endocervicais após a remoção.

A maioria das pacientes com pólipos endocervicais são assintomáticas. Estima-se que um terço das pacientes apresentem sangramento anormal, seja por aumento do fluxo menstrual, sangramento intermenstrual, sinusorragia e sangramento pós-menopausa.

Raramente pólipos endocervicais podem causar infertilidade, mas lesões maiores podem levar à obstrução mecânica, prejudicando a fertilidade. Alguns estudos mostram aumento das taxas de gestação após polipectomia.

Pólipos sintomáticos, grandes, em pacientes na pós-menopausa e na presença de citologia anormal ou teste DNA-HPV positivo de alto risco, devem ser sempre removidos e analisados do ponto de vista anatomopatológico.[20,21]

O tratamento de pólipos assintomáticos é ainda controverso na literatura. Muitas publicações afirmam que a retirada de pólipos cervicais assintomáticos seria desnecessária. Outros autores sugerem que a exérese desses pólipos evitaria o risco de sangramentos futuros e a rara possibilidade de malignização.[19] Especial atenção merecem as pacientes assintomáticas com estenose de OCE, quando não é possível a coleta de citologia do canal endocervical. Essas pacientes, a maioria das vezes na pós-menopausa, ficam prejudicadas em sua avaliação e provavelmente se beneficiariam com a investigação do canal por histeroscopia e remoção da lesão endocervical. É importante lembrar que o câncer do canal endocervical nem sempre está relacionado com a presença do HPV.

A ressecção histeroscópica é o procedimento-padrão para a remoção dos pólipos endocervicais em sua totalidade, incluindo o pedículo. A cauterização da base do pólipo evita sangramento pós-procedimento e diminui as chances de recidiva.

## SUMÁRIO E RECOMENDAÇÕES

- Pacientes com pólipo podem apresentar SUA, infertilidade, malignidade ou serem assintomáticas.
- USTV é exame de primeira escolha na investigação de pólipos endometriais, e sua acurácia aumenta quando utilizado 3D ou infusão de solução salina.
- Histerossalpingografia, TC e RM não são úteis no diagnóstico de pólipos uterinos.
- Pacientes de alto risco para pólipos pré-malignos e malignos: idade ≥ 60 anos, menopausa, presença de SUA na pós-menopausa e usuárias de tamoxifeno. Nesse grupo de pacientes a polipectomia histeroscópica deve ser sempre indicada.
- Paciente de risco intermediário para pólipos pré-malignos e malignos: pacientes assintomáticas na menopausa e pré-menopausa. Nesse grupo de pacientes, a conduta deve ser individualizada, na dependência de outros fatores de risco.
- Histeroscopia permanece como padrão-ouro tanto para diagnóstico quanto para tratamento de pólipos uterinos. O objetivo do tratamento histeroscópico é realizar a completa ressecção, minimizar recorrência e obter material para patologia.
- Deve-se oferecer polipectomia histeroscópica para pacientes com SUA, infertilidade, fatores de risco para malignidade, e pacientes com grandes e múltiplos pólipos.
- Usar preferencialmente energia bipolar ou morcelador, quando disponíveis.
- Pólipos que qualquer tamanho, removidos por histeroscopia, melhoram taxas de gravidez espontânea ou por fertilização.
- Deve-se oferecer sempre polipecctomia histeroscópica para as pacientes em tratamento por infertilidade, independentemente do tamanho do pólipo, pois pólipos alteram a receptividade endometrial, reduzem as taxas de implantação e gestação.
- Polipectomia histeroscópica é procedimento seguro e de baixo risco, não comprometendo futuro reprodutivo.
- Os dados de literatura são conflitantes a respeito da relação entre o tamanho do pólipo e o risco de malignidade.

## REFERÊNCIAS BIBLIOGRÁFICAS

1. Munro MG. Uterine polyps, adenomyosis, leiomyomas, and endometrial receptivity. Fertil Steril. 2019;111(4):629-640.
2. Clark TJ, Stevenson H. Endometrial Polyps and Abnormal Uterine Bleeding (AUB-P) – What is the relationship; how are they diagnosed and how are they treated? Best Pract Res Clin Obstet Gynaecol. 2017;40:89-104.
3. Nappi L, Indraccolo U, Sardo ADS et al. Are Diabetes, Hypertension, and Obesity Independent Risk Factors for Endometrial Polyps? J Minim Invasive Gynecol. 2009;16(2):157-162.
4. Wong M, Crnobrnja B, Liberale V et al. The natural history of endometrial polyps. Hum Reprod. 2017;32(2):340-345.
5. Pereira N, Petrini AC, Lekovich JP et al. Surgical Management of Endometrial Polyps in Infertile Women: A Comprehensive Review. Surg Res Pract. 2015;2015:914390.
6. Stewart EA. Endometrial polyps. UpToDate 2024. Disponível em: https://www.uptodate.com.
7. Vitale SG, Haimovich S, Laganà AS, Alonso L, Di Spiezio Sardo A, Carugno J. From the Global Community of Hysteroscopy Guidelines Committee. Endometrial polyps. An evidence-based diagnosis and management guide. Eur J Obstet Gynecol Reprod Biol. 2021:260:70-77.
8. AAGL Practice Report: Practice Guidelines for the Diagnosis and Management of Endometrial Polyps. J Minim Invasive Gynecol. 2012;19(1):4-10.
9. Bougie O, Randle E, Thurston J et al. Guideline No. 447: Diagnosis and Management of Endometrial Polyps. J Obstet Gynaecol Can. 2024;46(3):102402.
10. Lieng M, Istre O, Qvigstad E. Treatment of endometrial polyps: a systematic review. Acta Obstet Gynecol Scand. 2010 Aug;89(8):992-1002.
11. Rackow BW, Jorgensen E, Taylor HS. Endometrial polyps affect uterine receptivity. Fertil Steril. 2011;95(8):2690-2692.
12. Bosteels J, van Wessel S, Weyers S, Broekmans FJ, D'Hooghe TM, Bongers MY, Mol BWJ. Hysteroscopy for treating subfertility associated with suspected major uterine cavity abnormalities. Cochrane Database Syst Rev. 2018 Dec 5;12(12):CD009461.
13. Sasaki LMP, Andrade KRC, Figueiredo ACMG et al. Factors Associated with Malignancy in Hysteroscopically Resected Endometrial Polyps: A Systematic Review and Meta-Analysis. J Minim Invasive Gynecol. 2018;25(5):777-785.
14. Uglietti A, Buggio L, Farella M, Chiaffarino F, Dridi D, Vercellini P, Parazzini F. The risk of malignancy in uterine polyps: A systematic review and meta-analysis. Eur J Obstet Gynecol Reprod Biol. 2019;237:48-56.

15. Ferrazzi E, Zupi E, Leone FP, Savelli L, Omodei U, Moscarini M, et al. How often are endometrial polyps malignant in asymptomatic postmenopausal women? A multicenter study. Am J Obstet Gynecol. 2009;200(3):235.e1-6.
16. Cohen I. Endometrial pathologies associated with postmenopausal tamoxifen treatment. Gynecol Oncol. 2004;94(2):256-66.
17. Ghanavati M, Khorshidi Y, Shadnoush M, Akbari ME, Ardehali SH, Chavarri-Guerra Y, et al. Tamoxifen use and risk of endometrial cancer in breast cancer patients: A systematic review and dose–response meta-analysis Cancer Rep (Hoboken). 2023;6(4):e1806.
18. Colombo N, Creutzberg C, Amant F, Bosse T, González-Martín A, Ledermann J, et al. ESMO-ESGO-ESTRO Consensus Conference on Endometrial Cancer: diagnosis, treatmentand follow-up. Ann of Oncol. 2016;27(1):16-41.
19. Alkilani YG, Apodaca-Ramos I. Cervical Polyps. [Updated 2023 Sep 4]. In: StatPearls [Internet]. Treasure Island (FL): StatPearls Publishing; 2025 Jan-. Disponível em: https://www.ncbi.nlm.nih.gov/books/NBK562185/.
20. Cruz FJ, Carmo AC, Ramalho LC, Martins JS. Pólipo Cervical assintomático: como conduzir? Femina. 2024;52(6):397-402.
21. Pegu B, Srinivas BH, Saranya TS, Murugesan R, Priyadarshini Thippeswamy S, Gaur BPS. Cervical polyp: evaluating the need of routine surgical intervention and its correlation with cervical smear cytology and endometrial pathology: a retrospective study. Obstet Gynecol Sci. 2020;63(6):735-42.

# ADERÊNCIAS INTRAUTERINAS – SÍNDROME DE ASHERMAN

## INTRODUÇÃO

Síndrome de Asherman (SA) é a denominação do conjunto de sinais e sintomas que incluem dor, distúrbios menstruais, infertilidade e perdas gestacionais recorrentes, relacionadas com a presença de aderências intrauterinas (AIU) causadas por trauma em procedimentos obstétricos, como curetagem pós-parto ou pós-abortamento. Apesar do termo síndrome de Asherman ser utilizado para aderências intrauterinas assintomáticas de outras causas, como trauma cirúrgico em útero não gravídico, embolização de artéria uterina e infecção por tuberculose, muitos pesquisadores acreditam ser patologias distintas, com clínica, etiologia e patogênese diferentes.[1-5]

Embora a síndrome de Asherman seja largamente investigada, prevenção e tratamento ideais são ainda inconclusivos. O conhecimento da patogênese é necessário para sua prevenção. Pesquisas utilizando biópsias de endométrio de pacientes com síndrome de Asherman, relatam uma dissociação entre o estímulo hormonal progestagênico e a resposta endometrial, ou seja, um desenvolvimento não fisiológico dos compartimentos estromal e glandular no endométrio remanescente.[3]

É difícil estabelecer a verdadeira prevalência de aderências intrauterinas, pois muitas pacientes são assintomáticas, pouco sintomáticas ou não desejam engravidar. Dentre pacientes inférteis, a prevalência de aderências varia de 6% a 20%, e em torno de 25% naquelas com abortamentos recorrentes. A prevalência aumenta nas pacientes com histórico de curetagem pós-parto, assim como a severidade das sinéquias.[1,3,4]

A manifestação clínica clássica é o desenvolvimento de amenorreia (37%) ou hipomenorreia (31%) (diminuição do fluxo menstrual e do tempo de sangramento), em mulheres ovulatórias, a maioria com histórico de procedimento intrauterino após gestação (91-99,8% dos casos).[2] Além das alterações menstruais, queixas de dismenorreia (devido a obstrução do fluxo menstrual ou hematometra), infertilidade e perdas gestacionais recorrentes costumam ser relatadas.

A lesão da camada basal do endométrio, causada por trauma mecânico ou infeccioso, é relatada como desencadeadora do processo de formação das aderências intrauterinas. Como consequência, superfícies opostas do endométrio podem fundir-se formando pontes de tecido cicatricial, que podem variar de finas bridas até densas aderências formadas de tecido conectivo. Como resultado, podemos encontrar uma obliteração parcial ou completa da cavidade uterina. As manifestações clínicas e problemas de fertilidade estão diretamente relacionados com a severidade do quadro.

Procedimentos obstétricos como curetagem uterina após abortamentos de primeiro ou segundo trimestres ou após parto pré-termo ou a termo, são a principal causa de aderências intrauterinas. Aderências formadas após procedimentos em gestação de primeiro trimestre parecem ser menos graves quando comparadas com procedimentos após parto quando, na maioria das vezes, as aderências são severas.[1,2]

Pelo menos uma publicação na literatura associa maior gravidade do quadro quando a curetagem é realizada tardiamente no pós-parto (2 a 4 semanas) em relação ao pós-parto imediato.[4] Repetidas curetagens também aumentam risco. Uma possível explicação para o aumento de suscetibilidade após parto seria o estado de hipoestrogenismo, com endométrio mais fino e camada basal mais exposta. As curetagens uterinas, realizadas para resolução de retenção de ovo desvitalizado, associam-se mais frequentemente ao desenvolvimento de sinéquias intrauterinas, quando comparadas com os casos de abortamento incompleto. Na literatura, a prevalência de sinéquias pode ser superior a 67% após curetagem uterina.[6]

Procedimentos histeroscópicos que envolvem apenas endométrio têm menor risco de formação de sinéquias no pós-operatório (polipectomia, por exemplo). Nas situações em que há penetração no miométrio, ou naquelas envolvendo paredes opostas da cavidade, o risco de formação de sinéquias é maior.[1,5] Na literatura, a prevalência de sinéquias após ablação endometrial pode chegar a 35%, após miomectomia, 31%, e, quando ressecados múltiplos miomas submucosos, pode chegar a 45%. As pesquisas mostram também que a prevalência de sinéquias é maior quando se utiliza energia monopolar (35%) em vez de energia bipolar (7,5%) ou quando se utilizam instrumentos frios, ou seja, sem uso de energia (4,5%).[6]

Existem relatos de aderências após embolização das artérias uterinas e infecção intrauterina por tuberculose.[1,7] Suturas compressivas (*B-Lynch suture*) para tratamento de hemorragia pós-parto também podem ter como consequência a formação de aderências intrauterinas. Alguns autores também relacionam malformações müllerianas como fator de predisposição.

Menos comuns são os casos idiopáticos, não relacionados com qualquer tipo de intervenção intrauterina. Esses achados sugerem que não é uma simples complicação iatrogênica como inicialmente descrita. Acumuladas evidências sugerem uma predisposição em algumas mulheres para desenvolver essa condição patológica.[4]

O achado em comum entre os fatores etiológicos é a presença de uma resposta inflamatória anormal. Inflamação parece ter importante papel na patogênese de aderências, causando danos na camada responsável pela reepitelização endometrial.[4] Entretanto, mais estudos são necessários para melhor entendimento da fisiopatologia, não somente para desenvolver tratamentos mais efetivos como personalizar tratamentos.

## CLASSIFICAÇÃO

A classificação das sinéquias intrauterinas é útil porque demonstra a severidade da doença e, consequentemente, seu prognóstico. A maioria das classificações são baseadas nos achados histeroscópicos (Figs. 5-1 a 5-5).

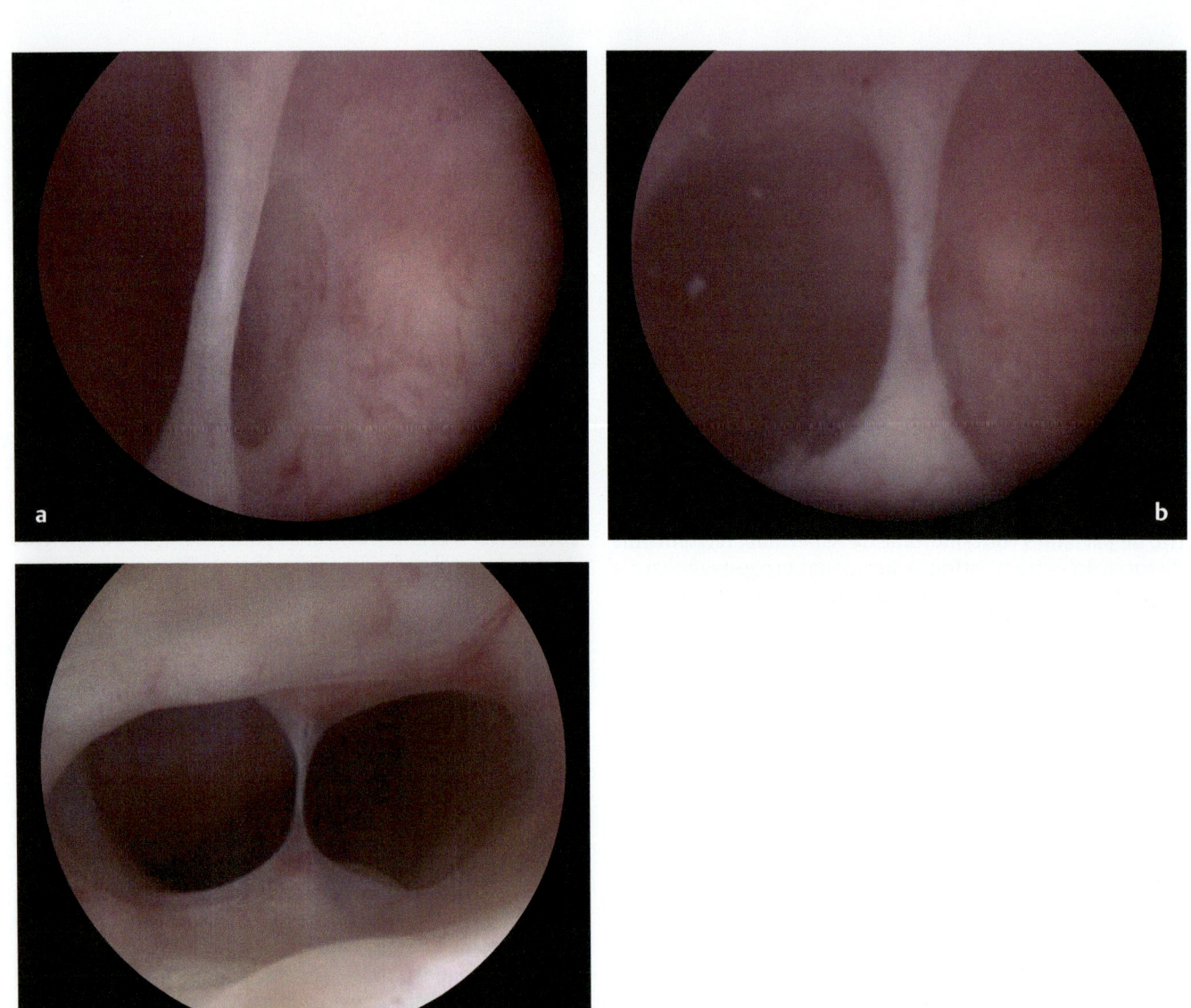

**Fig. 5-1. (a-c)** Aderências finas, que facilmente se rompem com o próprio histeroscópio. (Fonte: arquivo pessoal do autor.)

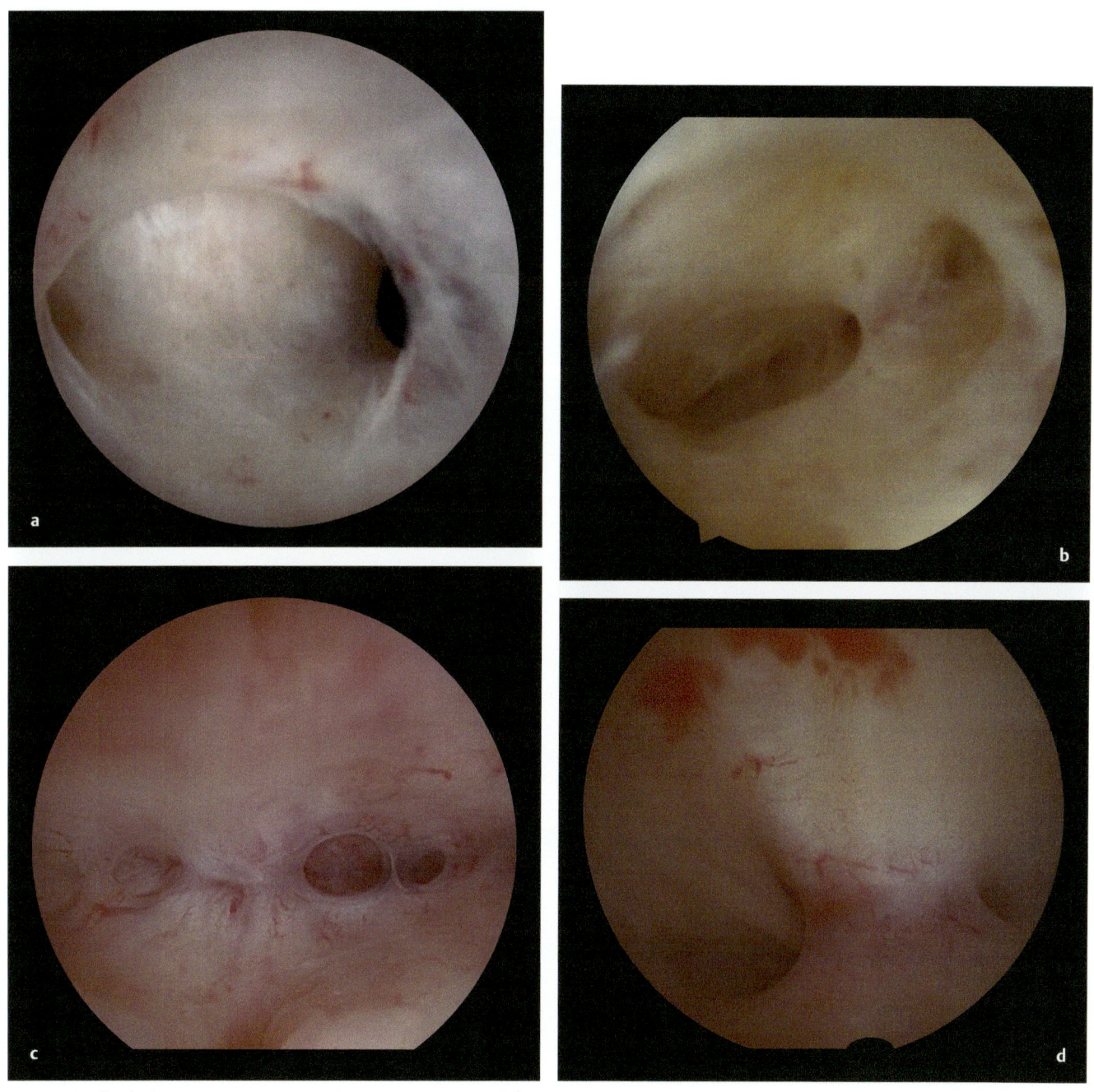

Fig. 5-2. (a-d) Aderências em istmo uterino. (Fonte: arquivo pessoal do autor.)

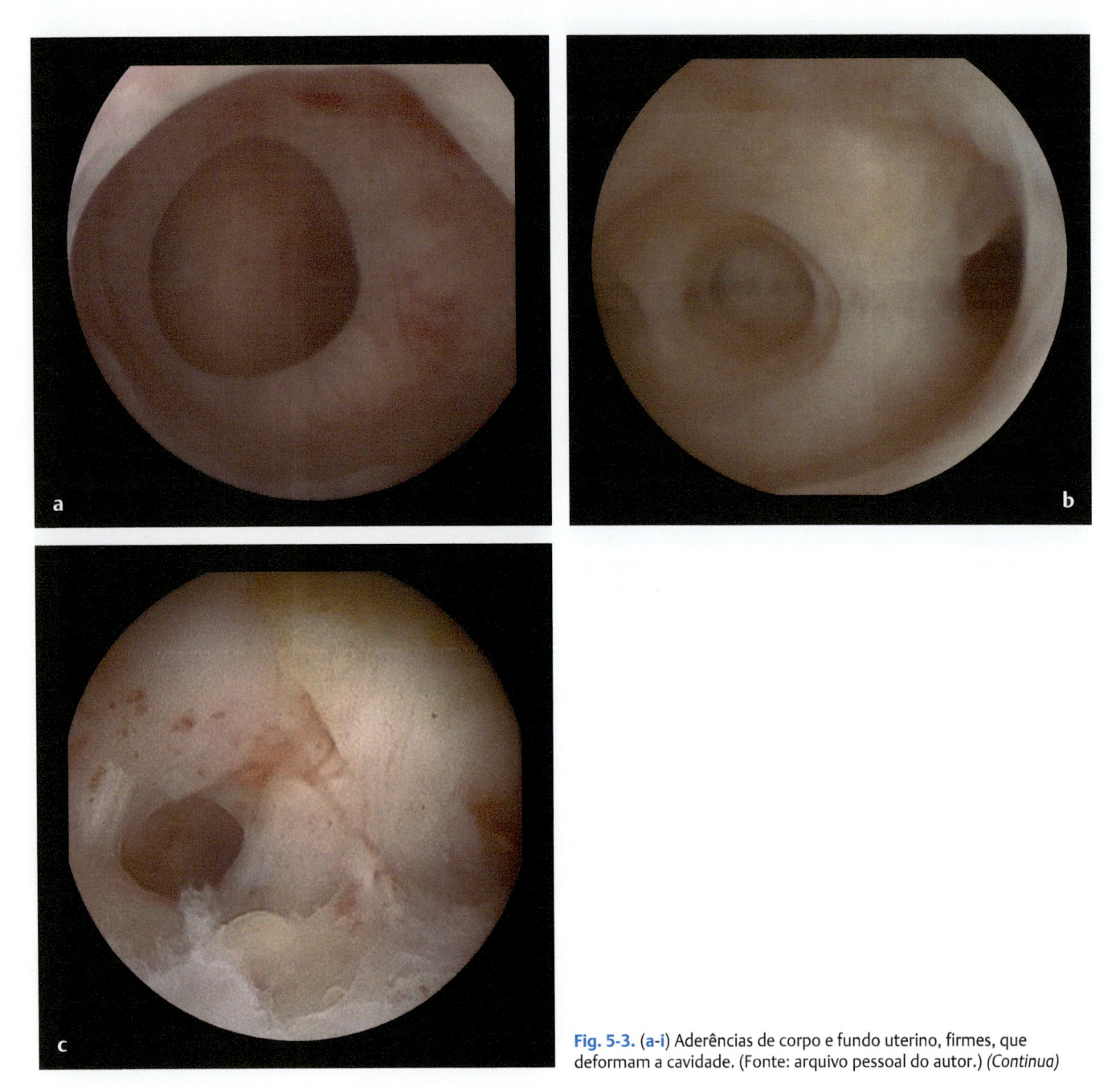

Fig. 5-3. (a-i) Aderências de corpo e fundo uterino, firmes, que deformam a cavidade. (Fonte: arquivo pessoal do autor.) *(Continua)*

Fig. 5-3. *(Continua) (Cont.)*

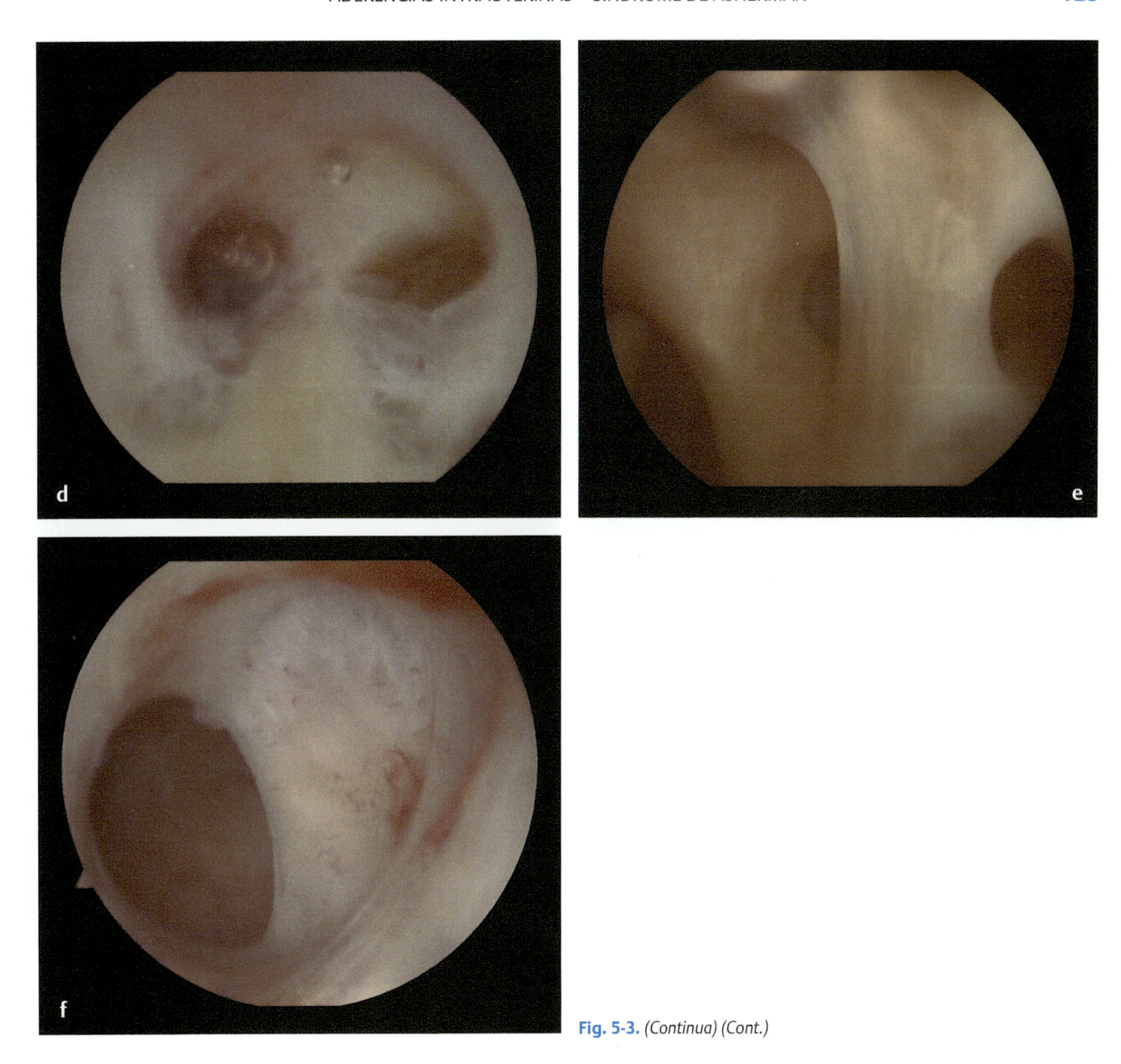

Fig. 5-3. *(Cont.)*

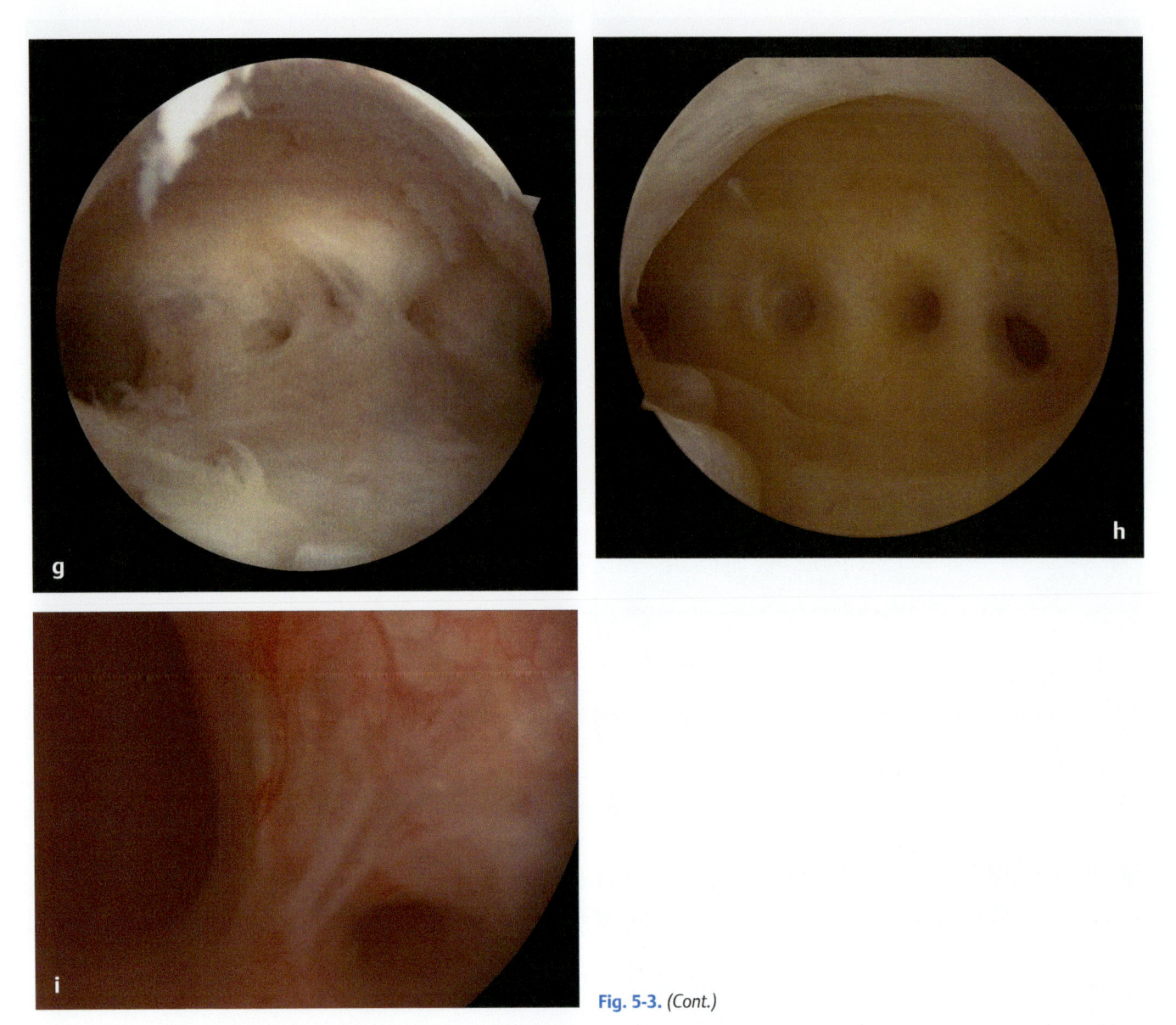

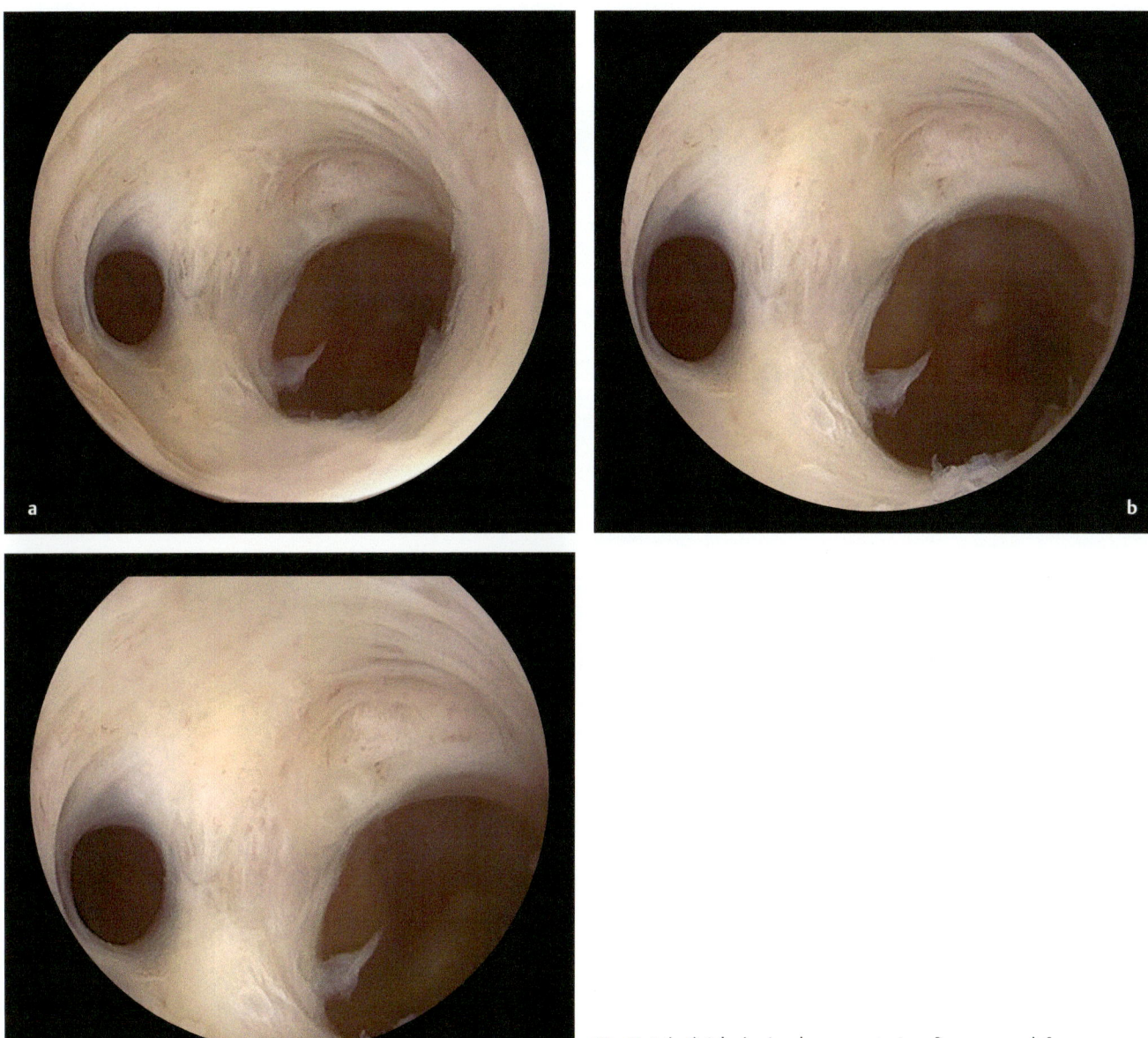

**Fig. 5-4. (a-i)** Aderências de corpo uterino, firmes, que deformam a cavidade. (Fonte: arquivo pessoal do autor.) *(Continua)*

**Fig. 5-4.** *(Continua) (Cont.)*

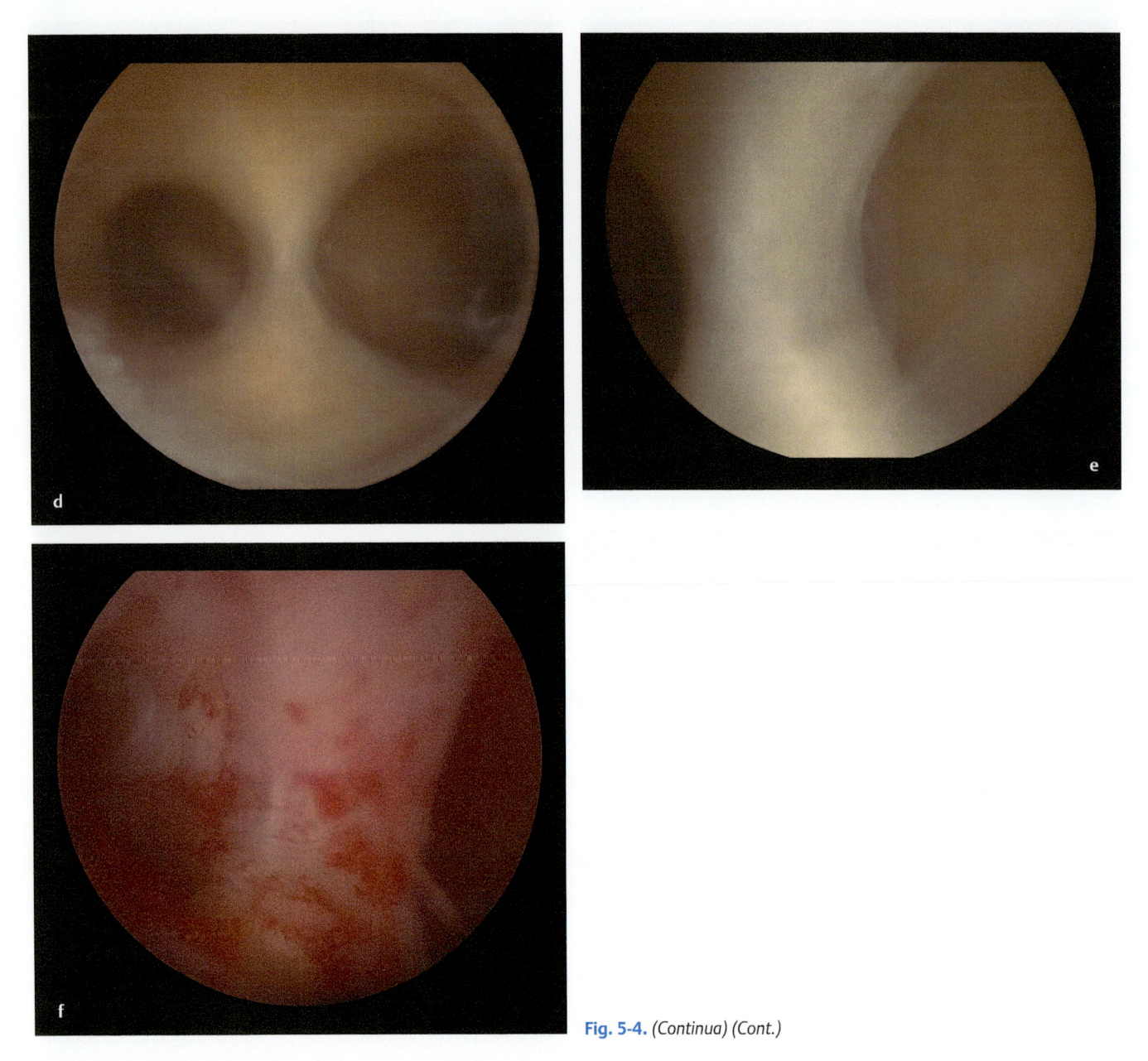

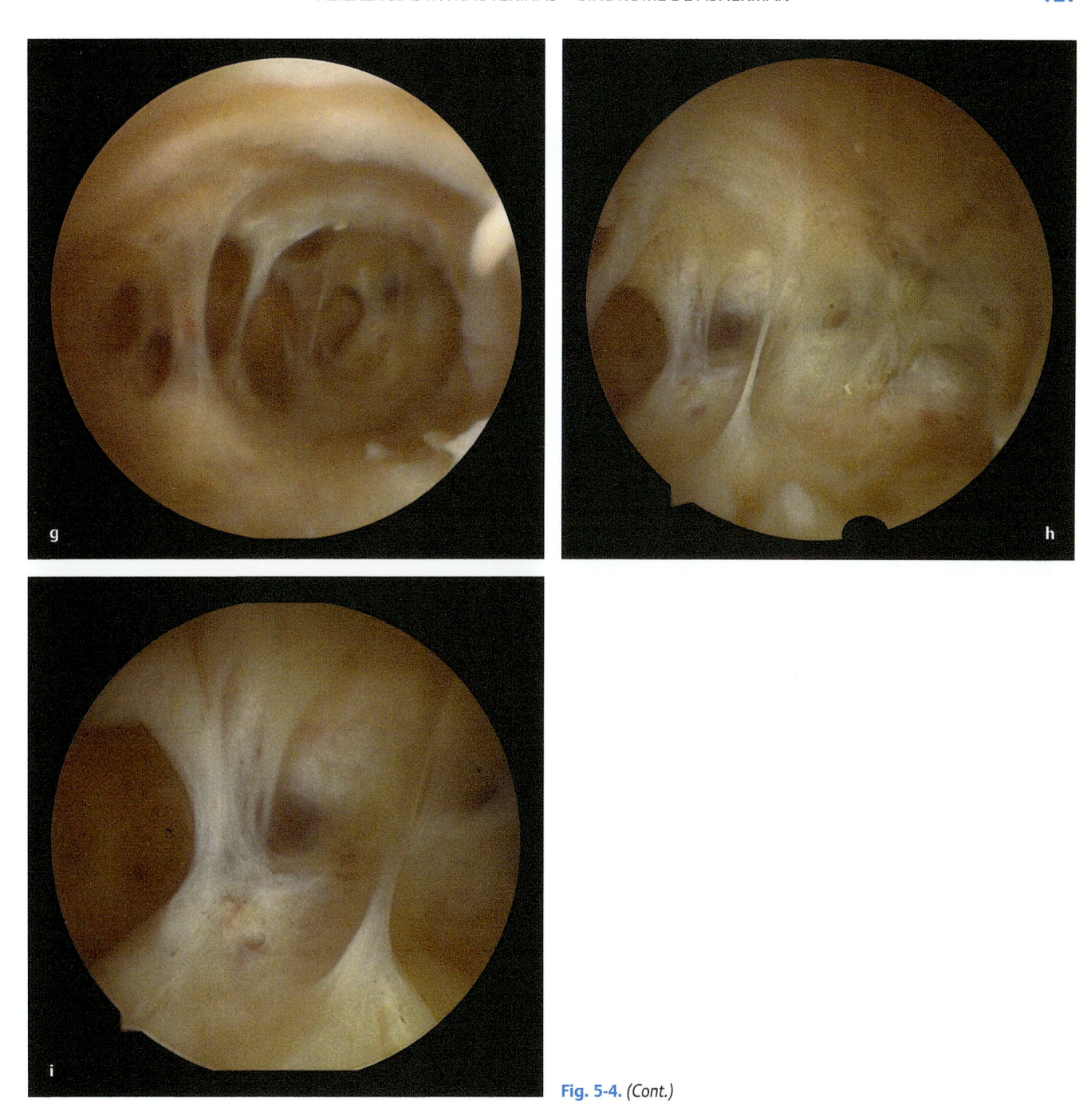

ADERÊNCIAS INTRAUTERINAS – SÍNDROME DE ASHERMAN

Fig. 5-4. (Cont.)

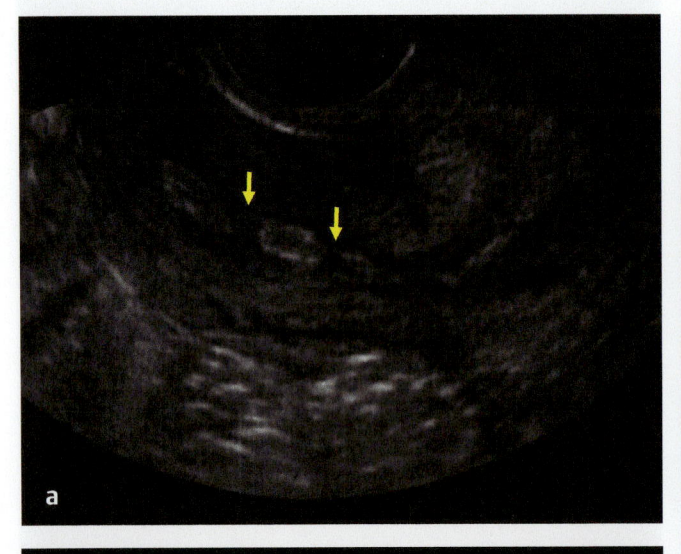

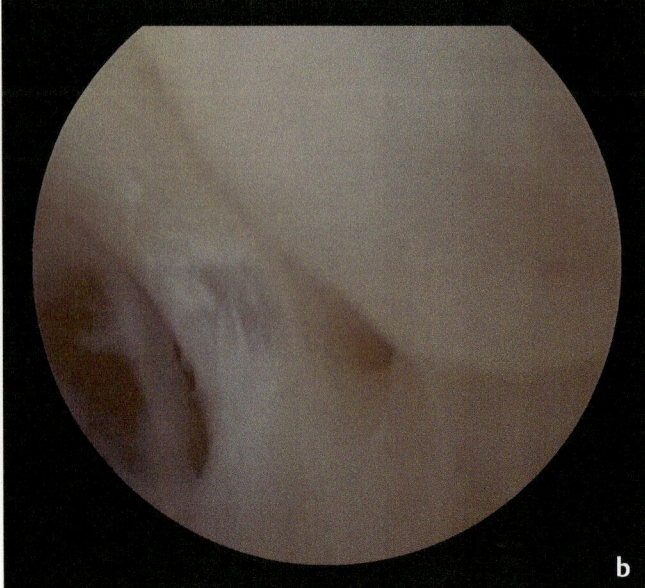

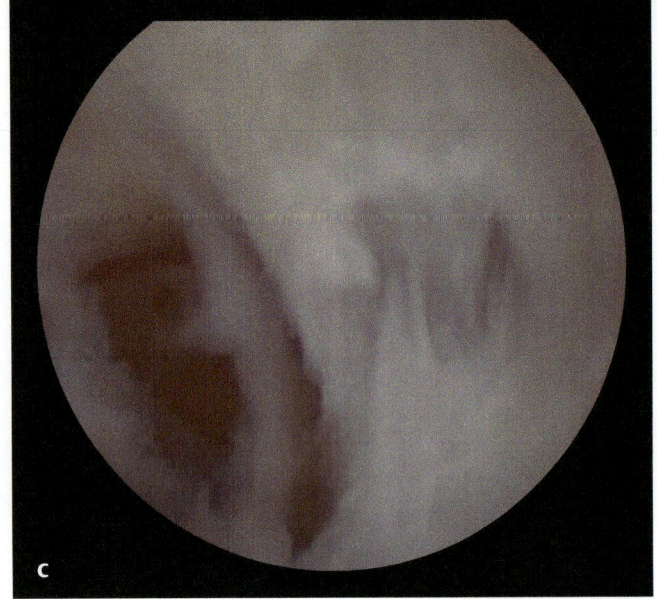

**Fig. 5-5.** (a-c) Sequência de imagens mostrando sinéquias uterinas em imagem de USTV 2D e na histeroscopia. (Fonte: arquivo pessoal do autor.)

Não há, na literatura, consenso sobre a melhor classificação. Algumas simples e outras de maior complexidade, mas nenhuma delas possui aprovação ou é endossada com unanimidade pelas sociedades médicas internacionais. Algumas classificações são baseadas exclusivamente no diagnóstico histeroscópico e outras levam em consideração o quadro clínico da paciente. Várias propostas têm sido descritas com o objetivo de correlacionar a localização e a severidade das aderências, com planejamento cirúrgico e prognóstico funcional do útero.

As principais classificações, baseadas em achados histeroscópicos, estão abaixo relacionadas.

A classificação de March é das mais utilizadas, não apenas pela sua praticidade, mas também por sua relação com prognóstico (Quadro 5-1).[8,9]

**Quadro 5-1.** Classiicação de March et al. (1978) para achados histeroscópicos de aderências intrauterinas[8]

| Classificação | Achados |
| --- | --- |
| Grave | > 3/4 da cavidade uterina está envolvida, com aglutinação das paredes; regiões cornuais e porção superior da cavidade ocluídas |
| Moderada | Aderências envolvendo entre 1/4 e 3/4 de cavidade uterina; não há aglutinação de paredes, somente aderências; regiões cornuais e fundo uterino parcialmente ocluídos |
| Mínima | < 1/4 da cavidade uterina envolvida: aderências finas e transparentes; fundo uterino e regiões cornuais não estão acometidos |

Hamou utilizou micro-histeroscópio e incluiu a extensão e natureza histológica das aderências, bem como a avaliação do endométrio glandular circundante juntamente com o grau de distorção da cavidade (Quadro 5-2).[9]

As duas principais classificações que associam padrão menstrual e achados histeroscópicos são as classificações da European Society of Gynaecological Endoscopy (ESGE) e da American Fertility Society (AFS), hoje American Society for Reprodutive Medicine (ASMR).[5]

A classificação de sinéquias proposta pela European Society of Gynaecological Endoscopy (ESGE) tem sido bastante referenciada nas publicações científicas, mas sua complexidade dificulta sua utilização na prática clínica (Quadro 5-3).[9,10]

A classificação da American Fertility Society (AFS), hoje American Society for Reprodutive Medicine (ASMR) é complexa, e inclui padrão menstrual, achados de histerossalpingografia e histeroscopia. Representa um indicador da gravidade da doença e serve para definir o prognóstico pós-tratamento, ajudando assim no aconselhamento pré-tratamento do paciente (Quadro 5-4).[5,9]

Podemos ainda acrescentar outros critérios relacionados com a natureza das sinéquias, descritos por Labastida em 1990.[11] Segundo o autor, as sinéquias mucosas costumam ser recentes, tênues, flexíveis e se rompem facilmente com o próprio histeroscópio. As sinéquias musculares costumam ser mais resistentes e recobertas por endométrio. Já as sinéquias fibrosas seriam muito resistentes, espessas e desprovidas de revestimento endometrial.[8,11]

**Quadro 5-2.** Classificação da síndrome de Asherman por Hamou, 1983[9]

| | |
|---|---|
| **Localização das aderências** | ▪ Ístmica<br>▪ Marginal<br>▪ Central |
| **Tamanho das aderências** | ▪ < 1 cm²<br>▪ > 1 cm² |
| **Tipo de aderências** | ▪ Endometriais – brancas, vascularização semelhante ao endométrio circundante<br>▪ Aderências de tecido fibroso ou conjuntivo: transparentes, em forma de ponte e pouco vascularizadas<br>▪ Aderências miometriais: altamente vascularizadas e extensas aderências |

**Quadro 5-3.** Classificação de sinéquias pela European Society of Gynaecological Endoscopy[10]

| Classificação | Extensão das aderências intrauterinas |
|---|---|
| I | Aderências finas, facilmente rompidas pela bainha do histeroscópio, regiões cornuais livres |
| II | Aderência fina, única, conectando partes separadas da cavidade, não podendo ser rompida pela bainha do histeroscópio<br>Regiões cornuais e óstios tubários visíveis |
| IIa | Oclusão somente do OCI do colo uterino, cavidade uterina normal |
| III | Múltiplas aderências firmes, ligando partes separadas da cavidade. Obliteração unilateral de óstios tubários |
| IV | Aderências densas, extensas, com obliteração parcial da cavidade<br>Regiões cornuais parcialmente ocluídas em ambos os lados |
| Va | Extenso dano endometrial e fibrose em combinação com aderências de graus I e II e com amenorreia ou acentuada hipomenorreia |
| Vb | Extenso dano endometrial e fibrose em combinação com aderências de graus III e IV e com amenorreia |

**Quadro 5-4.** Classificação da síndrome de Asherman pela American Fertility Society (AFS), 1988[9]

| | | | |
|---|---|---|---|
| **Extensão da cavidade envolvida** | < 1/3 (1) | 1/3-2/3 (2) | > 2/3 (4) |
| **Tipo de aderência** | Finas (1) | Finas e densas (2) | Densas (4) |
| **Fluxo menstrual** | Normal (1) | Diminuído (2) | Amenorreia (4) |
| **Estágio I** | Leve | 1-4 | |
| **Estágio II** | Moderada | 5-8 | |
| **Estágio III** | Severa | 9-12 | |

## TRATAMENTO

Na ausência de sintomas ou desejo de engravidar, a presença de aderências tem questionável significância clínica, não necessitando de tratamento.

O tratamento das aderências intrauterinas é cirúrgico e está indicado na presença de sinais e sintomas (dor, anormalidades menstruais, hematometra), nas pacientes com infertilidade e naquelas com perdas gestacionais recorrentes.

O objetivo primário do tratamento é restaurar a normalidade de volume e forma da cavidade uterina, restabelecer a comunicação da cavidade uterina tanto com canal quanto com ambas as trompas.

Após cirurgia de liberação de sinéquias, o objetivo é reduzir o risco de formação de novas aderências pós-operatórias e promover a reepitelização da cavidade com endométrio funcional, visando a normalização do fluxo menstrual, melhora dos sintomas clínicos e da fertilidade.

Histeroscopia é considerada padrão-ouro por ser método de maior acurácia para diagnóstico e tratamento.[2,5,8] Permite a identificação das sinéquias sob visão direta, avalia sua extensão, as características morfológicas, a localização, a qualidade do endométrio, assim como a avaliação de óstios tubários, além de possibilitar o tratamento no mesmo momento. Não existem evidências para justificar procedimentos realizados às cegas para o tratamento.[5]

Várias são as técnicas descritas para liberação de aderências sob visão histeroscópica. A seção mecânica das aderências com tesouras é descrita como método preferencial. Instrumentos de eletrocirurgia (ressectoscópio), com uso de corrente monopolar ou bipolar, são utilizados para seccionar as aderências, com a vantagem de um corte preciso e boa hemostasia, mas com a desvantagem do potencial risco de lesão visceral no caso de perfuração uterina, e maior dano endometrial, predispondo a um maior risco de recorrência. O uso da corrente bipolar tem a vantagem de provocar menos lesão no endométrio adjacente, quando comparado com a energia monopolar (Figs. 5-6 a 5-17).[12]

Nas situações de extensas e densas aderências, o acompanhamento com ultrassonografia e/ou laparoscopia, se usados de forma apropriada, pode ajudar a prevenir perfurações ou minimizar suas consequências. A cirurgia histeroscópica guiada por ultrassom apresenta menores riscos de perfuração (1,9%) do que a cirurgia não guiada (5,6%) ou mesmo guiada por laparoscopia (8,7%).[6]

A dissecção histeroscópica guiada por fluoroscopia tem sido relatada. A técnica é cara e expõe a paciente à radiação ionizante.[5] Nos casos de sinéquias severas, a utilização de fluoroscopia facilita a visualização dos nichos de endométrio na profundidade da cavidade, não acessíveis inicialmente à visão, além de permitir a avaliação da permeabilidade tubária. Hanstede *et al.*,[3] publicaram resultados de 10 anos de experiência com histeroscopia guiada por fluoroscopia para tratamento de síndrome de Asherman. No estudo, a cavidade uterina foi restaurada após uma a três histeroscopias em 95% das mulheres e menstruações foram restabelecidas em 97,8% dos casos. Não relataram *follow-up* de sucesso reprodutivo e concluíram que a grande maioria das pacientes pode ser beneficiada com o método, que se mostrou efetivo também para evitar perfuração uterina.[1,3]

Estudos avaliando resultados do tratamento histeroscópico de AIU relatam restauração do fluxo menstrual para normalidade em 75% a 100% dos casos.[1,3] As taxas de sucesso dependem da severidade das aderências. O efeito na fertilidade é influenciado pela idade da paciente, e se for infertilidade primária ou secundária. As taxas de gravidez variam de 25% a 76%, e as taxas de parto nas mulheres que engravidaram variam de 25% a 79,7%.[1]

# ADERÊNCIAS INTRAUTERINAS – SÍNDROME DE ASHERMAN

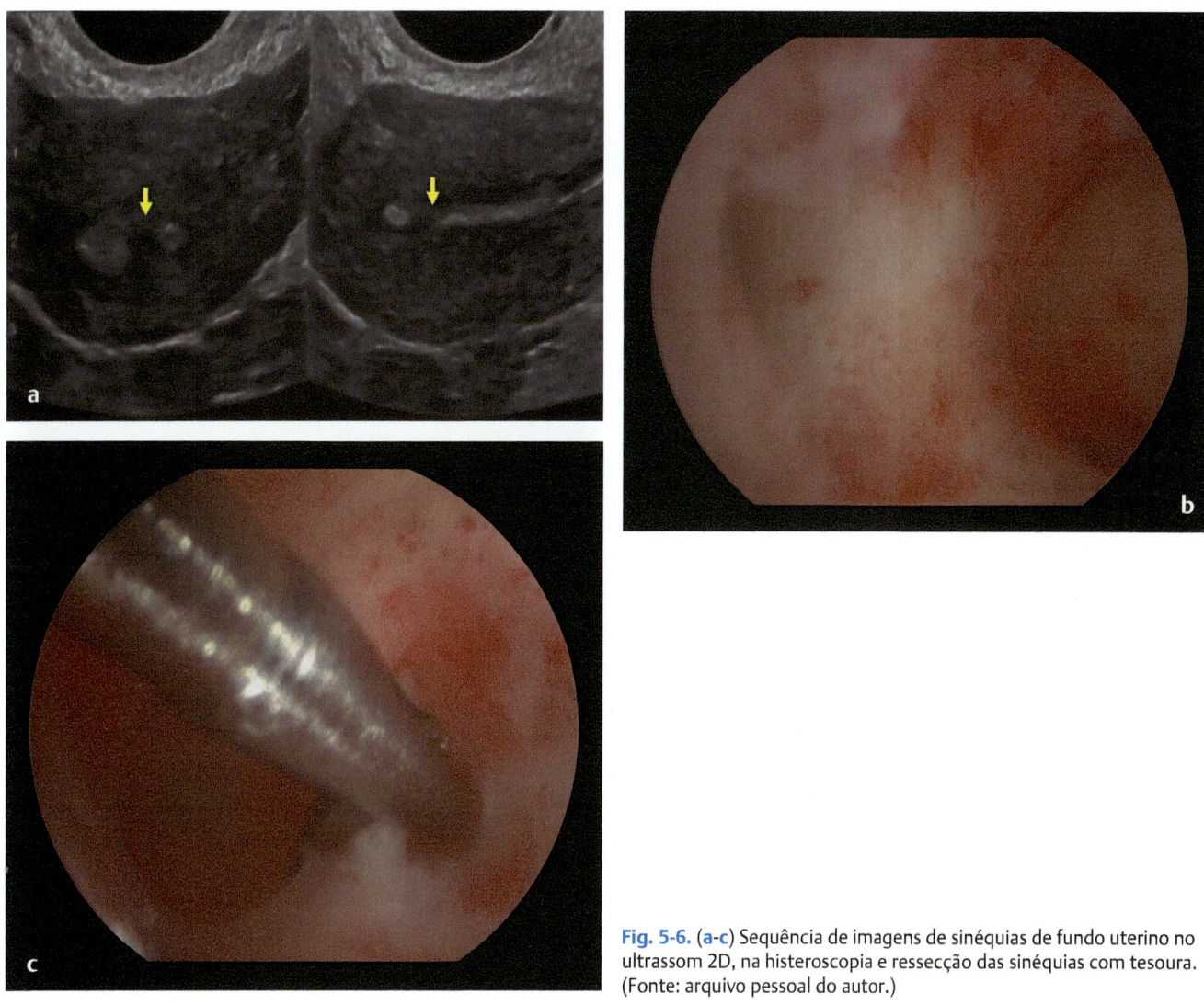

**Fig. 5-6. (a-c)** Sequência de imagens de sinéquias de fundo uterino no ultrassom 2D, na histeroscopia e ressecção das sinéquias com tesoura. (Fonte: arquivo pessoal do autor.)

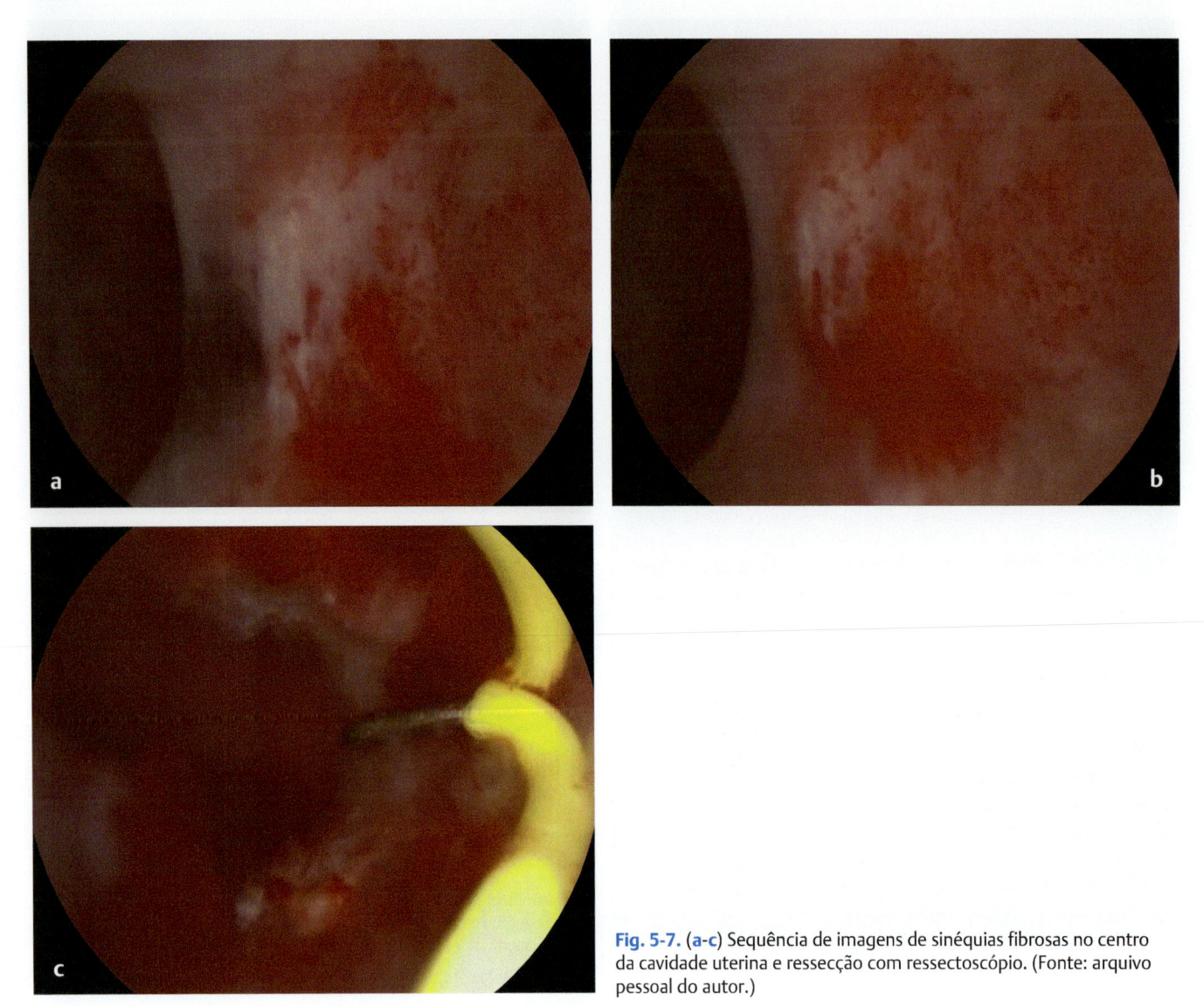

**Fig. 5-7. (a-c)** Sequência de imagens de sinéquias fibrosas no centro da cavidade uterina e ressecção com ressectoscópio. (Fonte: arquivo pessoal do autor.)

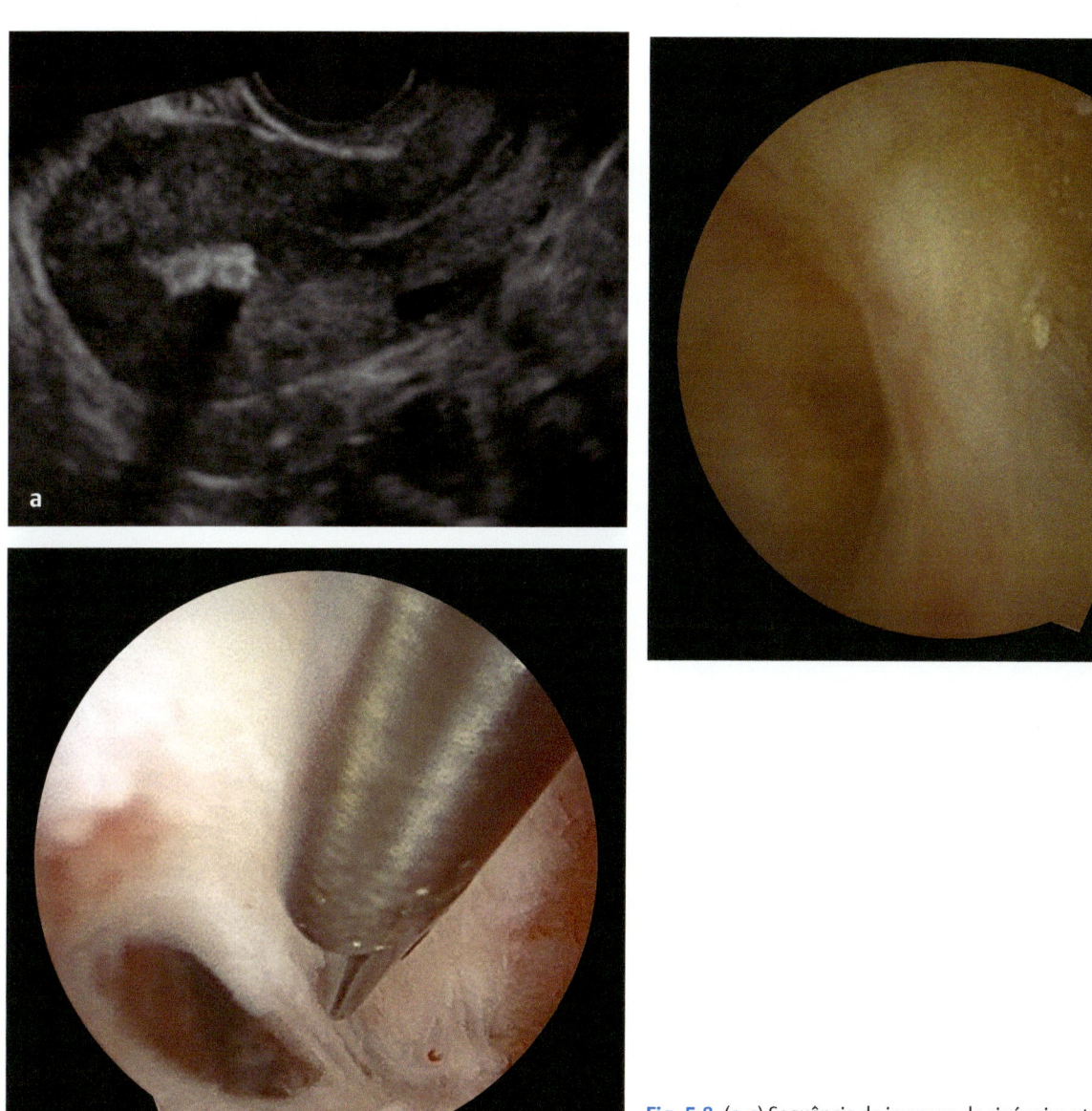

**Fig. 5-8. (a-c)** Sequência de imagens de sinéquias uterinas ao ultrassom 2D, na histeroscopia e ressecção com tesoura. (Fonte: arquivo pessoal do autor.)

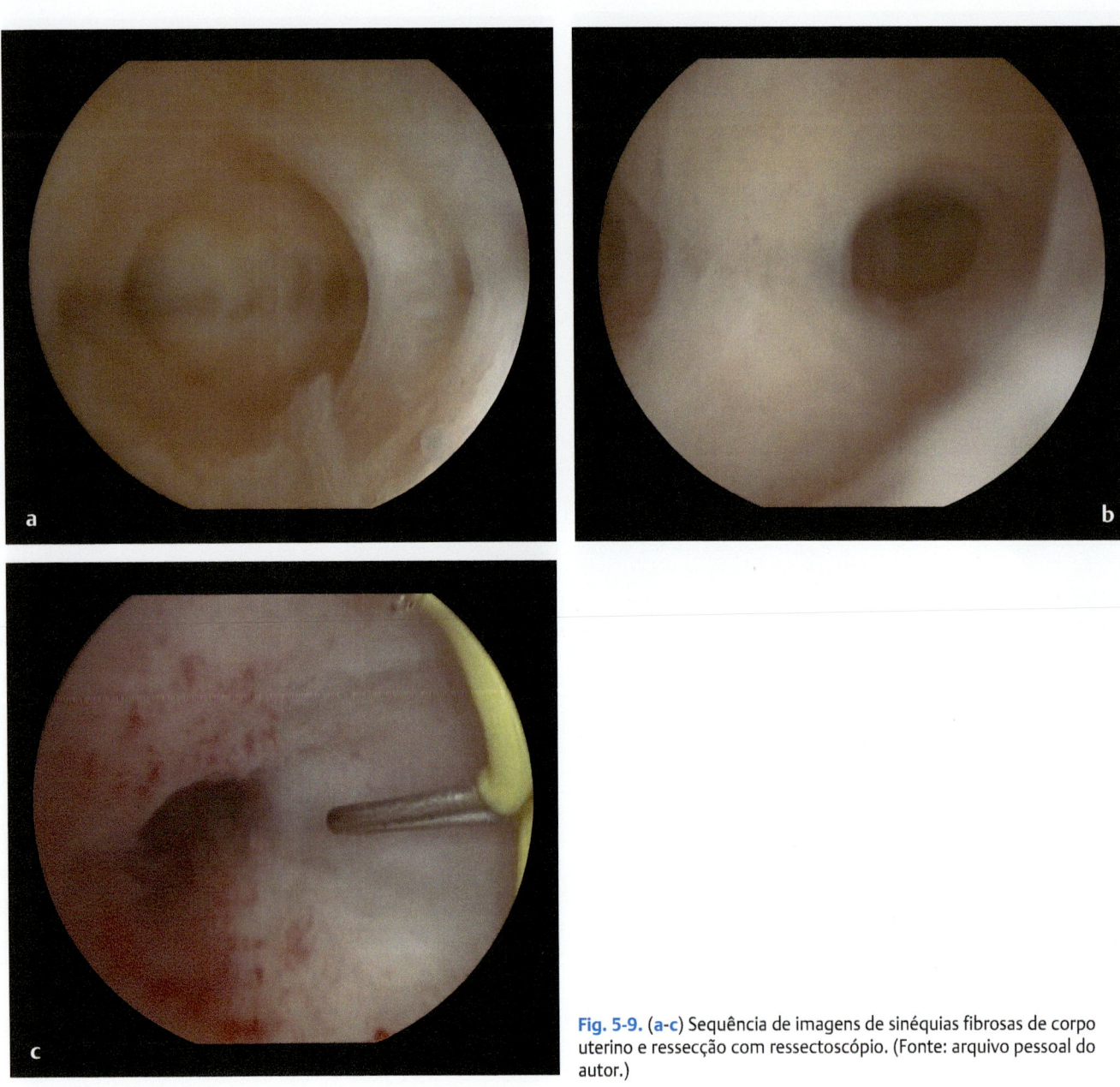

**Fig. 5-9.** (a-c) Sequência de imagens de sinéquias fibrosas de corpo uterino e ressecção com ressectoscópio. (Fonte: arquivo pessoal do autor.)

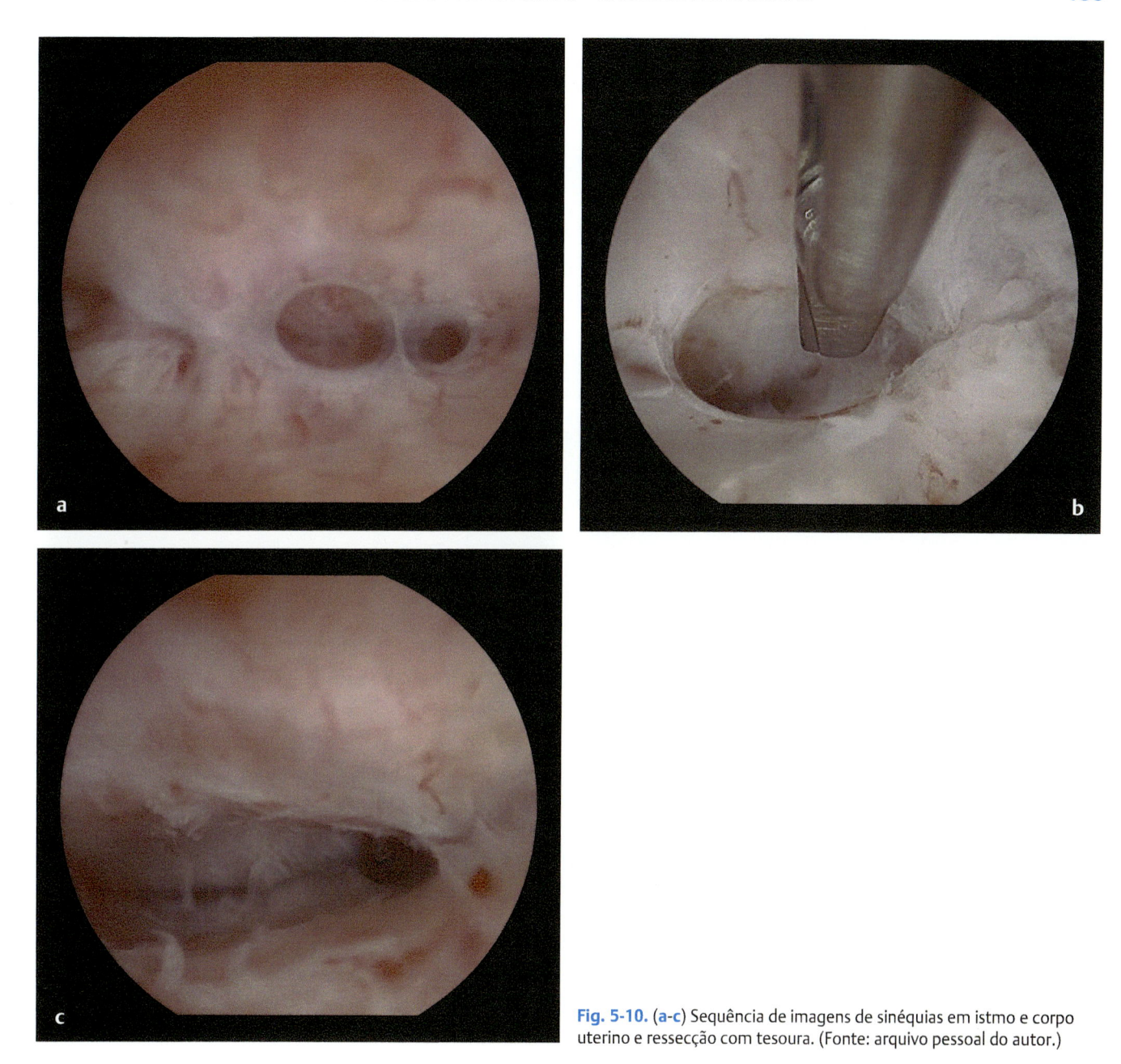

**Fig. 5-10.** (a-c) Sequência de imagens de sinéquias em istmo e corpo uterino e ressecção com tesoura. (Fonte: arquivo pessoal do autor.)

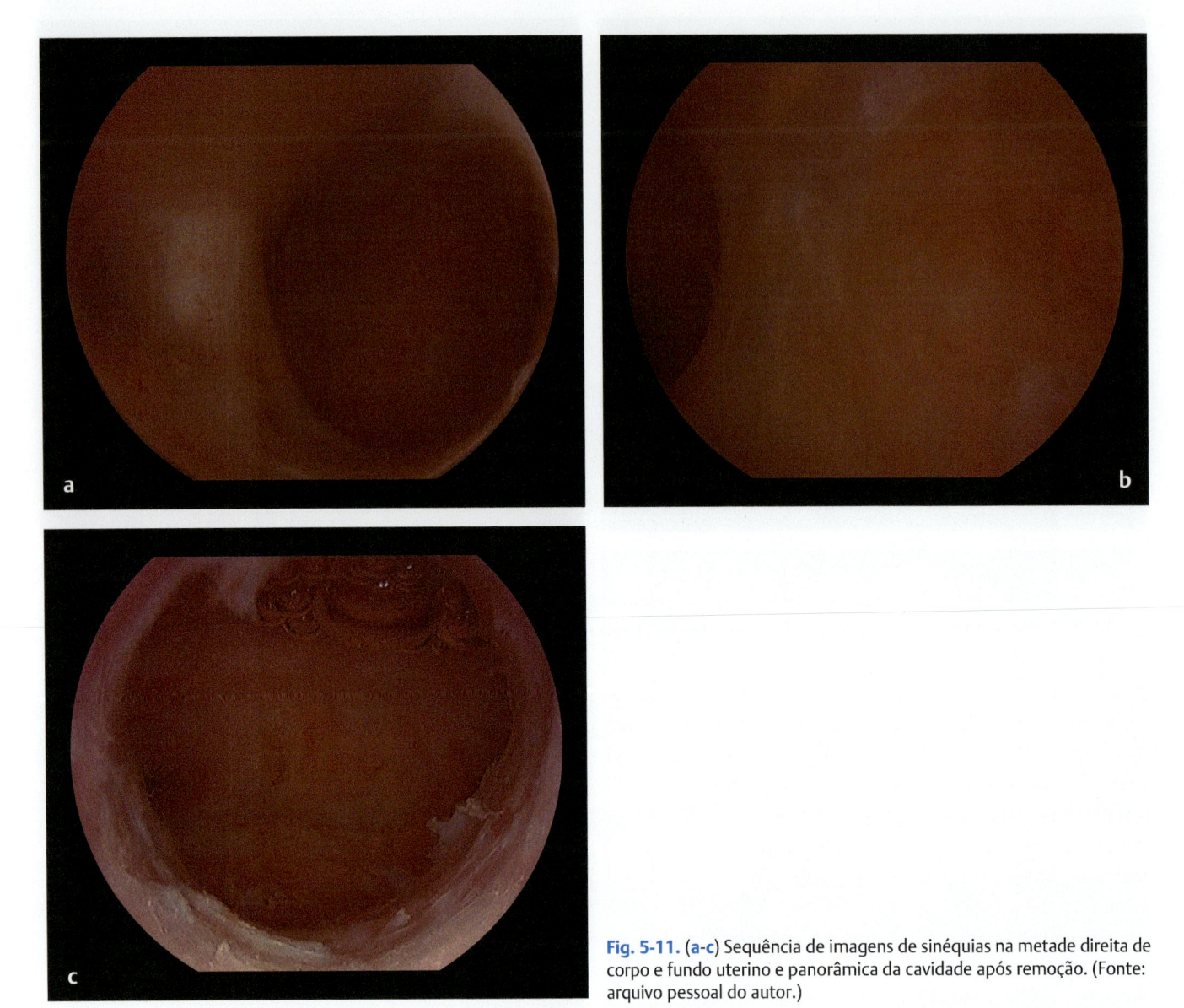

**Fig. 5-11. (a-c)** Sequência de imagens de sinéquias na metade direita de corpo e fundo uterino e panorâmica da cavidade após remoção. (Fonte: arquivo pessoal do autor.)

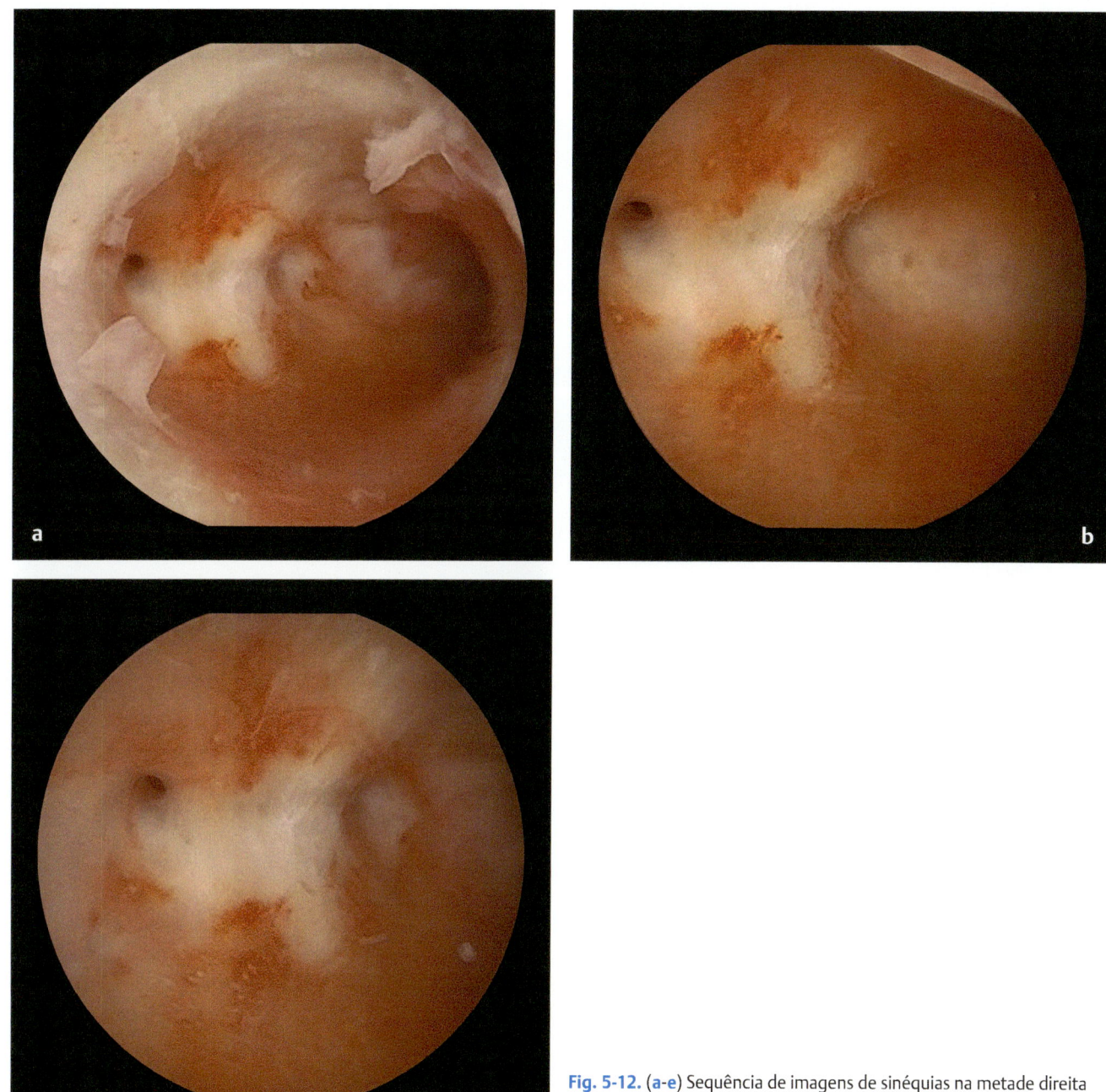

# ADERÊNCIAS INTRAUTERINAS – SÍNDROME DE ASHERMAN

**Fig. 5-12. (a-e)** Sequência de imagens de sinéquias na metade direita de fundo uterino e corno direito, ressecção com tesoura e panorâmica da cavidade após remoção. (Fonte: arquivo pessoal do autor.) *(Continua)*

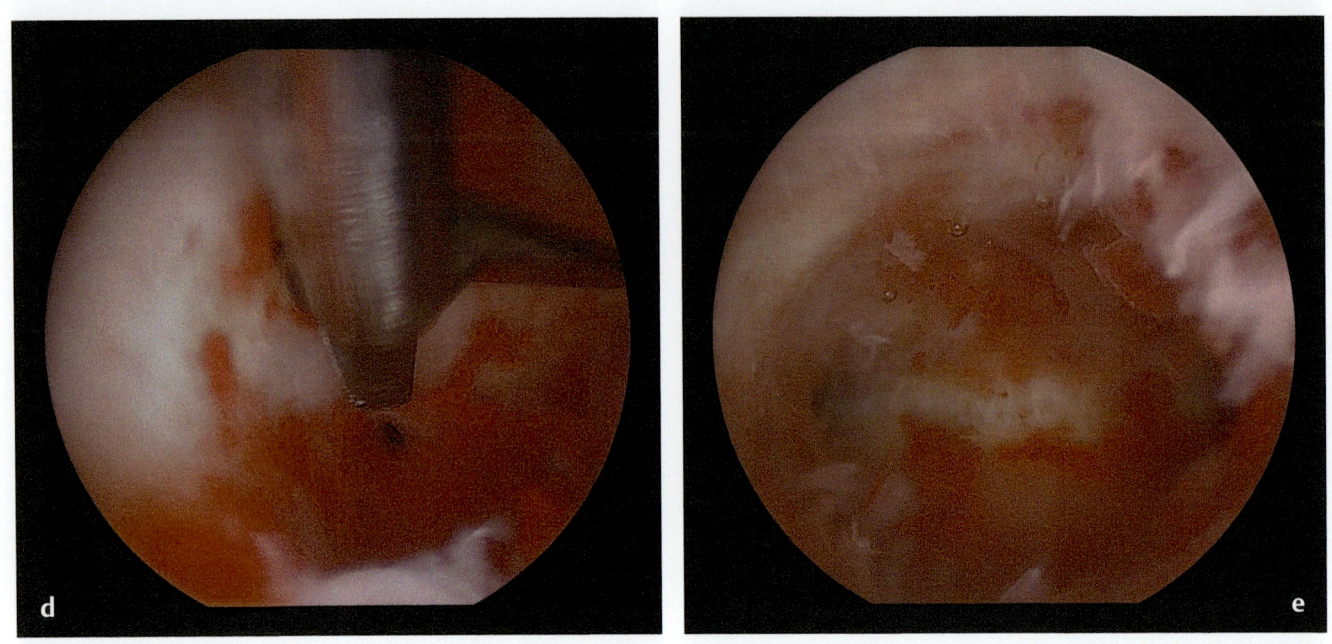

**Fig. 5-12.** *(Cont.)*

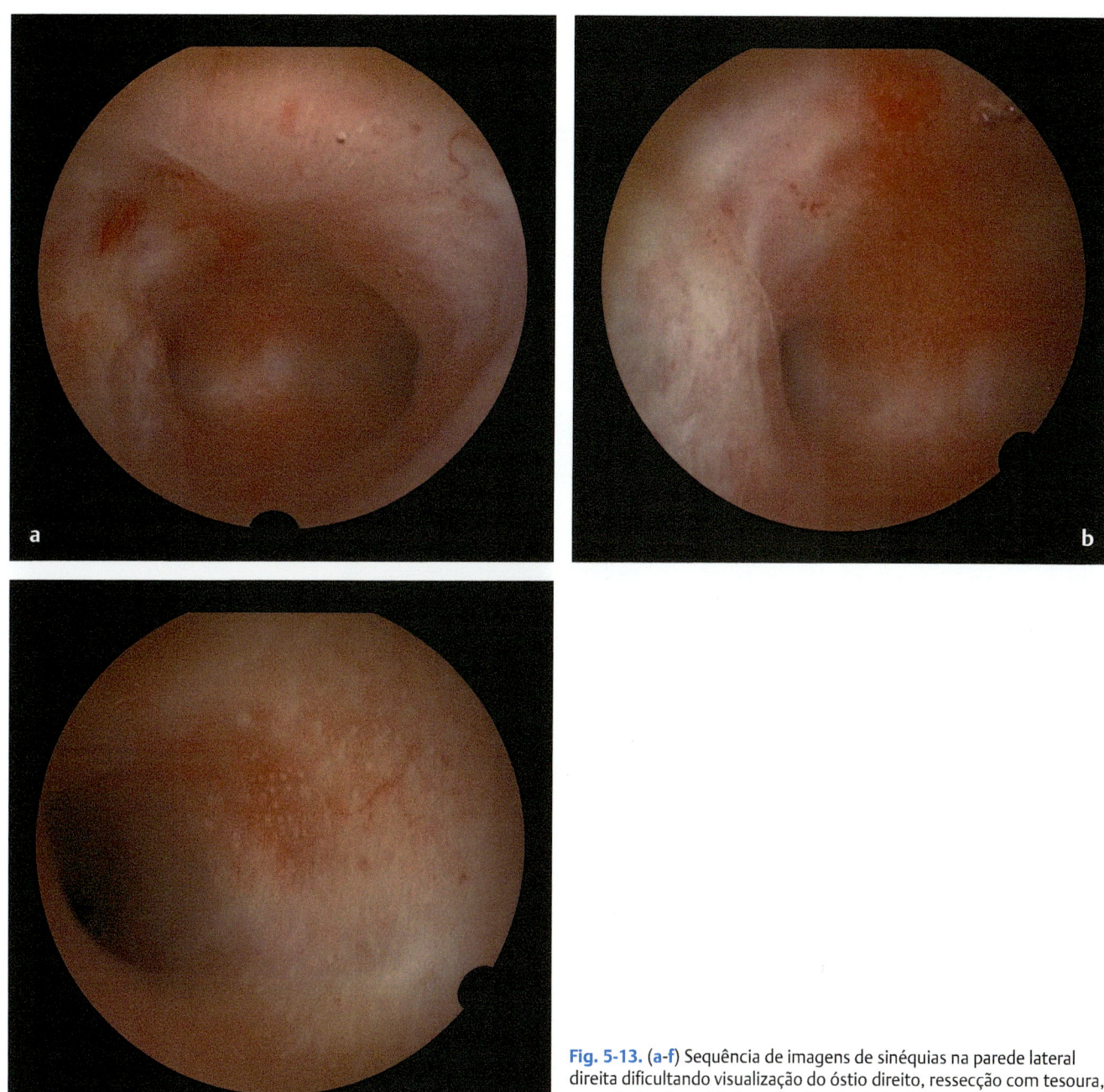

# ADERÊNCIAS INTRAUTERINAS – SÍNDROME DE ASHERMAN

**Fig. 5-13.** (a-f) Sequência de imagens de sinéquias na parede lateral direita dificultando visualização do óstio direito, ressecção com tesoura, panorâmica da cavidade e visualização óstio direito após remoção. (Fonte: arquivo pessoal do autor.) *(Continua)*

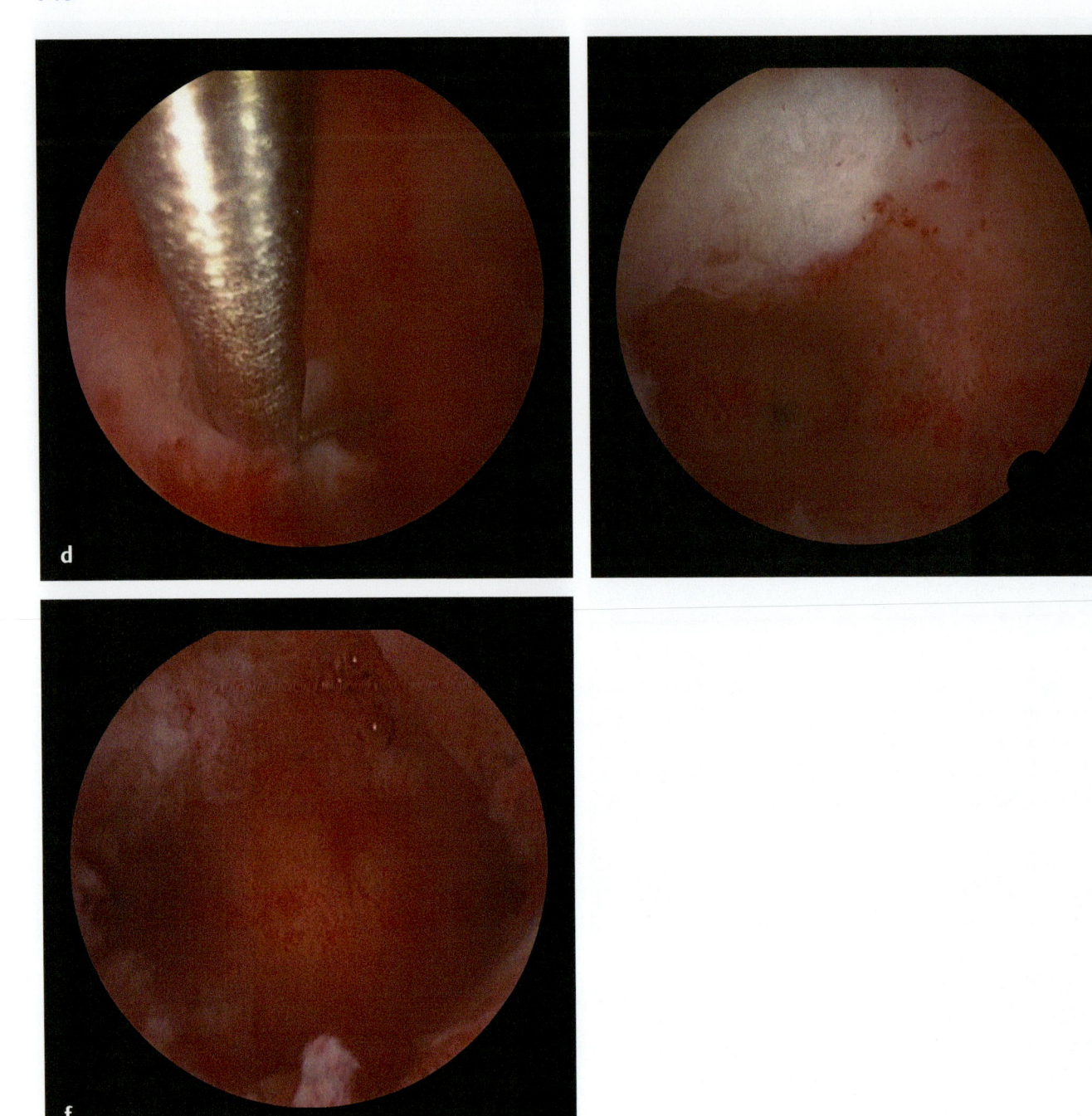

**Fig. 5-13.** *(Cont.)*

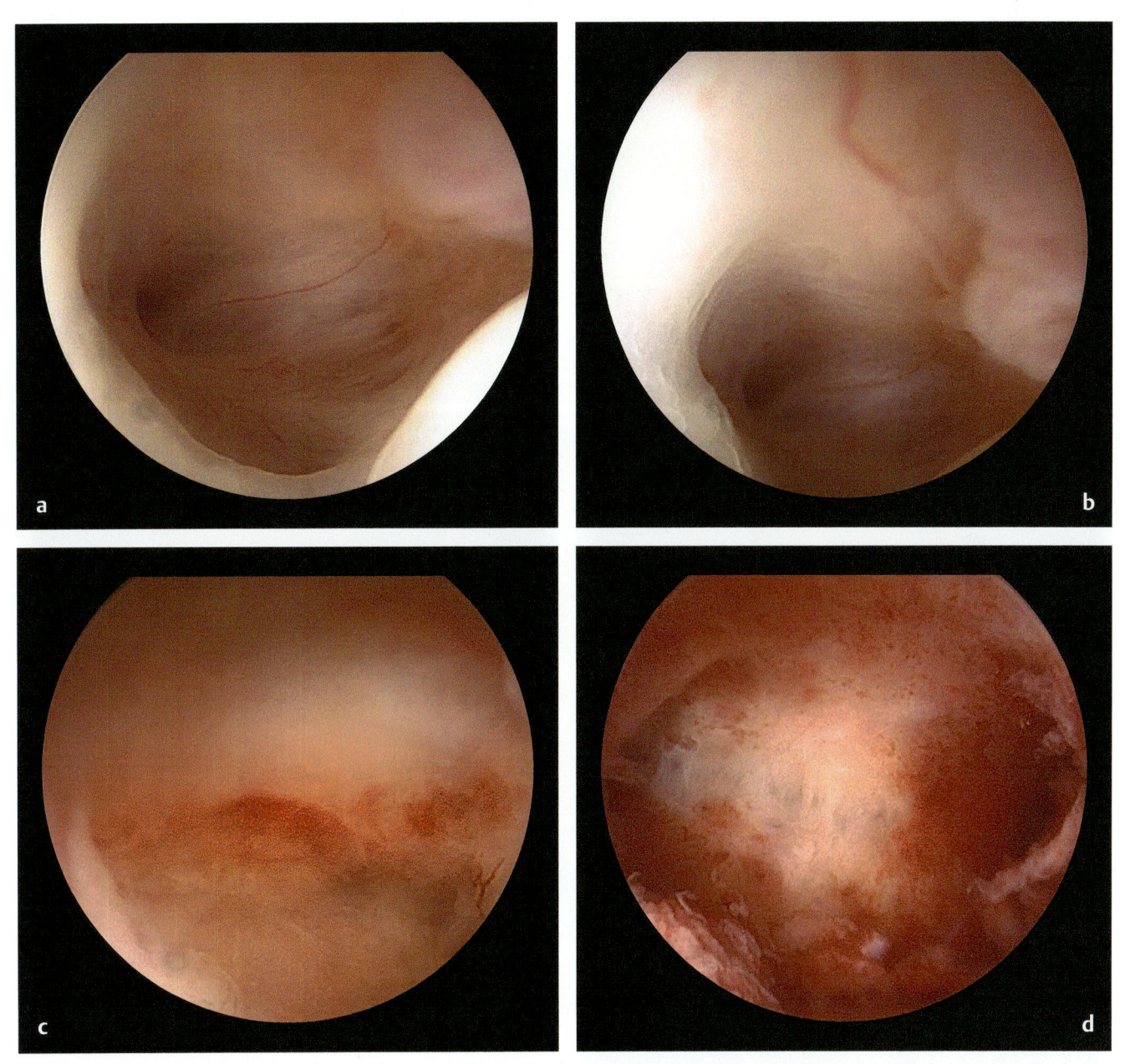

# ADERÊNCIAS INTRAUTERINAS – SÍNDROME DE ASHERMAN 141

**Fig. 5-14. (a-d)** Sequência de imagens de sinéquias na metade superior de corpo e fundo uterino, e panorâmica da cavidade após remoção. (Fonte: arquivo pessoal do autor.)

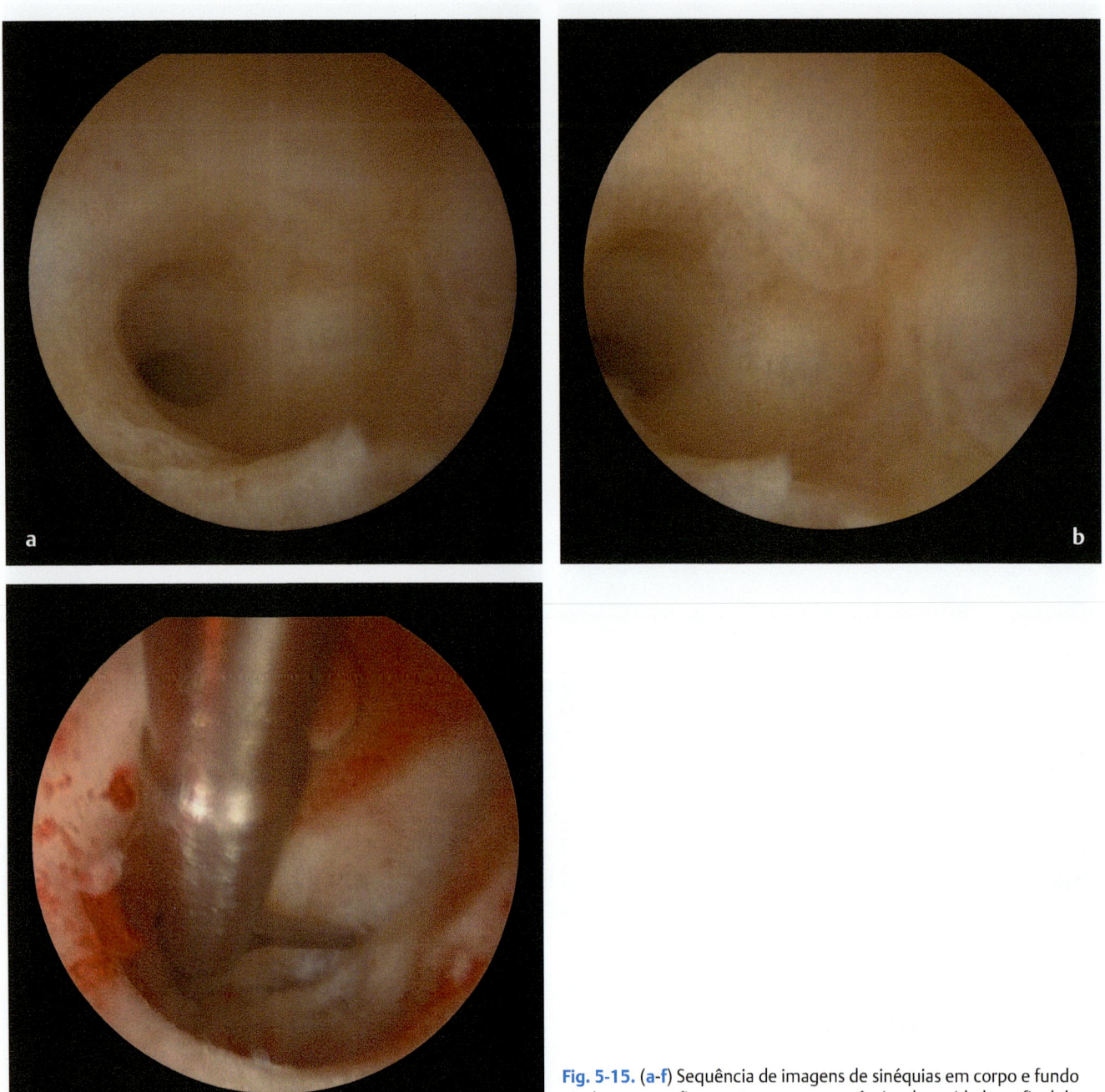

**Fig. 5-15. (a-f)** Sequência de imagens de sinéquias em corpo e fundo uterino, ressecção com tesoura e panorâmica da cavidade ao final do procedimento. (Fonte: arquivo pessoal do autor.) *(Continua)*

Fig. 5-15. (Cont.)

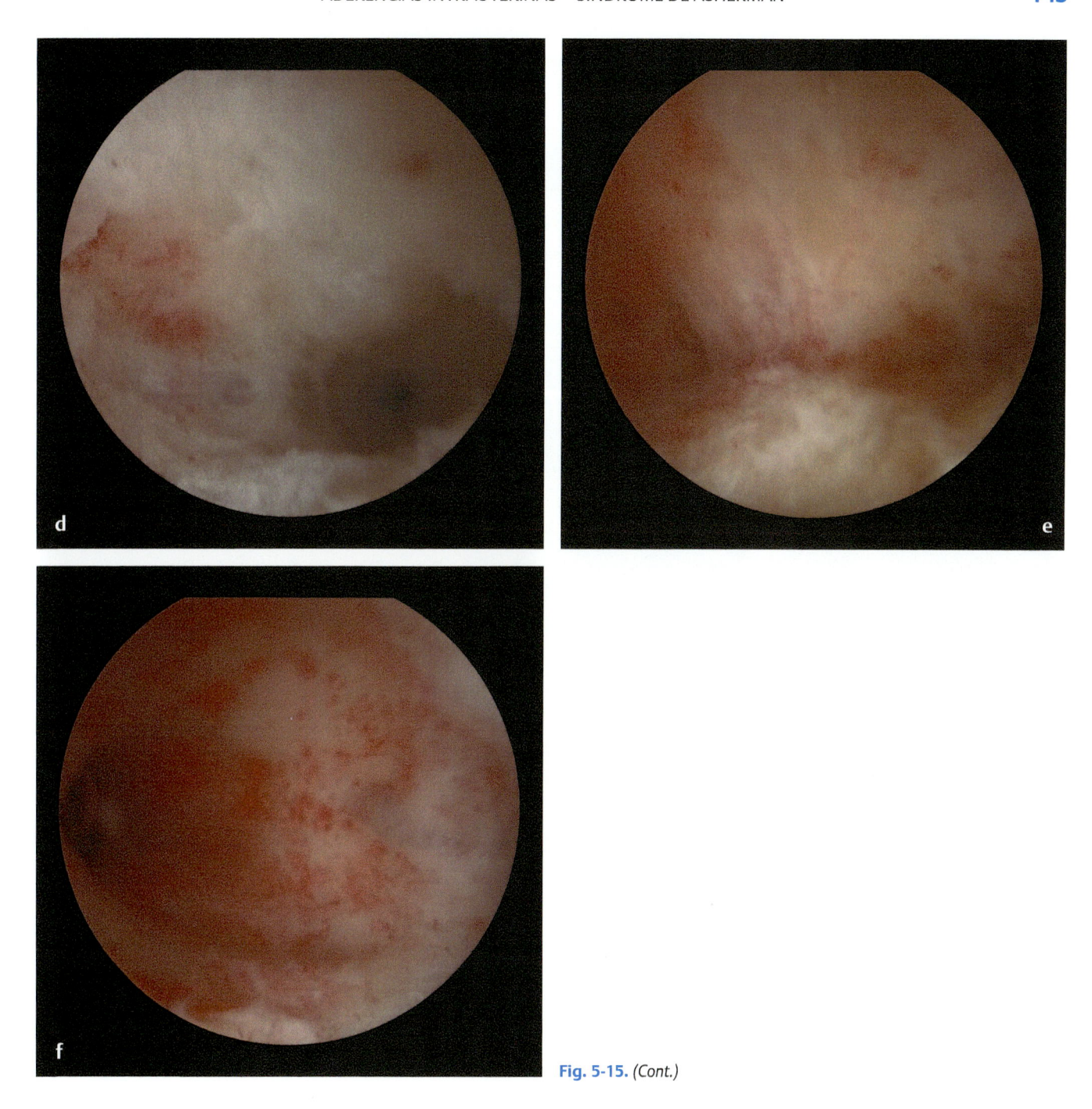

**Fig. 5-16.** (a-f) Sequência de imagens de sinéquias em ambas as regiões cornuais e fundo uterino, ressecção com tesoura e panorâmica da cavidade ao final do procedimento. (Fonte: arquivo pessoal do autor.) *(Continua)*

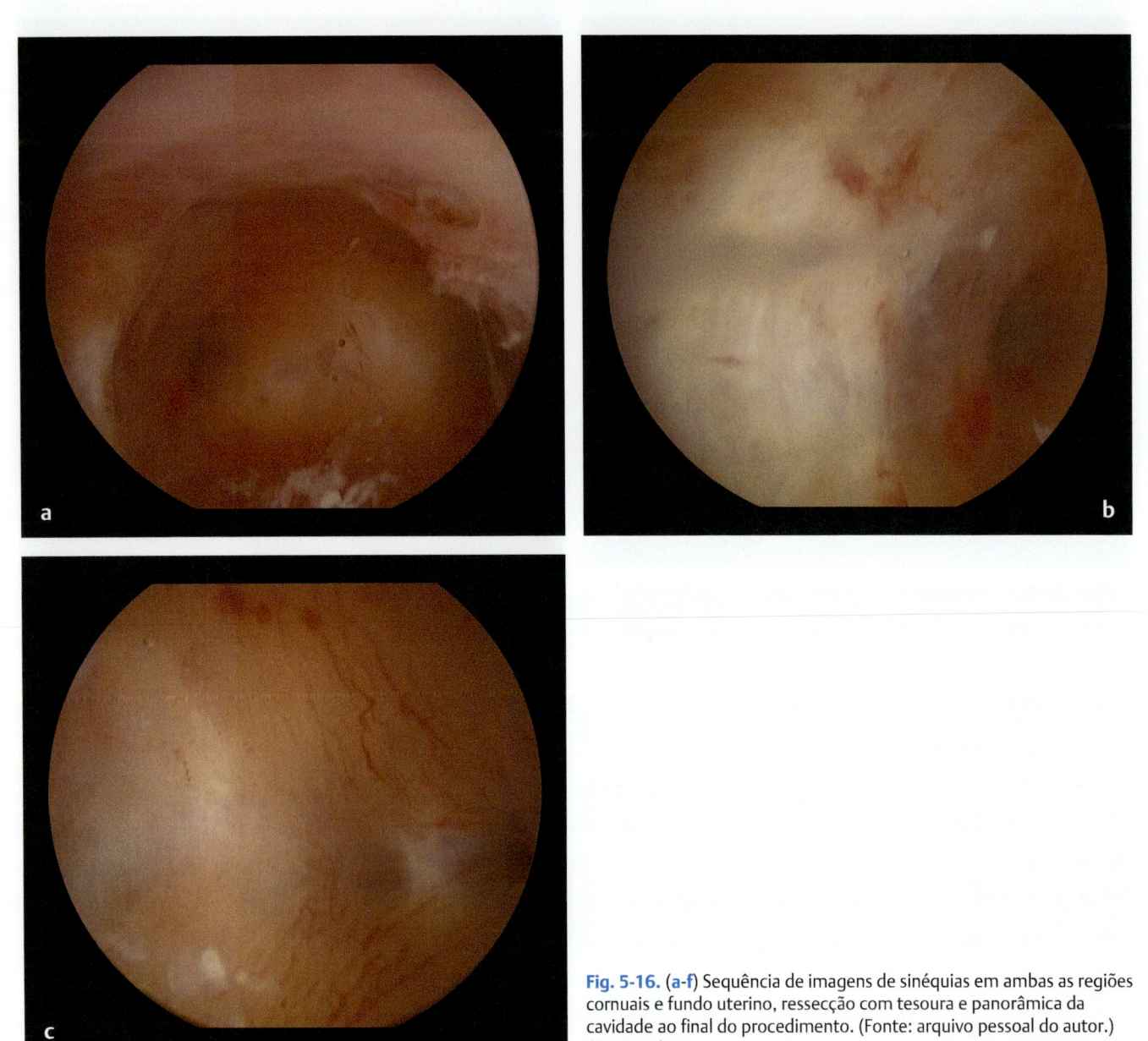

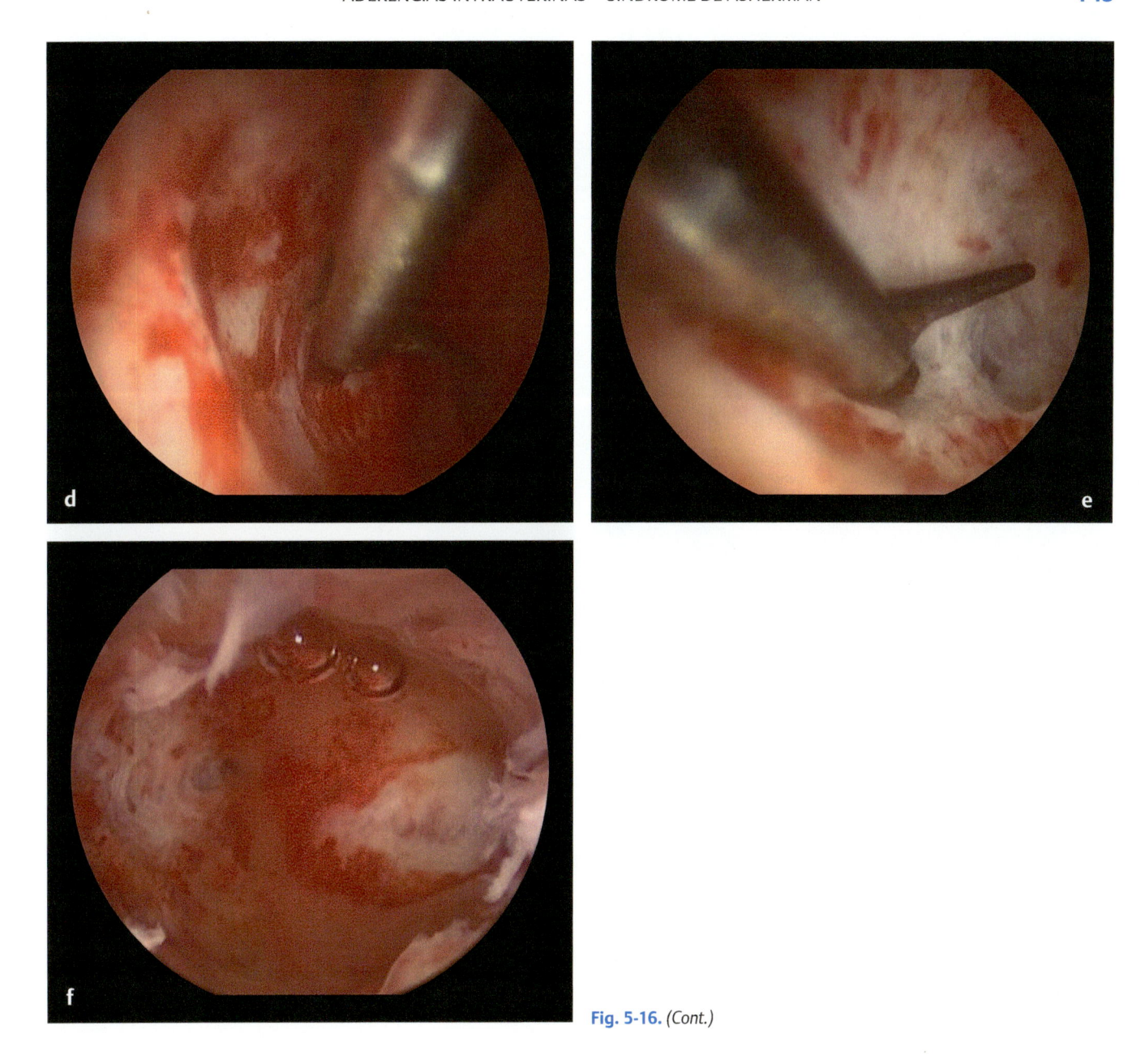

# ADERÊNCIAS INTRAUTERINAS – SÍNDROME DE ASHERMAN

**Fig. 5-16.** *(Cont.)*

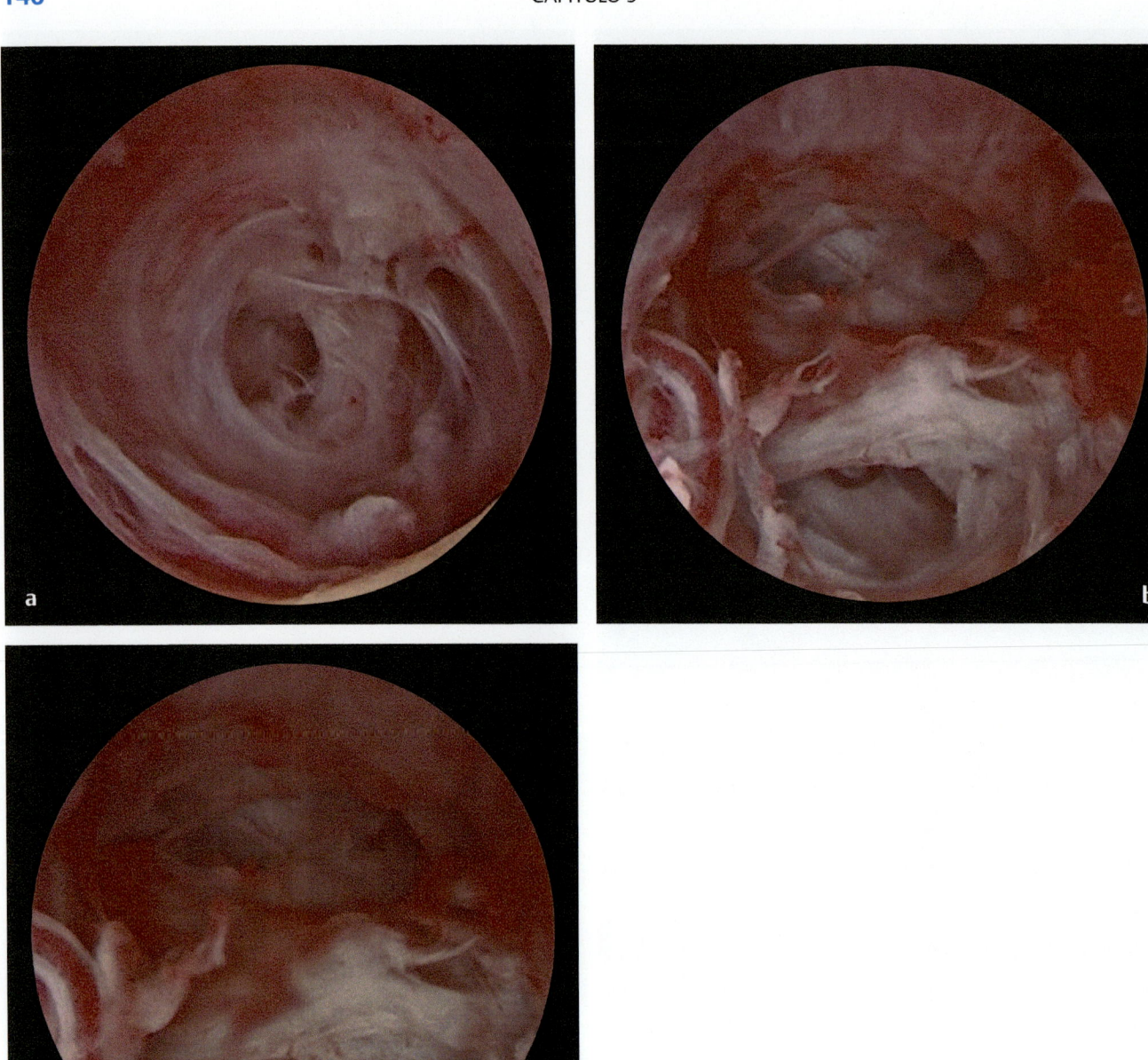

**Fig. 5-17. (a-f)** Sequência de imagens de cavidades totalmente ocluídas por sinéquias. (Fonte: arquivo pessoal do autor.) *(Continua)*

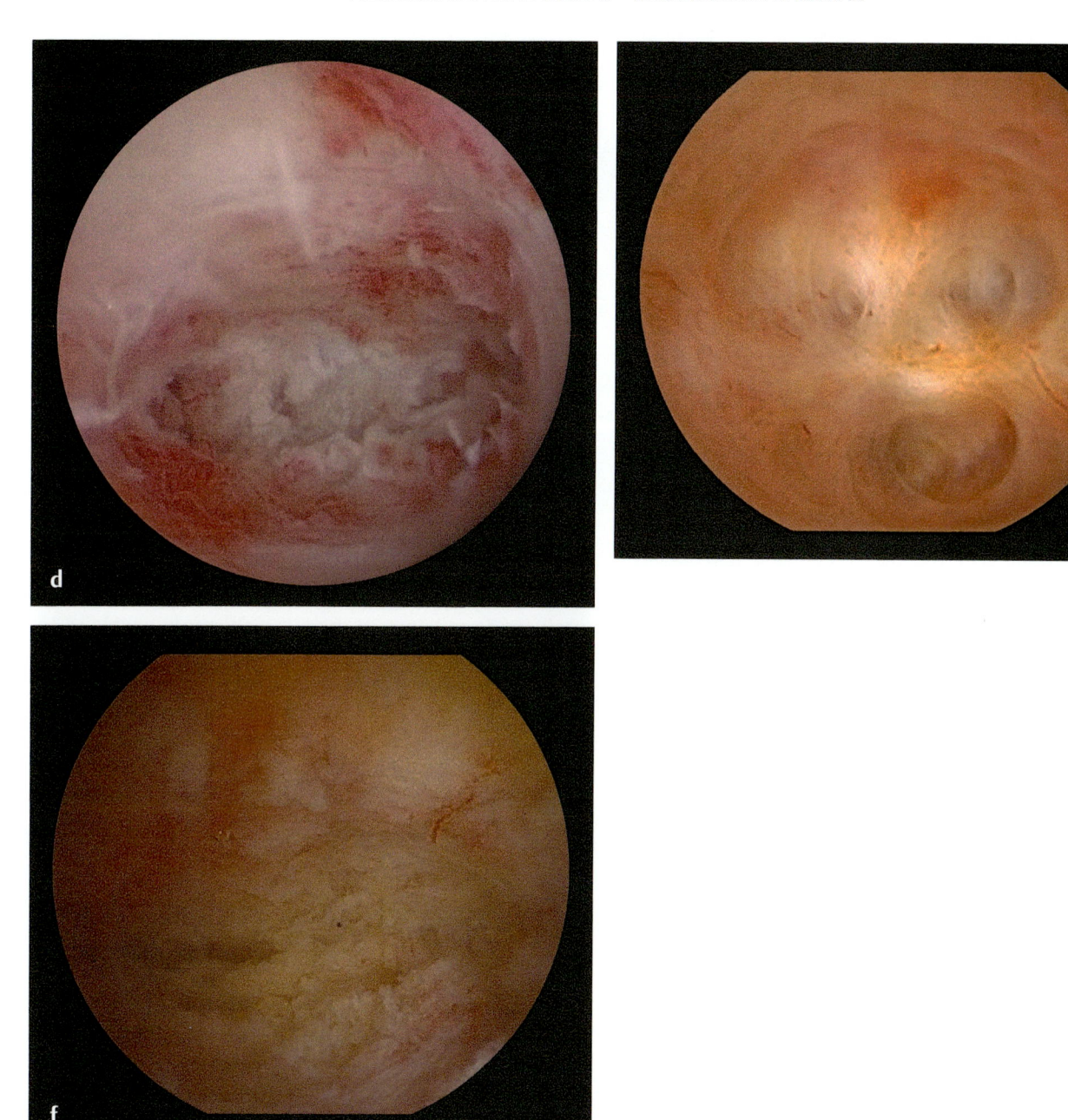

ADERÊNCIAS INTRAUTERINAS – SÍNDROME DE ASHERMAN

**Fig. 5-17.** *(Cont.)*

## ESTRATÉGIA CIRÚRGICA HISTEROSCÓPICA PARA EVITAR SINÉQUIAS[11]

- Evitar trauma no endométrio e miométrio saudável circundante.
- Preferir ressecção mecânica; evitar ou reduzir uso de eletrocirurgia.
- Quando utilizada eletrocirurgia, preferir sempre energia bipolar.
- Evitar dilatação cervical forçada, por meio da utilização de equipamentos de menor diâmetro.

## RECORRÊNCIA

A recorrência de sinéquias no pós-operatório é problema amplamente discutido na literatura e estimada em 20% a 60%, dependendo da severidade do quadro inicial. As taxas variam de 3% a 23% nos casos de sinéquias leves a moderadas e podem variar de 20% a 65% nos casos de maior severidade. Várias publicações discutem diversos métodos de prevenção.[1]

Uma segunda histeroscopia (*second-look hysteroscopy*), realizada após cirurgia de liberação de aderências intrauterinas, tem sido recomendada como melhor método de prevenção de novas sinéquias.[9] Quando realizada no período de 2 semanas a 2 meses após a primeira histeroscopia, os resultados são melhores na recuperação da cavidade uterina.[5,8,10]

A inserção de barreiras sólidas, como DIUs, para separar as paredes uterinas após liberação de sinéquias, tem sido descrita há muitos anos. A utilização de dispositivos que contenham cobre ou progestinas não são recomendados. O DIU de cobre tem ação inflamatória na mucosa endometrial e pequena área de superfície. O DIU de levonorgestrel, por seu efeito hormonal, dificulta e regeneração endometrial.[10] Dispositivos intrauterinos inertes e com grande superfície seriam adequados, porém, estão indisponíveis atualmente no mercado.

Estudos utilizando balão insuflado de sonda de Foley (10 Fr) por um período de 7 a 10 dias, demonstraram melhores resultados do que uso de DIU. Outros balões têm sido descritos na literatura, mas não são disponíveis no Brasil. O risco de infecção parece ser mínimo quando barreiras sólidas são utilizadas.

Barreiras semissólidas, como gel a base de ácido hialurônico, reduzem a formação de aderências, apesar das taxas de gestação após tratamento serem desconhecidas.[5,6] A associação de uma segunda histeroscopia no prazo de 1-2 meses com o uso de gel de barreira parece ser a melhor estratégia de prevenção e tratamento pós-operatório de aderências.[5,12]

O uso de estrogênio isoladamente, ou associado à progesterona, tem sido avaliado em diversos estudos publicados, pois promove a reepitelização endometrial nas áreas desnudas, um aumento significativo da angiogênese e diminuição da fibrose, reduzindo a recorrência de aderências pós-operatórias. Não existe, até o momento, consenso com relação à dosagem ideal de estrógenos, assim como tempo de uso e via de administração da progesterona (oral ou vaginal). Estudos comparando 4 mg e 10 mg de estradiol oral, ou 2 e 6 mg do mesmo hormônio, não demonstram melhores resultados com maiores dosagens. A associação de estrogênio com DIU e sonda de Foley (barreira sólida) parece melhorar os resultados.[1,6,13]

Vários outros agentes têm sido propostos, mas com utilização restrita a protocolos de pesquisa, como por exemplo DIU para liberação de estrogênio, citrato de sildenafila 100 mg, L-arginina, membrana amniótica isolada ou envolvendo balão, *Polyethyline glycol (Spray Gel)*, *Seprafilm*, *Hyalobarrier* e transplante de células-tronco.[14]

O tratamento com células-tronco deverá oferecer uma alternativa efetiva no tratamento das AIU.[5] Protocolos experimentais para reconstituição do endométrio, a partir do uso de células-tronco provenientes da própria paciente, perecem promissores. Essas células podem derivar de células sanguíneas da própria paciente, de tecido amniótico fresco ou congelado, ou de outras fontes. Apesar do tratamento com células-tronco ter se tornado uma esperança para muitos problemas de saúde, muitos problemas relacionados com o seu uso devem ainda ser solucionados. O uso desses materiais é aceito apenas em protocolos de pesquisa.[1,14,15]

Recentemente observamos, por meio das inúmeras publicações, um interesse crescente na utilização de infusões intrauterinas de plasma rico em plaquetas autólogas (PRP), após adesiólise, para prevenir a recorrência de aderências e melhorar resultados clínicos, uma vez que o PRP promove a proliferação endometrial, modula ambiente imunológico endometrial e aumenta a receptividade endometrial.[16,17]

PRP é derivado do próprio sangue da paciente e possui significativo número de fatores de crescimento, incluindo fator de crescimento derivado de plaquetas, fator de crescimento endotelial vascular e várias citocinas que auxiliam no processo de cicatrização. Devido a estes atributos, PRP emergiu como uma intervenção promissora na promoção da cicatrização de feridas, angiogênese e reconstrução de tecidos em diversas especialidades médicas.[16]

Diversas publicações têm demonstrado resultados promissores no manejo de AIU com PRP, porém, mais estudos em larga escala são necessários com protocolos mais definidos para sua utilização. O uso de PRP tem se mostrado seguro e com grande potencial para melhora de resultados em pacientes com AIU.[17]

Em revisão sistemática e meta-análise publicada recentemente por Wang G *et al.*, os estudos analisados revelaram que o grupo de pacientes que utilizaram PRP mostrou melhoras significativas em todos os resultados primários em comparação com os grupos de controle ou terapia convencional. O PRP diminuiu significativamente a recorrência de aderências em mulheres submetidas a tratamento histeroscópico para AIU. Taxa clínica de gravidez, duração da menstruação, fluxo menstrual, espessura endometrial e pontuação na classificação AFS melhoraram no grupo PRP. No entanto, nenhuma diferença significativa foi observada para a taxa de nascidos vivos, gravidez bioquímica e taxa de abortamentos.[16,17]

As chances de gestação e parto de feto vivo após cirurgia são baixas na presença de doença severa ou moderada. Mesmo com a cavidade reconstituída e menstruações presentes, a reconstituição de um endométrio normal para concepção pode não acontecer. Além disso, aderências intrauterinas podem resultar em repetidas perdas gestacionais, a despeito de tratamento cirúrgico, além de complicações obstétricas, incluindo acretismo placentário e placenta retida.

## SUMÁRIO E RECOMENDAÇÕES[5]

- Está bem estabelecido pela literatura médica vigente que a histeroscopia é o melhor método para diagnóstico e tratamento de aderências intrauterinas.
- A aplicação de métodos de barreira após cirurgias maiores reduz significativamente a formação de novas aderências no pós-operatório, embora as informações sobre resultados na fertilidade sejam ainda limitadas.
- A histeroscopia para liberação de sinéquias pode ser guiada por ultrassom (melhores resultados), laparoscopia ou fluoroscopia.
- Uso de métodos de barreira sólidos, como DIU, *stents* ou balão de sonda de Foley parecem reduzir taxas de aderências pós-operatórias, embora as informações sobre resultados na fertilidade sejam ainda limitadas.
- Quando utilizado, recomenda-se que o DIU seja inerte, ou seja, dispositivo sem progestinas ou cobre.
- Não há evidências para justificar o uso de antibióticos em pré, intra ou pós-operatório de histeroscopia para liberação de aderências, nem mesmo quando utilizado método de barreira sólido.
- Barreiras semissólidas, como as de ácido hialurônico e ACL-hialurônico, reduzem as sinéquias pós-operatórias, embora as informações sobre resultados na fertilidade sejam ainda limitadas.
- Uso de estrogênio com ou sem progesterona no pós-operatório de histeroscopia para liberação de sinéquias deve reduzir a recorrência de sinéquias.
- Medicações adjuvantes para melhorar vascularização endometrial não devem ser utilizadas fora de protocolos de pesquisa.
- Tratamento com PRP tem se mostrado seguro, com resultados promissores inclusive na fertilidade.
- Tratamento com células-tronco tem se mostrado efetivo, embora as informações sobre resultados sejam ainda limitadas.
- Realização de nova histeroscopia (*Second-look hysteroscopy*), após tratamento de AIU, é altamente recomendada.

## REFERÊNCIAS BIBLIOGRÁFICAS

1. Dreisler E, Kjer JJ. Asherman's syndrome: current perspectives on diagnosis and management. Int J Women's Health. 2019;11:191-98.
2. Cedars MI, Adeleye A. Intrauterine adhesions: Clinical manifestation and diagnosis. UpToDate 20024. Disponível em :https://www.uptodate.com.
3. Hanstede MMF, Van Der Meij E, Goedemans L, Emanuel MH. Results of centralized Asherman surgery. 2003-2013. Fert Steril. 2015;104(6):1561-68.
4. Santamaria X, Isaacson K, Simón C. Asherman's Syndrome: it may not be all our fault. Hum Reprod. 2018;33(8):1374-80.
5. AAGL Practice Report: Practice Guidelines on Intrauterine Adhesions Developed in Collaboration With the European Society of Gynaecological Endoscopy(ESGE). J Minim Invasive Gynecol. 2017;24(5):695-705.
6. Torres LA, Roche LA, Campo R et al. Adhesions and Anti-Adhesion Systems Highlights. Facts Views Vis Obgyn. 2019;11(1):137-149.
7. Fowler ML, Mahalingaiah S. Case report of pelvic tuberculosis resulting in Asherman's syndrome and infertility. Fertil Res Pract. 2019;5:8.
8. Mencaglia L, Albuquerque Neto LC. Histeroscopia Cirúrgica. Rio de Janeiro: Editora Médica e Científica Ltda.; 2004.
9. Manchanda R, Rathore A, Carugno J, Della Corte L, Tesarik J, Török P, Vilos GA, Vitale SG. Classification systems of Asherman's syndrome. An old problem with new directions. Minim Invasive Ther Allied Technol. 2021 Oct;30(5):304-310.
10. Lopes RGC. O Endométrio. Rio de janeiro: Biblioteca Atheneu; 2011.
11. Labastida NR. Tratado y Atlas de histeroscopia. Barcelona: Salvat Editores SA; 1990.
12. Lee W-L, Liu C-H, Cheng M et al. Focus on the Primary Prevention of Intrauterine Adhesions: Current Concept and Vision. Int. J.Mol. Sci. 2021;22:5175.
13. Wu T, Fang T, Dong Y et al. Comparison of Secondary Prevention Following Hysteroscopic Adhesiolysis in the Improvement of Reproductive Outcomes: A Retrospective Cohort Study J. Clin. Med. 2024;13:73.
14. Cen J, Zhang Y, Bai Y et al. Research progress of stem cell therapy for endometrial injury Materials Today Bio. 2022;16:100389.
15. Parashar S, Pajai S, Tarang T. Recent Advancement in the Management of Intrauterine Adhesions Using Stem Cell Therapy: A Review Article. Cureus. 2023;15(8):e43553.
16. Wang G, Zhu Y, Duan N et al. Does platelet-rich plasma improve adhesion recurrence and pregnancy outcomes in women with intrauterine adhesions? A systematic review and meta-analysis., The Journal of Minimally Invasive Gynecology. 2025 Feb;32(2):133-142.e7.
17. Tang R, Xiao X, He Y et al. Clinical evaluation of autologous platelet-rich plasma therapy for intrauterine adhesions: a systematic review and meta-analysis. Front. Endocrinol. 2023;14:1183209.

# MALFORMAÇÕES CONGÊNITAS – SEPTO UTERINO/ÚTERO DISMÓRFICO

**CAPÍTULO 6**

## INTRODUÇÃO

Malformações congênitas do trato genital feminino são definidas como variações da anatomia normal resultantes do imperfeito desenvolvimento embriológico dos dutos de Müller (paramesonéfricos).[1] Representam uma condição benigna comum, com prevalência variando de 4% a 7% na população em geral e até 15% no grupo de pacientes com perdas gestacionais recorrentes.[2] Dependendo do tipo e do grau de distorção anatômica, malformações genitais podem estar associadas a problemas de saúde e reprodutivos.

Dentre os defeitos congênitos de parede uterina com possibilidade de tratamento histeroscópico, destaca-se o útero septado e o útero dismórfico.

Existe um grande espectro de configurações de malformações uterinas e do septo uterino, principal assunto em discussão nesse capítulo, e não há definição universalmente aceita para útero septado.

O septo é a anomalia congênita uterina mais comum e causada, provavelmente, por falha na reabsorção do septo central, o qual é formado pela junção dos dutos de Müller no período embrionário. Acredita-se também que possa ser consequência de um defeito misto de fusão e reabsorção. Estudos com ressonância magnética e histologia dos septos sugerem que sejam estruturas complexas, compostas primariamente de fibras musculares distribuídas irregularmente e fibras colágenas, de forma similar à estrutura dos miomas. Apresentam-se com variável distribuição de vasos e geralmente são recobertos por endométrio.[1,3-5]

Existem evidências confiáveis de que o septo uterino está frequentemente associado a algum insucesso reprodutivo, tendo sido atribuídas a ele infertilidade, perdas gestacionais, resultados obstétricos pobres como apresentações anômalas, restrição de crescimento intrauterino, descolamento de placenta e trabalho de parto prematuro.[1,6,7] Por outro lado, muitas mulheres com septo uterino não apresentam dificuldades reprodutivas.

Útero dismórfico envolve anomalias que determinam formas diferentes da cavidade uterina, excluindo septo, com contorno uterino externo normal. O útero em formato de T (*T-shape uterus*) é o útero dismórfico mais comum, apresenta contorno externo fúndico normal, convexo ou plano, e uma cavidade uterina de formato tubular, mais estreita, dificultando a visualização dos óstios por histeroscopia. Mais recentemente foram adicionadas à categoria de útero dismórfico os úteros em forma de Y e I.[8]

## DIAGNÓSTICO

A acurácia diagnóstica das anomalias congênitas continua sendo um importante desafio, com potencial para sérias consequências no manejo dessas pacientes.[2]

Historicamente o diagnóstico das anomalias müllerianas exigia a direta visualização dos contornos externo e interno do útero, através da associação de laparoscopia e histeroscopia.[3]

Atualmente, recomenda-se a associação de método de imagem com histeroscopia, por ser uma abordagem menos invasiva.[4] Entre os métodos de imagem, a ultrassonografia transvaginal (USTV) 3D é atualmente considerada como padrão-ouro para diagnóstico (Figs. 6-1 e 6-2) e a ressonância magnética (RM) da pelve estaria reservada para os casos em que se faz necessária a complementação com pesquisa de malformações urinárias concomitantes.[2] A taxa de associação de malformação do sistema renal com anomalias do trato genital pode variar de 11% a 30%, estando indicada sua investigação apenas nos casos de malformações complexas.[1,7]

Útero septado apresenta sempre um fundo único, com contorno externo plano, convexo ou com mínima concavidade. O septo se estende do fundo da cavidade uterina em direção ao istmo, com tamanho e forma que podem variar em largura, comprimento e vascularização. O septo pode estender-se pelo canal endocervical, dividindo o colo uterino, sendo denominado nessa situação de septo completo (Fig. 6-3).

Durante muito tempo nenhum critério de medida da deformidade foi considerado. A anomalia intermediária entre a normalidade e o septo era denominada de útero arqueado. Do ponto de vista clínico, útero arqueado não era considerado relevante, e a indicação de metroplastia para esse diagnóstico costumava ser considerada desnecessária e iatrogênica.[1] Mais recentemente, com as novas classificações, medidas foram incorporadas para melhorar os critérios diagnósticos da malformação.

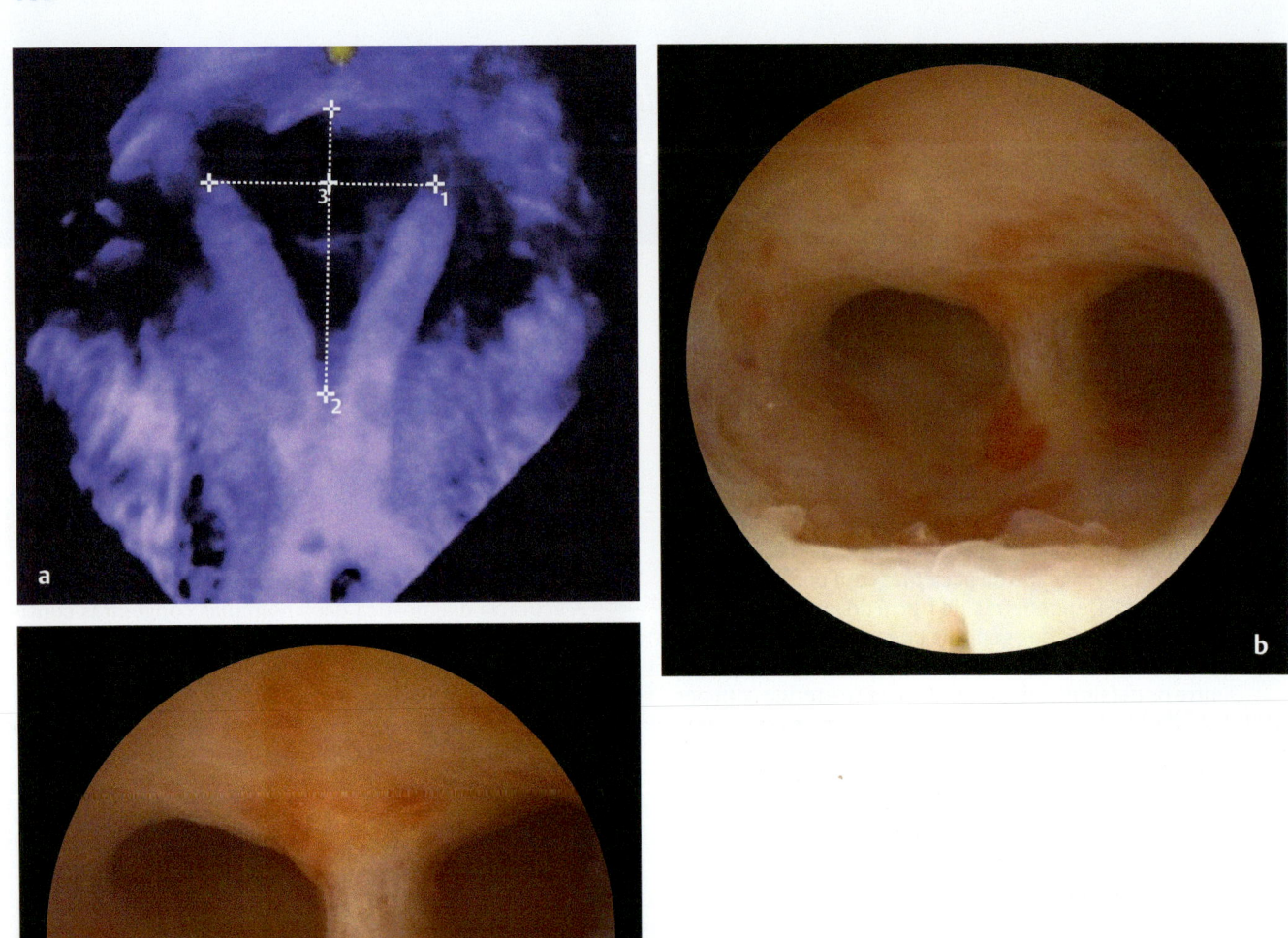

**Fig. 6-1.** (**a-f**) Sequência de imagens de USTV 3D, panorâmica da cavidade com septo parcial e ambos os cornos uterinos na histeroscopia. (Fonte: arquivo pessoal do autor.) *(Continua)*

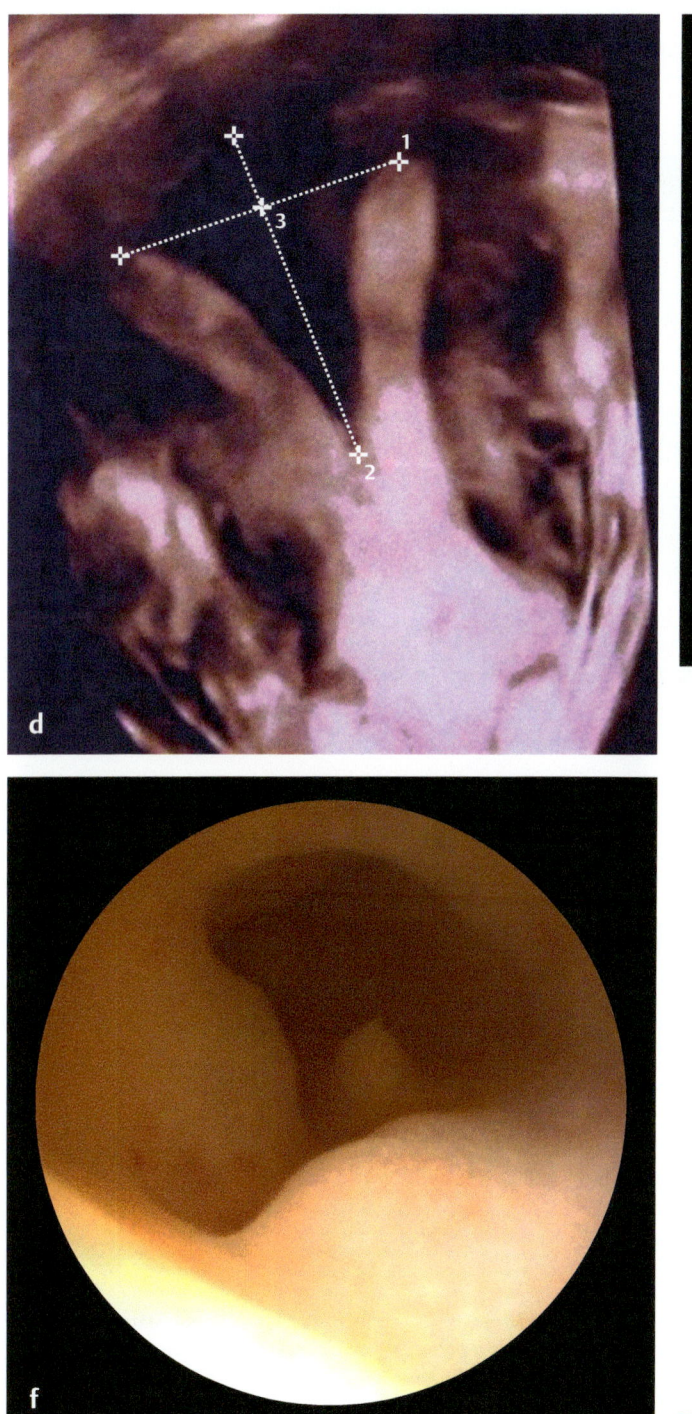

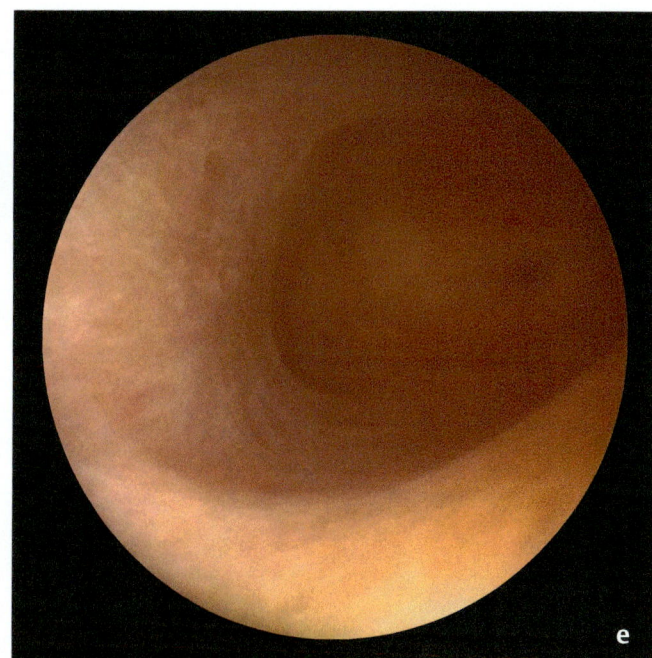

# MALFORMAÇÕES CONGÊNITAS – SEPTO UTERINO/ÚTERO DISMÓRFICO 153

**Fig. 6-1.** *(Cont.)*

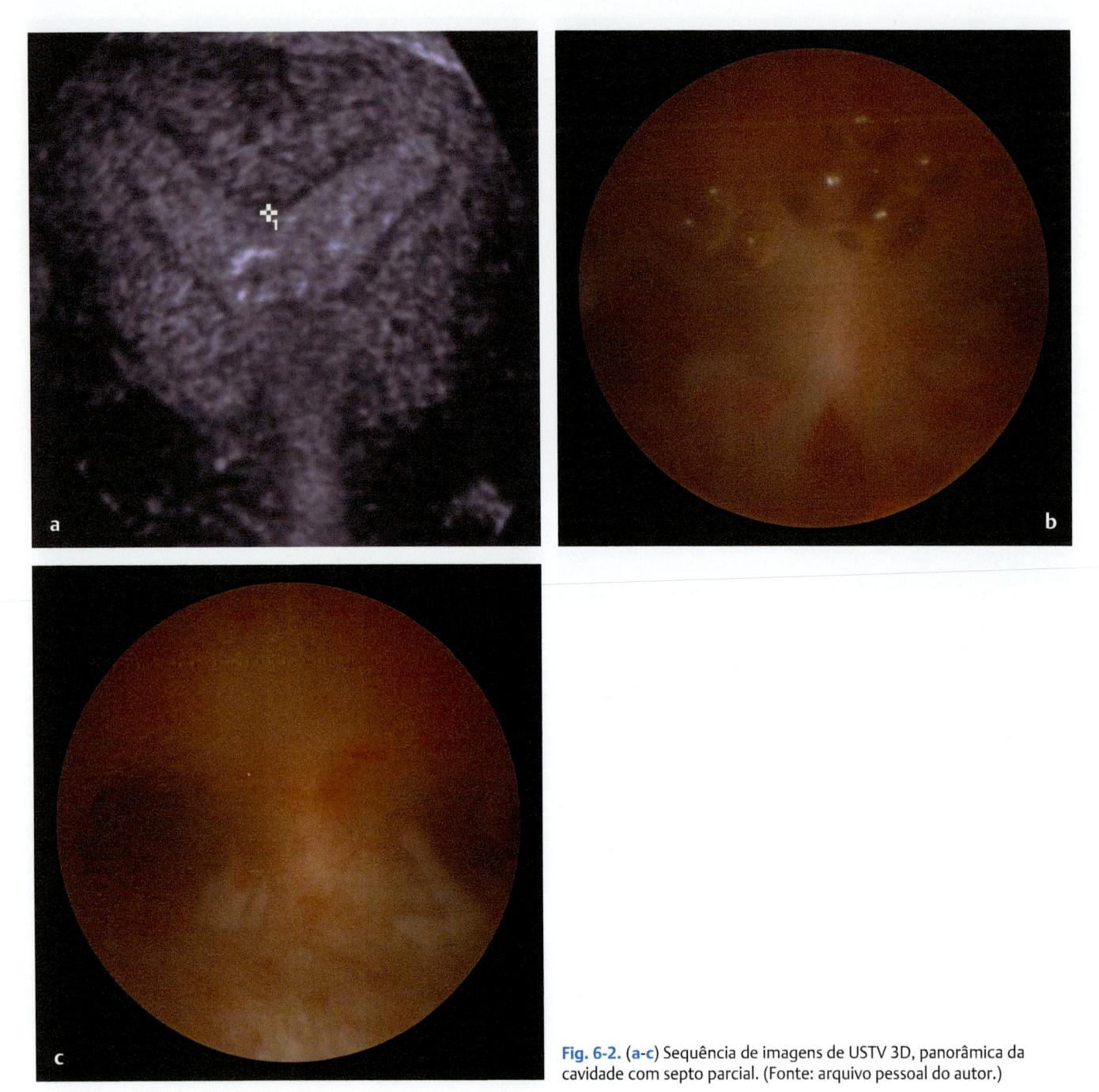

**Fig. 6-2.** (a-c) Sequência de imagens de USTV 3D, panorâmica da cavidade com septo parcial. (Fonte: arquivo pessoal do autor.)

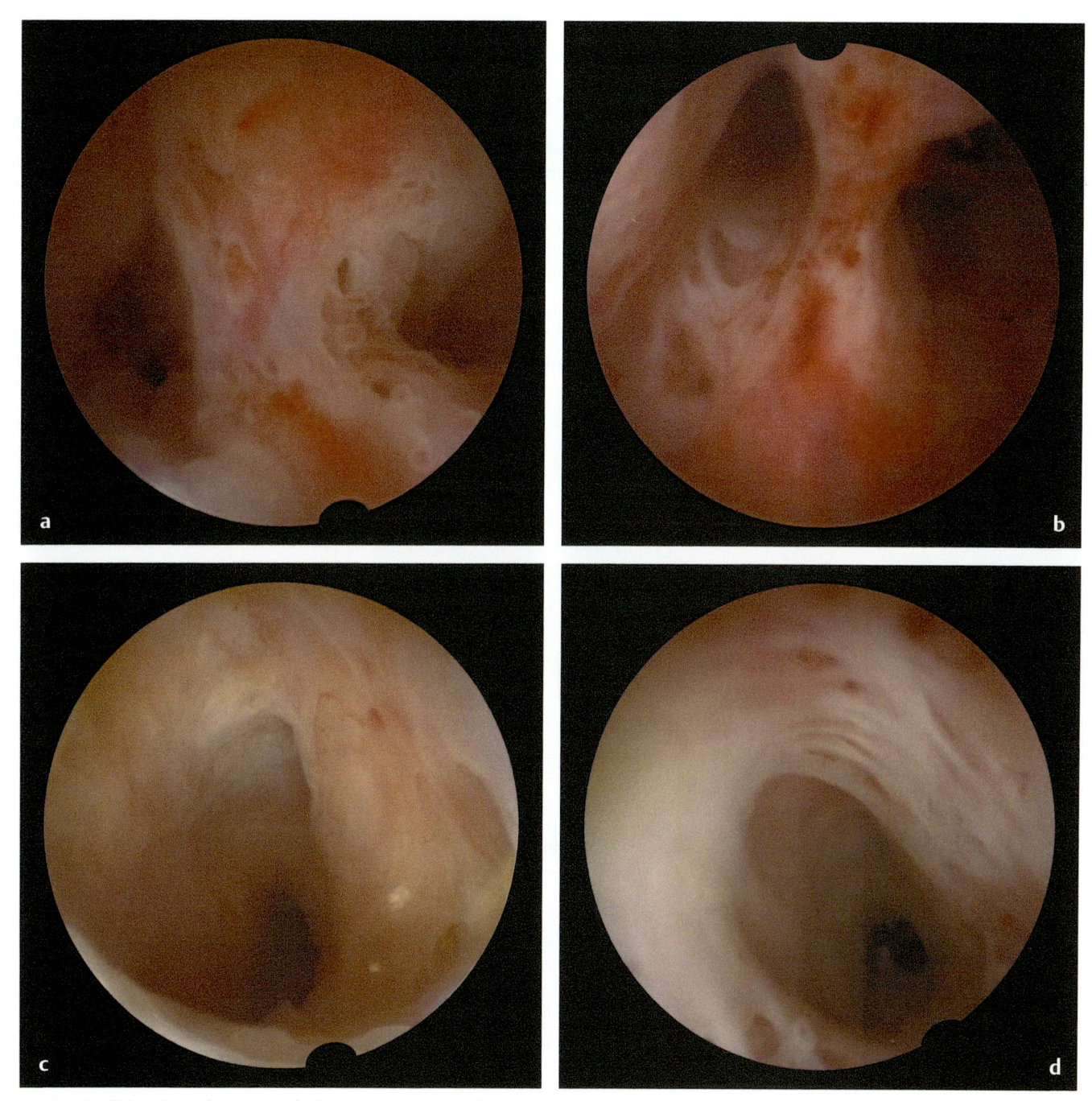

# MALFORMAÇÕES CONGÊNITAS – SEPTO UTERINO/ÚTERO DISMÓRFICO

**Fig. 6-3.** (a-d) Sequência de imagens de útero com septo completo – (a,b) septo em colo uterino e (c,d) cornos, direito e esquerdo. (Fonte: arquivo pessoal do autor.)

## ÚTERO SEPTADO

Devido a sua prevalência e importância clínica, um sistema de classificação confiável é ferramenta extremamente útil para seu manejo, visando um melhor diagnóstico e adequado tratamento.[8]

O primeiro sistema de classificação das anomalias uterinas foi publicado pela American Fertility Society (AFS), em 1988, e foi amplamente avaliado por meio de inúmeros estudos publicados (Fig. 6-4). A classificação apresentava como vantagens sua simplicidade e correlação com resultados clínicos de gravidez. Contudo, tem sido criticada por focar principalmente nas anomalias uterinas com exclusão das anomalias da vagina e do colo uterino, a falta de critérios diagnósticos claros e a incapacidade de classificar aberrações.[3]

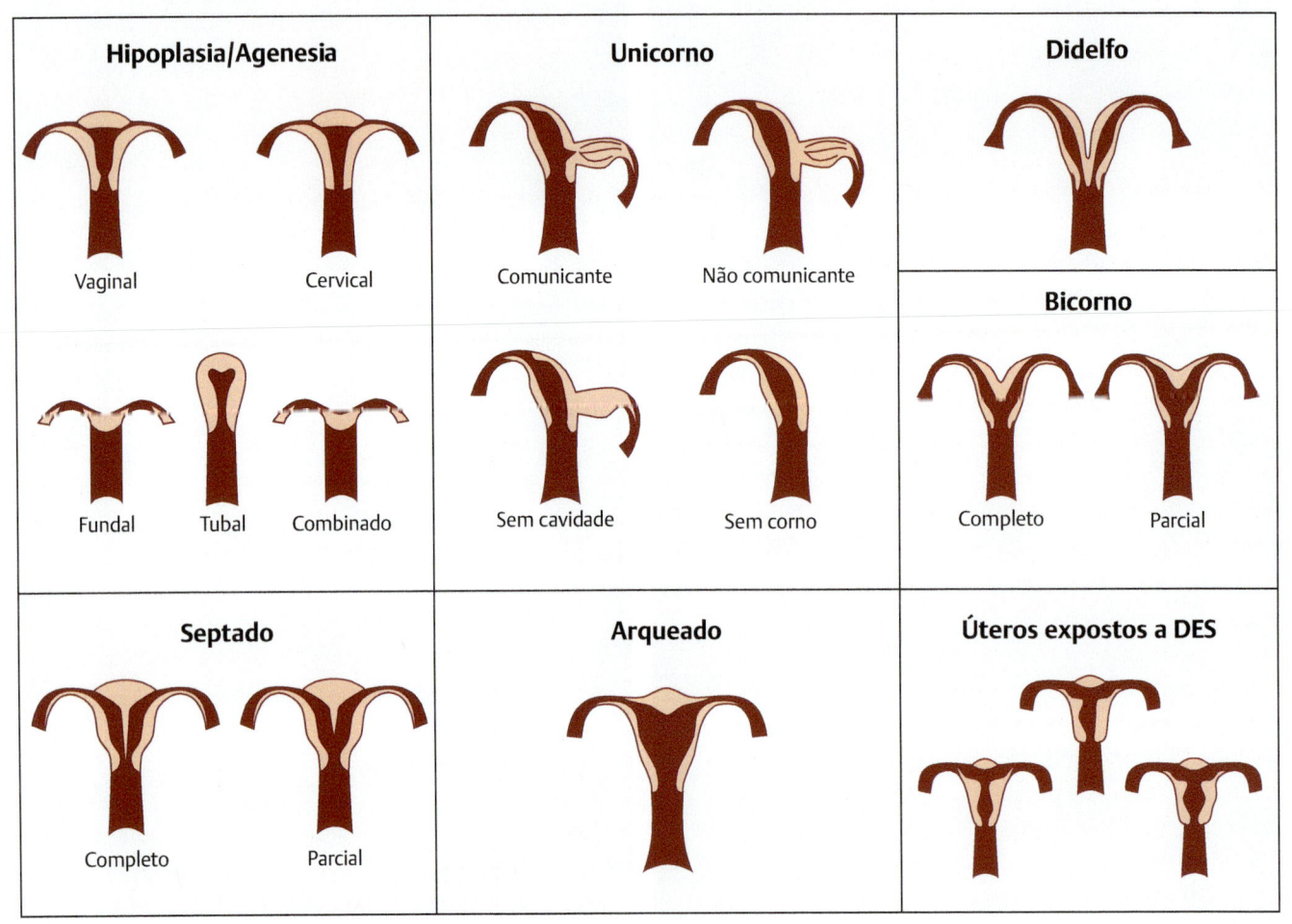

Fig. 6-4. Classificação das anomalias müllerianas segundo American Fertility Society, 1988.

# MALFORMAÇÕES CONGÊNITAS – SEPTO UTERINO/ÚTERO DISMÓRFICO

As novas classificações que surgiram basearam-se num conceito novo que foi introduzido e que representa a linha interostial (ou intercornual), ou seja, uma linha imaginária que liga os dois óstios tubários nos exames de imagem (USTV 3D e RM). A partir dessa linha faz-se a medida da espessura do miométrio em fundo uterino, assim como a medida do septo, que corresponde à distância entre a linha interostial e o ápice da identação (Fig. 6-5).

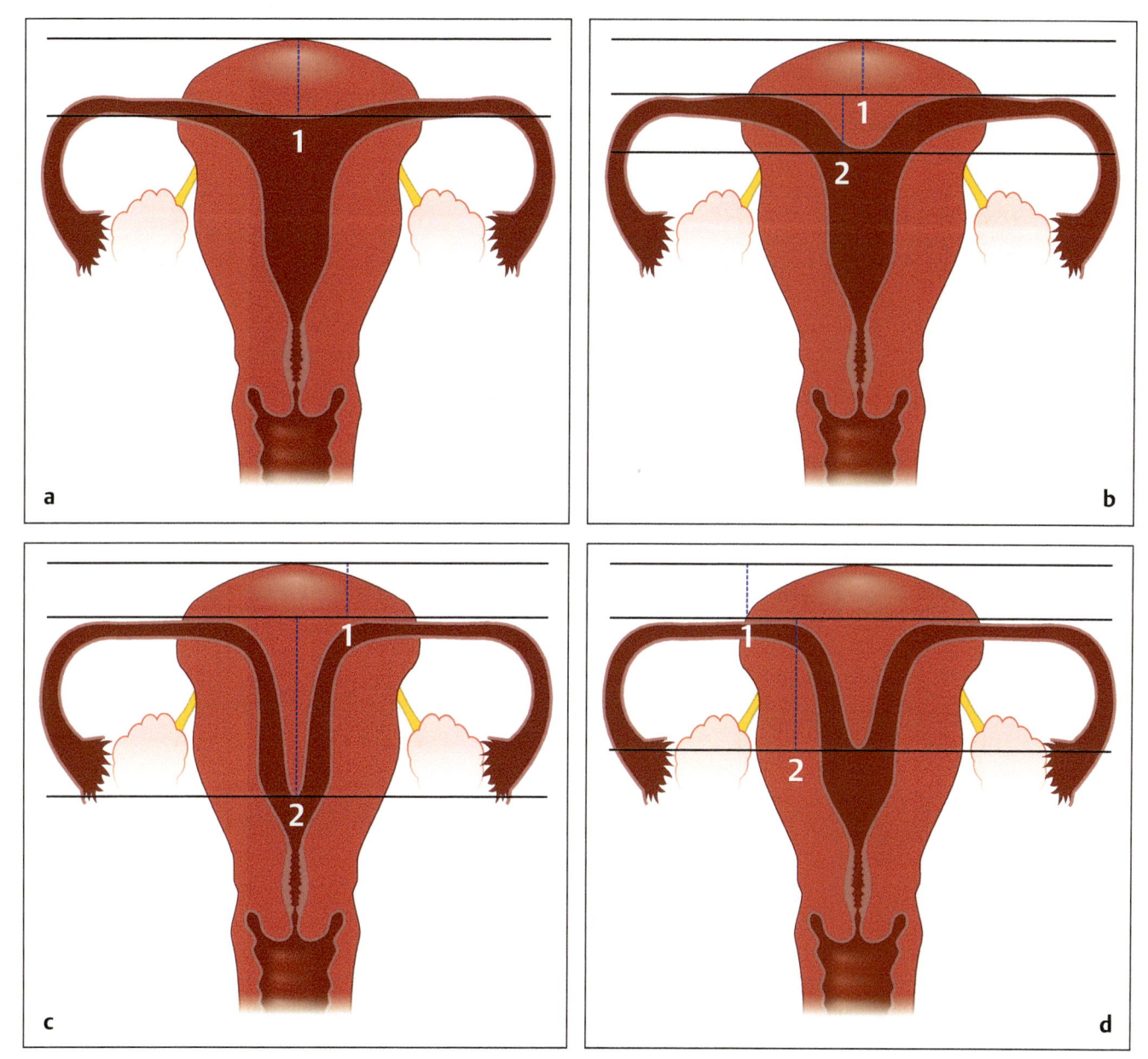

**Fig. 6-5.** Representação ilustrativa das medidas para diagnóstico do septo uterino, tendo como parâmetro a linha interostial. Medida (1) representa a espessura do miométrio no fundo uterino; medida (2) representa a identação interna. (**a**) Útero normal. (**b**) Pequeno septo uterino. (**c**) Septo até OCI. (**d**) Septo incompleto ou parcial.

Em 2016, a American Society for Reproductive Medicine (ASRM), antigamente denominada American Fertility Society (AFS), publicou um complemento da antiga classificação, denominada ASRM 2016 (Fig. 6-6). A nova classificação incluiu novas definições, com parâmetros objetivos de medidas para útero arqueado, septado e bicorno, baseado na avaliação da literatura disponível, entendendo que essas anomalias refletem pontos de um espectro de desenvolvimento.[1]

A ASRM 2016 definiu como normal/arqueado uma profundidade da linha interostial até o ápice da indentação < 1 cm e ângulo da indentação > 90 graus; como útero septado quando a profundidade da linha interostial ao ápice da indentação for > 1,5 cm e ângulo da indentação < 90 graus e útero bicorno quando o recuo externo do fundo for > 1 cm, com cavidade endometrial interna semelhante a um útero septado parcial.[1]

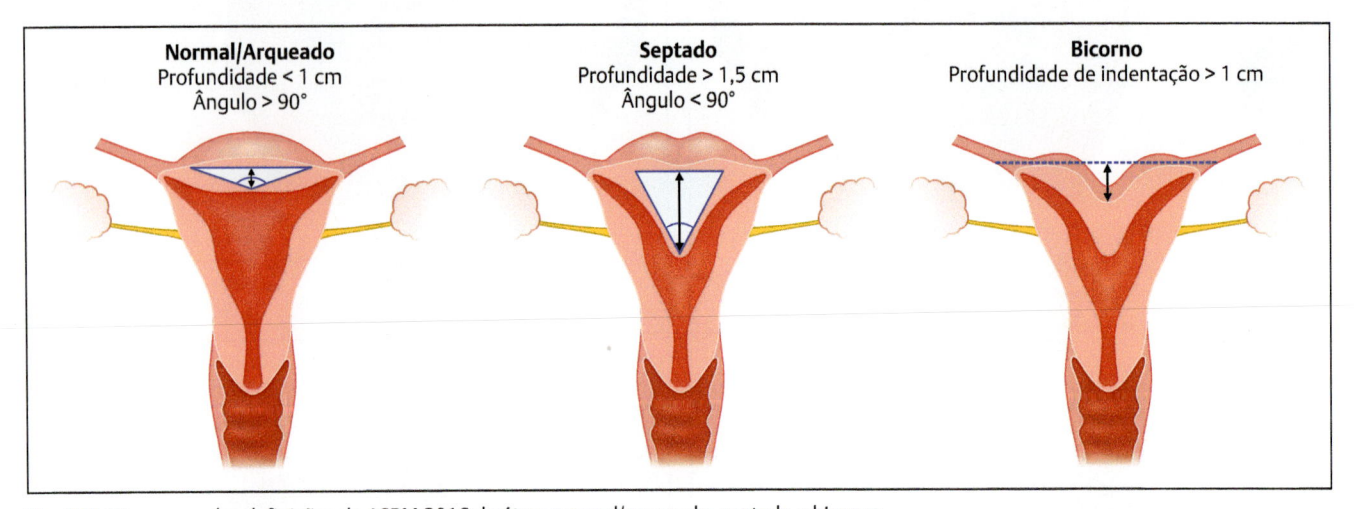

Fig. 6-6. Diagramas das definições da ASRM 2016 de útero normal/arqueado, septado e bicorno.

# MALFORMAÇÕES CONGÊNITAS – SEPTO UTERINO/ÚTERO DISMÓRFICO

Também em 2016, a European Society of Human Reproduction and Embryology juntamente com a European Society for Gynaecological Endoscopy publicaram ESHRE-ESGE system para malformações ginecológicas (Quadro 6-1; Figs. 6-7 e 6-8).

**Quadro 6-1.** ESHRE/ESGE classificação das anomalias do trato genital feminino

| Anomalia uterina | |
|---|---|
| **Classe principal** | **Subclasse** |
| U0 útero normal | |
| U1 útero dismórfico | a. *T-shaped*<br>b. Infantil<br>c. Outros |
| U2 útero septado | a. Parcial<br>b. Completo |
| U3 útero bicorno | a. Parcial<br>b. Completo<br>c. Bicorno septado |
| U4 hemiútero | a. Com cavidade rudimentar (com ou sem comunicação)<br>b. Sem cavidade rudimentar (corno sem cavidade/sem corno) |
| U5 aplástico | a. Com cavidade rudimentar (corno uni ou bilateral)<br>b. Sem cavidade rudimentar (útero remanescente uni ou bilateral/aplasia) |
| U6 malformações não classificadas | |
| **Anomalia cervical** | |
| **Classes coexistentes** | |
| C0 | Cérvice normal |
| C1 | Cérvice septada |
| C2 | Cérvice normal duplicada |
| C3 | Aplasia cervical unilateral |
| C4 | Aplasia cervical |
| **Anomalia vaginal** | |
| **Classes coexistentes** | |
| V0 | Vagina normal |
| V1 | Septo vaginal longitudinal não obstrutivo |
| V2 | Septo vaginal longitudinal obstrutivo |
| V3 | Septo transversal vaginal e/ou hímen imperfurado |
| V4 | Aplasia de vagina |

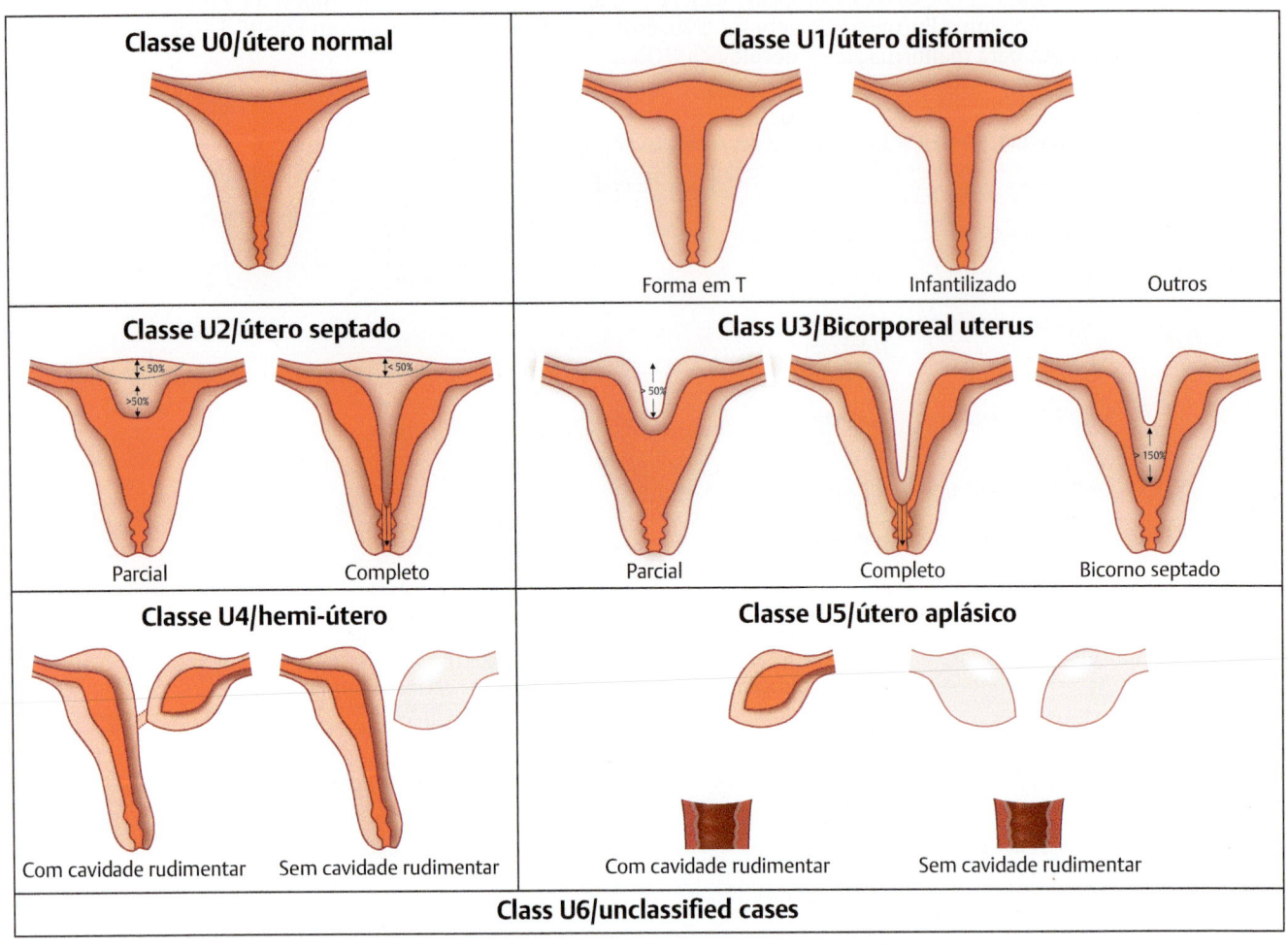

Fig. 6-7. Desenho representativo da ESHRE/ESGE classificação 2016 para anomalias uterinas.

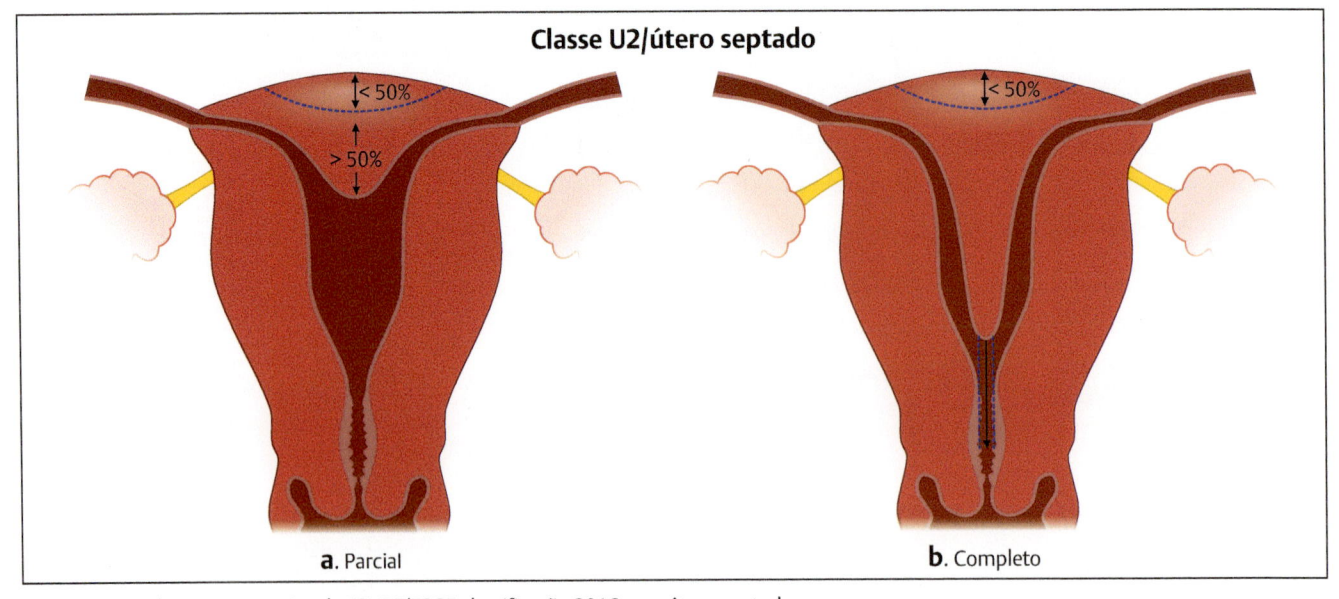

Fig. 6-8. Desenho representativo da ESHRE/ESGE classificação 2016 para útero septado.

O sistema ESHRE-ESGE de classificação levou em consideração alguns novos parâmetros, definindo categorias anatômicas de acordo com a embriologia, e adotaram classificação independente para corpo uterino, colo e vagina. Adotaram espessura da parede uterina como parâmetro de referência para estimar defeitos de fusão e reabsorção. Essa classificação tem demonstrado boa reprodutibilidade com alto grau de concordância interobservadores.[2,8]

A nova classificação das sociedades europeias (ESHRE-ESGE *system*) obteve ampla aceitação por ser mais completa do que a anterior (ASRM *system*) e abranger todas as combinações possíveis de anomalias. A maior discussão sobre essa classificação diz respeito ao conceito de septo uterino, pois não considera o diagnóstico de útero arqueado, como definido na classificação da sociedade americana. A exclusão do diagnóstico de útero arqueado leva a um excessivo diagnóstico de útero septado, o que poderia implicar em excessivas indicações de metroplastias, desnecessárias, fato particularmente importante nas pacientes inférteis, cuja metroplastia deve ser indicada com muita cautela.[9]

Posteriormente, em 2018, um grupo de *experts*, avaliando as duas classificações anteriores, fez considerações relevantes numa publicação denominada *Congenital Uterine Malformation by Experts (CUME)*,[10] inicialmente baseada na profundidade da identação, no ângulo de identação e na relação entre identação e espessura da parede (I:WT *ratio*), a qual foi posteriormente simplificada para um único critério baseado na profundidade de indentação no fundo da cavidade uterina (Fig. 6-9).

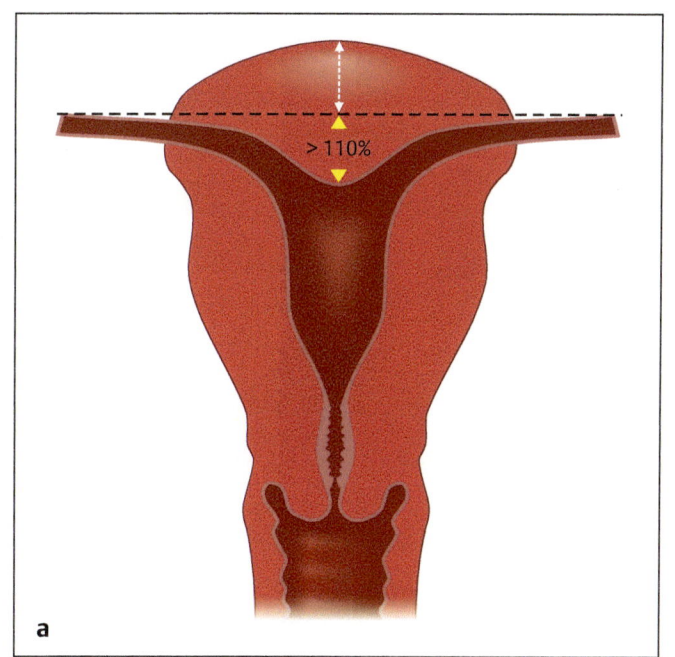

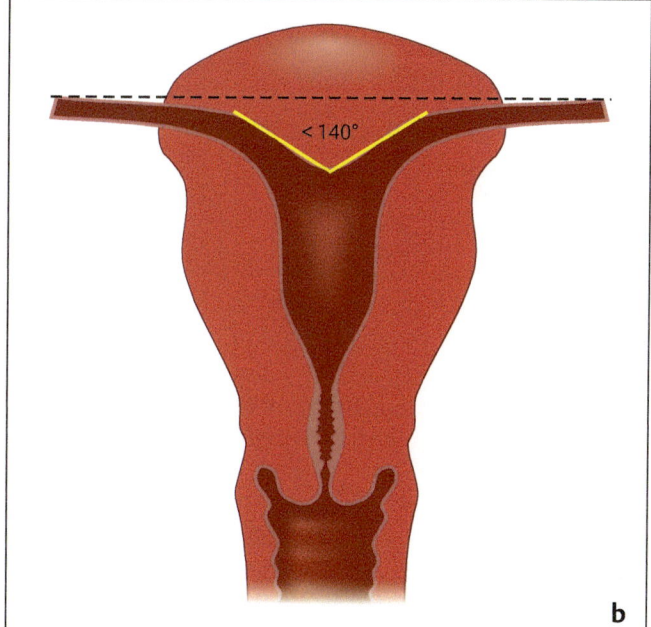

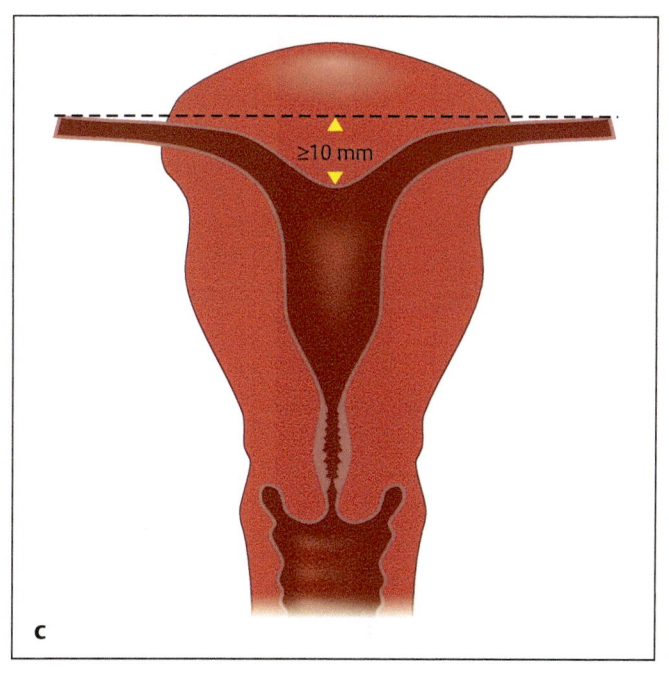

**Fig. 6-9.** Critérios e melhores pontos de corte para distinguir entre útero normal/arqueado e septado segundo CUME 2018.
(**a**) Profundidade de indentação. (**b**) Ângulo de indentação. (**c**) Relação entre indentação e espessura da parede. A profundidade de indentação apresentou maior confiabilidade interobservador e foi mais simples de medir. A linha horizontal pontilhada denota a linha intercornual.

De acordo com os novos conceitos das classificações ESHRE/ESGE 2016, ASMR 2016 e CUME 2018, o diagnóstico de septo uterino baseia-se na medida entre a linha interostial (linha que conecta ambos os óstios tubários ao USTV 3D ou RM), e a superfície externa do útero, medida num plano coronal médio e entre a linha interostial e o ápice da identação interna (Fig. 6-10). A distância entre a linha interostial e a superfície externa do útero representa a espessura da parede uterina. Septo é considerado qualquer identação para dentro da cavidade > 50% da medida da parede fúndica uterina (ESHRE-ESGE classificação), > 1,5 cm (ASRM classificação) ou ≥ 1 cm (CUME classificação) (Quadro 6-2).[10]

Segundo a opinião do grupo de especialistas (*Congenital Uterine Malformation by Experts* – CUME, 2018), reunidos para avaliar as duas classificações vigentes, o sistema ESHRE-ESGE superestima a prevalência de septo uterino, podendo gerar tratamentos desnecessários, enquanto a definição da ASRM subestima, deixando muitos diagnósticos numa denominada *gray-zone*, ou seja, um número relativamente alto de úteros não é classificado nem como normal ou arqueado, nem como septado. Sugeriram então usar a medida da identação interna ≥ 10 mm para distinguir entre útero normal/arqueado do septo uterino.[10,11]

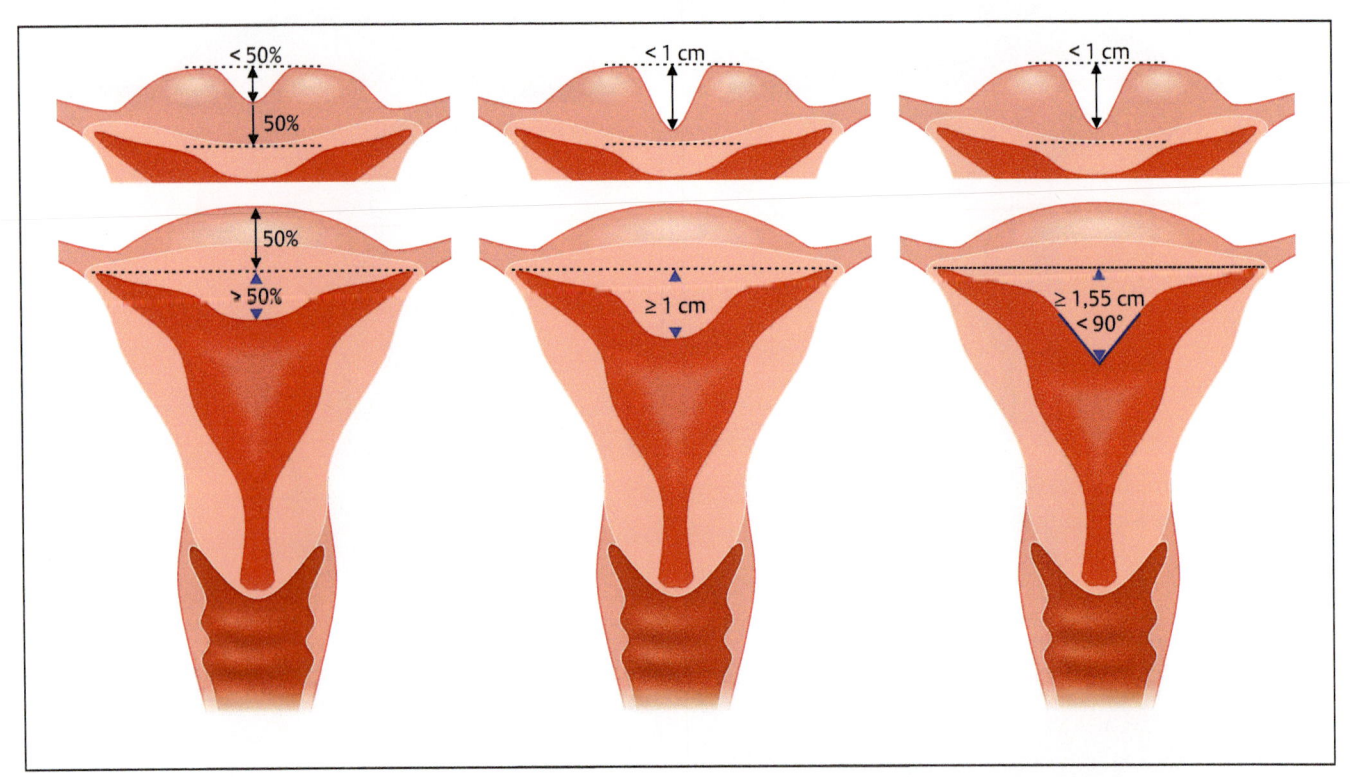

**Fig. 6-10.** Útero septado de acordo com as três diferentes classificações: ESHRE/ESGE 2016, CUME 2018 e ASRM2016. Para as três classificações, linha interostial é usada pera definir identação interna. (**a**) ESHRE-ESGE-2016, identação externa é < 50% da espessura da parede e a identação interna > 50%. (**b**) CUME-2018, identação externa é < 1 cm e a identação interna ≥ 1 cm. (**c**) ASRM2016 identação externa é < 1 cm e a identação interna ≥ 1,5 cm com ângulo agudo < 90 graus.

# MALFORMAÇÕES CONGÊNITAS – SEPTO UTERINO/ÚTERO DISMÓRFICO

**Quadro 6-2.** Classificação do septo uterino baseado nos critérios ultrassonográficos pelas sociedades ASRM, ESHRE-ESGE e CUME[11]

| ASRM 2016 | Formato cavidade interna | Contorno externo do fundo |
|---|---|---|
| Útero septado | Identação interna ≥ 1,5 cm<br>Ângulo septal < 90° | Identação externa < 1 cm |
| Septo completo | Total divisão da cavidade e canal | |
| Septo parcial | Total ou parcial divisão da cavidade com ou sem septo cervical parcial | |
| Útero arqueado | Identação interna ≥ 1 cm e ≤ 1,5 cm | |
| **ESHRE–ESGE 2016** | | |
| Útero septado | Identação interna > 50% da espessura miometrial | Normal ou ≤ 50% espessura miometrial |
| Septo parcial | Divisão acima do OCI | |
| Septo completo | Divisão até o OCI | |
| **CUME 2018** | | |
| Útero septado | Identação interna ≥ 1 cm | Identação externa < 1 cm |
| **ASRM MAC 2021** | | |
| Útero septado | Identação interna > 1 cm<br>Ângulo septal < 90° | |
| Útero arqueado ou normal | Identação interna ≤ 1 cm<br>Ângulo septal > 90° | |

Em 2021, a Sociedade Americana de Medina Reprodutiva (The American Society for Reproductive Medicine – ASRM) reuniu uma força-tarefa com o objetivo de criar uma nova classificação, com base na AFS de 1988, e expandi-la para incluir todas as categorias de anomalias genitais femininas. Foi então publicada a ASRM Mullerian Anomalies Classification 2021 – ASRM MAC2021 (Fig. 6-11).[12]

A nova classificação visa educar estudantes e médicos em relação à variedade de anomalias e suas apresentações, diagnóstico e manejo, ou seja, informar sobre procedimentos médicos e cirúrgicos disponíveis para cada anomalia, melhorando assim resultados clínicos. Um formato eletrônico interativo facilita comparações entre anomalias, suas diferenças e semelhanças.[12]

No Quadro 6-2, um sumário dos critérios de classificação das diversas sociedades internacionais para útero septado.

Em estudo publicado por Carriles *et al.*, em 2024, os autores compararam a prevalência de útero septado utilizando os critérios diagnósticos das classificações ESHRE-ESGE, ASRM 2016, ASRM 2021 e CUME.[13]

A classificação ESHRE-ESGE identificou 132 mulheres (13,5%) com útero septado. ASRM/2016 identificou nove mulheres (0,9%), com mais nove mulheres caindo em uma zona cinzenta. A classificação ASRM/2021 identificou 14 mulheres (1,4%), com 11 mulheres na zona cinzenta. A classificação CUME identificou 23 mulheres (2,4%). A prevalência de útero septado foi significativamente maior ao usar os critérios ESHRE-ESGE em comparação com as demais, o que indica, segundo o estudo, que os critérios ESHRE-ESGE resultam em uma prevalência significativamente maior de útero septado em comparação com os critérios ASRM e CUME. Os critérios ASRM/2016 podem subdiagnosticar mais da metade dos casos.[13]

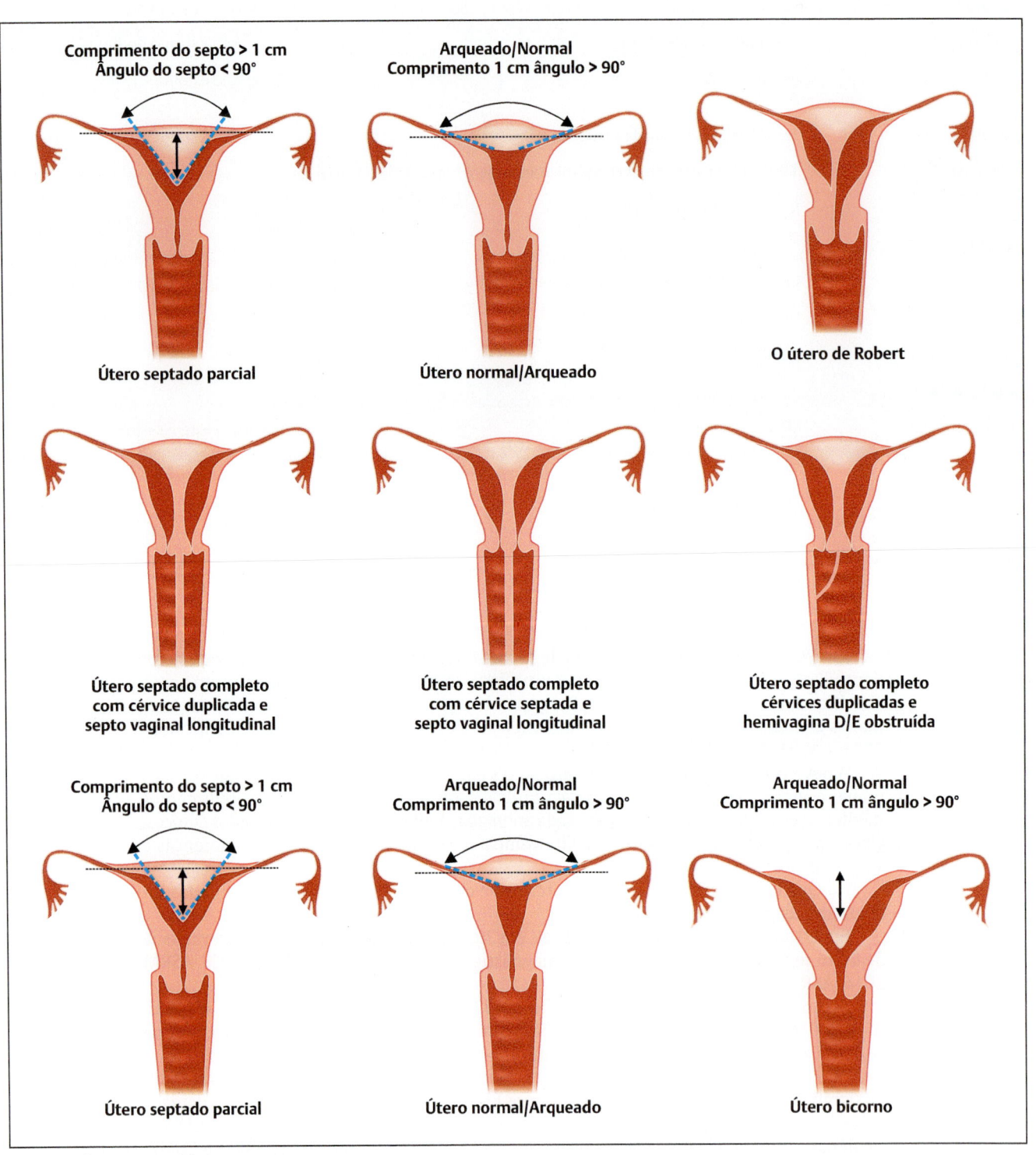

**Fig. 6-11.** Útero septado ASRM MAC/2021.

# ÚTERO DISMÓRFICO

Nos últimos anos, atenção especial tem sido dada ao útero dismórfico, incluindo úteros em forma de T, em forma de "Y" e em forma de "I".

O útero em forma de T é uma malformação rara que está classicamente associada ao dietilestilbesterol (DES). Entretanto, o diagnóstico da malformação em pacientes jovens, ou seja, entre mulheres que não foram expostas ao DES intraútero, mudou o conceito e a anomalia passou a ser avaliada como uma malformação congênita, assim como as demais, ou adquirida, secundária a aderências intrauterinas, adenomiose ou doenças infecciosas como tuberculose, por exemplo.[8,14]

A prevalência do útero em forma de "T" em mulheres com resultados reprodutivos ruins é de até 0,8%, incluindo subfertilidade, aborto espontâneo, parto prematuro ou gravidez ectópica. Nestas mulheres, a metroplastia histeroscópica tem sido considerada uma opção de tratamento, mas não há evidências robustas sobre sua eficácia ou segurança.[8,14]

Não existe uma definição universal para útero em forma de "T" ou "Y", e o diagnóstico é realizado usando diferentes métodos, principalmente ultrassom transvaginal 3D e histeroscopia.[8]

Recentemente, *Congenital Uterine Malformation by Experts* (CUME) estabeleceu critérios para diagnóstico de T-útero. Três medidas sonográficas foram estabelecidas com boa acurácia e quando aplicadas em combinação parecem promover boas chances de diagnóstico (profundidade da indentação lateral interna ≥ 7 mm, ângulo da lateral identação ≤ 130° e T-ângulo ≤ 40°) (Fig. 6-12). A presença de dois critérios é definida como T-útero *borderline*, enquanto a presença de um único critério é considerada útero normal.[14]

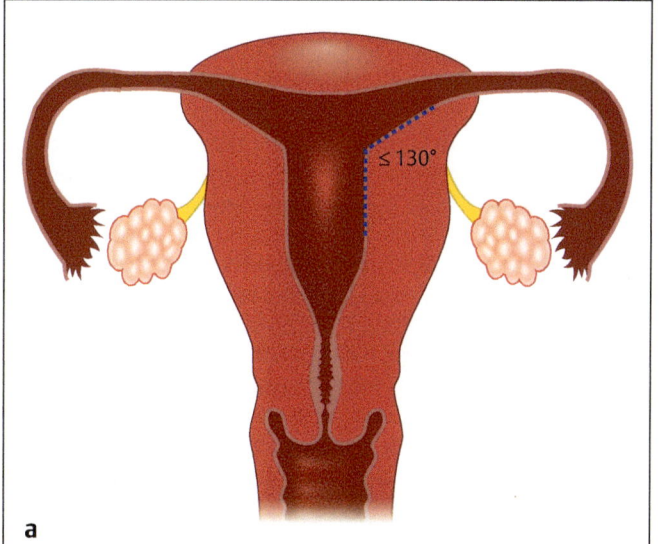

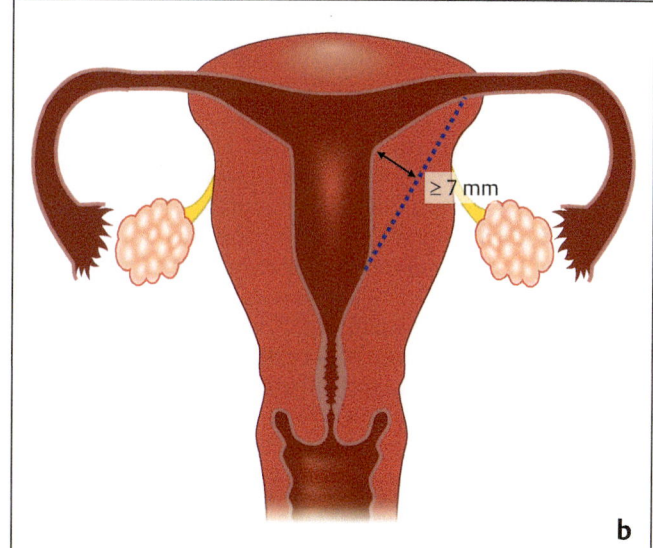

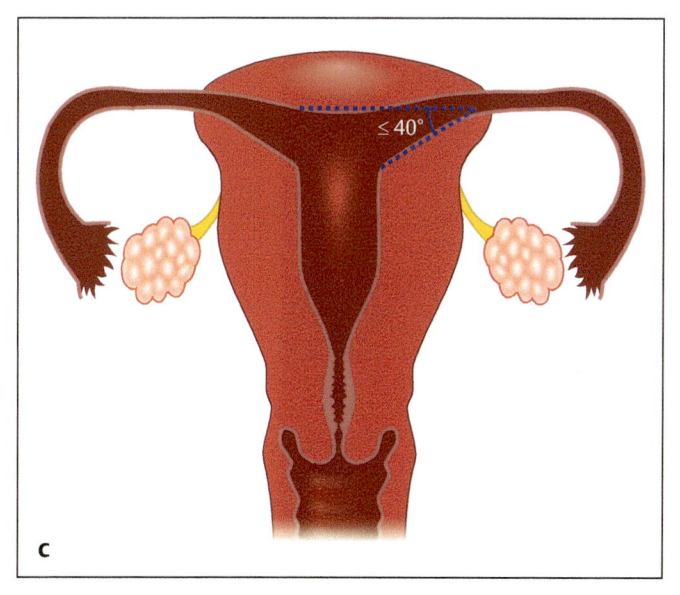

**Fig. 6-12.** Definição de T-útero pela CUME – três critérios diagnósticos: (**a**) lateral identação ângulo ≤ 130°; (**b**) profundidade da indentação lateral interna ≥ 7 mm e T-ângulo ≤ 40°; (**c**) T-ângulo ≤ 40°.

## TRATAMENTO

A correção cirúrgica do septo uterino está indicada para pacientes sintomáticas, que não respondem satisfatoriamente ao tratamento medicamentoso para alívio dos sintomas; pacientes com perdas gestacionais recorrentes, após exclusão de outras causas; pacientes com infertilidade sem causa aparente; pacientes candidatas a fertilização *in vitro*. A indicação da metroplastia em pacientes com infertilidade primária, prévia à primeira implantação intrauterina, é controversa, pois ainda não dispomos de estudos conclusivos sobre benefícios.

Metroplastia histeroscópica é o melhor método para incisão do septo uterino. O procedimento deve preferencialmente ser realizado na primeira fase do ciclo, quando o endométrio é fino e facilita a visualização.[15]

O objetivo do procedimento é reduzir a área de superfície do septo, deixando a cavidade com formato interno normal e uma espessura miometrial adequada no fundo uterino.

Várias técnicas e instrumentos podem ser usados para incisão, incluindo tesoura, *laser*, alça de ressectoscópio com uso de corrente monopolar ou bipolar (Collins, eletrodo em ponta de bisturi), todos associados a bons resultados. Não há evidências suficientes para recomendar uma técnica histeroscópica específica em detrimento de outras.[1,3,15]

A incisão do septo deve ser feita preferencialmente na zona longitudinal mediana, por ser menos vascularizada. Seccionar sempre do istmo em direção ao fundo, de forma simétrica, ao longo da linha que une os dois óstios tubários. Conforme a seção vai avançando, as paredes uterinas se distendem, aumentando o espaço endocavitário (Figs. 6-13 a 6-20).

A nova proposta cirúrgica, divulgada por Bettocchi *et al.*[5] é a ressecção completa do tecido que constitui o septo e não somente sua incisão. Com uso de ressectoscópio bipolar o tecido que compõe o septo é totalmente ressecado, do fundo em direção ao ápice, nas paredes laterais, anterior e posterior do septo, até sua base.

Uma das dificuldades da cirurgia histeroscópica para remoção de septo uterino é reconhecer quando a base do septo é alcançada, para interromper a ressecção e não lesar o miométrio do fundo uterino. Alguns sugerem fazer a incisão até se observar aumento do sangramento, pois sabe-se que o septo é pouco vascularizado quando comparado com miométrio, mas esse parâmetro é mascarado pelo uso de corrente na cirurgia. A maioria dos autores utiliza como parâmetro para interrupção do procedimento a visualização de ambos os óstios tubários na visão panorâmica da cavidade. O uso concomitante transoperatório de ultrassonografia ou laparoscopia pode ser útil.[9,15] No final do procedimento o cirurgião deve ver toda a superfície de fundo e óstios tubários, deixando a cavidade uterina com aspecto habitual.

O septo quando completo, oferece maior dificuldade para tratamento. O colo uterino pode apresentar-se de diferentes formas nessa situação (com um ou dois colos, com ou sem comunicação ístmica) e o tratamento da porção cervical varia muito entre os diversos autores. Alguns defendem que a porção cervical não seja ressecada para prevenção de futuras complicações obstétricas, enquanto outros preconizam a incisão do septo cervical. O septo vaginal, quando presente, pode ser ressecado no mesmo procedimento.

A cirurgia para correção do útero em forma de "T" é feita através da incisão das paredes laterais de corpo uterino de aproximadamente 6 mm, determinando ao final da cirurgia uma cavidade em formato triangular.

A técnica histeroscópica para metroplastia apresenta a vantagem do curto período de hospitalização, pouca morbidade intra e pós-operatória, aumento de volume da cavidade uterina, possibilidade de gestar em curto período após cirurgia e possibilidade de parto vaginal.

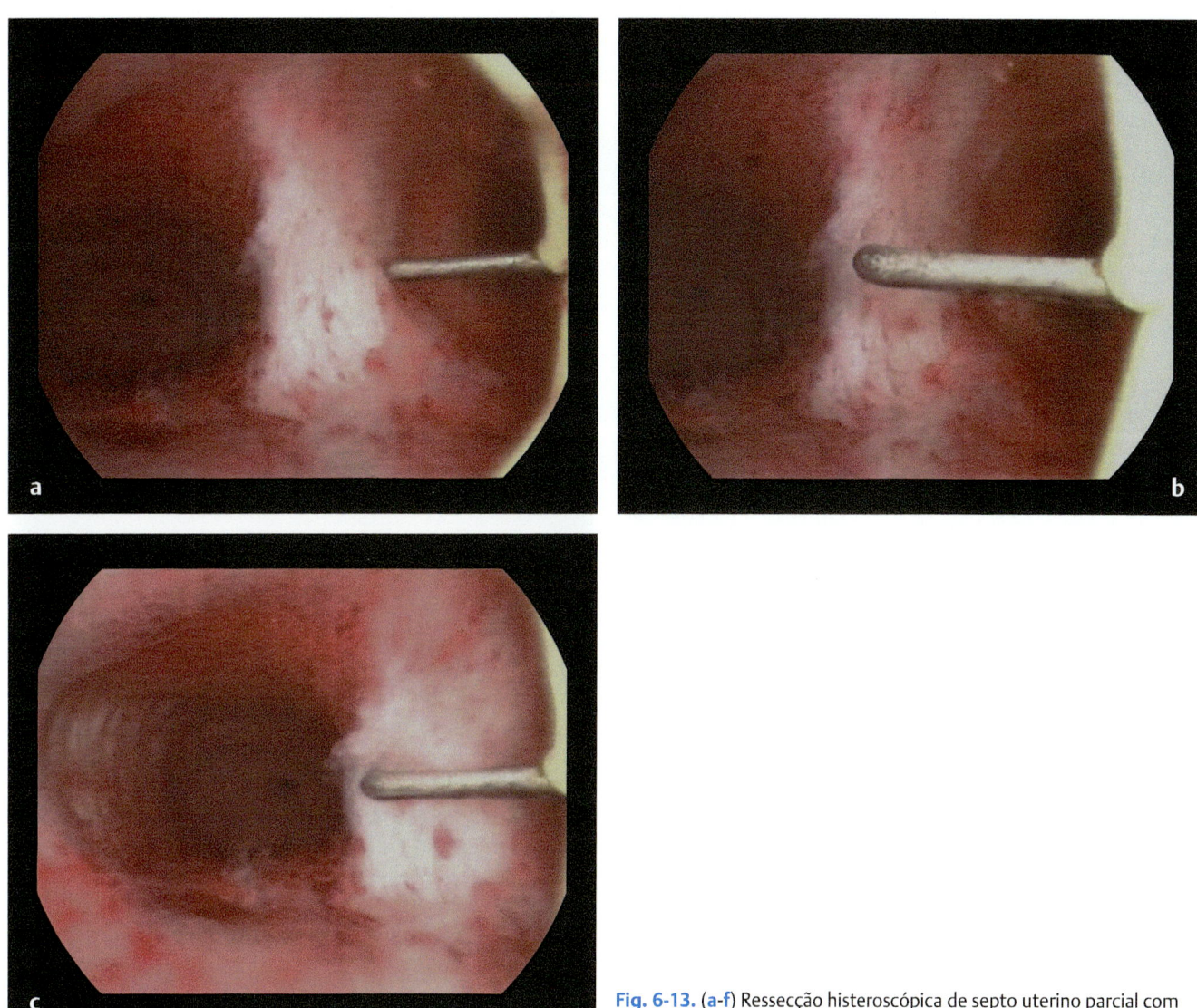

# MALFORMAÇÕES CONGÊNITAS – SEPTO UTERINO/ÚTERO DISMÓRFICO

**Fig. 6-13.** (a-f) Ressecção histeroscópica de septo uterino parcial com ressectoscópio. (Fonte: arquivo pessoal do autor.) *(Continua)*

**Fig. 6-13.** *(Cont.)*

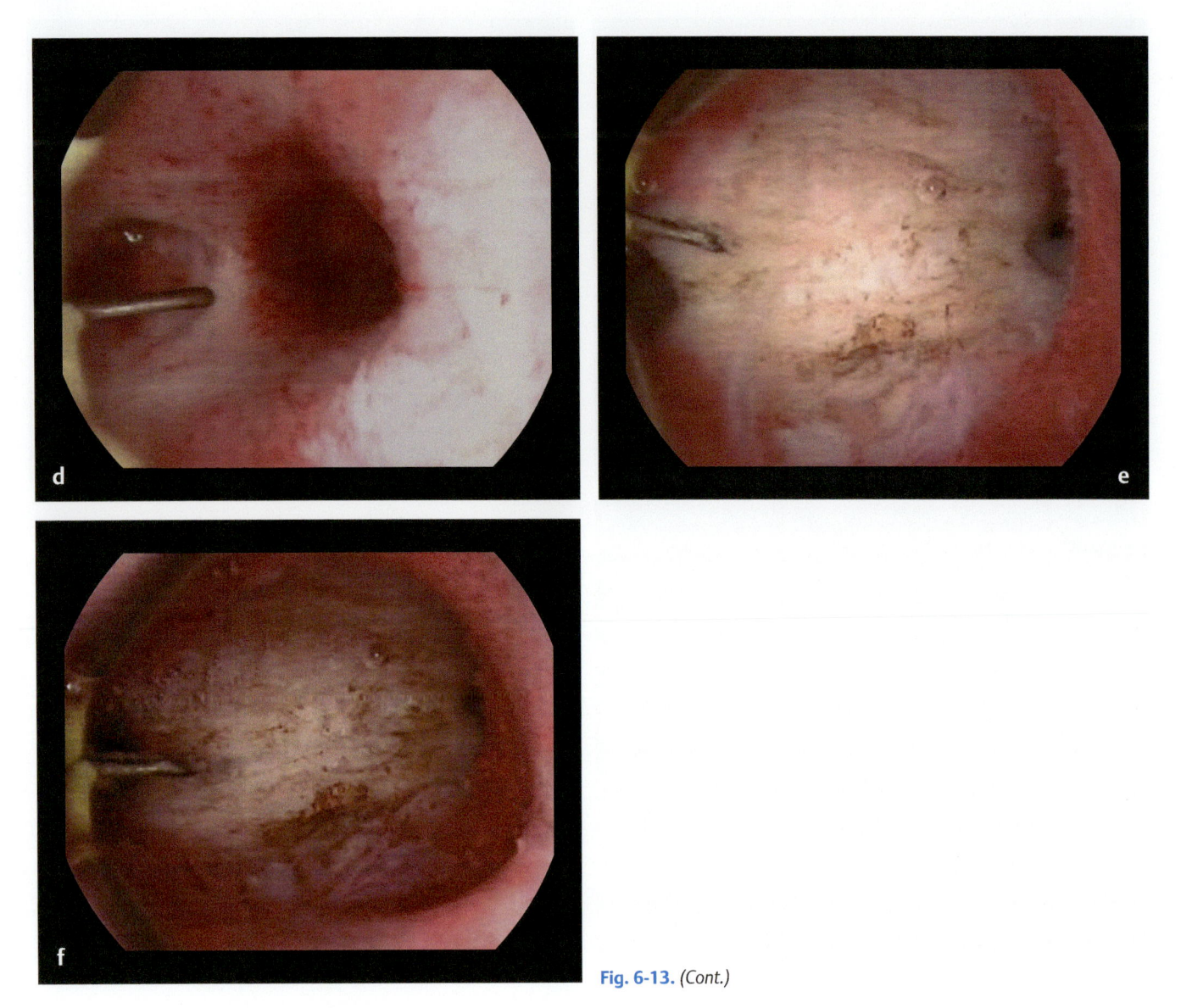

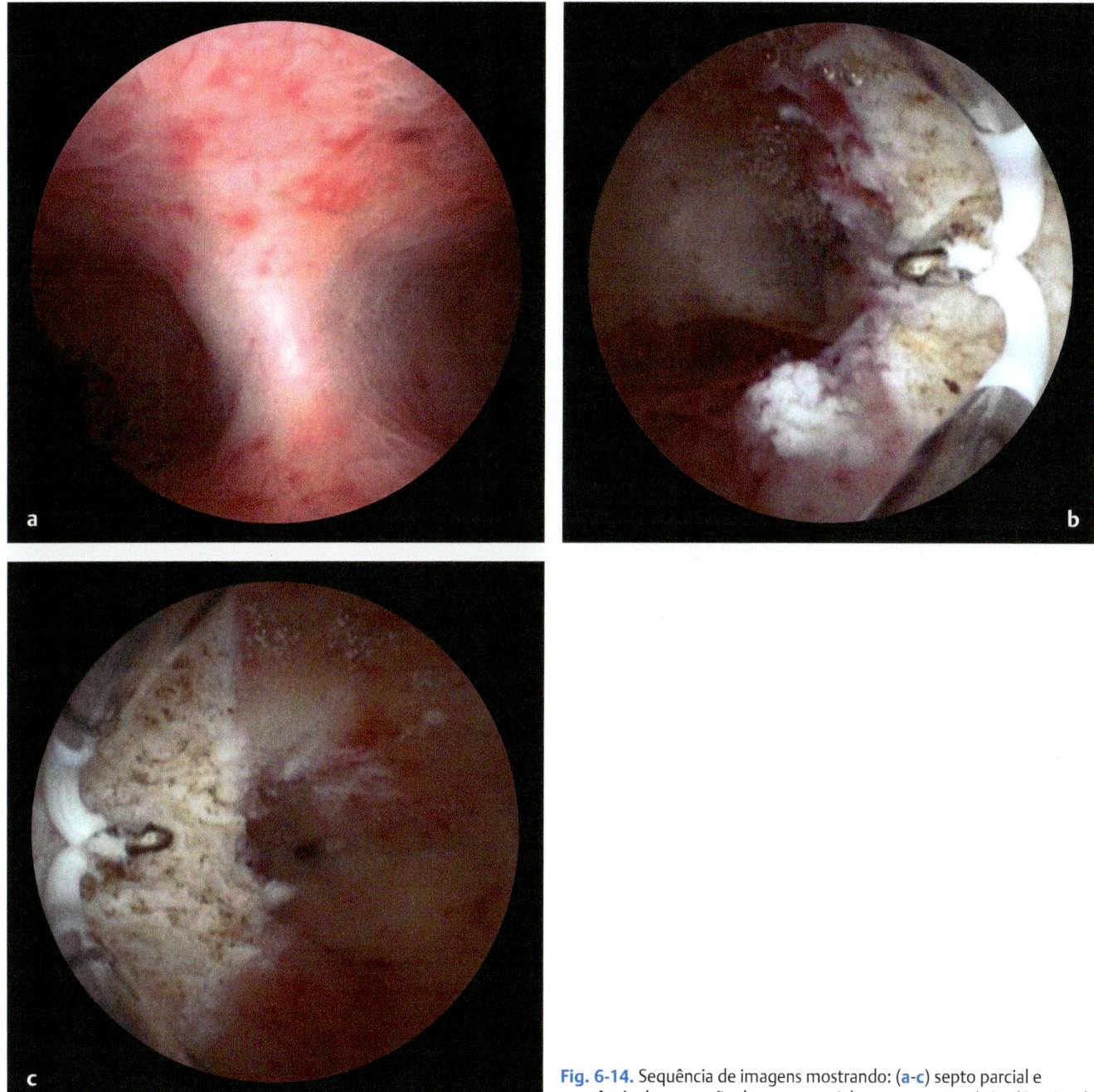

# MALFORMAÇÕES CONGÊNITAS – SEPTO UTERINO/ÚTERO DISMÓRFICO

**Fig. 6-14.** Sequência de imagens mostrando: (a-c) septo parcial e sequência de ressecção do septo parcial com ressectoscópio. *(Continua)*

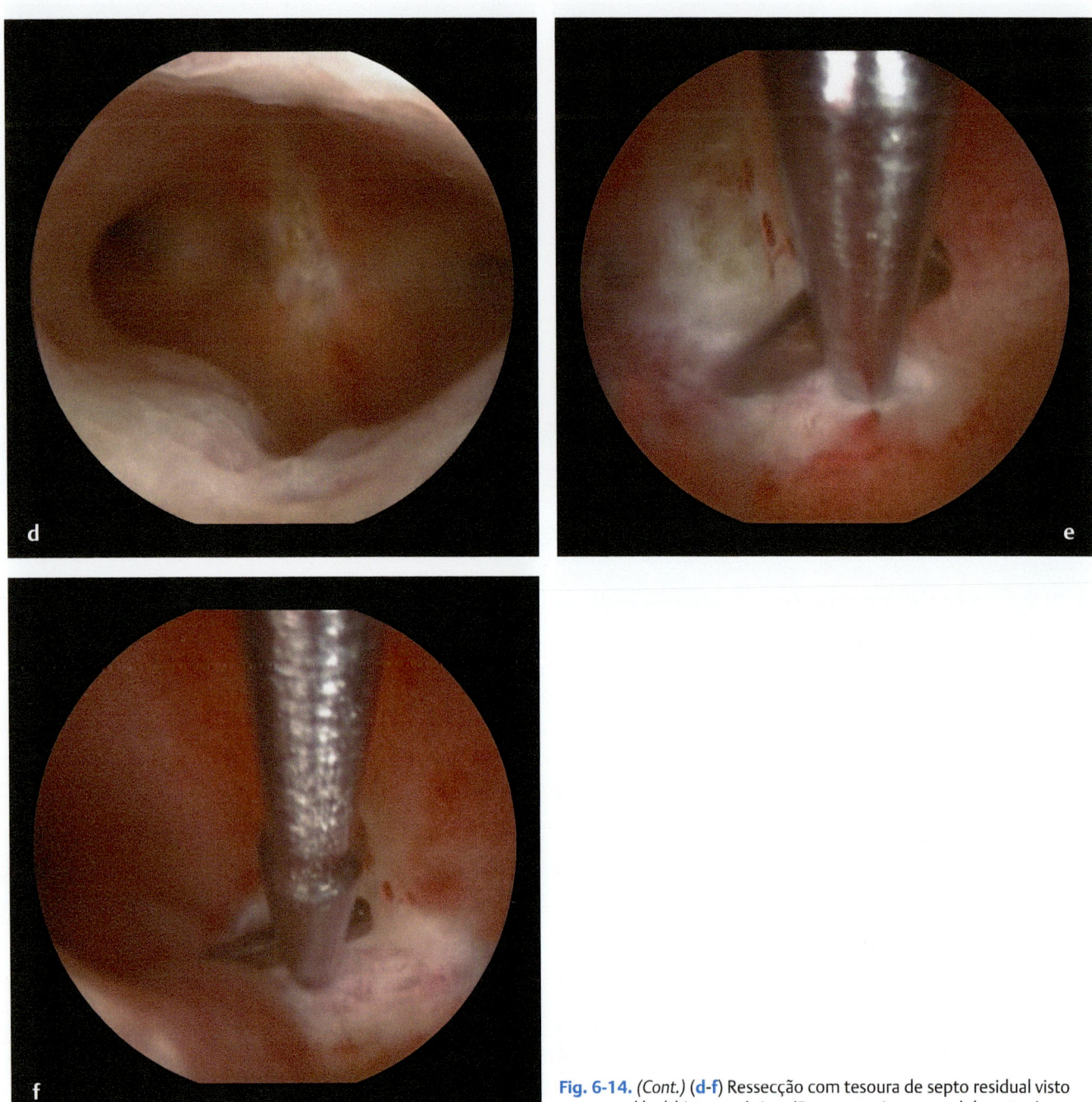

**Fig. 6-14.** *(Cont.)* (**d-f**) Ressecção com tesoura de septo residual visto em *second look* histeroscópico. (Fonte: arquivo pessoal do autor.)

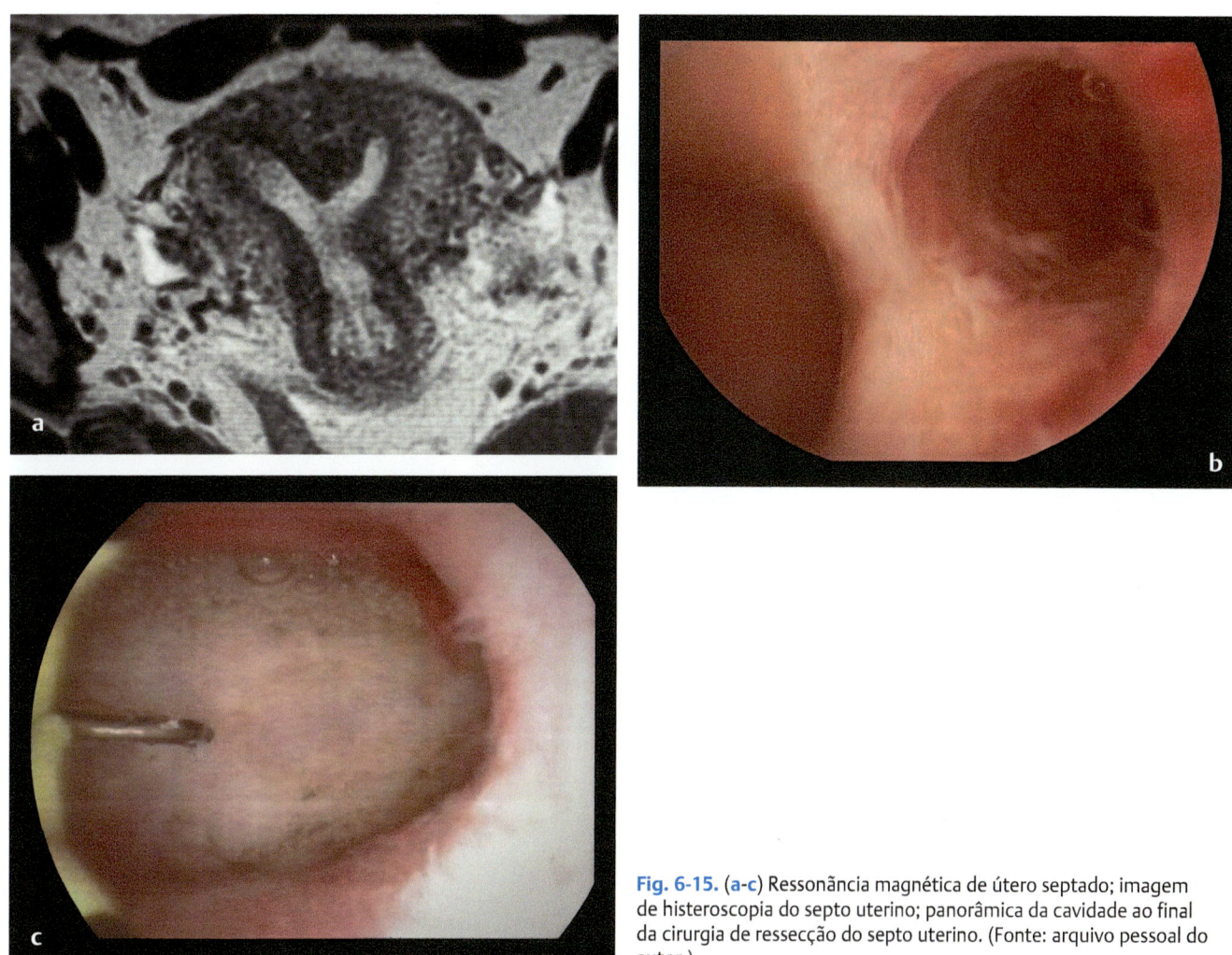

# MALFORMAÇÕES CONGÊNITAS – SEPTO UTERINO/ÚTERO DISMÓRFICO

**Fig. 6-15. (a-c)** Ressonância magnética de útero septado; imagem de histeroscopia do septo uterino; panorâmica da cavidade ao final da cirurgia de ressecção do septo uterino. (Fonte: arquivo pessoal do autor.)

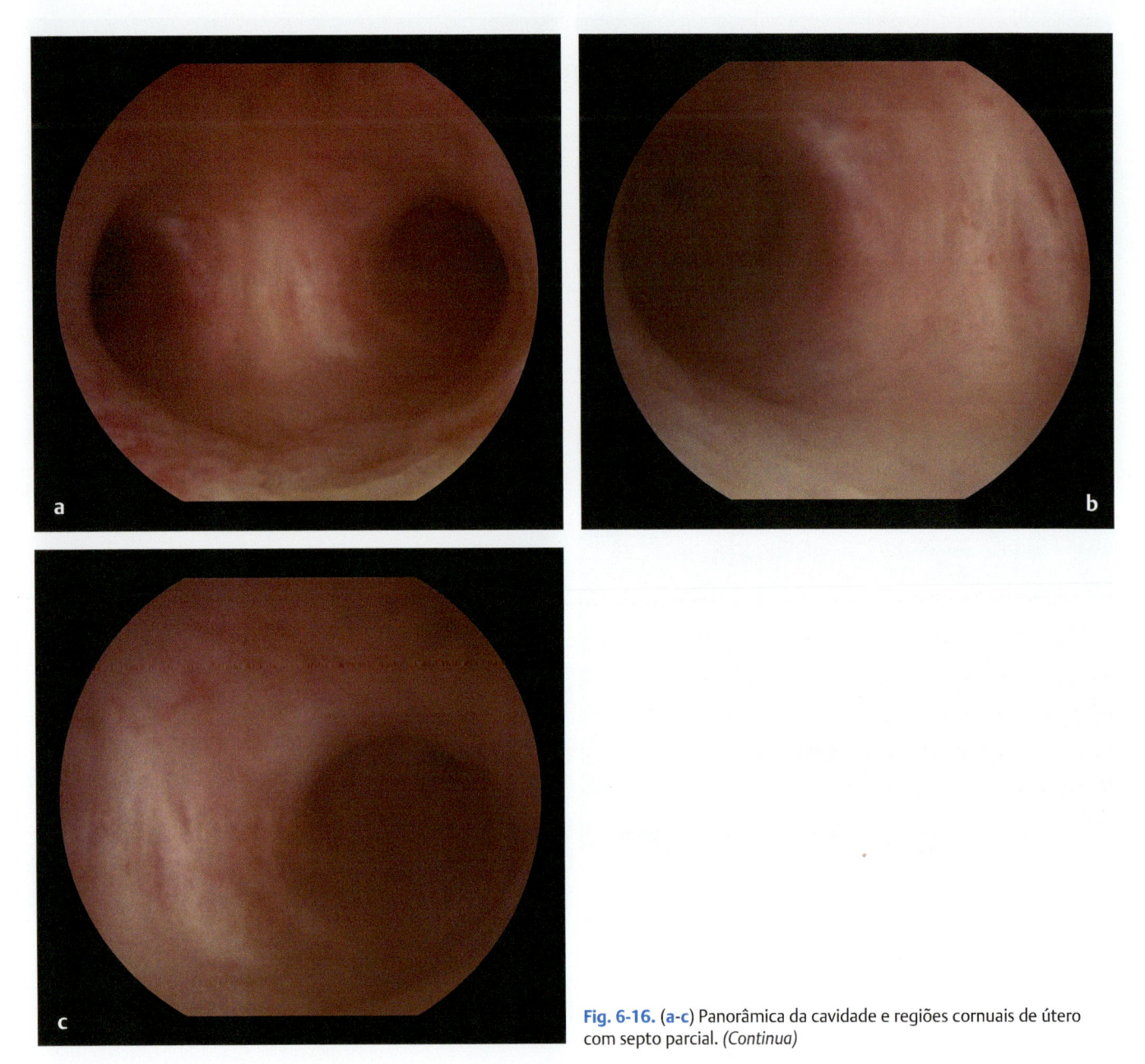

**Fig. 6-16.** (a-c) Panorâmica da cavidade e regiões cornuais de útero com septo parcial. *(Continua)*

MALFORMAÇÕES CONGÊNITAS – SEPTO UTERINO/ÚTERO DISMÓRFICO

**Fig. 6-16.** *(Cont.)* **(d-f)** Panorâmica de ressecção do septo com ressectoscópio. *(Continua)*

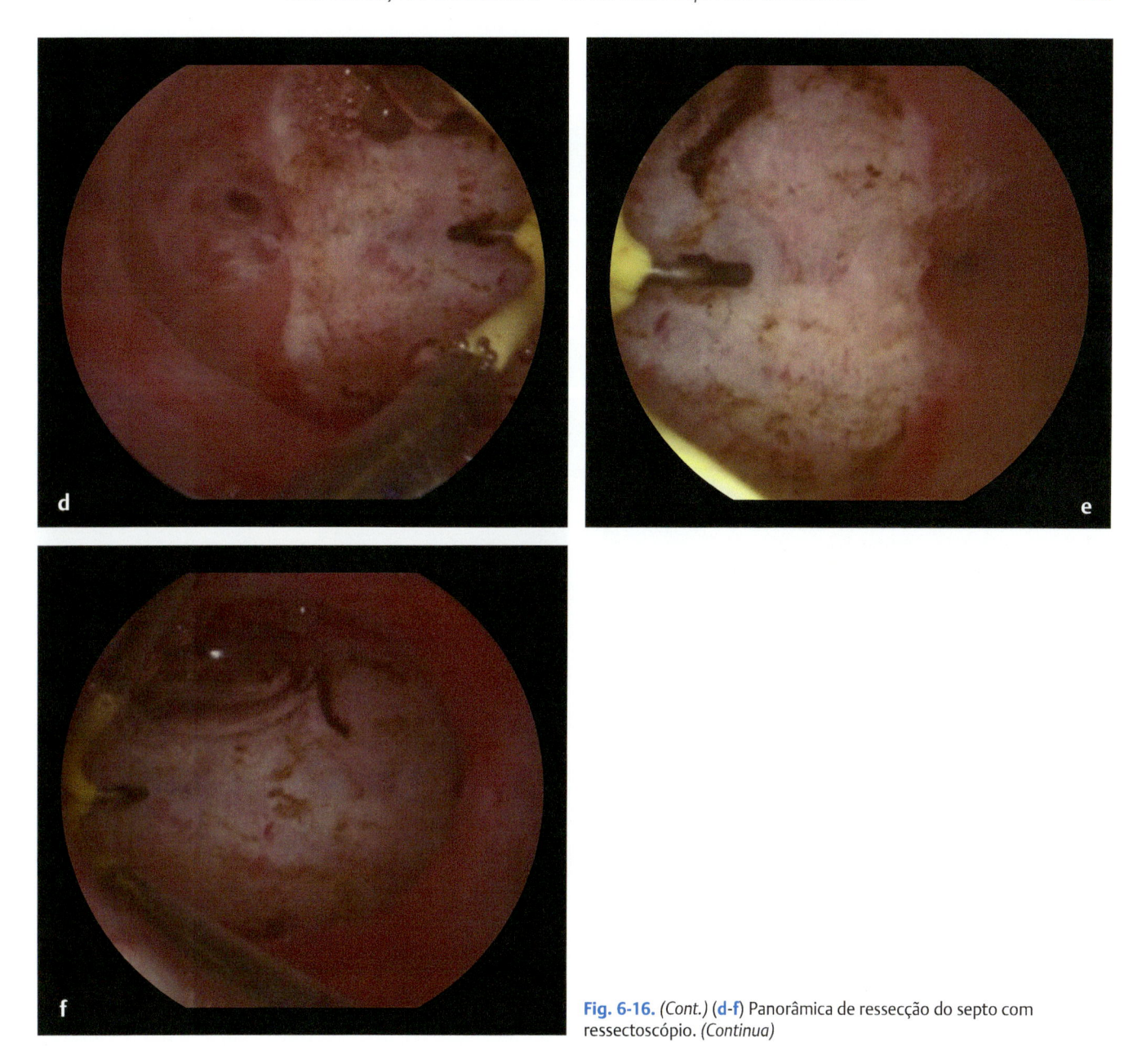

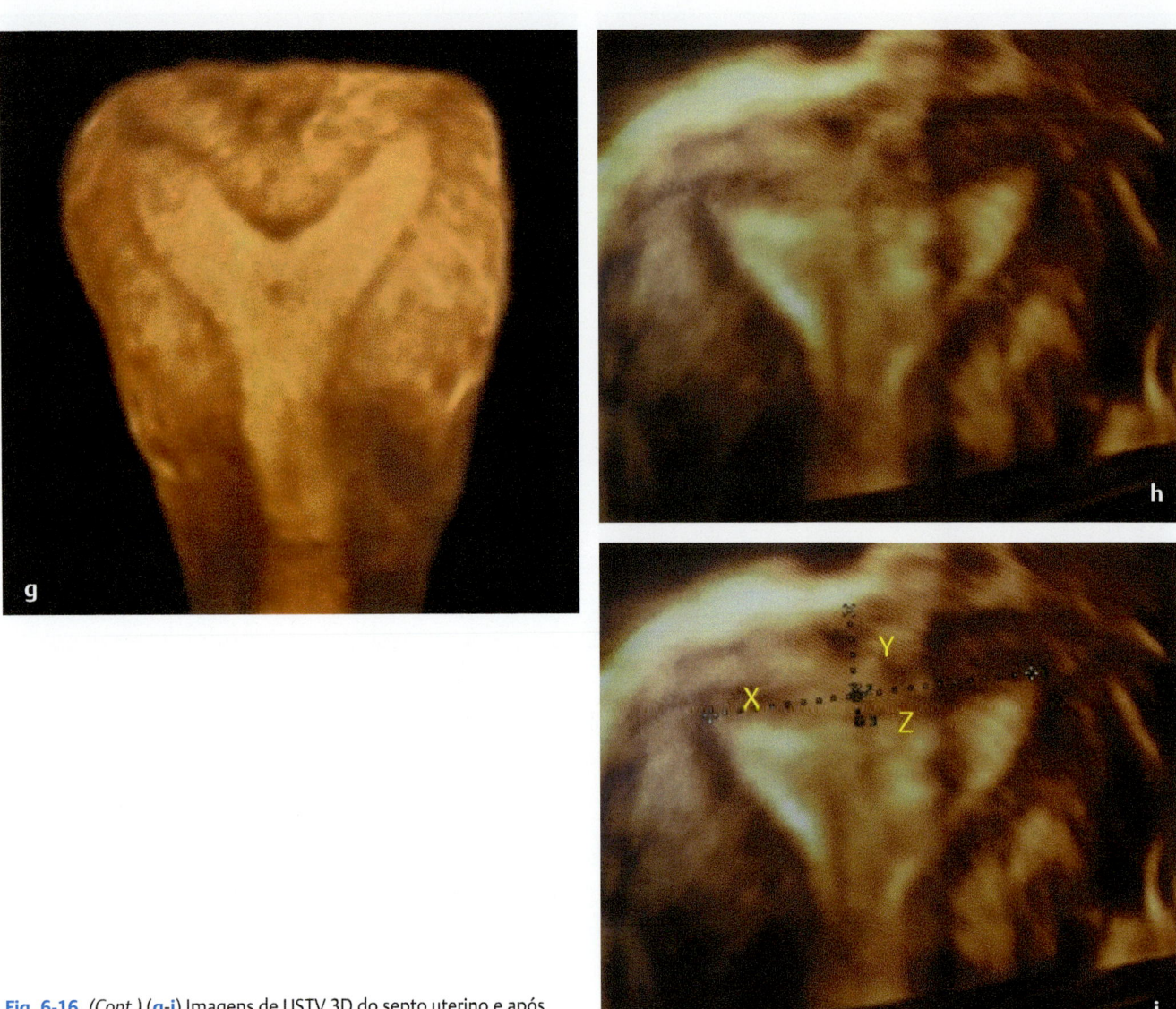

**Fig. 6-16.** *(Cont.)* **(g-i)** Imagens de USTV 3D do septo uterino e após cirurgia. (Fonte: arquivo pessoal do autor.)

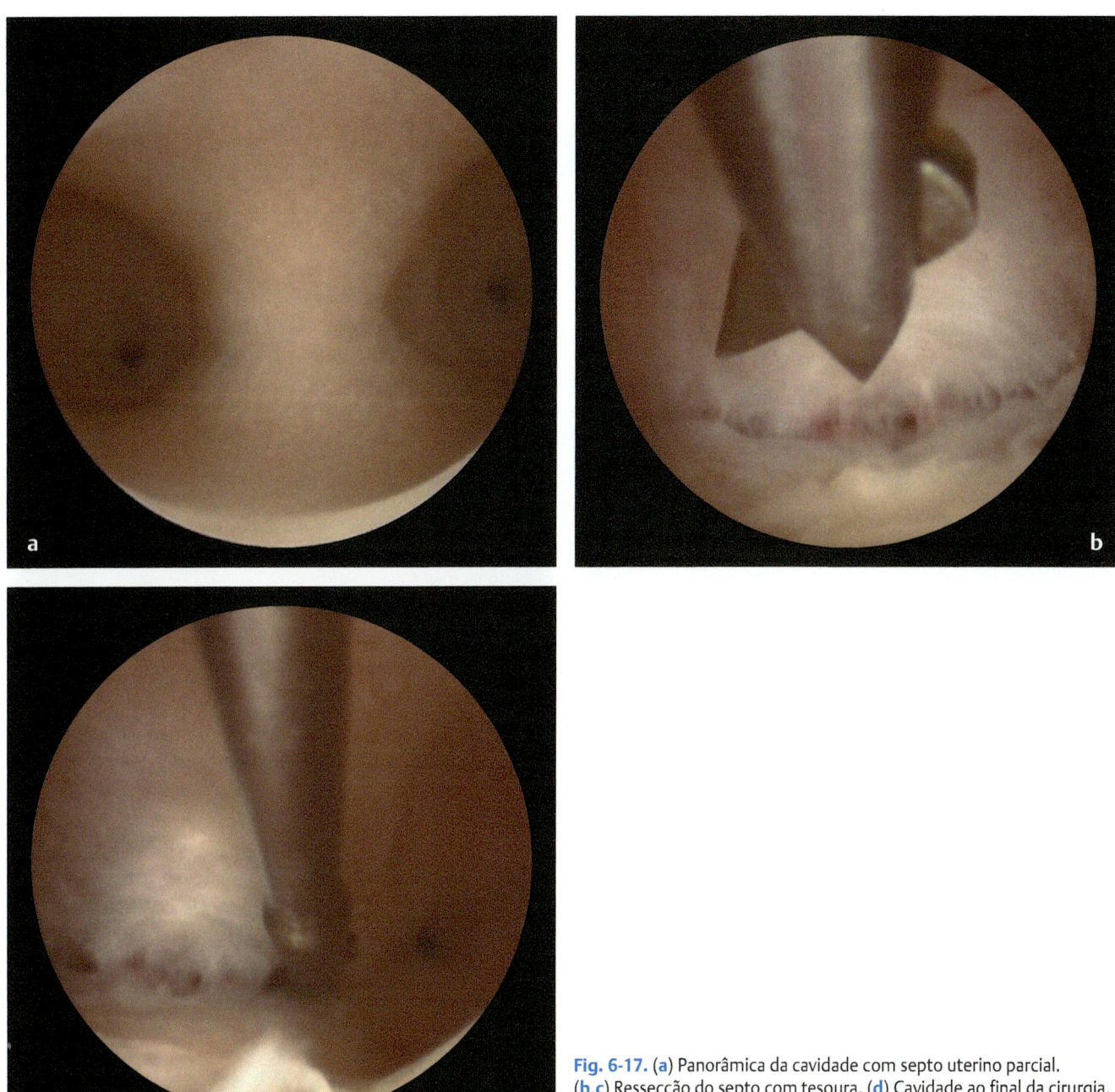

# MALFORMAÇÕES CONGÊNITAS – SEPTO UTERINO/ÚTERO DISMÓRFICO

**Fig. 6-17.** (a) Panorâmica da cavidade com septo uterino parcial. (b,c) Ressecção do septo com tesoura. (d) Cavidade ao final da cirurgia. (e,f) imagem USTV 3D do septo uterino antes e após ressecção. (Fonte: arquivo pessoal do autor.) *(Continua)*

Fig. 6-17. *(Cont.)*

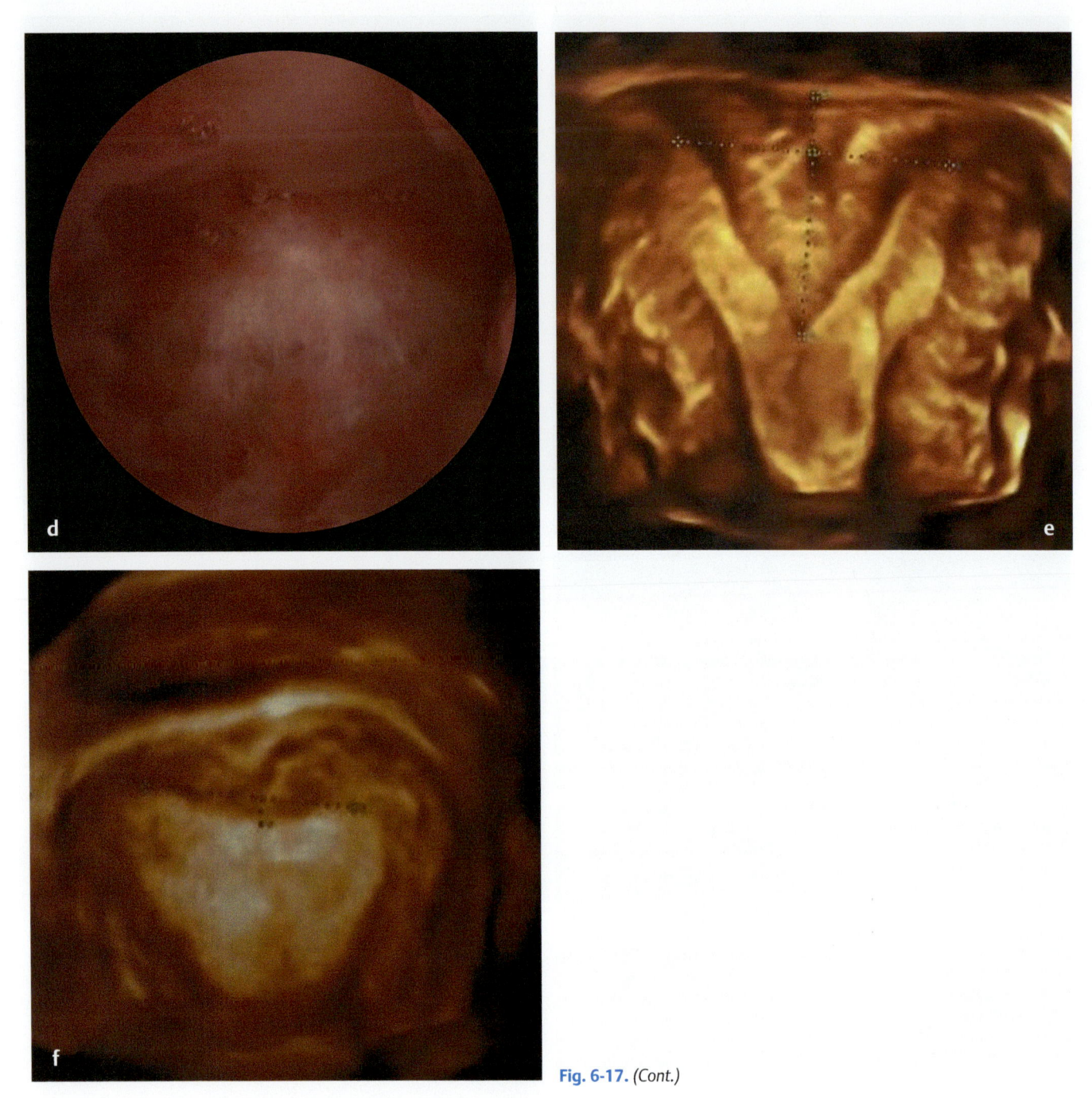

MALFORMAÇÕES CONGÊNITAS – SEPTO UTERINO/ÚTERO DISMÓRFICO    177

**Fig. 6-18. (a,b)** Panorâmica da cavidade uterina com septo parcial.
**(c,d)** Imagem da cirurgia para ressecção do septo com tesoura.
**(e)** Imagem panorâmica da cavidade no *second look* histeroscópico após ressecção do septo. (Fonte: arquivo pessoal do autor.)

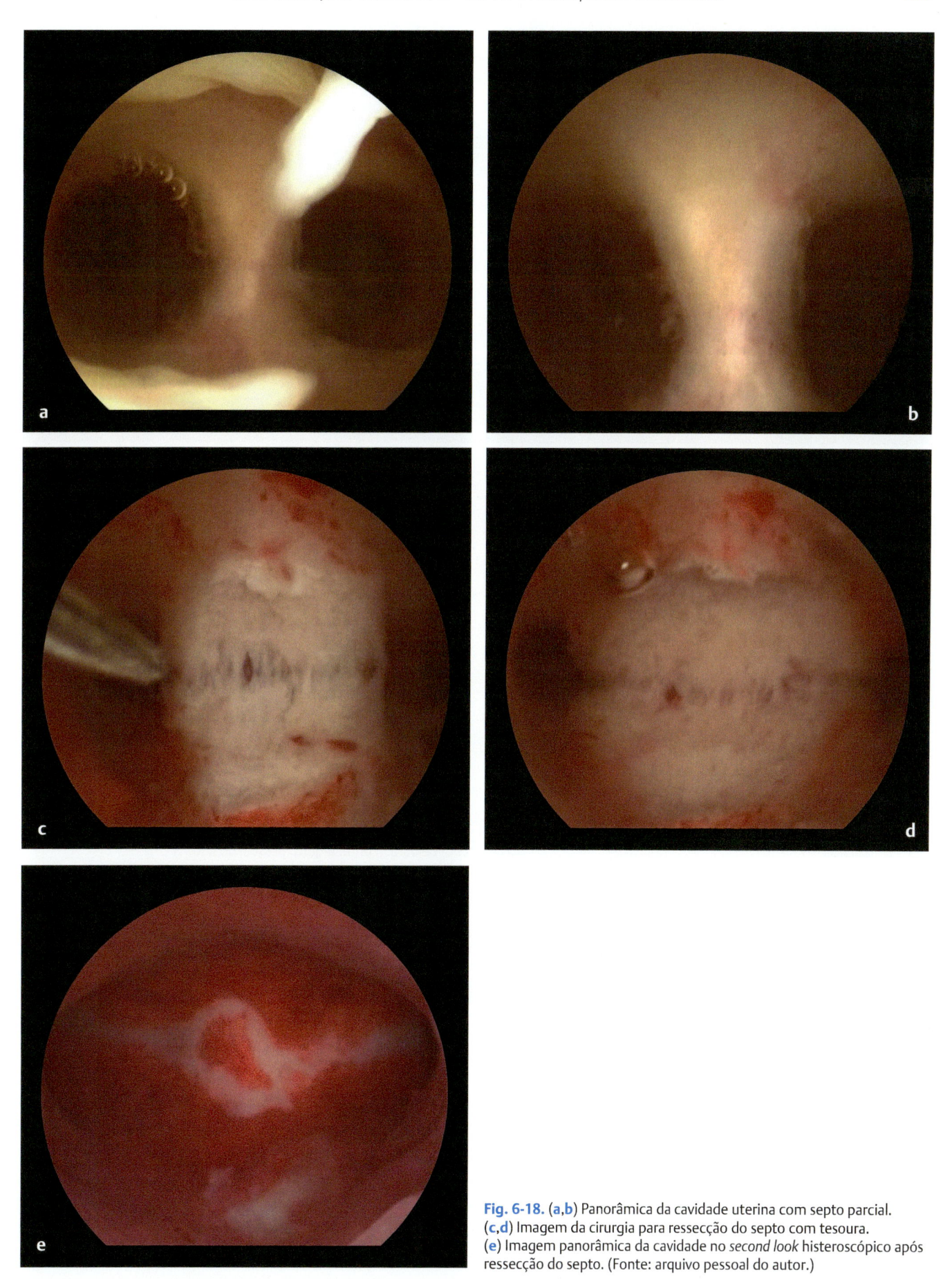

Fig. 6-19. (a-c) Sequência de imagens de pequeno septo e ressecção com tesoura. (Fonte: arquivo pessoal do autor.)

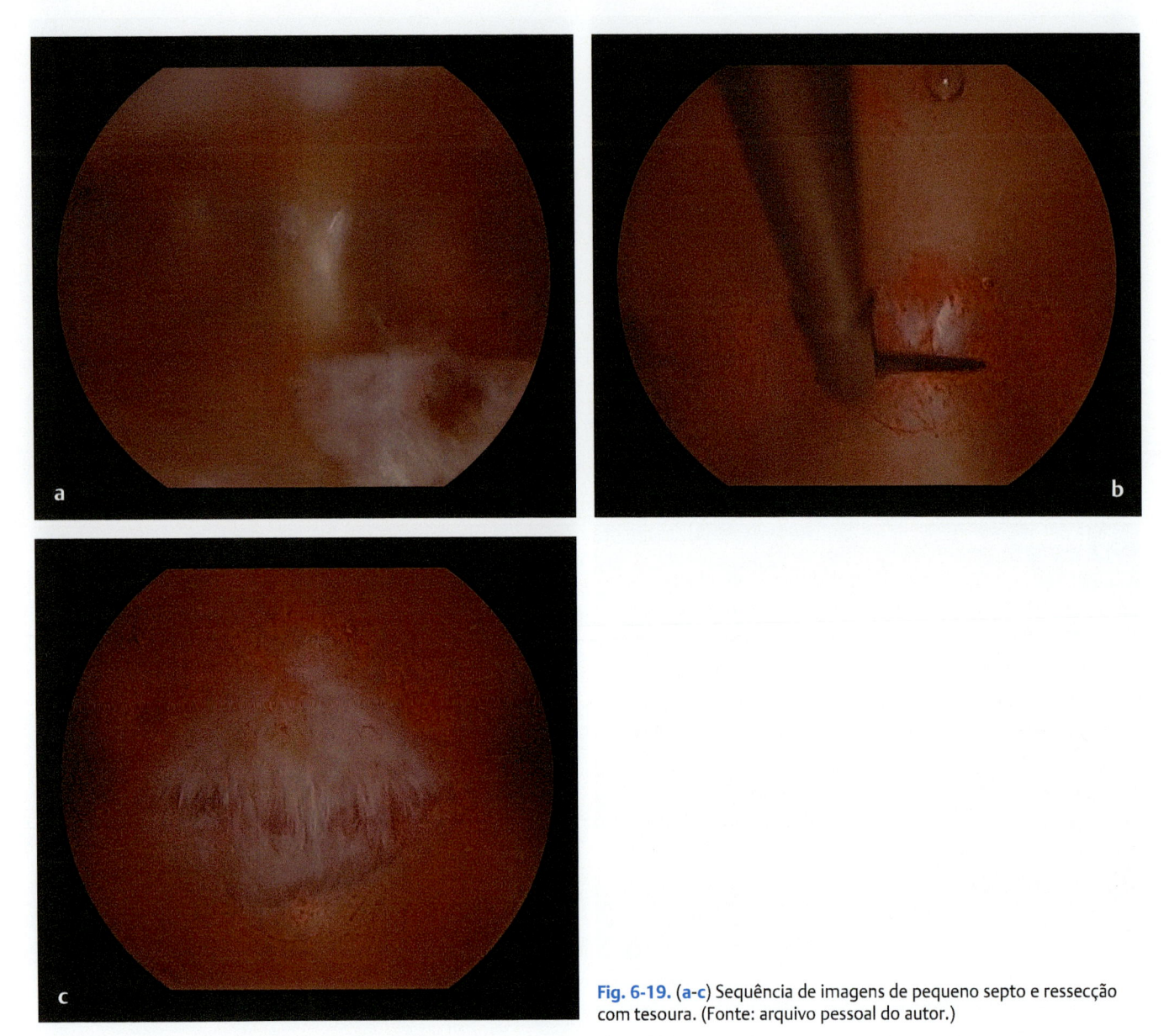

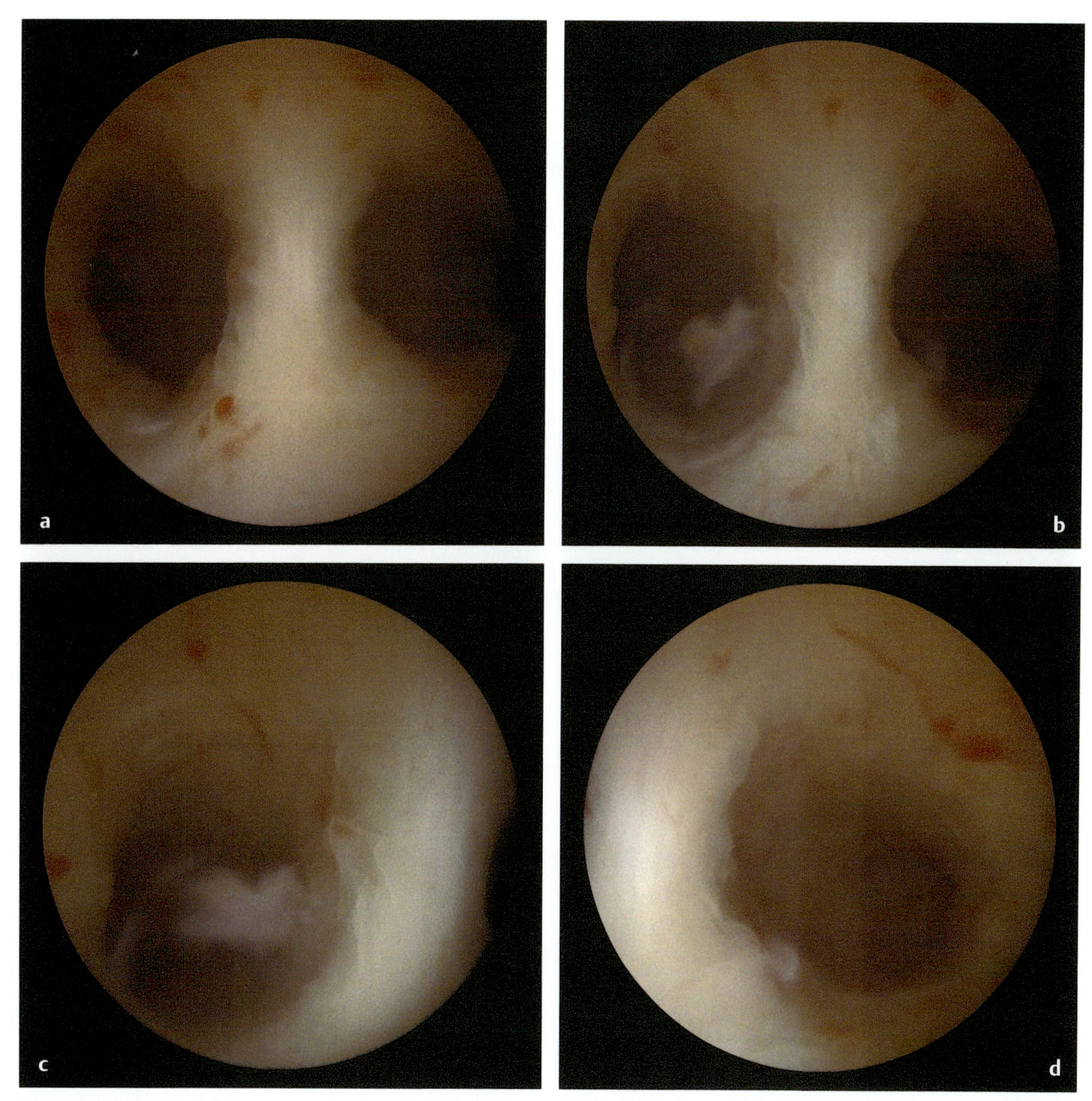

# MALFORMAÇÕES CONGÊNITAS – SEPTO UTERINO/ÚTERO DISMÓRFICO

**Fig. 6-20. (a-h)** Sequência de imagens mostrando septo, ambas os cornos direito e esquerdo e ressecção com alça bipolar. (Fonte: arquivo pessoal do autor.) *(Continua)*

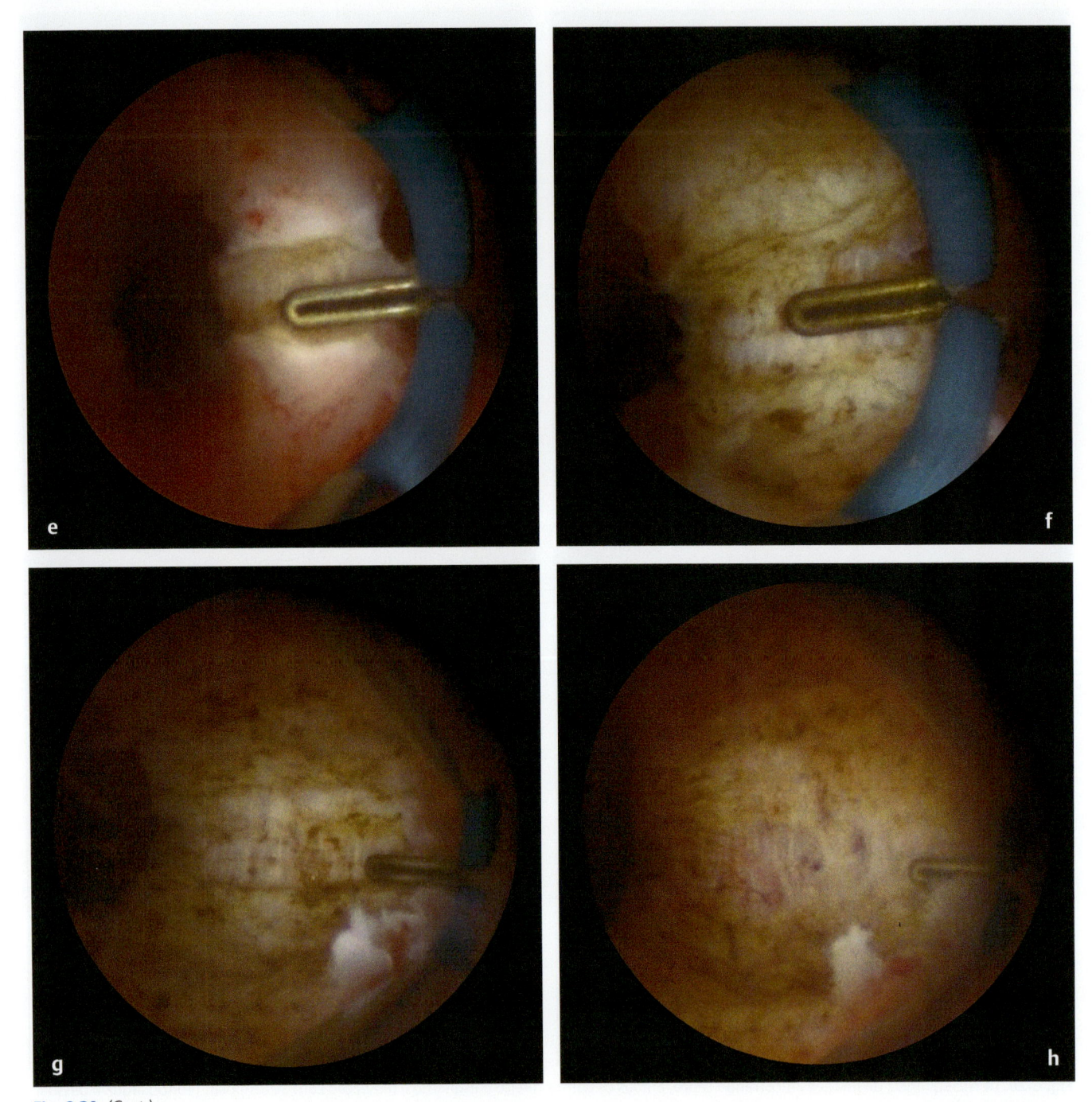

**Fig. 6-20.** *(Cont.)*

## RESULTADOS

Um ultrassom transvaginal, preferencialmente 3D, pode ser realizado 2 meses após a cirurgia para avaliar resultados. Para se considerar bom resultado, 90% do septo deve ser removido. Se houver um septo residual significativo, uma nova cirurgia é necessária. Um septo residual de 1 cm ou mais pode ser indicativo de novo procedimento.

Embora o risco de formação de sinéquias no pós-operatório seja baixo, várias alternativas de prevenção têm sido descritas, como terapia estrogênica no pós-operatório, colocação de balão intrauterino ou DIU para separar as paredes endometriais e barreiras antiadesivas de polissacarídeos.[12] A técnica mais indicada, entretanto, tem sido uma nova histeroscopia (*second look*) a partir de 30 dias da cirurgia.

É recomendável a espera de pelo menos 2 meses para gravidez, período necessário para a completa recuperação da cavidade e da área cicatricial.

Muitos estudos observacionais indicam que a incisão do septo está associada à melhora das taxas de gestação e nascidos vivos em mulheres com infertilidade.[7,16] Mais importante do que os dados referentes à infertilidade, são aqueles referentes à diminuição das perdas gestacionais, principalmente com a diminuição das taxas de abortamentos espontâneos.[7,16,17]

Em recente estudo internacional multicêntrico publicado por Rickken *et al.* em 2020,[18] os autores observaram que a ressecção do septo não aumentou a taxa de nascidos vivos, nem diminuiu as taxas de perdas gestacionais ou parto pré-termo, comparado com conduta expectante. Entretanto, a publicação foi seriamente criticada por um grande grupo de pesquisadores no assunto, que fizeram objeções à metodologia, análise estatística, vieses e outras limitações da publicação. Boas evidências científicas são ainda necessárias para o entendimento dos benefícios da metroplastia histeroscópica em pacientes inférteis.

Da mesma forma que nos úteros septados, a correção do útero dismórfico em forma de "T" tem sido associada à melhora dos resultados reprodutivos, apesar de faltarem evidências robustas, através de ensaios clínicos randomizados, que demonstrem esses resultados.[8]

## SUMÁRIO DE RECOMENDAÇÕES[7]

- Recomenda-se o uso de ultrassom transvaginal 3D com ou sem infusão de solução salina como ferramenta diagnóstica não invasiva de primeira linha na avaliação do formato uterino.
- Existem boas evidências associando septo uterino com abortamento espontâneo, nascimento prematuro, apresentação fetal anômala e cesariana.
- Recomenda-se oferecer a ressecção histeroscópica do septo em pacientes com abortamentos recorrentes e demais resultados obstétricos adversos.
- Deve-se realizar a cirurgia preferencialmente na fase folicular do ciclo.
- Ressecção de septo cervical em colo único não parece aumentar risco de incompetência istmocervical.
- Não é recomendado fazer outra cirurgia se septo residual < 1 cm.
- Não existem evidências suficientes para administração de estrogênio oral, balão intrauterino, ou DIUs para evitar formação de aderências intrauterinas após cirurgia.
- A realização de *second look* histeroscópico é preferencial para evitar formação de sinéquias intrauterinas.
- Pode-se aconselhar a paciente a continuar com tratamento para fertilidade 1-2 meses após cirurgia.
- Não existem evidências suficientes para recomendar a ressecção do septo em pacientes que ainda não tentaram engravidar.
- Pacientes com infertilidade e/ou se submetendo a tratamento para fertilidade, a decisão sobre a ressecção do septo deve ser compartilhada com a paciente, pois a cirurgia pode ou não estar associada ao aumento nas taxas de nascidos vivos – existem limitados dados associando septo com infertilidade.

## REFERÊNCIAS BIBLIOGRÁFICAS

1. Practice Committee of the American Society for Reproductive Medicine and American Society for Reproductive Medicine. Uterine septum: a guideline. Fertil Steril. 2016;106(3):530-40.
2. Grimbizis GF, Sardo ADS, Saravelos SH et al. The Thessaloniki ESHRE/ESGE consensus on diagnosis of female genital anomalies. Hum Reprod. 2016;31(1):2-7.
3. Valle RF, Ekpo GE. Hysteroscopic metroplasty for the septate uterus: review and meta-analysis. J Minim Invasive Gynecol. 2013;20(1):22-42.
4. Ludwin A, Ludwin I, Pitynski K et al. Role of morphologic characteristics of the uterine septum in the prediction and prevention of abnormal healing outcomes after hysteroscopic metroplasty. Hum Reprod. 2014;29(7):1420-31.
5. Fascilla FD, Resta L, Cannone R et al. Resectoscopic Metroplasty with Uterine Septum Excision:. A Histologic Analysis of the Uterine Septum. J Minim Invasive Gynecol. 2020;27(6):1287-94.
6. Campo MC, Milán FP, Roig MC et al. On behalf of Spanish Fertility Society Special Interest Group on Reproductive Organic Disorders. Impact of congenital uterine anomalies on obstetric andperinatal outcomes: systematic review and meta-analysis Facts Views Vis Obgyn. 2024;16(1): 9-22.
7. Practice Committee of the American Society for Reproductive Medicine. Evidence-based diagnosis and treatment for uterine septum: a guideline. 2016;106(3):530-40.
8. Grimbizis GF, Gordts S, Sardo ADS et al. The ESHRE/ESGE consensus on the classification of female genital tract congenital anomalies. Hum Reprod. 2013;28 (8):2032-44.
9. Ludwin A, Ludwin I. Comparison of the ESHRE-ESGE and ASRM classifications of Müllerian duct anomalies in everyday practice Hum Reprod. 2015;30(3):569-80.
10. Ludwin A, Martins WP, Nastri CO et al. Congenital Uterine Malformation by Experts (CUME): better criteria for distinguishing between normal/arcuate and septate uterus? Ultrasound Obstet Gynecol. 2018;51(1):101-109.
11. Ludwin A, Ludwin I, Coelho neto MA et al. Septate uterus according to ESHRE/ESGE, ASRM and CUME definitions: association with infertility and miscarriage, cost and warnings for women and healthcare systems. Ultrasound Obstet Gynecol. 2019; 54(6):800-14.
12. Pfeifer SM, Attaran M, Goldstein J, Lindheim SR, Petrozza JC, Rackow BW, et al. ASRM müllerian anomalies classification 2021. Fertility and Sterility. 2021;116(5):1238-1252.
13. Carriles I, Brotons I, Errasti T et al. Prevalence of Septate Uterus in a Large Population of Women of Reproductive Age: Comparison of ASRM 2016 and 2021, ESHRE/ESGE, and CUME

Diagnostic Criteria: A Prospective Study. Diagnostics (Basel). 2024;14(18):2019.
14. Ludwin A, Coelho Neto MA, Ludwin I et al. Congenital Uterine Malformation by Experts (CUME):diagnostic criteria for T-shaped uterus. Ultrasound Obstet Gynecol. 2020;55:815-829.
15. Laufer MR, DeCherney AH. Congenital uterine anomalies: Surgical repair. UpToDate. 2021.
16. Krishnan M, Narice BF, Ola B, Metwally M. Does hysteroscopic resection of uterine septum improve reproductive outcomes: a systematic review and meta-analysis. Archives of Gynecology and Obstetrics. 2021;303:1131-1142.
17. Noventa M, Spagnol G, Marchetti M et al. Uterine Septum with or without hysteroscopic Metroplasty:Impact on Fertility and Obstetrical Outcomes – A Systematic Review and Meta-Analysis of Observational Research J. Clin. Med. 2022;11:3290.
18. Rikken JFW, Verhorstert KWJ, Emanuel MH et al. Septum resection in women – with a septate uterus: a co-hort study. Hum eprod. 2020;35(7):1578-88.

# RETENÇÃO INTRAUTERINA DE PRODUTOS DA CONCEPÇÃO

## INTRODUÇÃO

Retenção intrauterina de produtos da concepção (RPOC), também denominada síndrome de retenção de produtos da concepção, é definida como a persistência de tecido trofoblástico ou porções da placenta dentro da cavidade uterina após uma gestação. Isso pode acontecer após abortamentos de primeiro trimestre, perdas gestacionais de segundo trimestre, após parto vaginal ou cesariana de feto vivo.[1] Estima-se que pelo menos 6% das gestações apresentem retenção de restos ovulares ou placentários. O diagnóstico é geralmente realizado por meio da ultrassonografia transvaginal, em pacientes clinicamente estáveis.

Abortamentos são eventos comuns em ginecologia, estima-se ocorrer em aproximadamente 20% das gestações reconhecidas clinicamente, podendo ser ainda maior a prevalência se considerarmos as gestações pré-clínicas.

Apesar da maioria das pacientes serem assintomáticas, RPOC pode manifestar-se clinicamente por dor abdominal, infecção e hemorragia.[2,3] Se não for tratada adequadamente, pode ter impacto negativo na fertilidade, e suas sequelas podem determinar infertilidade secundária, perdas gestacionais recorrentes, acretismo placentário, trabalho de parto prematuro, gestação ectópica e restrição intrauterina de crescimento em gestações subsequentes.

São considerados fatores de risco a história de placenta acreta, óbito fetal de segundo trimestre (RPOC em 40% dos casos) e a presença de anomalias uterinas.

Ultrassom é a modalidade de exame de imagem de escolha na suspeita de RPOC. A presença de uma massa dentro da cavidade uterina confirma o diagnóstico. Kamaya *et al.*, em 2009, categorizou os achados ultrassonográficos em quatro tipos, baseado na vascularização ao Doppler. Gutenberg, posteriormente, incorporou a ecogenicidade da massa aos achados de vascularização e criou a classificação de Gutenberg, extremamente útil na tomada de decisão da forma de tratamento (Quadro 7-1, Fig. 7-1).[1]

O manejo das pacientes com RPOC pode variar de uma conduta expectante, tratamento medicamentoso a procedimentos cirúrgicos. As diversas formas são analisadas a seguir.

**Quadro 7-1.** Classificação de Gutenberg[1]

| Classificação | Características |
| --- | --- |
| Tipo 0 (Fig. 7-1a) | Massa hiperecogênica avascular |
| Tipo 1 (Fig. 7-1b) | Diferentes ecos com mínima ou nenhuma vascularização |
| Tipo 2 (Fig. 7-1c) | Massa confinada a cavidade uterina e altamente vascularizada |
| Tipo 3 (Fig. 7-1d) | Massa altamente vascularizada com grande vascularização no miométrio |

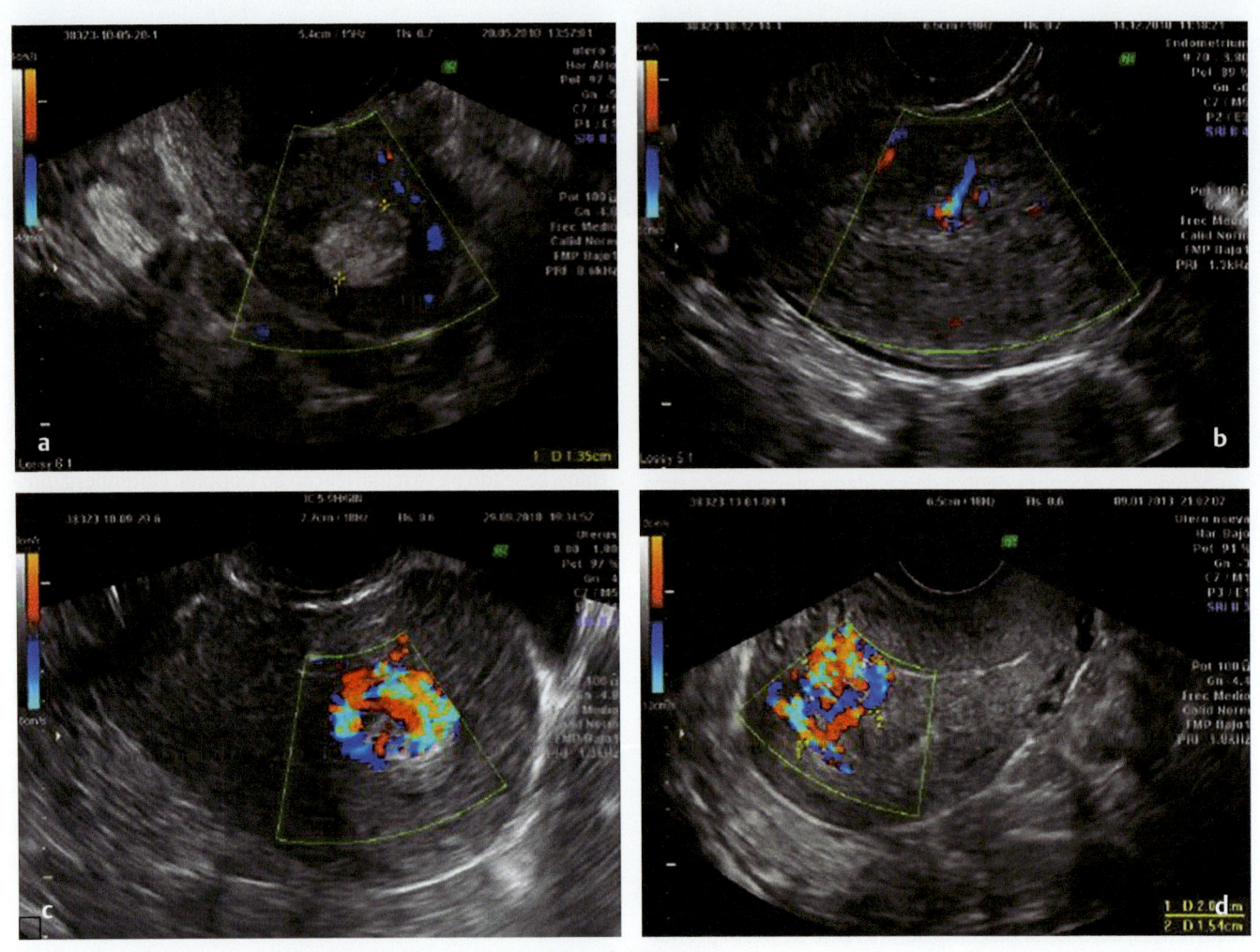

Fig. 7-1. (a-d) Classificação de Gutenberg: Padrões ultrassonográficos de RPOC.[1]

## MANEJO EXPECTANTE

Nas últimas décadas, o manejo expectante tem sido preconizado com objetivo de minimizar intervenções cirúrgicas desnecessárias em pacientes estáveis, assintomáticas ou com sintomas leves.

O manejo expectante envolve observar e esperar pela espontânea expulsão dos restos ovulares ou placentários, enquanto não houver sangramento de maior porte e na ausência de sinais e sintomas de infecção, podendo-se estender, às vezes, por várias semanas. Alguns autores sugerem controle com β-HCG na expectativa de diminuição progressiva dos níveis, enquanto o quadro estiver clinicamente estável.[3,4]

O manejo expectante geralmente envolve maior tempo de sangramento vaginal, porém, de intensidade leve, sem afetar a qualidade de vida das pacientes.

Não existe consenso na literatura com relação a falha do manejo expectante e melhor momento de intervenção, podendo-se aguardar, muitas vezes, por mais de 4 ou 6 semanas.[5]

Casikar et al.,[6] sugerem espera de 2 semanas para intervenção nos casos de gestação de primeiro trimestre, considerando falha de manejo quando não houver expulsão do conteúdo nesse período. A sugestão de conduta baseia-se nos achados de que a maioria dos abortamentos incompletos se resolvem no período de 14 dias e que aguardar mais tempo não melhoraria as chances de sucesso.

O manejo expectante é considerado conduta apropriada para abortamentos incompletos de primeiro trimestre, com taxas de resolução de até 90% em 1 semana e 94% em 2 semanas. Por outro lado, as baixas taxas de sucesso no manejo expectante por 2 semanas nas gestações anembrionadas (53%) e nos abortos retidos (35%), sugerem a necessidade de tratamentos alternativos para esses dois grupos.[6] Da mesma forma, nas gestações de segundo trimestre, após idade gestacional de 12-13 semanas, os manejos medicamentoso e cirúrgico são preferíveis, devido à falta de evidências científicas para manejo expectante.[6]

Outra contribuição importante para o manejo conservador é a realização de ultrassonografia transvaginal com Doppler. Publicações recentes mostraram que, nos casos de abortamentos de primeiro trimestre, a ausência de fluxo no tecido trofoblástico residual (tipo 0 na classificação de Gutenberg – Quadro 7-1, Fig. 7-1) está associada a significativa taxa de sucesso do tratamento expectante.[1]

Entre as implicações da conduta expectante está a imprevisível duração do tempo de espera até a resolução do problema, persistência de sangramento e dor, e a potencial necessidade de subsequente tratamento cirúrgico. Um número significativo de hospitalizações não planejadas e tratamentos cirúrgicos não planejados, em caráter de emergência, ocorrem durante o manejo expectante. Além disso, muitas pacientes em tratamento expectante desistem da espera e requerem intervenção para acelerar o processo.[7]

A presença de RPOC após gestação e parto a termo é mais frequente nos casos de remoção manual da placenta, ou seja, nas situações em que a placenta está anormalmente aderida à parede uterina. A conduta poderá ser expectante na ausência de sangramento excessivo e febre, entretanto, também não existe consenso sobre tempo de espera. Takahashi et al.,[8] enumeraram como fatores de risco para necessidade de intervenção a idade abaixo de 35 anos, o tamanho do conteúdo visto ao ultrassom transvaginal ≥ 4 cm e a presença de hipervascularização (tipos 2 e 3 na classificação de Gutenberg – (Quadro 7-1, Fig. 7-1), uma vez que o risco de sangramento excessivo é maior nessas pacientes.

## TRATAMENTO MEDICAMENTOSO

O tratamento medicamentoso não parece oferecer vantagens em relação ao manejo expetante, quando indicado para ROPC proveniente de abortamentos espontâneos de primeiro trimestre, entretanto, diminui o tempo para resolução do problema.[9]

A medicação mais utilizada é o misoprostol e os esquemas terapêuticos sugeridos variam muito em dose, intervalo e via de administração. A dosagem única de 600 µg via oral, 400 µg via sublingual ou 800 µg via vaginal são as mais utilizadas. A biodisponibilidade do misoprostol por via vaginal é três vezes maior que pela via oral, tornando essa via de administração a mais eficaz. O pico máximo é alcançado entre 60 e 120 minutos na via vaginal de administração, declinando lentamente depois desse período. A dose pode ser repetida, se necessário, a partir de 4 horas da primeira dose pela via oral e após 6 horas pela via vaginal.[10] A presença de sangramento de maior intensidade diminui significativamente a absorção do misoprostol pela via vaginal. A associação com mifepristone (não comercializado no Brasil), parece melhorar a eficácia do misoprostol.

O misoprostol tem se revelado droga segura e eficaz, sendo efetiva em mais de 90% dos casos de aborto incompleto de primeiro trimestre. Pacientes podem utilizar o medicamento em domicílio ou a nível hospitalar.

As vantagens do uso do misoprostol incluem o fato de ser método não invasivo, seguro, de alta eficácia, evitando-se assim riscos anestésicos e cirúrgicos, além do bom custo-benefício.

As desvantagens incluem longos períodos de sangramento, e por vezes de maior intensidade, sintomas gastrointestinais como náuseas, vômitos, diarreia, dor tipo cólica abdominal e febre.[3] Além disso, na falha do tratamento, poderá haver necessidade de tratamento cirúrgico complementar.

## CURETAGEM UTERINA E ASPIRAÇÃO INTRAUTERINA

Procedimentos realizados às cegas, como curetagem intrauterina, continuam sendo utilizados, para a remoção de produtos retidos de concepção. Estudos têm demonstrado uma maior associação desse tipo de procedimento com complicações como sangramentos, infecções, perfuração uterina (5%), remoção incompleta com necessidade de procedimentos repetidos (20%) e formação de sinéquias intrauterinas. Estima-se que 15-40% dessas pacientes farão aderências intrauterinas devido a danos na camada basal do endométrio, o que afeta gravemente a função reprodutiva.[1,2]

A aspiração intrauterina tem substituído a curetagem tradicional para remoção de produtos da concepção. Já existem fortes evidências de que a aspiração intrauterina é suficiente e eficaz no esvaziamento uterino, além de diminuir os riscos da curetagem convencional. A aspiração intrauterina está associada a menor perda sanguínea, menos dor e menor tempo de procedimento, além da menor probabilidade de sequelas a médio e longo prazos. A curetagem tradicional não deveria mais ser utilizada para esse tipo de intervenção, segundo a maioria das publicações.[10]

Quando comparada com manejo expectante e medicamentoso, a aspiração intrauterina oferece rápida resolução do problema, reduzido tempo de sangramento, além de ser considerada procedimento de baixo risco. A desvantagem inclui o fato de ser procedimento mais invasivo, dificuldade de controle da dor quando realizada sem anestesia e os riscos anestésicos, quando realizada sob anestesia.

## HISTEROSCOPIA

Em 1997, Goldenberg *et al.* reportaram o uso de histeroscopia para tratamento de RPOC, o que permitiu a seletiva remoção de restos sem afetar o endométrio adjacente.

Hoje a histeroscopia é considerada padrão-ouro tanto para diagnóstico como para tratamento de alterações da cavidade uterina, inclusive RPOC. A histeroscopia permite a remoção completa do conteúdo sob visão direta, com mínima injúria no endométrio adjacente. Possibilita a cauterização das áreas de sangramento, com mínimas taxas de complicações, além de identificar anomalias uterinas, comuns nessas pacientes. Faivre *et al.* reportam 10% de malformações uterinas em pacientes submetidas a procedimentos para remoção de RPOC.[11] Durante a histeroscopia, é também possível avaliar melhor o grau de penetração dos restos na parede uterina. Nas situações em que o conteúdo está firmemente aderido, a área de implantação na parede deve ser removida (Figs. 7-2 a 7-15).[2,11]

A técnica histeroscópica para remoção de produtos da concepção poderá ser feita com ou sem uso de corrente elétrica. Utilizando-se a classificação de Gutenberg, a escolha da técnica cirúrgica pode ser definida previamente, com preparo de material adequado para cada caso. Nas classificações tipo 0 e 1 (Quadro 7-1, Fig. 7-1), a utilização do histeroscópio cirúrgico permite a remoção do material com pinças de tração, sem uso de corrente elétrica, evitando-se assim dano elétrico no endométrio adjacente. O morcelador intrauterino e a alça de ressectoscópio sem corrente têm sido também utilizados para remoção de restos ovulares e placentários com grande eficiência, na presença de um maior conteúdo de material.[11]

A utilização do ressectoscópio com corrente, está indicada para os casos de classificações tipo 2 e 3 (Quadro 7-1, Fig. 7-1), pelo maior conteúdo, quando os restos estão aderidos mais profundamente, e quando há necessidade de hemostasia, utilizando-se, de preferência, a corrente bipolar.[1]

Em revisão sistemática e meta-análise publicada recentemente por Vitale *et al.*,[2] a histeroscopia mostrou ser efetiva e segura, com ressecção completa do conteúdo em apenas um procedimento, em 91% dos casos; também observaram baixas taxas de complicações, infecções e sinéquias no pós-operatório (0,08%). Além disso, mulheres que tentaram engravidar após procedimento tiveram altas taxas de gravidez (87% de gestações clínicas) e nascimentos vivos (71%), com baixas taxas de perdas gestacionais subsequentes (9%).[2]

Nas situações em que grande quantidade de placenta permanece retida na cavidade uterina, poderá haver necessidade de um segundo procedimento para remoção completa do material.[2] Várias publicações relatam a necessidade de segundo tempo cirúrgico histeroscópico, geralmente programado para 3-4 semanas após a primeira histeroscopia, nos casos mais complexos.

Nas pacientes submetidas à histeroscopia para tratamento de RPOC, o preparo do colo para dilatação não é necessário, na maioria das vezes. Entretanto, na suspeita de dificuldade de dilatação, a utilização de 400 µg ou 600 g de misoprostol, administrado por via oral ou vaginal, é efetivo para facilitar a dilatação cervical.[1]

Uma das complicações mais severas durante a histeroscopia para remoção de RPOC é o sangramento de maior intensidade. Nas situações de acretismo placentário e grande vascularização ao Doppler pré-operatório, a embolização da artéria uterina em combinação com a histeroscopia tem sido sugerida por alguns autores.[12] Uma alternativa nos casos de sangramento inesperado é a interrupção do procedimento com colocação de balão de sonda de Foley pelo período de algumas horas, para hemostasia mecânica, e complementação do procedimento num segundo tempo cirúrgico.[11]

Antibiótico profilático não é recomendado para cirurgia histeroscópica. Entretanto, algumas publicações recomendam o uso da medicação nos casos de tratamento cirúrgico para remoção de RPOC, incluindo a histeroscopia, com objetivo de reduzir incidência de endometrite pós-operatória. Doxiciclina é droga amplamente utilizada em dose única ou por 7 dias (200 mg/dia). Dose única de 1 g de azitromicina pode substituir a doxiciclina, com semelhante eficácia.[10]

Elder *et al.*, em estudo retrospectivo publicado em 2020,[13] observaram que uma em cada quatro pacientes submetidas a histeroscopia por RPOC foram acidentalmente diagnosticadas com endometrite crônica (EC). O estudo não foi conclusivo se EC foi a causa ou a consequência da perda gestacional. No estudo, mulheres que receberam antibiótico para tratamento da EC, após a histeroscopia, tiveram resultados reprodutivos positivos subsequentes ao tratamento.[13]

Da mesma forma, McQueen *et al.* observaram que mulheres com RPOC têm uma elevada taxa de EC. A causa do aumento de EC nesse grupo de pacientes é desconhecida e os autores sugerem a avaliação patológica com pesquisa de EC em todas as pacientes que se submetem à ressecção histeroscópica de RPOC.[14]

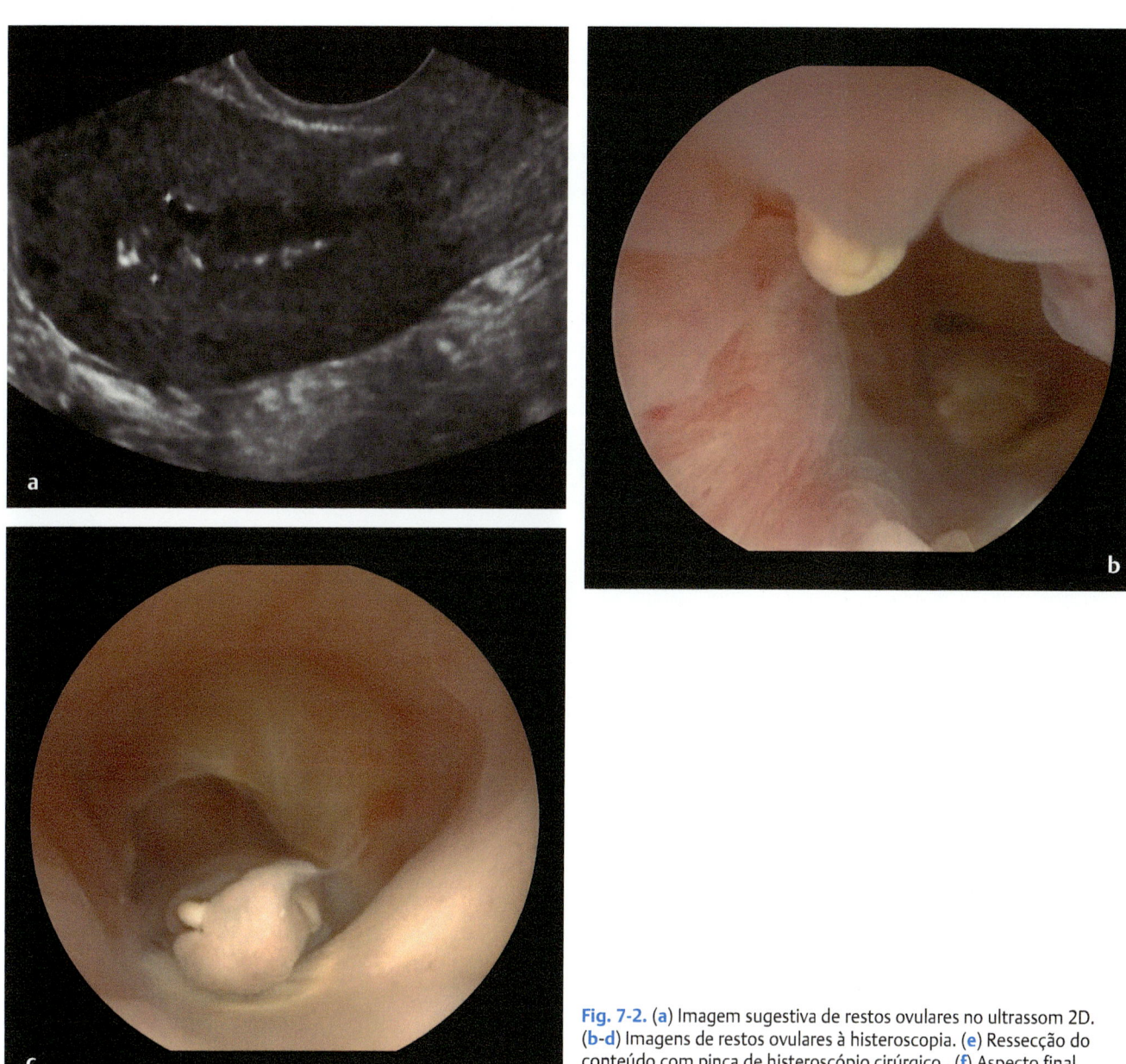

# RETENÇÃO INTRAUTERINA DE PRODUTOS DA CONCEPÇÃO

**Fig. 7-2.** (a) Imagem sugestiva de restos ovulares no ultrassom 2D. (b-d) Imagens de restos ovulares à histeroscopia. (e) Ressecção do conteúdo com pinça de histeroscópio cirúrgico. (f) Aspecto final. (Fonte: arquivo pessoal do autor.) *(Continua)*

Fig. 7-2. (Cont.)

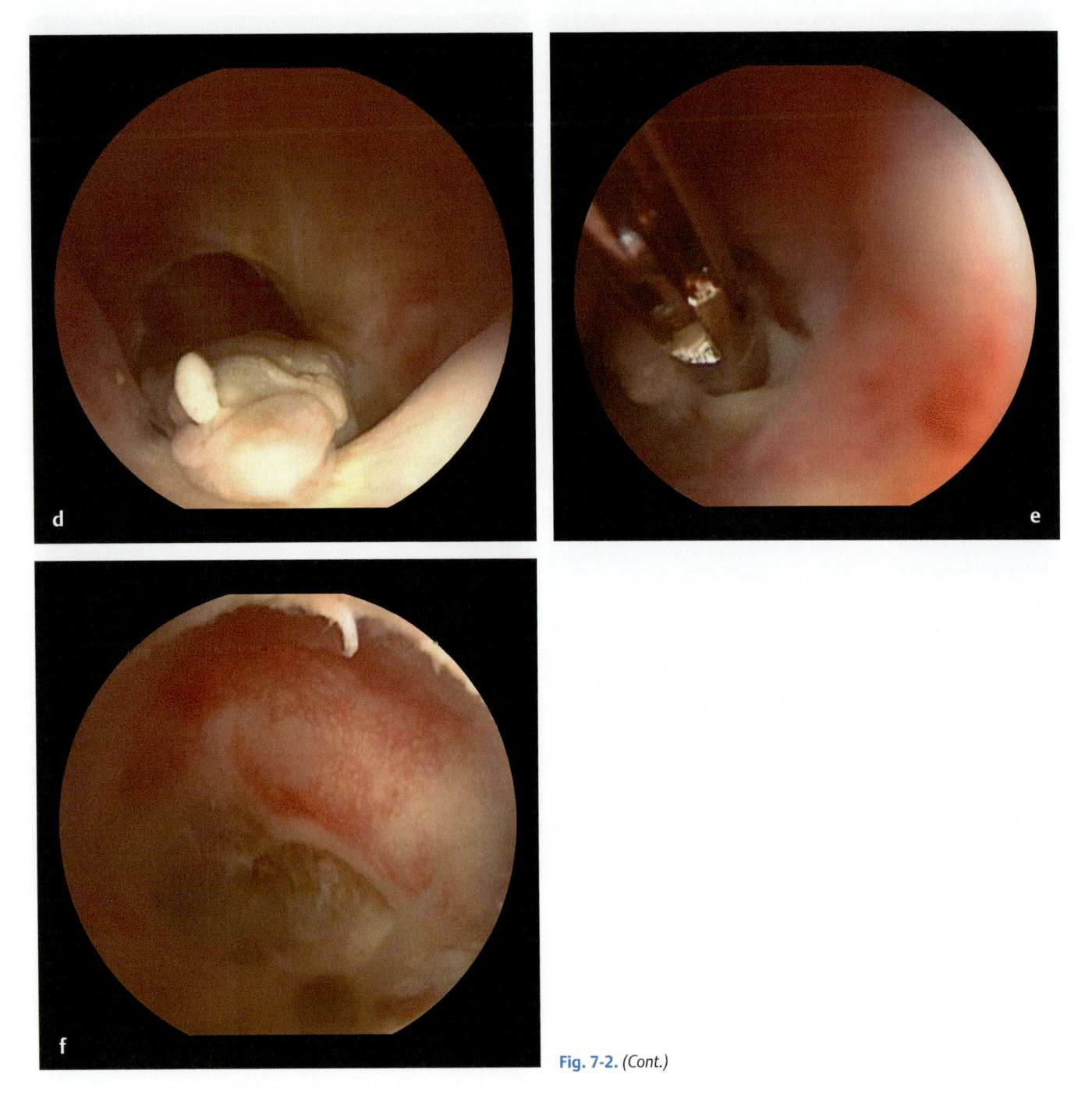

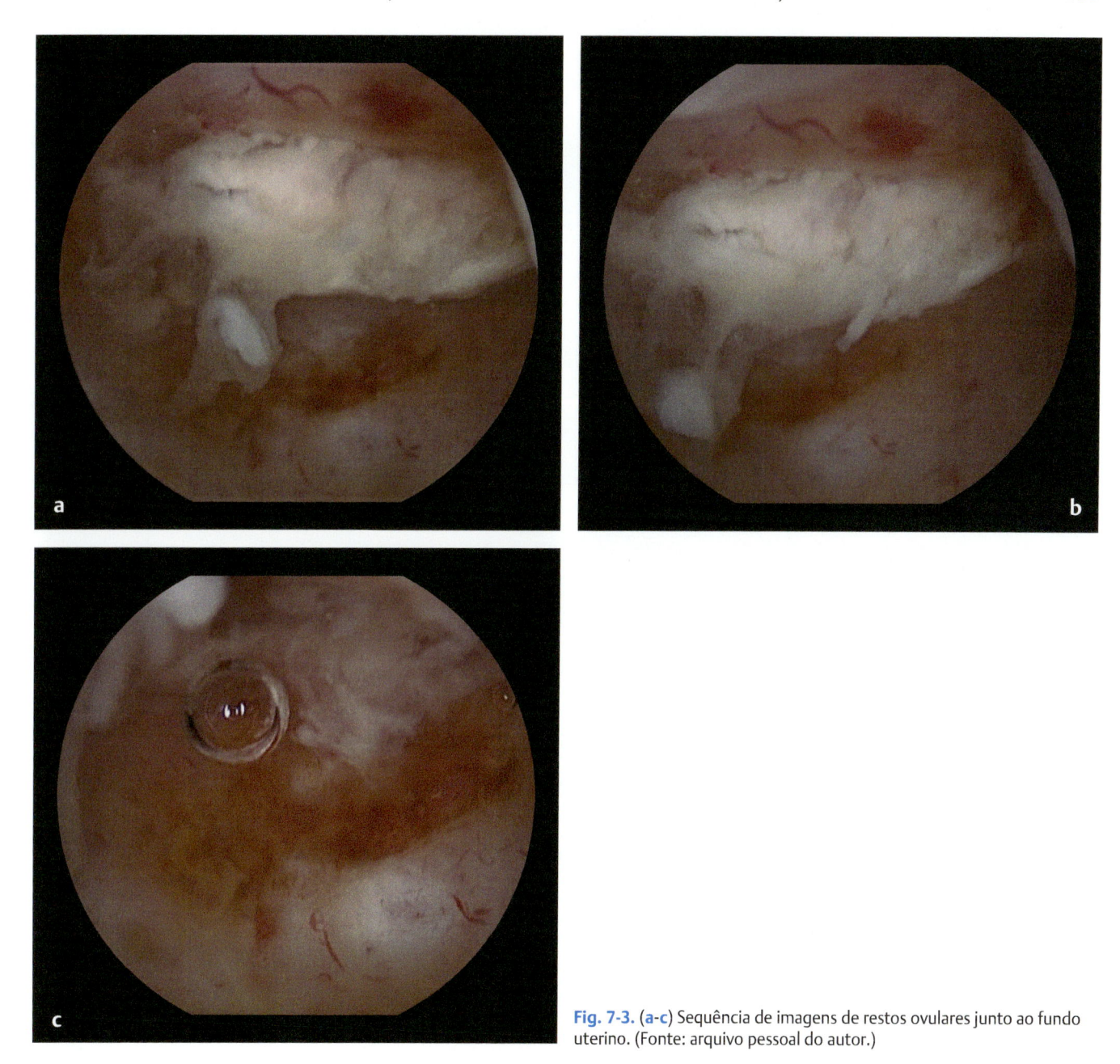

**Fig. 7-3. (a-c)** Sequência de imagens de restos ovulares junto ao fundo uterino. (Fonte: arquivo pessoal do autor.)

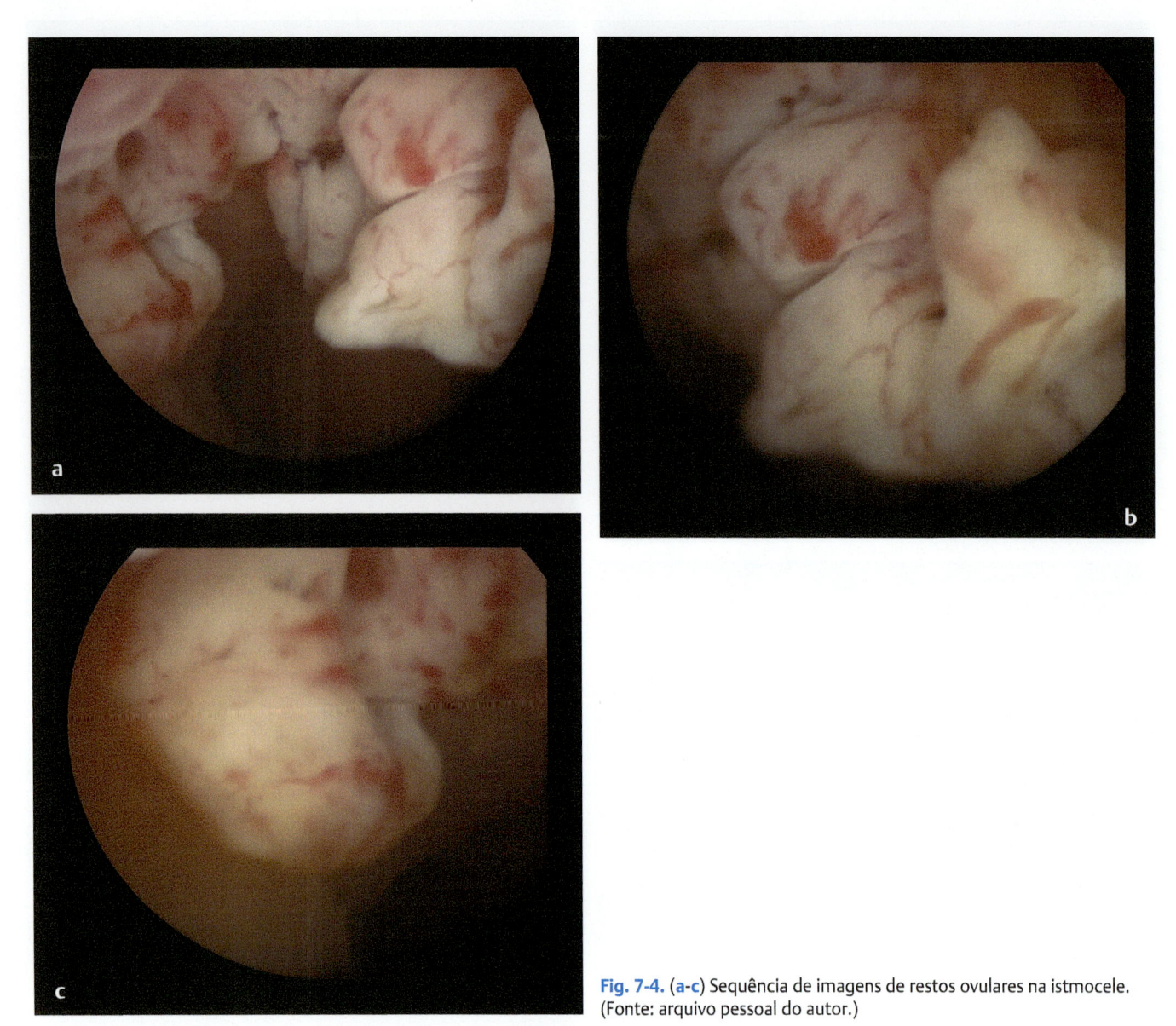

Fig. 7-4. (a-c) Sequência de imagens de restos ovulares na istmocele. (Fonte: arquivo pessoal do autor.)

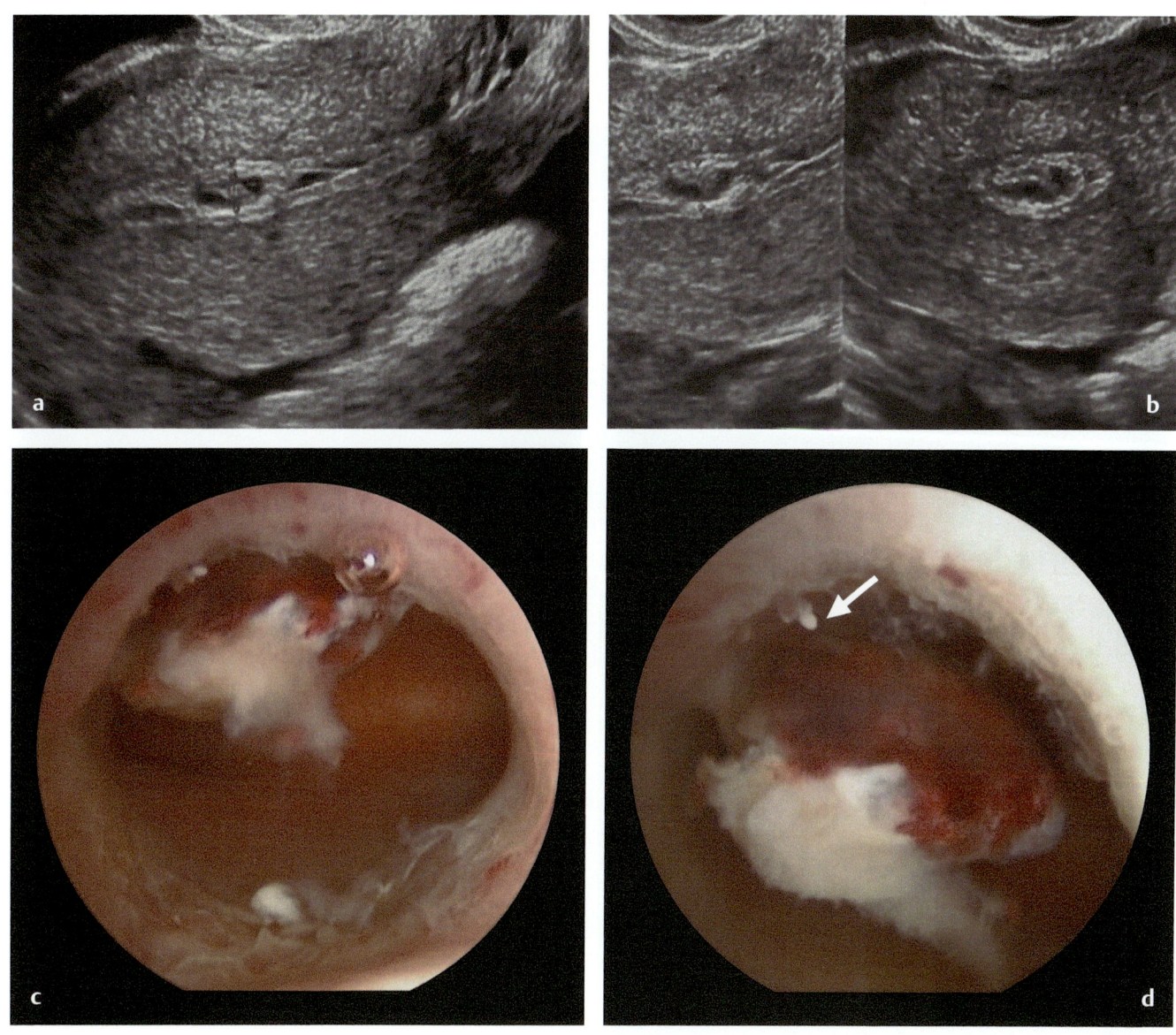

# RETENÇÃO INTRAUTERINA DE PRODUTOS DA CONCEPÇÃO

**Fig. 7-5. (a-d)** Sequência de imagens de restos ovulares ao ultrassom 2D e à histeroscopia, com detalhe do local de implantação. (Fonte: arquivo pessoal do autor.)

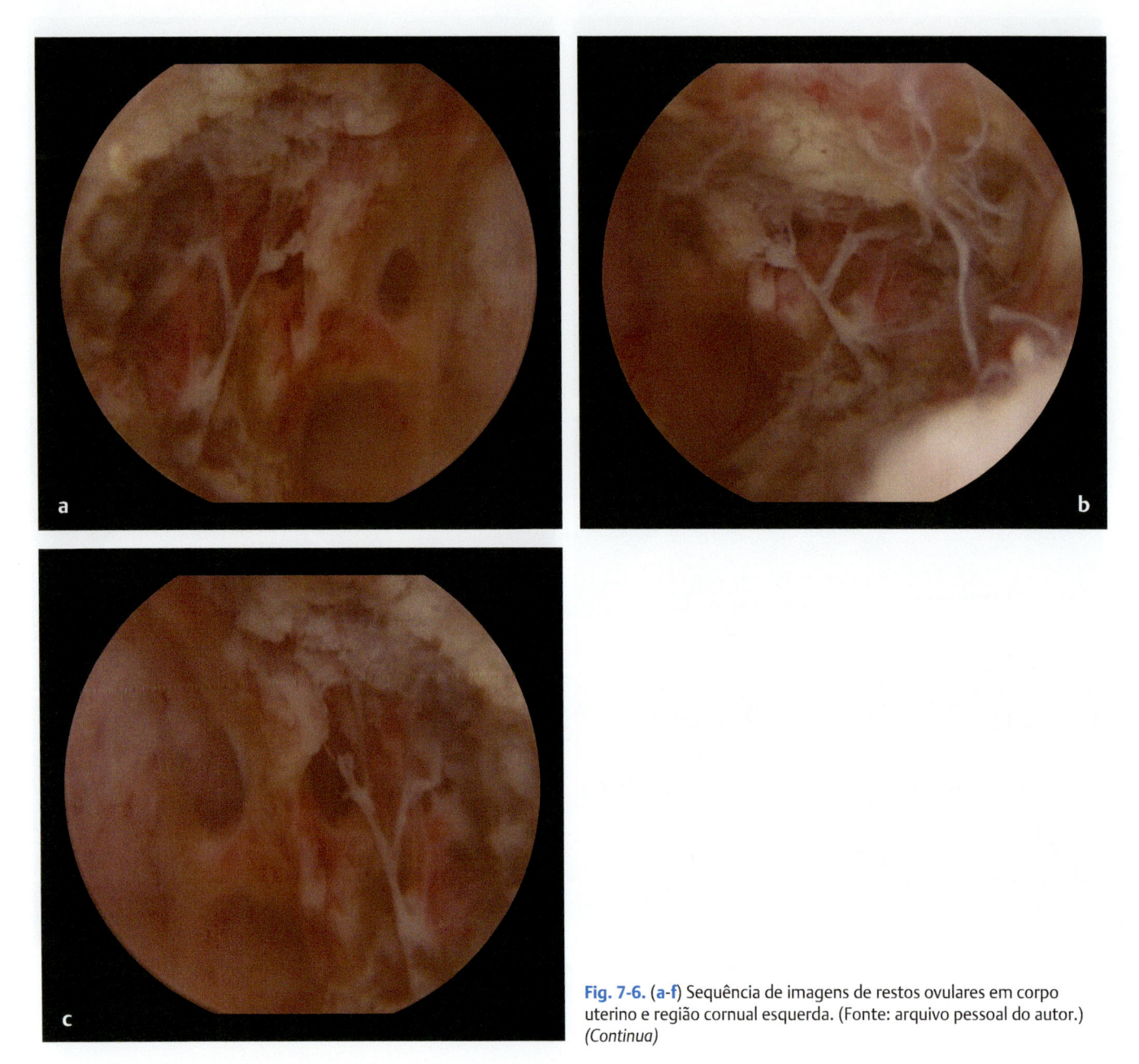

**Fig. 7-6.** (a-f) Sequência de imagens de restos ovulares em corpo uterino e região cornual esquerda. (Fonte: arquivo pessoal do autor.)
*(Continua)*

Fig. 7-6. *(Cont.)*

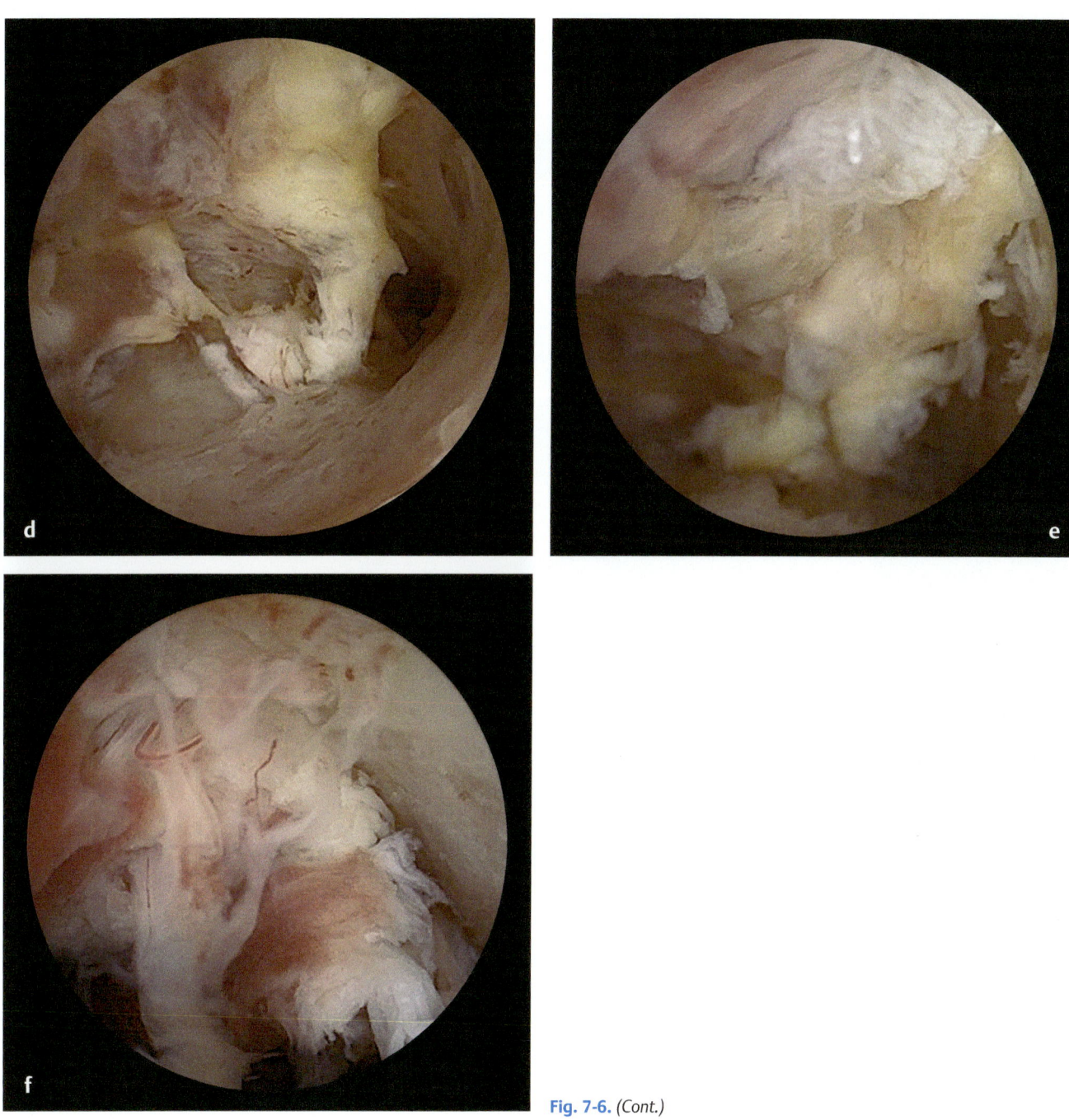

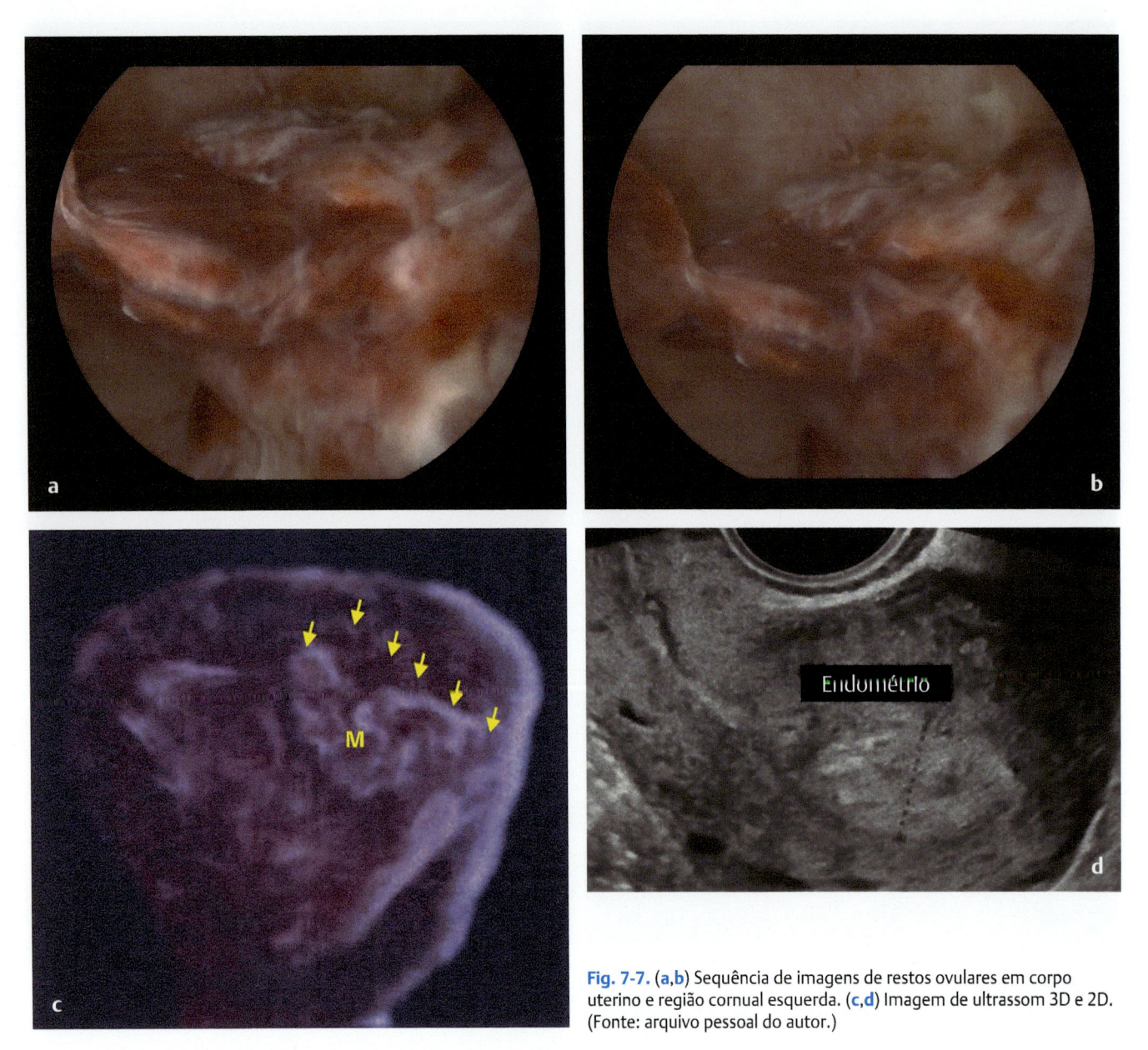

Fig. 7-7. (a,b) Sequência de imagens de restos ovulares em corpo uterino e região cornual esquerda. (c,d) Imagem de ultrassom 3D e 2D. (Fonte: arquivo pessoal do autor.)

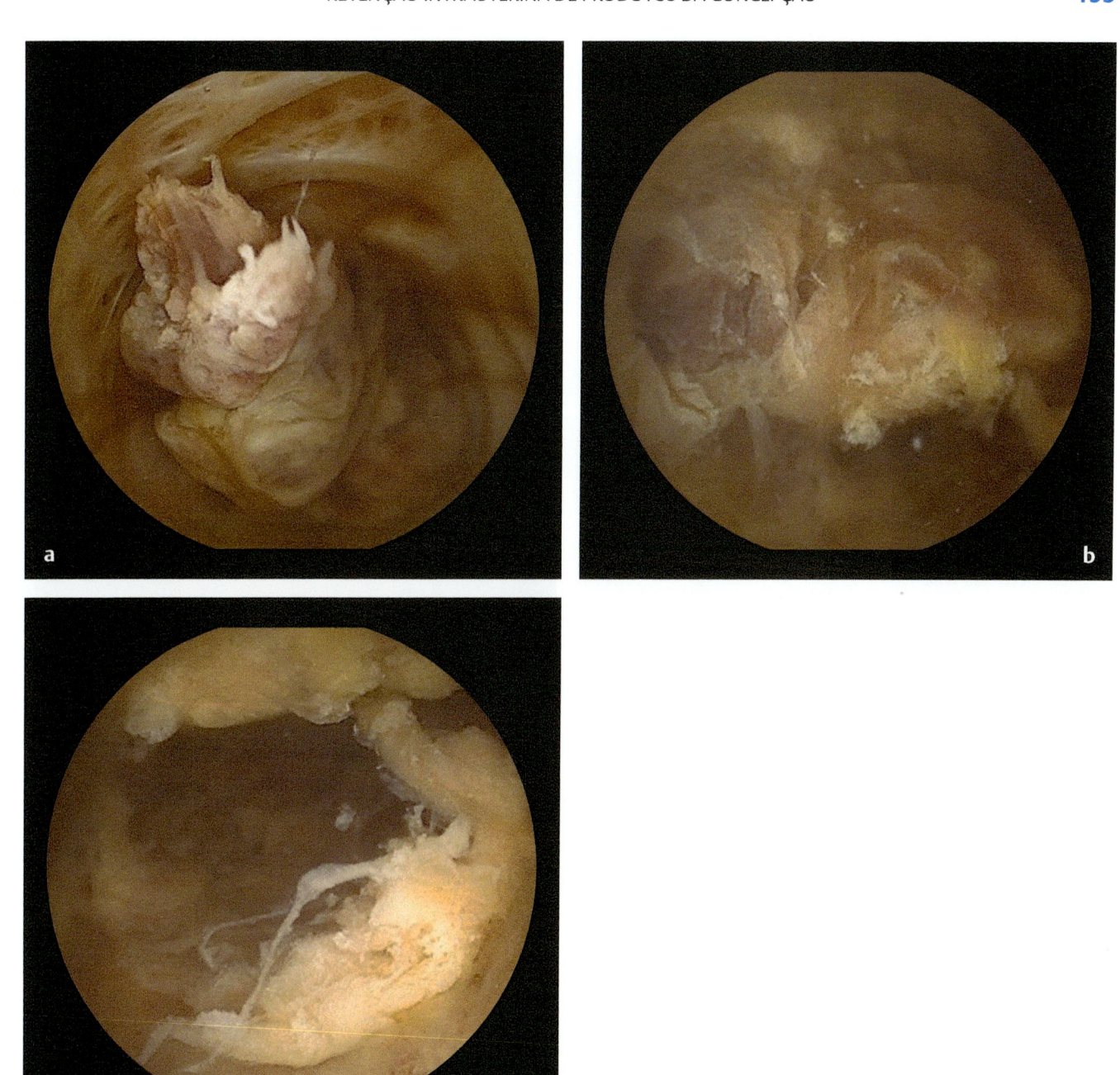

**Fig. 7-8. (a-c)** Sequência de imagens de restos ovulares em grande quantidade, saindo pelo canal endocervical e em cavidade uterina. (Fonte: arquivo pessoal do autor.)

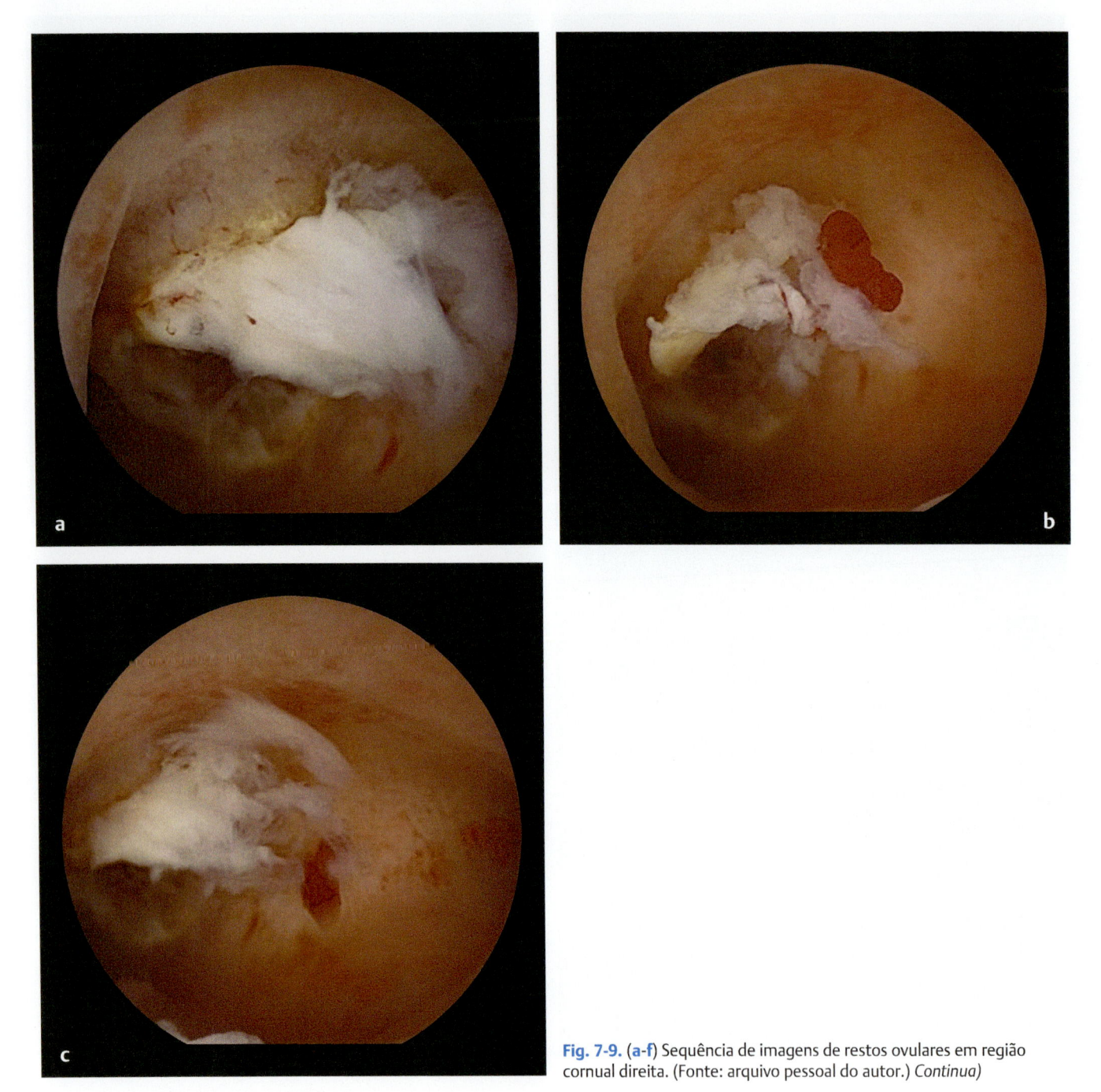

**Fig. 7-9. (a-f)** Sequência de imagens de restos ovulares em região cornual direita. (Fonte: arquivo pessoal do autor.) *Continua)*

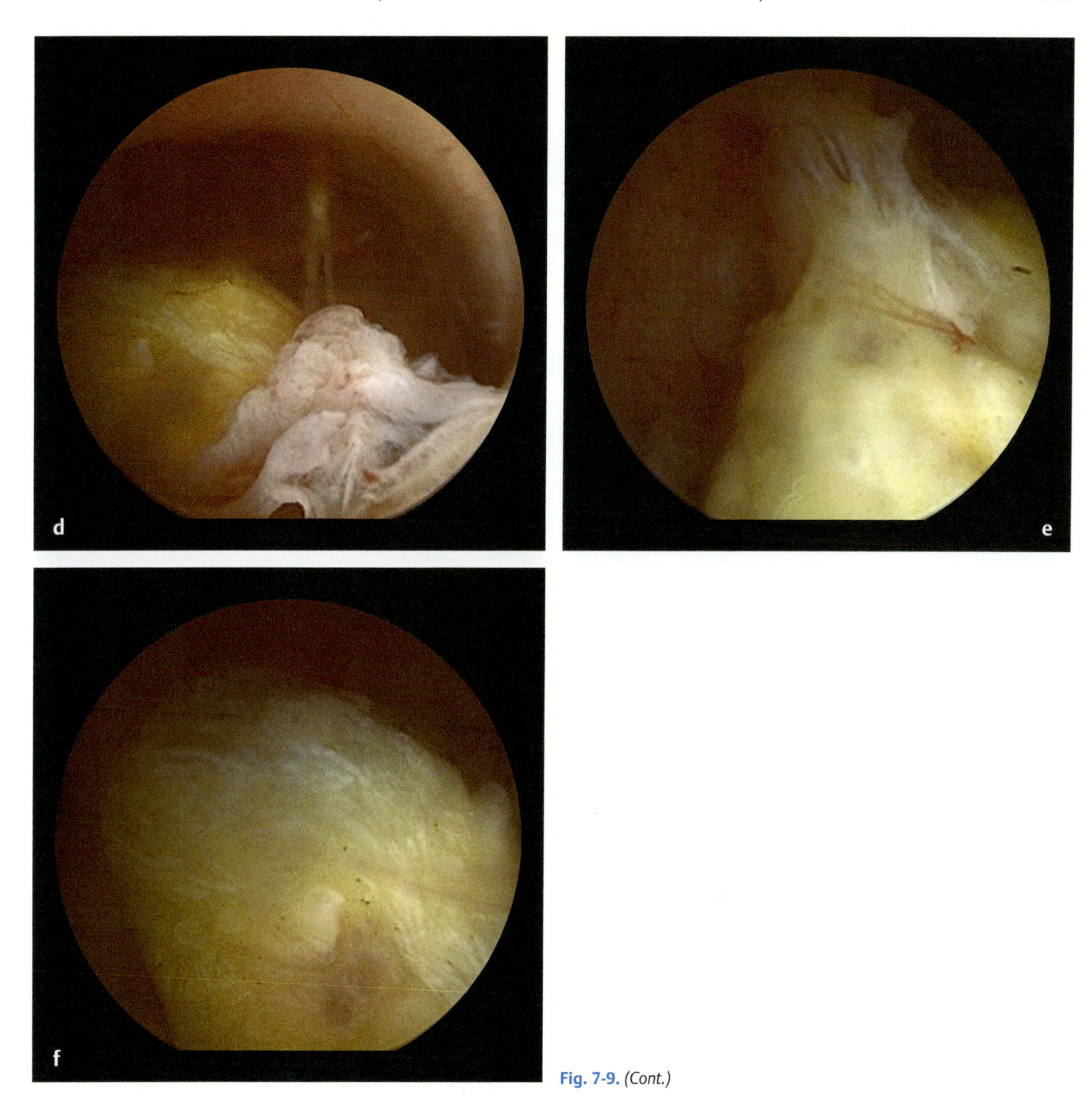

# RETENÇÃO INTRAUTERINA DE PRODUTOS DA CONCEPÇÃO

**Fig. 7-9.** *(Cont.)*

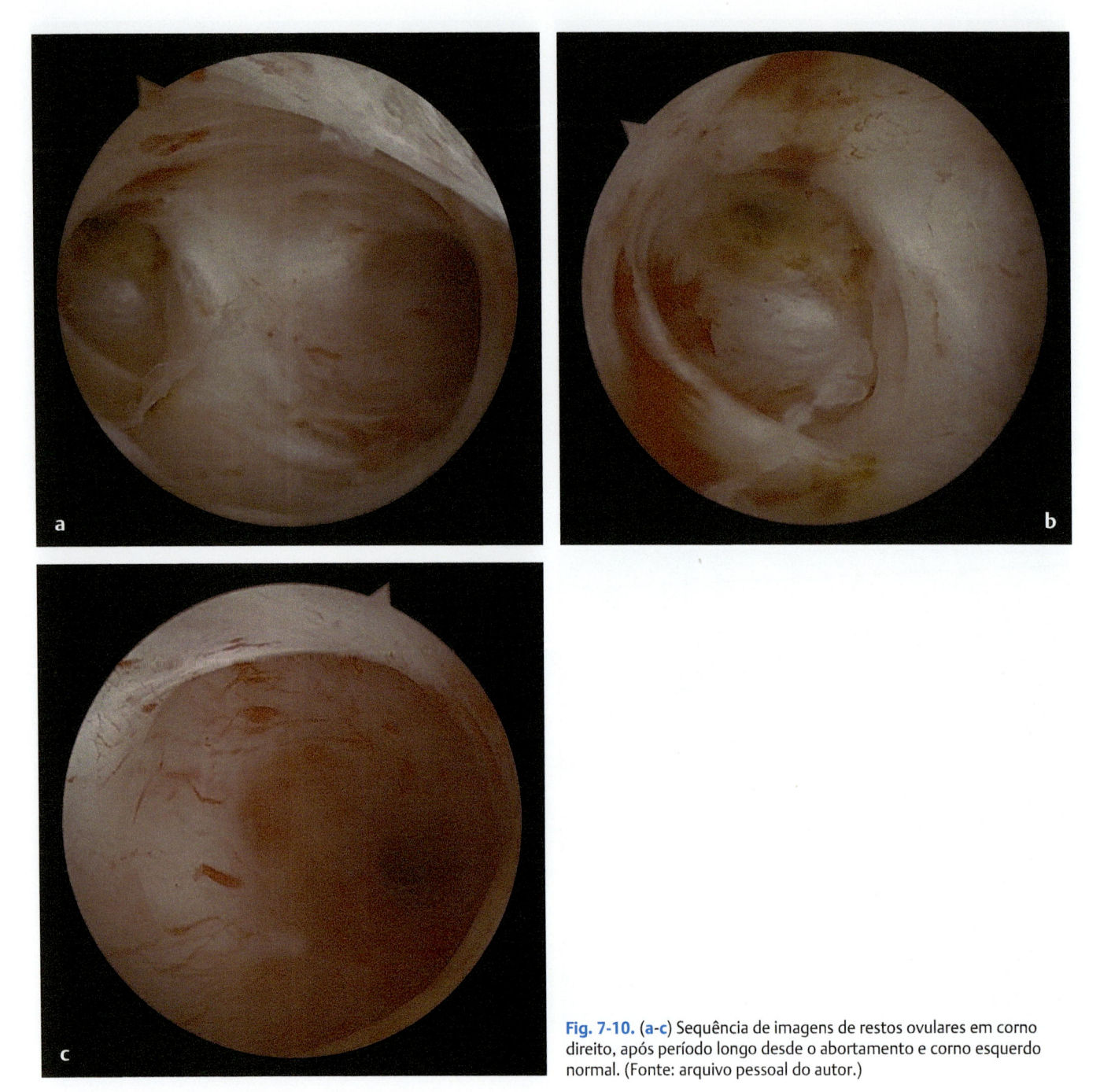

**Fig. 7-10. (a-c)** Sequência de imagens de restos ovulares em corno direito, após período longo desde o abortamento e corno esquerdo normal. (Fonte: arquivo pessoal do autor.)

# RETENÇÃO INTRAUTERINA DE PRODUTOS DA CONCEPÇÃO

**Fig. 7-11. (a-f)** Sequência de imagens de restos ovulares na cavidade uterina. (Fonte: arquivo pessoal do autor.) *(Continua)*

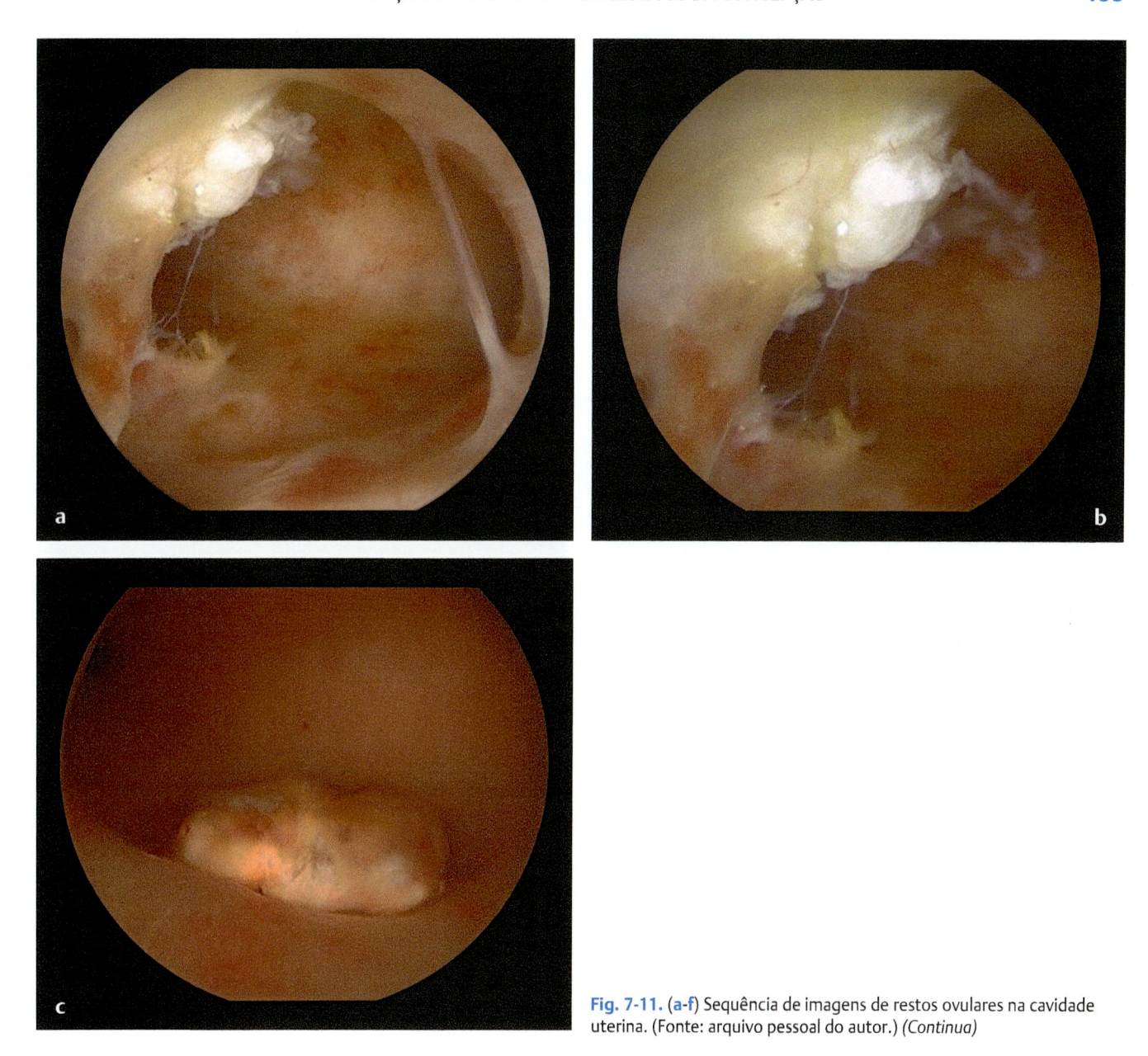

Fig. 7-11. (Cont.)

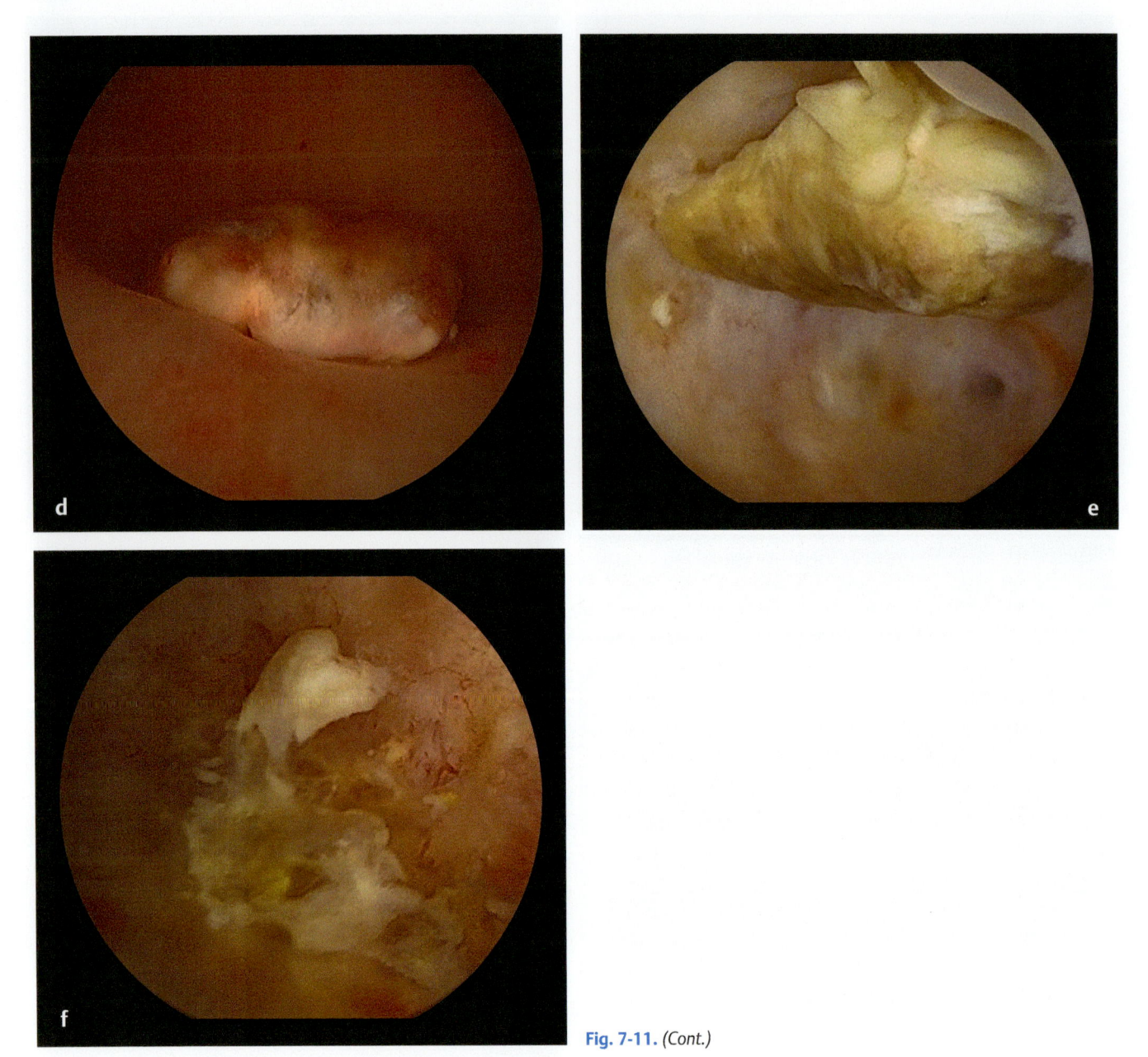

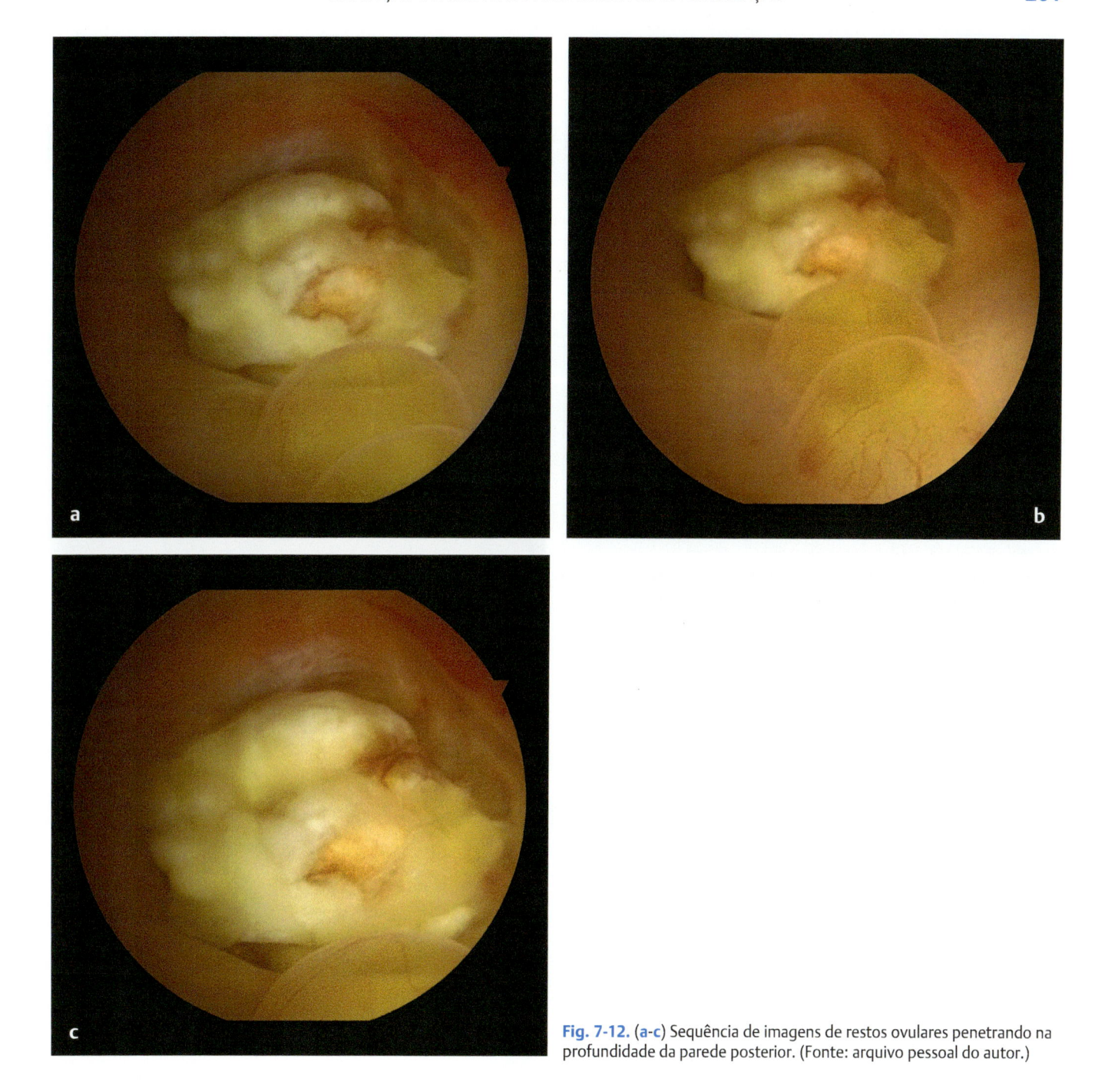

**Fig. 7-12.** (a-c) Sequência de imagens de restos ovulares penetrando na profundidade da parede posterior. (Fonte: arquivo pessoal do autor.)

**Fig. 7-13.** (a-e) Sequência de imagens de massa placentária volumosa no interior da cavidade uterina. (Fonte: arquivo pessoal do autor.) *(Continua)*

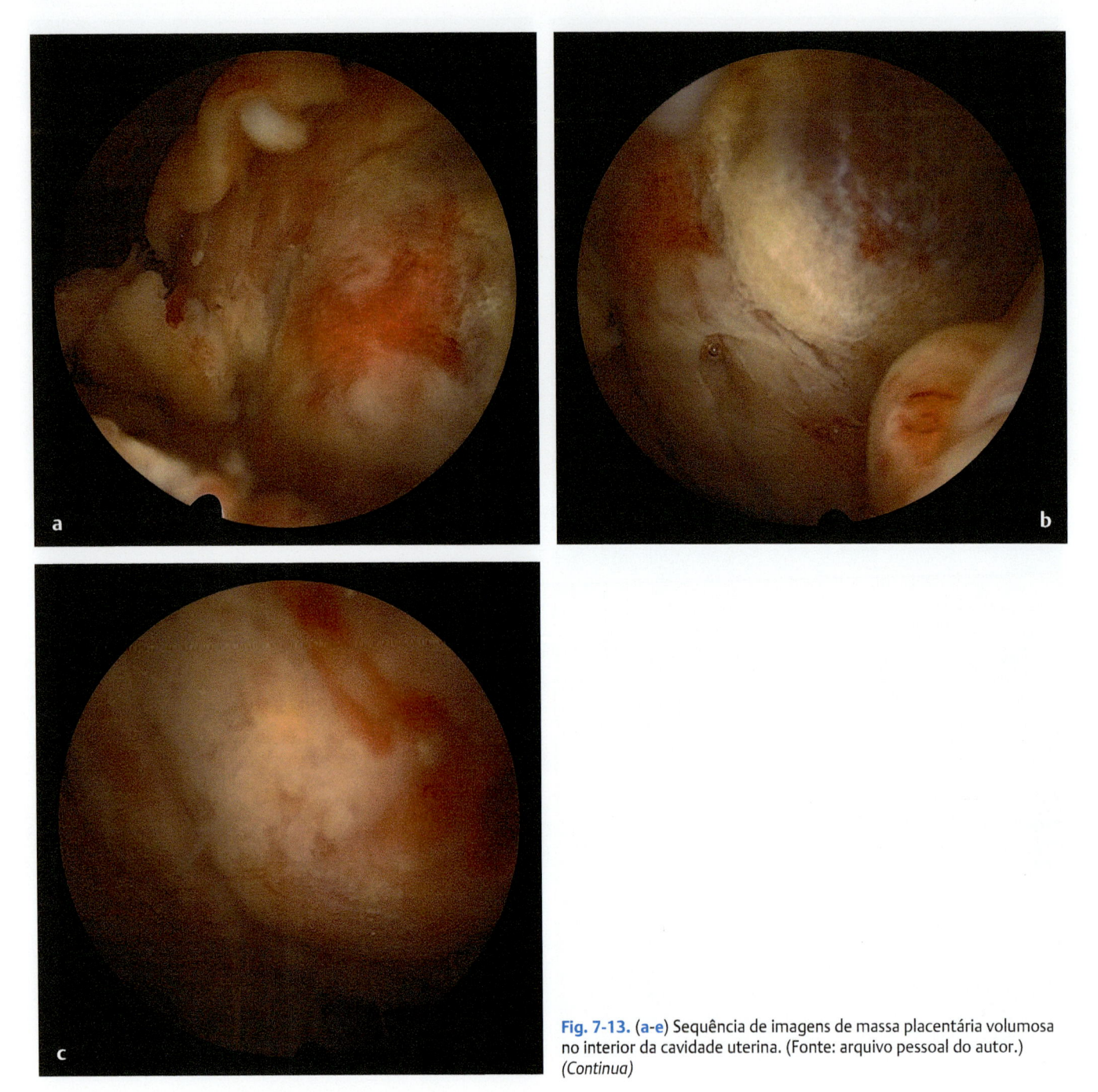

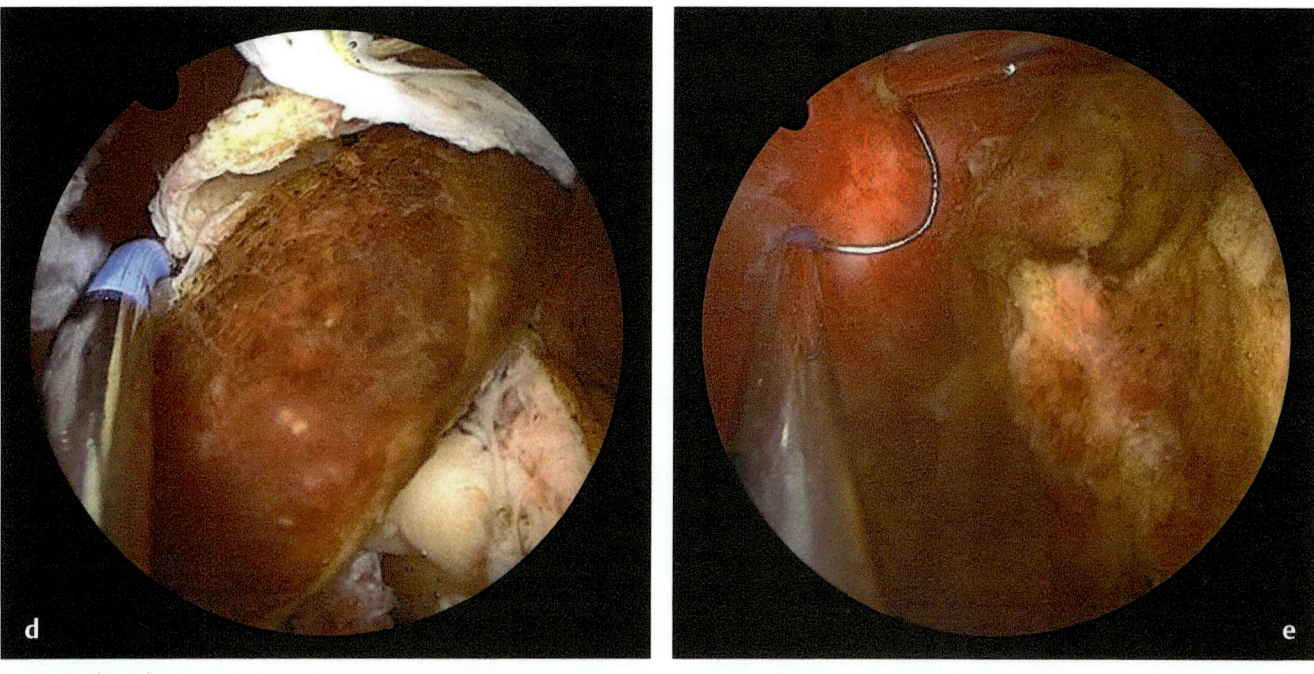

**Fig. 7-13.** *(Cont.)*

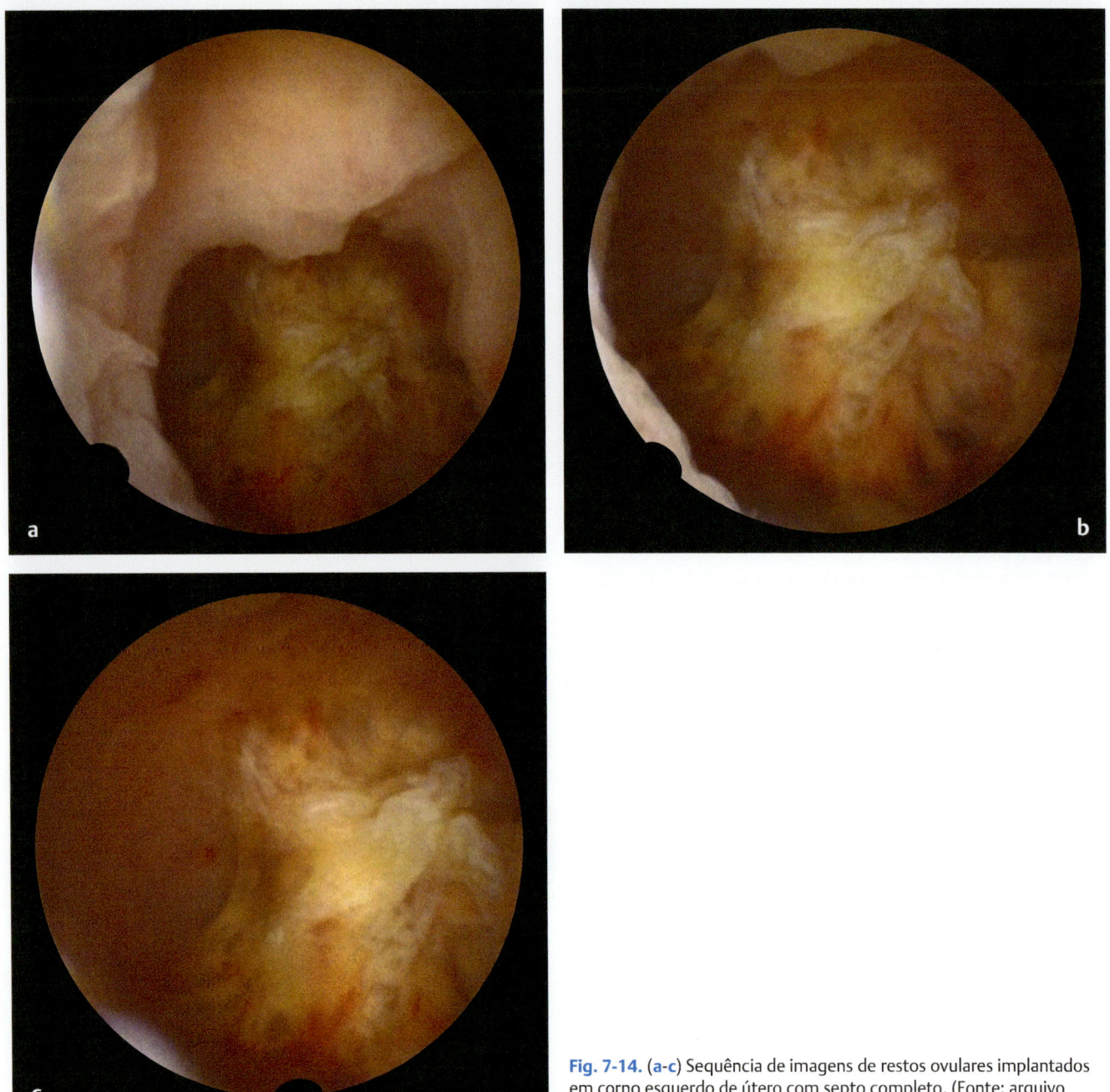

**Fig. 7-14. (a-c)** Sequência de imagens de restos ovulares implantados em corno esquerdo de útero com septo completo. (Fonte: arquivo pessoal do autor.)

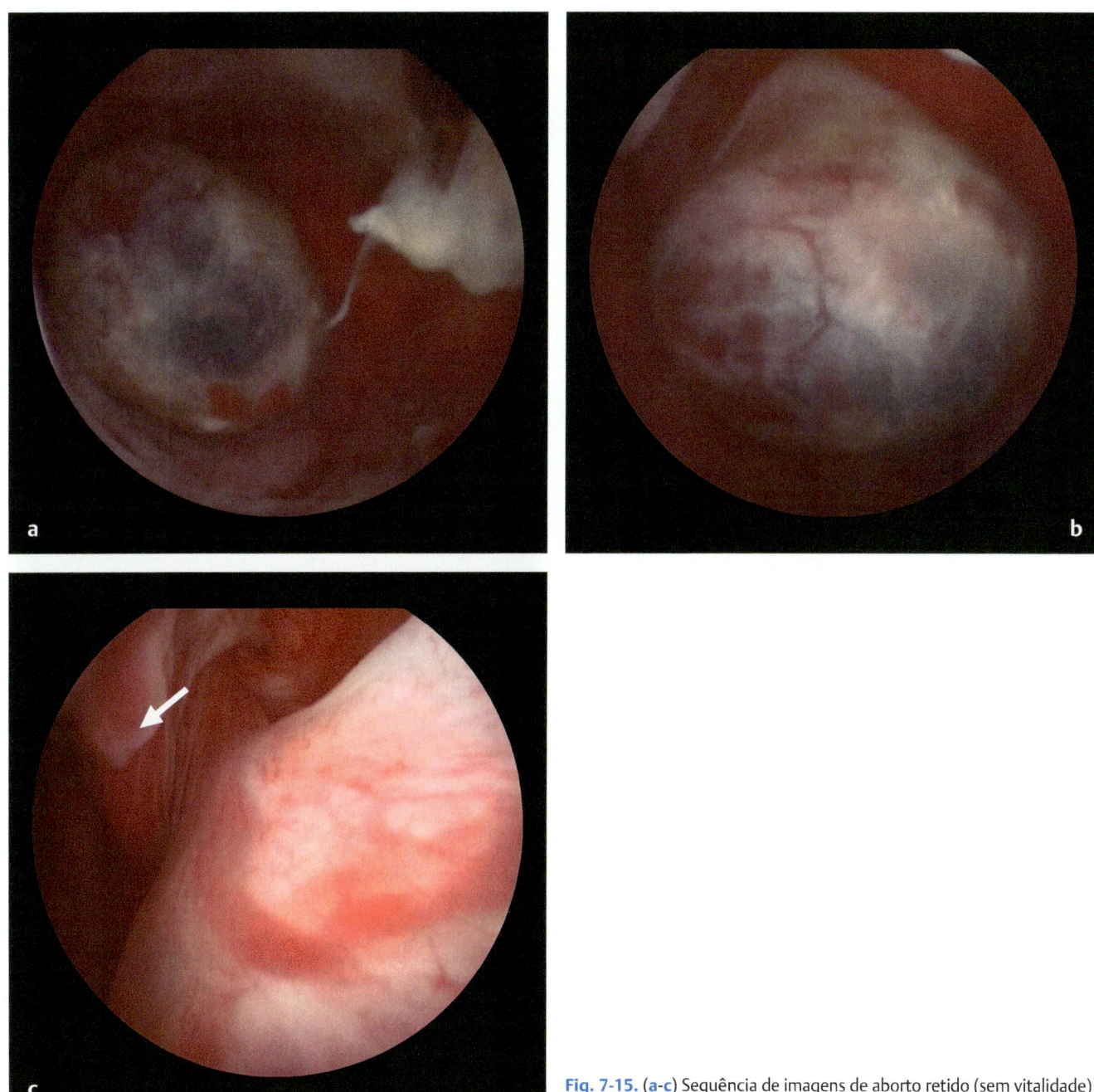

RETENÇÃO INTRAUTERINA DE PRODUTOS DA CONCEPÇÃO

**Fig. 7-15. (a-c)** Sequência de imagens de aborto retido (sem vitalidade) e torção no local de implantação. (Fonte: arquivo pessoal do autor.)

## TRATAMENTO EXPECTANTE E MEDICAMENTOSO *VERSUS* TRATAMENTO CIRÚRGICO

Todas as propostas de manejo para resolução de RPOC são efetivas, seja na forma expectante, medicamentosa ou cirúrgica. Entretanto, existem duas exceções nas quais o manejo cirúrgico é mandatório, que são a presença de sangramento excessivo e infecção.

A incidência de infecção ginecológica após manejo expectante, medicamentoso ou cirúrgico, nos casos de abortamento de primeiro trimestre, costuma ser baixa (2-3%), e não existem diferenças entre os métodos de manejo.[15]

Por outro lado, um número significativo de hospitalizações não planejadas e tratamentos cirúrgicos não planejados, em caráter de emergência, ocorrem após tratamento expectante e medicamentoso.[12,15]

## COMPLICAÇÕES TARDIAS

Segundo a última publicação do American Association of Gynecologic Laparoscopists Practice Report em 2017, a incidência de sinéquias intrauterinas é significativamente maior com uso de técnica às cegas (D&C) em relação as cirurgias sob visão direta (histeroscopia) para remoção de produtos retidos de concepção.[16]

A formação de sinéquias tardias após tratamento de RPOC, e a endometrite, tem como potencial complicação infertilidade secundária.

Com o objetivo de prevenir formação de sinéquias, é recomendada a técnica histeroscópica menos invasiva, com utilização de alça fria, morcelador ou pinça de tração, sempre que possível. A realização de um segundo procedimento histeroscópico, no prazo de 1-3 semanas após a cirurgia, sozinho ou associado com outras medidas preventivas, como o uso de barreiras semissólidas antiadesivas, tem sido fortemente recomendado nos casos mais complexos.[11]

## REFERÊNCIAS BIBLIOGRÁFICAS

1. Pacheco LA, Timmons D, Naguib MS, Carugno J. Hysteroscopic management of retained products of conception: A single center observational study. Facts Views Vis Obgyn. 2019;11(3):217-222.
2. Vitale SG, Parry JP, Carugno J, S et al. Surgical and Reproductive Outcomes after Hysteroscopic Removal of Retained Products of Conception: A Systematic Review and Meta-analysis. J Minim Invasive Gynecol. 2021;28(2):204-217.
3. Carusi DA. Retained products of conception. 2021.
4. Shitanaka S, Chigusa Y, Kawahara S et al. Conservative management for retained products of conception after less than 22 weeks of gestation. J. Obstet. Gynaecol. Res. 2020;46(10):1982-87.
5. Melcer Y, Smorgick N, Schneider D et al. Infertility Following Retained Products of Conception: Does the Timing of Surgical Intervention Matter? Isr Med Assic J. 2016;18(10):605-608.
6. Casikar I, Bignardi T, Riemke J et al. Expectant management of spontaneous first-trimester miscarriage: prospective validation of the '2-week rule'. Ultrasound Obstet Gynecol. 2010; 35(2):223-27.
7. Shorter JM, Atrio JM, Schreiber CA. Management of early pregnancy loss, with a focus on patient centered care. Semin Perinatol. 2019;43(2):84-94.
8. Takahashi H, Ohhashi M, baba Y et al.Conservative management of retained products of conception in the normal placental position: A retrospective observational study.Eur J Obstet Gynecol Reprod Biol. 2019;240:87-92.
9. Stewart KT, Lee JS, Pan K et al. Outcome of using vaginal misoprostol for treatment of retained products of conception after first trimester miscarriage: a retrospective co-hort study. Eur J Contracept Reprod Health Care. 2020;25(6):474-79.
10. ESHRE Capri Workshop Group. Induced abortion – Hum Reprod. 2017;32(6):1160-69.
11. Foreste V, Gallo A, Manzi A et al. Hysteroscopy and retained products of conception: An update. Gynecol Minim Invasive Ther. 2021;10:203-9.
12. Dangalla P R, Goonewardene IMR. Surgical treatment versus expectant care in the management of incomplete miscarriage: a randomised controlled trial. Ceylon Med J. 2012;57(4):140-5.
13. Elder S, Bortoletto P, Romanski P A, Spandorfer S. Chronic endometritis in women with suspected retained products of conception and their reproductive outcomes. Am J Reprod Immunol. 2021;86:e13410.
14. McQueen D B, Maniar K P, Hutchinson A et al. Retained pregnancy tissue after miscarriage is associated with high rate of chronic endometritis. J Obstet Gynaecol. 2022;42(7):3101-3105.
15. Trinder J, Brocklehurst P, Porter R et al. Management of miscarriage: expectant, medical, or surgical? Results of randomised controlled trial (miscarriage treatment (MIST trial) BMJ. 2006;332(7552):1235-40.
16. AAGL practice report: practice guidelines on intrauterine adhesions developed in collaboration with the European Society of Gynaecological Endoscopy (ESGE). J Minim Invasive Gynecol. 2017;24(5):695-705.

## ISTMOCELE

**CAPÍTULO 8**

### INTRODUÇÃO

Istmocele é a denominação de uma pequena concavidade, ou nicho, no formato triangular ou de divertículo, cuja base se comunica com a cavidade uterina, e que costuma aparecer no local da cicatriz de uma cesariana. Trata-se de uma espécie de indentação na parede uterina interna anterior, geralmente pequena, levando à retração do miométrio naquele local (Fig. 8-1).[1]

Os dois principais fatores de risco para o aparecimento de istmocele são a retroversão uterina e múltiplas cesarianas. Trabalho de parto antes de cesariana e dilatação cervical maior que 5 cm também contribuem para sua ocorrência. Outros fatores relacionados na literatura incluem histerotomias muito baixas, técnica inadequada de sutura e fatores individuais ou genéticos que levam ao aumento da reação inflamatória local. A prevalência pode chegar a 60% após uma cesariana e 100% após três cesarianas.[2,3]

A maioria das pacientes que apresentam istmocele são assintomáticas, por isso o diagnóstico é um achado de ultrassom.

A cicatrização imperfeita da histerotomia por cesariana pode determinar o aparecimento de sintomas e constituir a chamada *Cesarian Scar Syndrome*, que pode manifestar-se por sangramento pós-menstrual, infertilidade secundária, dismenorreia, dispareunia e dor pélvica crônica.[2,3]

O principal sintoma relatado é o sangramento uterino anormal, tipo *spotting* pós-menstrual, ou seja, em pequena quantidade, que se prolonga por vários dias. O sangramento pós-menstrual pode estar presente em até 80% das pacientes com istmocele, e ocorre devido ao depósito de sangue menstrual no local, cuja drenagem está dificultada pela redução da contratilidade uterina causada pela fibrose cicatricial, tornando mais lenta a sua eliminação.[2-5]

A presença de istmocele pode também estar associada à dismenorreia e infertilidade. Dismenorreia e dor pélvica podem ser causadas por infiltração inflamatória, fibrose e pelo próprio defeito da anatomia da parede uterina em seu segmento inferior. O acúmulo de sangue pode afetar a qualidade do muco cervical, dificultando o transporte dos espermatozoides. O processo inflamatório pode prejudicar a implantação embrionária. Ambos, deterioração da qualidade do muco e processo inflamatório endometrial, prejudicam a fertilidade.[2,3,6]

Algumas complicações obstétricas, embora raras, são descritas na literatura, na qual pesquisas associam a presença de istmocele com placenta prévia, acretismo placentário no local, deiscência da cicatriz com ruptura uterina e gestação ectópica com implantação no local.[2,3,6,7]

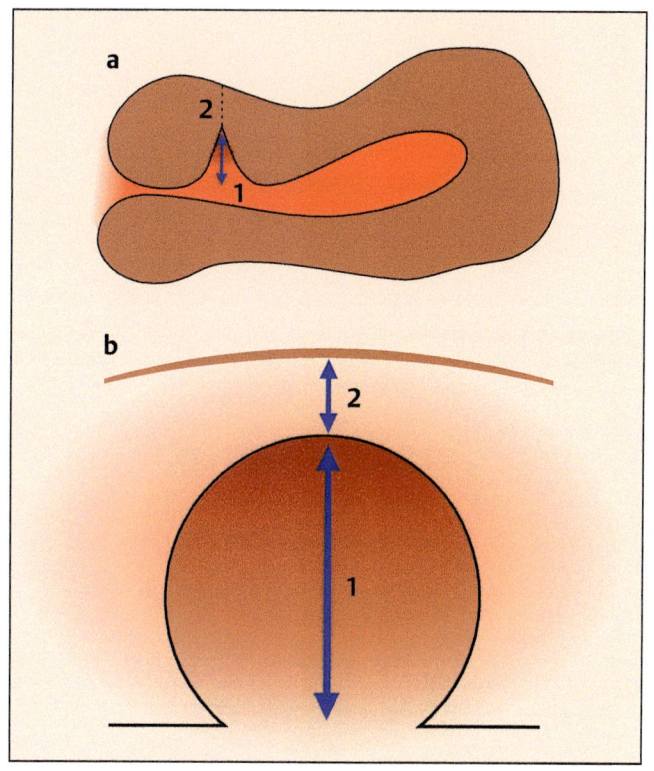

**Fig. 8-1.** Representação ilustrativa do local de medida do miométrio residual (medida 2) e da profundidade do nicho (medida 1).

## DIAGNÓSTICO

Os métodos diagnósticos com melhor custo-benefício são a ultrassonografia transvaginal (USTV) e histerossonografia.[2,8] A ressonância magnética (RM) é método diagnóstico de maior custo, e estudos têm mostrado, como resultado, medidas semelhantes às encontradas com USTV.

A histeroscopia permite a direta visualização e confirmação da presença da istmocele, com 100% de correlação, possibilitando tratamento cirúrgico histeroscópico no mesmo momento (Figs. 8-2 a 8-9). Não permite, entretanto, a avaliação da medida do miométrio residual, que deve ser feita por meio do exame de imagem prévio à histeroscopia.[3]

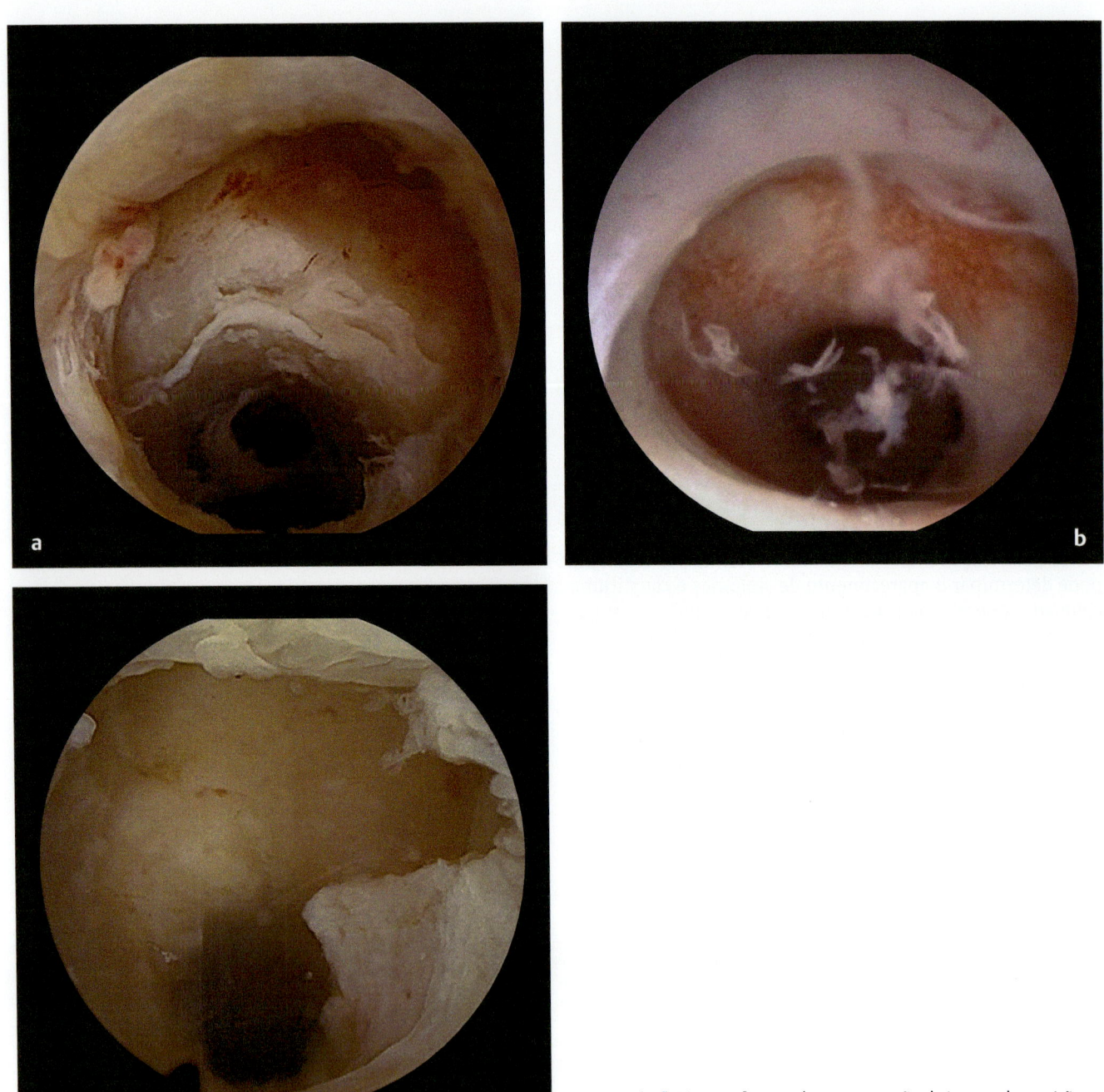

**Fig. 8-2. (a-f)** Diversas formas de apresentação da istmocele na visão histeroscópica. (Fonte: arquivo pessoal do autor.) *(Continua)*

Fig. 8-2. (Cont.)

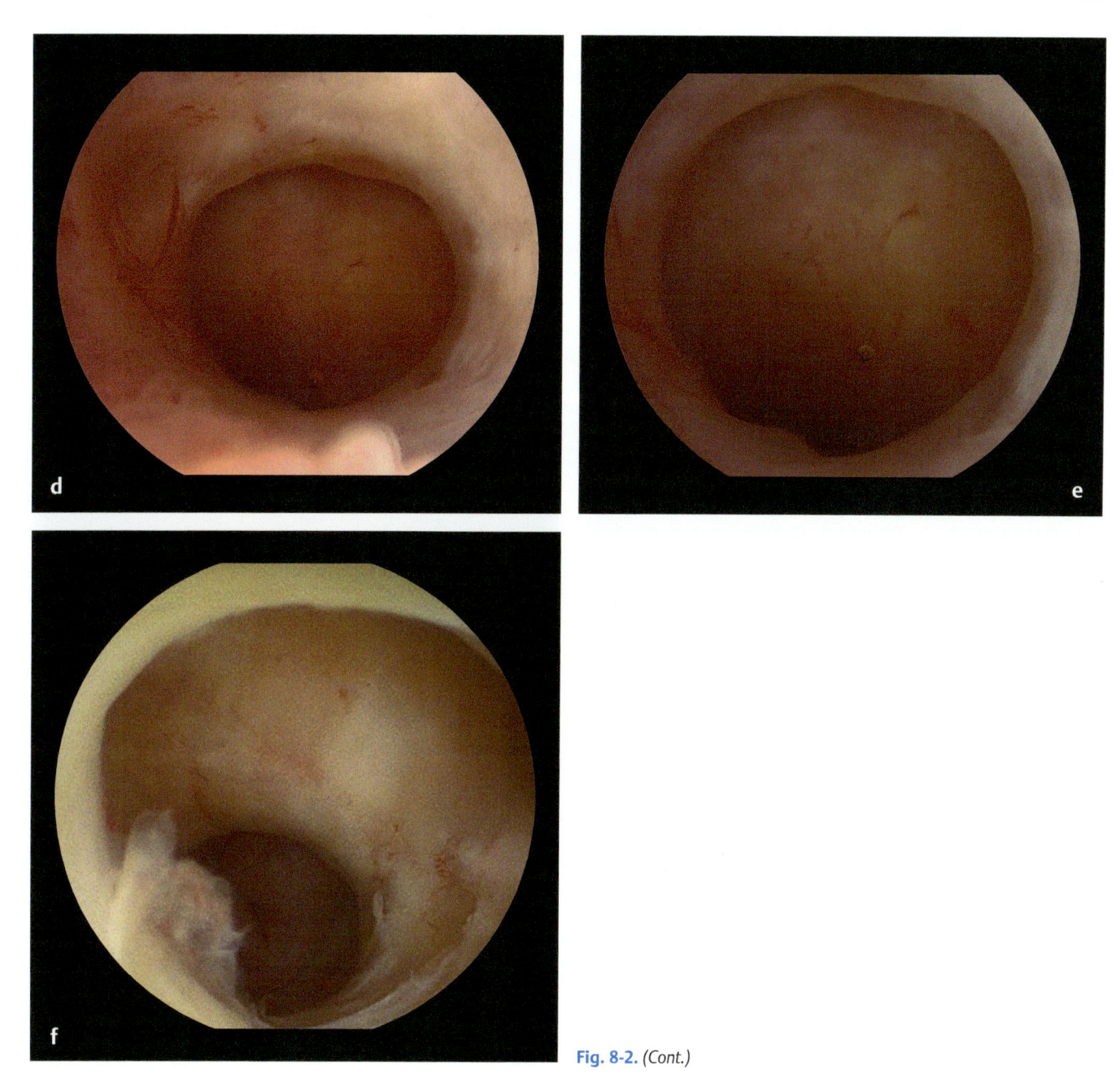

**Fig. 8-3. (a-f)** Diversas formas de apresentação da istmocele na visão histeroscópica. (Fonte: arquivo pessoal do autor.) *(Continua)*

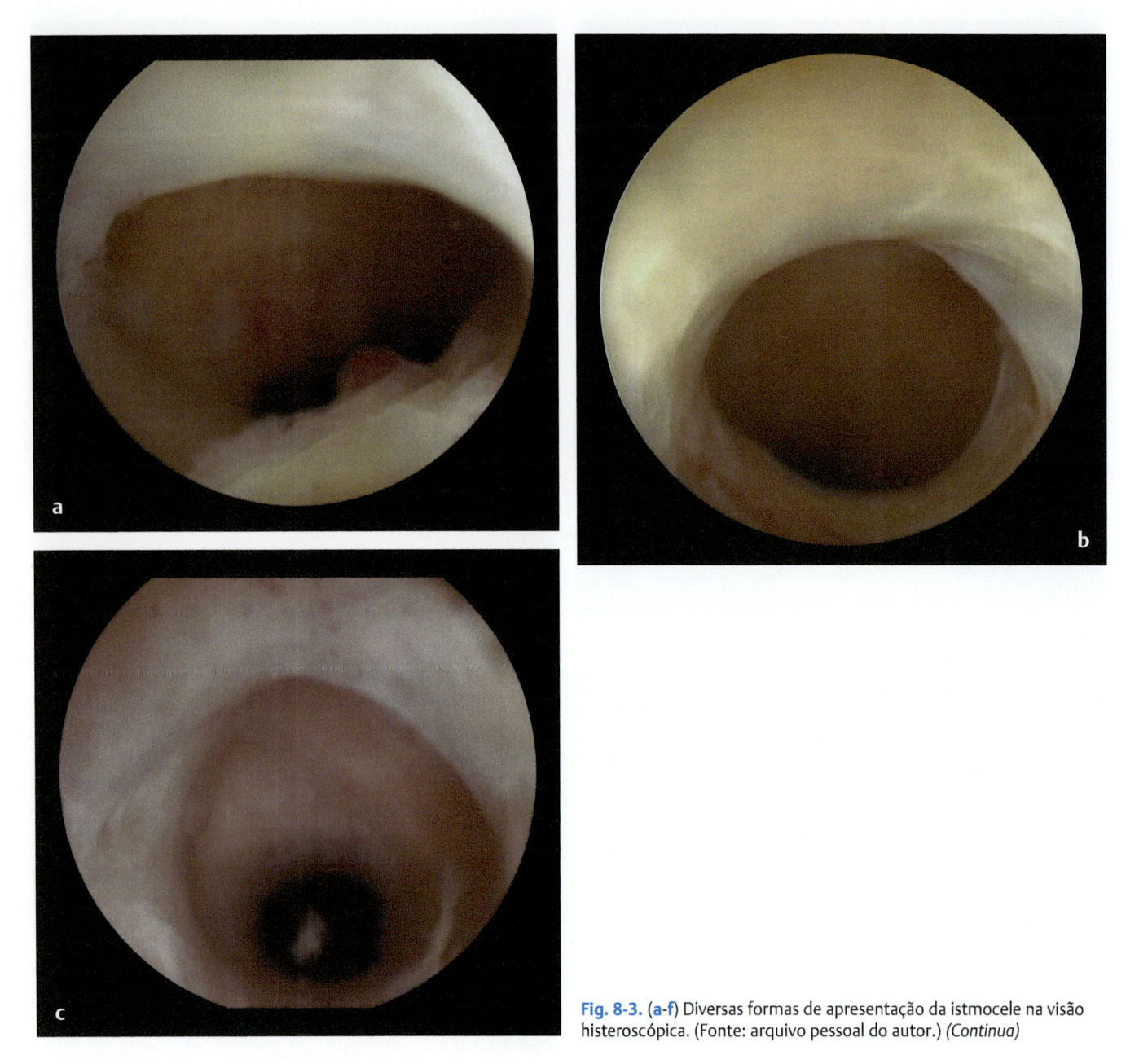

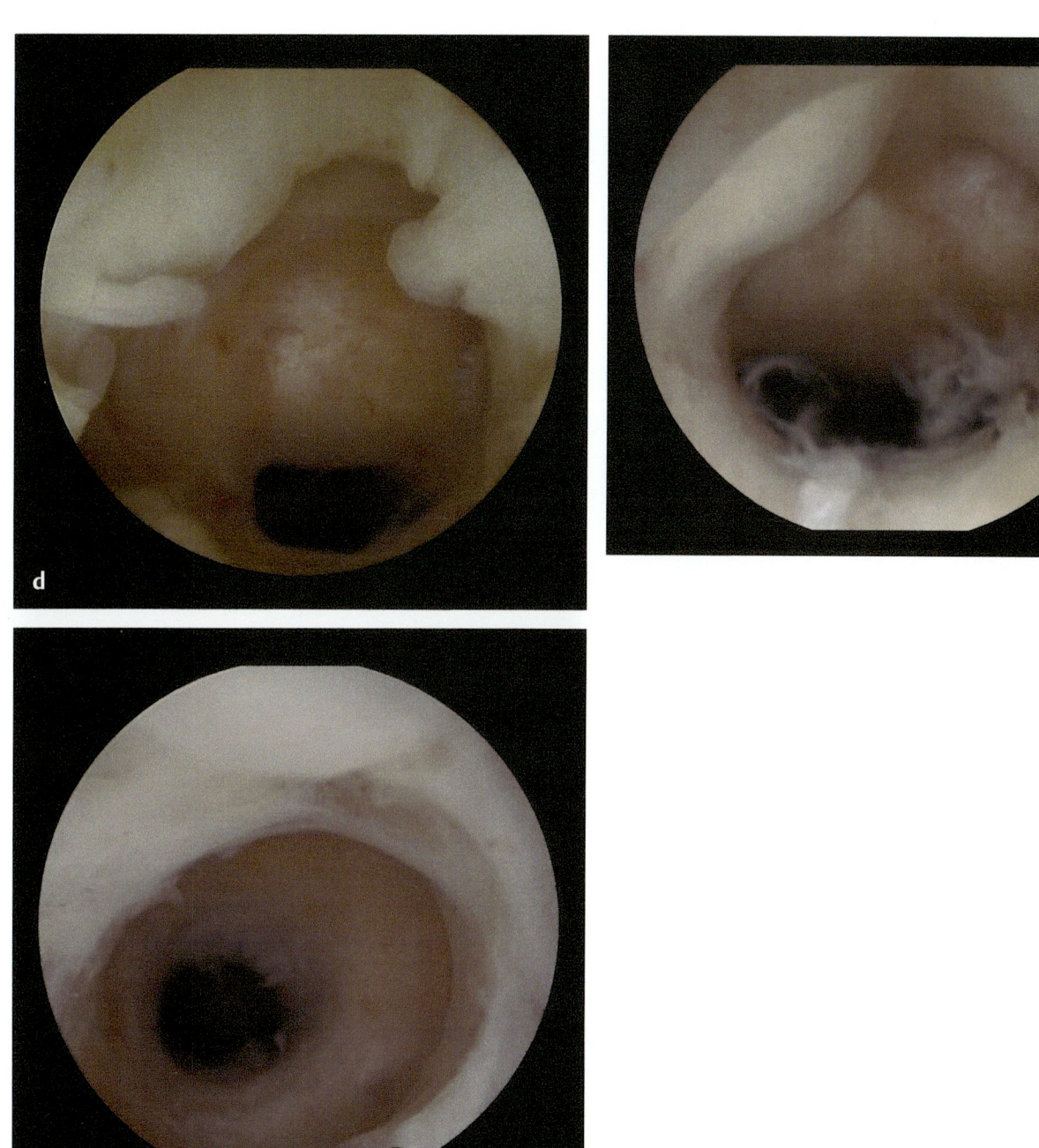

**Fig. 8-3.** *(Cont.)*

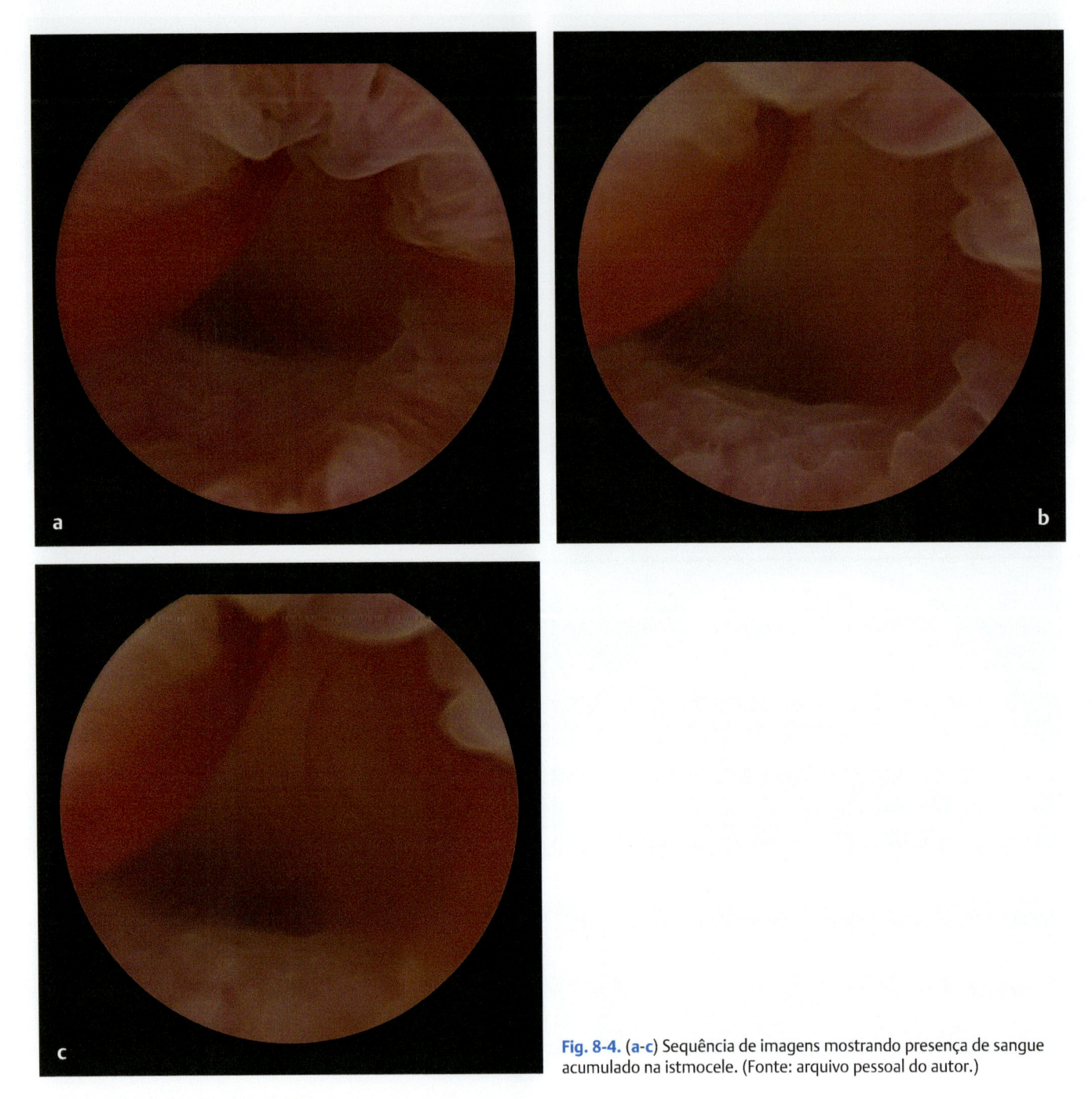

**Fig. 8-4.** (a-c) Sequência de imagens mostrando presença de sangue acumulado na istmocele. (Fonte: arquivo pessoal do autor.)

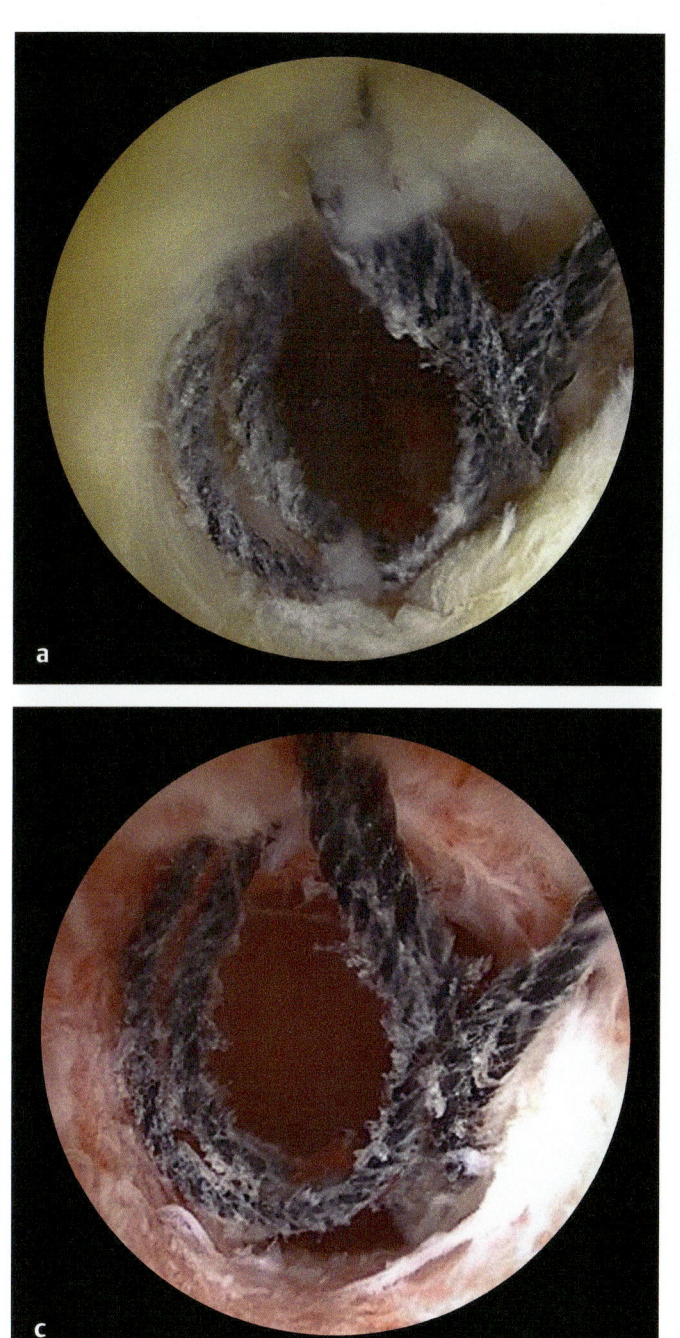

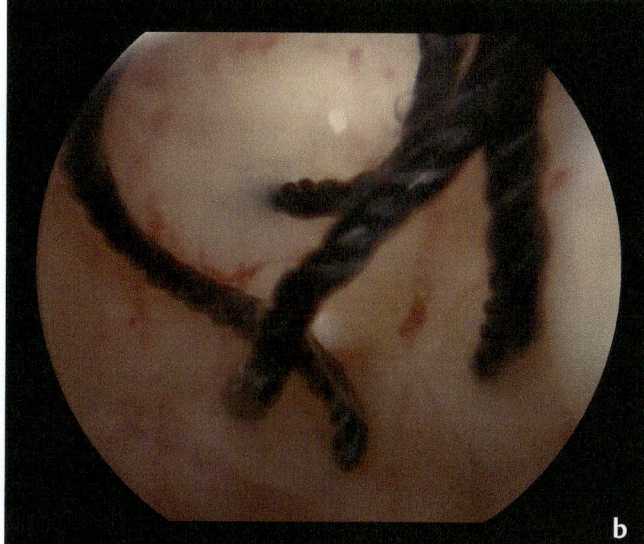

**Fig. 8-5. (a-c)** Sequência de imagens mostrando presença de fios de sutura de cesariana na istmocele. (Fonte: arquivo pessoal do autor.)

**Fig. 8-6.** (a-e) Sequência de imagens mostrando presença de DIU penetrando nas paredes da istmocele. (Fonte: arquivo pessoal do autor.)
*(Continua)*

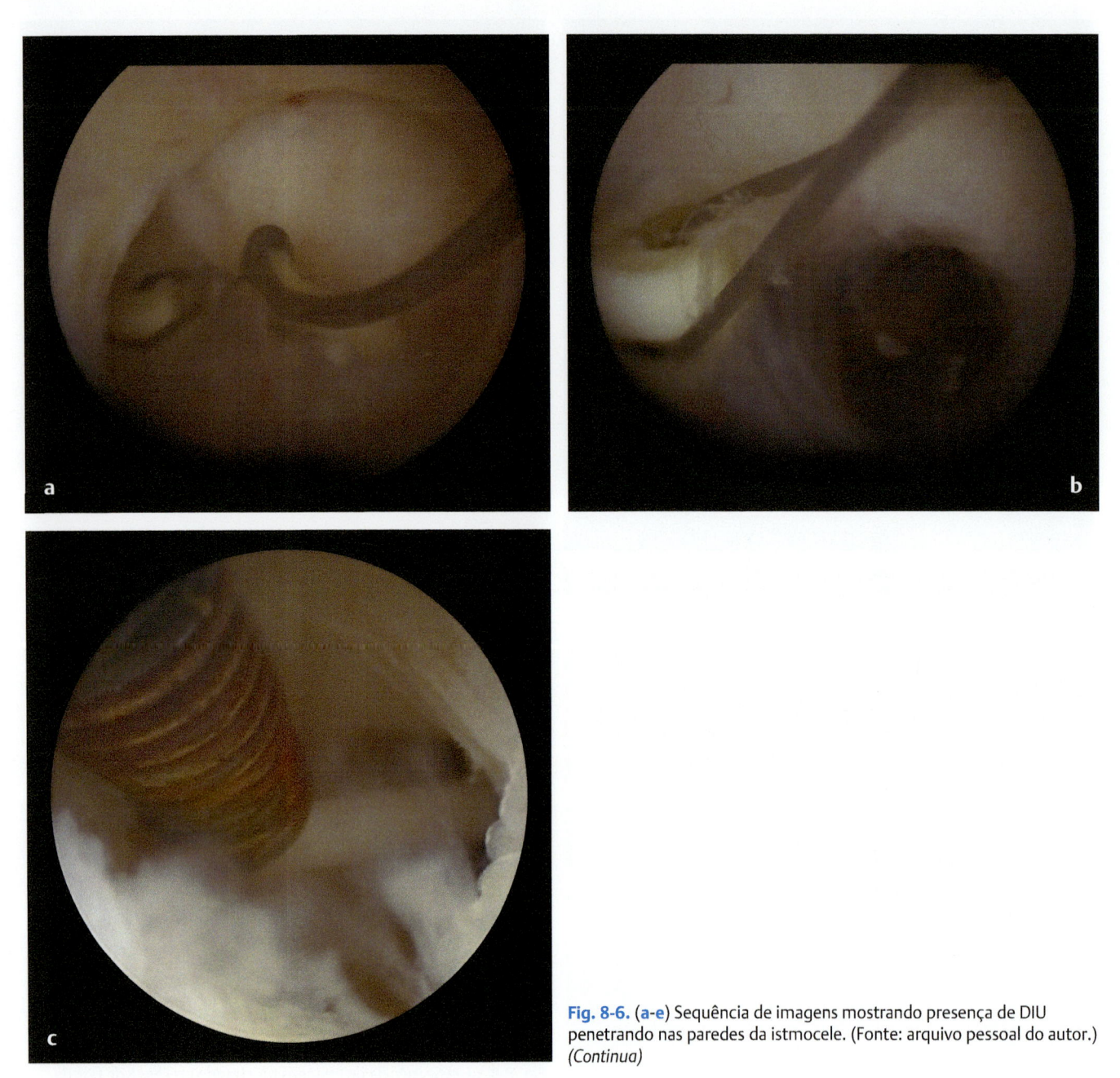

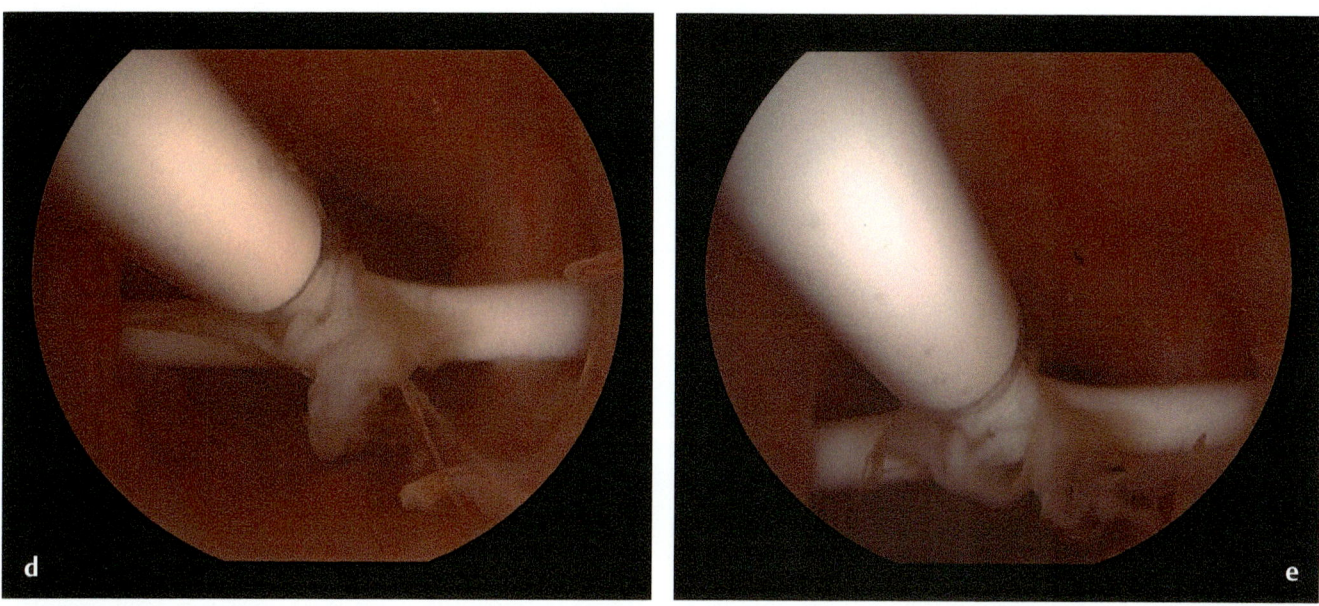

**Fig. 8-6.** *(Cont.)*

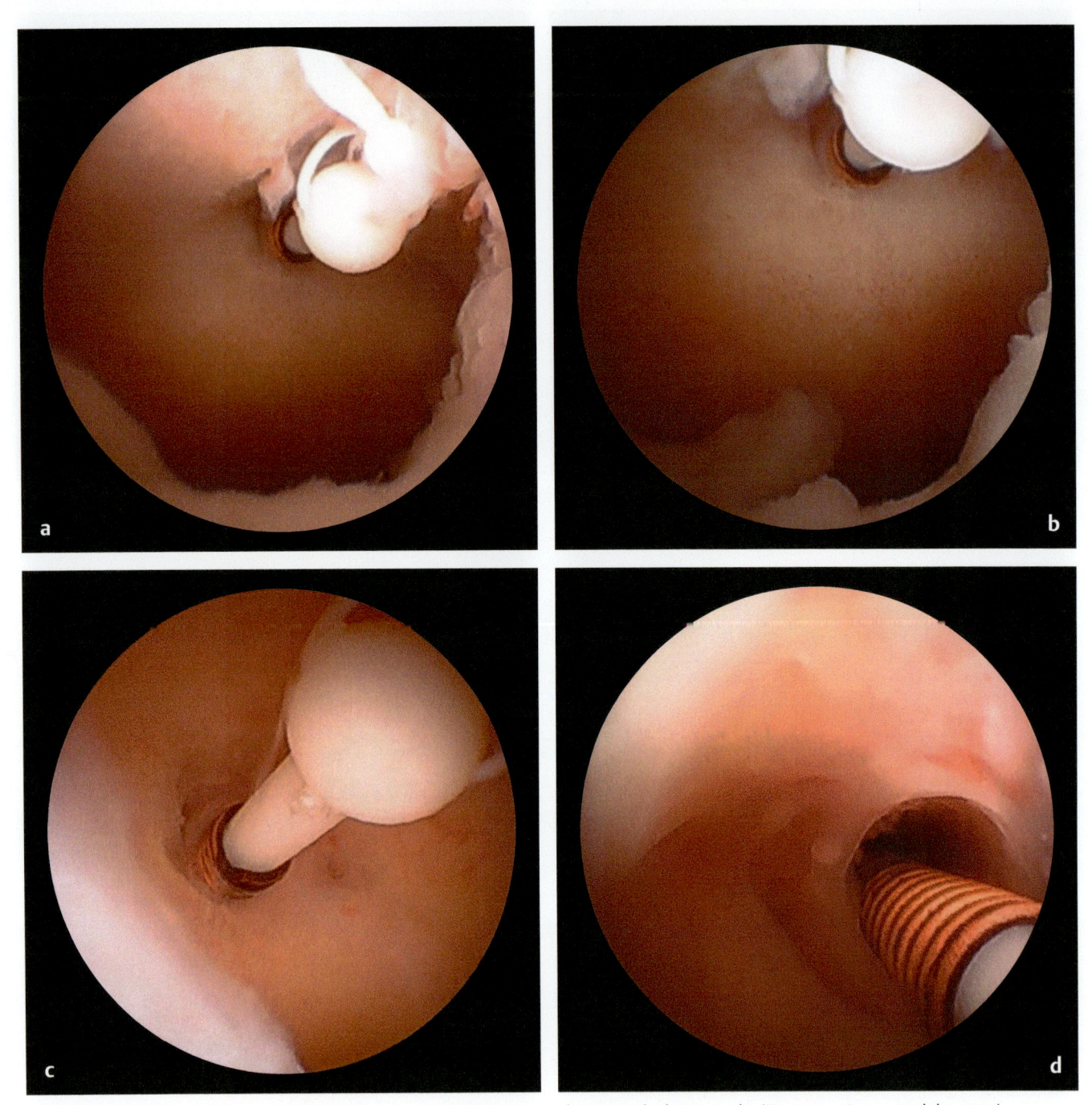

**Fig. 8-7. (a-d)** Sequência de imagens mostrando presença de DIU penetrando na parede da istmocele. (Fonte: arquivo pessoal do autor.)

# ISTMOCELE

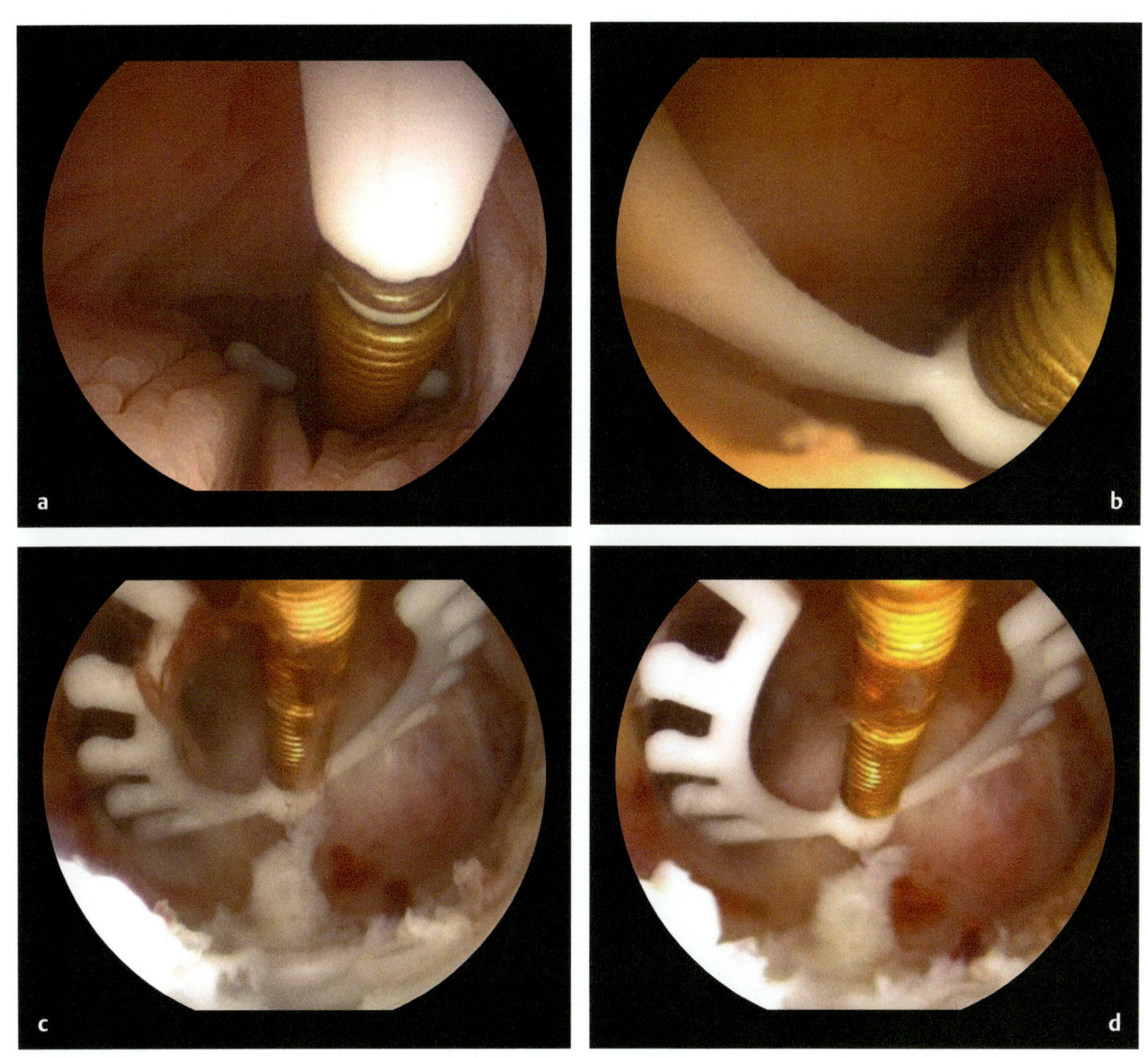

**Fig. 8-8.** (a-d) Sequência de imagens mostrando presença de DIU de cobre no nicho da istmocele. (Fonte: arquivo pessoal do autor.)

**Fig. 8-9.** (a-c) Sequência de imagens mostrando presença de restos ovulares na istmocele. (Fonte: arquivo pessoal do autor.)

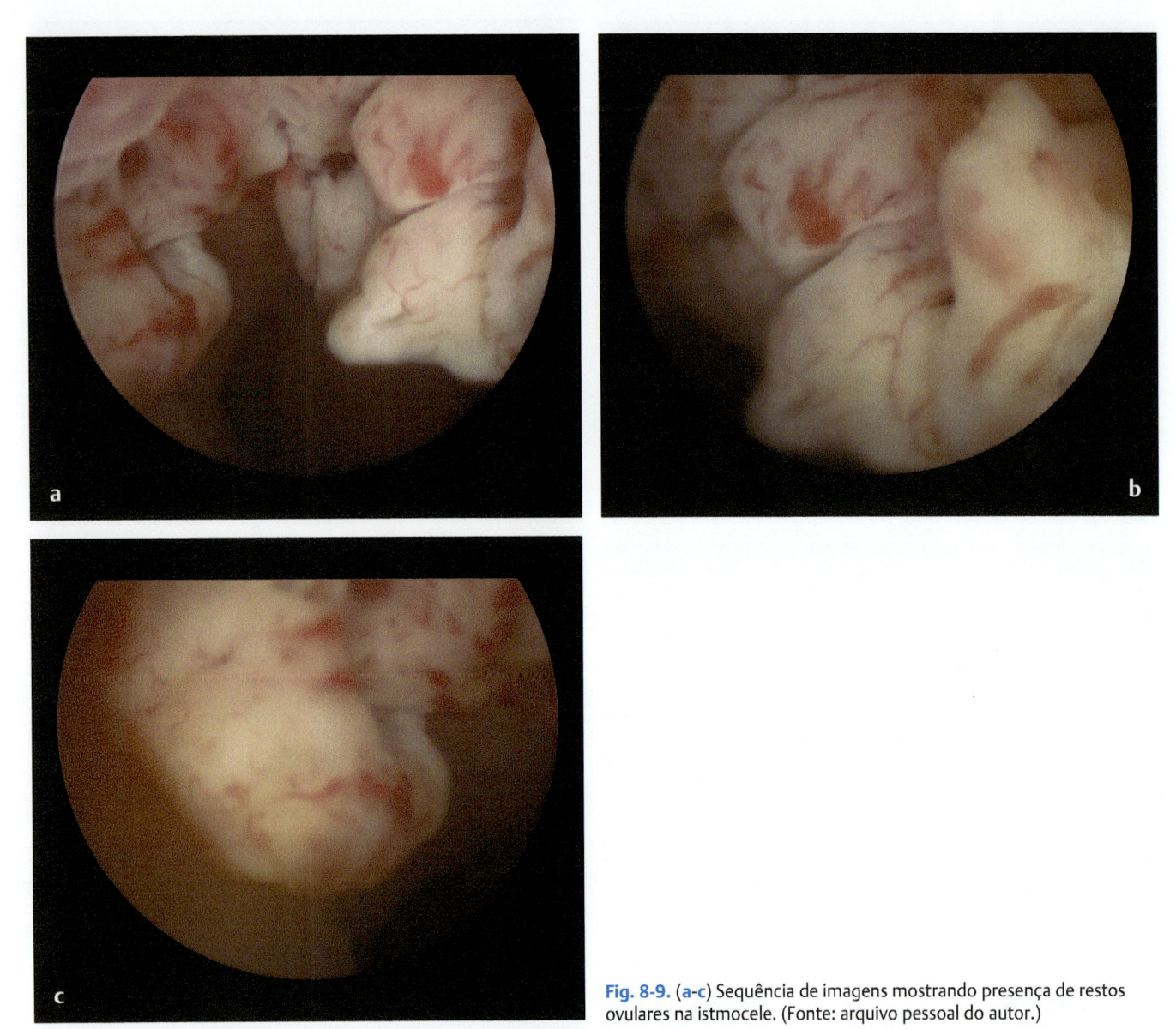

## CLASSIFICAÇÃO

Várias classificações da istmocele têm sido propostas, todas baseadas nos achados ultrassonográficos.

Jordans *et al.*, em 2019, definiram istmocele como uma identação no local da cicatriz da cesariana > 2 mm e classificou como pequena a istmocele com comprimento < 1 cm e largura < 1,5 cm e uma grande istmocele quando comprimento > 1,5 cm e largura ≥ 3 cm.[3]

Bij de Vaate *et al.* propuseram uma classificação baseada no formato do nicho: triangular, semicircular, retangular, circular, em forma de gota e com cistos de inclusão (Fig. 8-10).[3,9]

A classificação proposta por Gubbini *et al.* leva em consideração a área da superfície da istmocele, considerando a forma do defeito como um triângulo isósceles no qual área = (base × altura)/2. Classificou a istmocele como grau 1 quando área < 15 mm², grau 3 > 25 mm² e grau 2 a medida intermediária.[3]

A classificação de Ofili-Yebovi *et al.* leva em consideração a espessura do miométrio. Eles calcularam a relação entre a espessura do miométrio no nível do defeito (c) e a espessura do miométrio adjacente (d) (Fig. 8-11). Um defeito grave foi definido como uma perda > 50% na espessura do miométrio no local da cicatriz da casariana.[3,9,10]

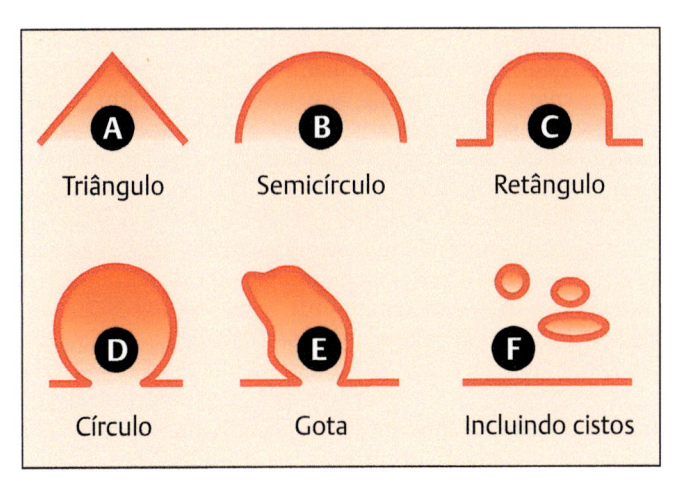

**Fig. 8-10.** Representação ilustrativa das diferentes formas da istmocele propostas por Bij de Vaate *et al.*[3]

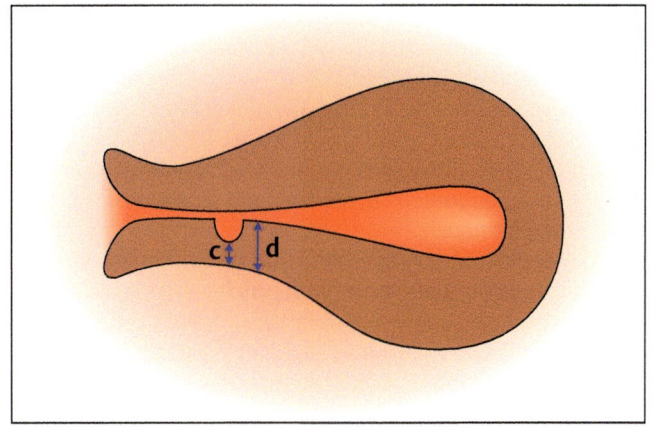

**Fig. 8-11.** Desenho representativo de uma imagem longitudinal do útero com istmocele. Medida (c) espessura do miométrio residual e medida (d) espessura do miométrio adjacente. O grau de deficiência é expresso pela relação c/d.

## TRATAMENTO E RESULTADOS

A decisão do tratamento deve levar em consideração o tamanho do defeito, a presença de sintomas, infertilidade secundária e desejo de engravidar.[2]

Em pacientes assintomáticas, que não desejam engravidar, a istmocele pode ser um achado de exame e nenhum tratamento é recomendado.[2]

O tratamento deve ser oferecido para pacientes sintomáticas e para pacientes com infertilidade secundária que desejam engravidar. Para pacientes assintomáticas que desejam engravidar, não existe consenso com relação à indicação de tratamento cirúrgico. Nesse tipo de situação, a conduta deve ser individualizada.

O tipo de reparo vai depender do tamanho da istmocele. Para fins de tratamento cirúrgico, a espessura do miométrio residual é a medida mais útil e mais utilizada.[9] Muitos autores propõem 3 mm de miométrio residual como *cutoff*, sendo essa medida a mais utilizada na prática médica segundo estudos publicados.[2,9,11,12]

Para pacientes que apresentam *spotting* pós-menstrual, com pequenos defeitos, e que não desejam engravidar, o uso de contraceptivos hormonais pode ser uma abordagem terapêutica inicial, com resultados divergentes na literatura médica.[9] Ainda nesse grupo de pacientes, o DIU de levonorgestrel contribui para prevenção de sangramento anormal através da estabilização endometrial, melhorando os sintomas relacionados com istmocele.[3]

O manejo cirúrgico visa restaurar a continuidade da parede anterior da região istmocervical e inclui abordagem através de histeroscopia, laparoscopia, cirurgia vaginal e mais recentemente a via laparoscópica robótica-assistida.

A histeroscopia é o tratamento de escolha na grande maioria das pacientes, uma vez que o procedimento permite a direta visualização do defeito e o tratamento em um mesmo momento.[3]

Gubbini *et al.*[6] descreveram a técnica histeroscópica utilizada em estudo publicado em 2008, com ressecção de ambas as bordas, inferior e superior (ou proximal e distal), através da utilização de eletrodo em alça de ressectoscópio monopolar de 9 mm, no modo corte, e remoção de todo tecido fibrosado até atingir a camada muscular na profundidade da parede. Na sequência, descrevem cauterização da base do nicho com eletrodo do tipo *roller ball* (Fig. 8-12). O *follow-up* histeroscópico confirmou o sucesso cirúrgico na correção do defeito anatômico e na reconstituição do canal endocervical, assim como na recuperação da mucosa no local. A avaliação histológica do tecido ressecado demonstrou processo inflamatório crônico, fibrose e necrose.[6,12] Todas as pacientes referiram melhora do sangramento e 7 entre 9 pacientes que desejavam gestar, engravidaram espontaneamente.

Di Spiezio Sardo *et al.*,[12] em artigo publicado em 2018, descrevem a cirurgia histeroscópica utilizando ressectoscópios de 16 Fr e 26 Fr. O procedimento cirúrgico descrito foi semelhante ao publicado por Gubbini em 2008, com ressecção do tecido fibrótico da borda inferior, seguido de ressecção da borda superior, ambos os procedimentos com utilização de eletrodo em alça no modo corte, até atingir tecido muscular, e ressecção do tecido inflamado e necrótico da base do nicho. Manobra semelhante foi realizada no lado contralateral para completa ablação da região ístmica, e os autores denominaram a técnica de ablação invertida. Os autores não recomendam a cirurgia histeroscópica quando miométrio residual for < 3 mm, devido ao risco de injúria na bexiga.

Estudo multicêntrico randomizado foi publicado por Vervoort *et al.* em 2018,[4] envolvendo 11 hospitais da Holanda e mais de 100 pacientes; a técnica histeroscópica utilizada foi a ressecção das bordas da parede fibrosada em continuidade com canal endocervical (Fig. 8-12a) e coagulação da superfície central do nicho, para permitir melhor drenagem do fluxo, evitando a retenção do sangue menstrual. Como resultado da pesquisa, os autores observaram diminuição do sangramento pós-menstrual e do desconforto gerado pelo sangramento. Embora a redução do sangramento tenha sido modesta, a redução do desconforto relatado pelas pacientes foi substancial.

Recentemente Casadio *et al.* em 2019,[13] descreveram a técnica de ressecção histeroscópica que denominaram como *channel-like 360° endocervical ablation*, ou *hysteroscopic channel like treatment*, que consiste na ressecção utilizando a técnica de vaginoscopia com uso de minirressectoscópio de 16 Fr, com eletrodo de alta frequência circular, ângulo de 90°, no modo corte puro, com corrente de 100 W, e realizada em quatro etapas: ressecção do tecido fibrótico da borda proximal, em toda sua circunferência, ou seja, ablação das bordas superior, inferior e laterais (ablação cervical 360° – etapa 1) e depois ablação da porção distal, ou seja, do istmo em direção ao nicho (etapa 2). A ressecção envolve não somente o tecido fibrótico abaixo do nicho, mas também o tecido inflamatório localizado em torno de todo nicho (por isso a denominação *channel-like 360° endocervical ablation*) até alcançar a profundidade do tecido muscular. Após, um eletrodo bipolar de alta frequência tipo bola é usado para coagulação/vaporização das áreas focais de tecido inflamado residual, presente na superfície interna do nicho e nas paredes do canal e istmo (etapa 3). O objetivo dessa etapa é facilitar a reepitelização das paredes por epitélio endocervical. Uma revisão das áreas de sangramento é realizada através da diminuição da pressão de fluxo do meio de distensão e cauterização dos pontos de sangramento com eletrodo tipo bola (etapa 4). A utilização de equipamentos de menor diâmetro, o que denominaram de miniaturização dos equipamentos, dispensa dilatação cervical e sua consequente distorção anatômica do canal, tornando o procedimento mais rápido, mais fácil e mais seguro, segundo os autores.

De acordo com recentes publicações, a correção histeroscópica da istmocele mostrou-se segura e efetiva para melhora do sangramento pós-menstrual quando o nicho apresentar miométrio residual de pelo menos 3 mm. Quando miométrio residual for < 3 mm, muitos autores não recomendam o tratamento por histeroscopia pelo risco de perfuração uterina e lesão vesical. Nesses casos, o reparo por cirurgia vaginal ou laparoscópica deve ser considerado.

Zeller *et al.*[11] publicaram em 2020 um estudo avaliando tratamento histeroscópico de istmocele em mulheres com defeitos sintomáticos severos e não severos, ou seja, miométrio residual ≤ 3 mm (severos) e > 3 mm (não severos) e concluíram que a técnica histeroscópica é adequada mesmo para defeitos severos, ou seja, com miométrio residual < 3 mm. Nos dois grupos os resultados foram similares no que se refere a complicações e necessidade de tratamentos adicionais para melhora dos sintomas. Não observaram aumento do miométrio residual em ambos os grupos, após cirurgia. Observaram maiores taxas de gravidez após cirurgia histeroscópica em pacientes inférteis com defeitos severos, comparadas com aquelas com defeitos não severos (66,7% × 62,5%). As taxas de gravidez relatadas são semelhantes às encontradas em outras publicações para correção histeroscópica de istmocele (45-100%).

Em recente publicação de Tsuji S. et al.,[14] os autores mediram o miométrio residual através de RM realizada antes e depois de cirurgia histeroscópica para correção de istmocele. A cirurgia realizada incluía ressecção da borda inferior e cauterização da istmocele (Fig. 8-12a). O miométrio residual foi mais espesso após cirurgia histeroscópica, com média de 2,1 mm e 4,2 mm, antes e depois da cirurgia, respectivamente. O volume da istmocele também foi significativamente reduzido após cirurgia, com média de 494,9 mm$^3$ e 282,8 mm$^3$ antes e depois da cirurgia, respectivamente. O estudo demonstrou que a cirurgia histeroscópica é eficiente para aumentar a espessura do miométrio residual e reduzir o tamanho da istmocele. Mais estudos são necessários para confirmação dos achados relatados.

Quanto ao sangramento, estudos reportam melhora do sintoma em 85% a 100% dos casos com cirurgia histeroscópica. Outros estudos relatam persistência do sintoma em até 18% das pacientes, o que vem a confirmar os resultados relatados previamente.[13]

A via laparoscópica tem sido indicada para defeitos maiores (miométrio residual < 3 mm), na presença de sintomas e desejo de manter a fertilidade. O reparo consiste na ressecção da cicatriz e fechamento das paredes com sutura em dois ou três planos, dependendo da técnica utilizada, aumentando com isso a espessura do miométrio no local. Nos úteros em retroflexão o concomitante encurtamento dos ligamentos redondos pode ajudar. Nas pacientes com infertilidade, a via laparoscópica permite também o tratamento de outras patologias associadas, como endometriose e aderências pélvicas, por exemplo.[3]

A correção cirúrgica via vaginal tem as mesmas indicações da via laparoscópica e, quando realizada por cirurgião experiente na técnica, tem efetividade maior ou semelhante a laparoscopia, com menor tempo cirúrgico.

As publicações têm discutido muito as questões relacionadas com a istmocele. Recentes estudos envolvendo tratamentos histeroscópicos têm trazido novas técnicas e novos questionamentos, que abrem espaço para mais estudos e novas pesquisas.

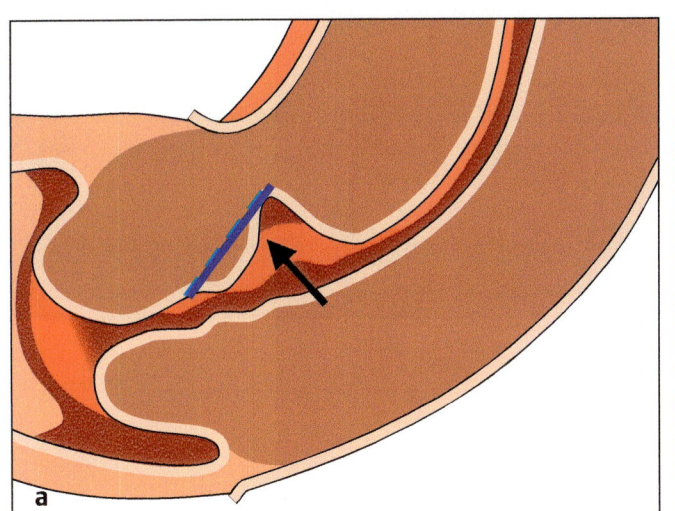

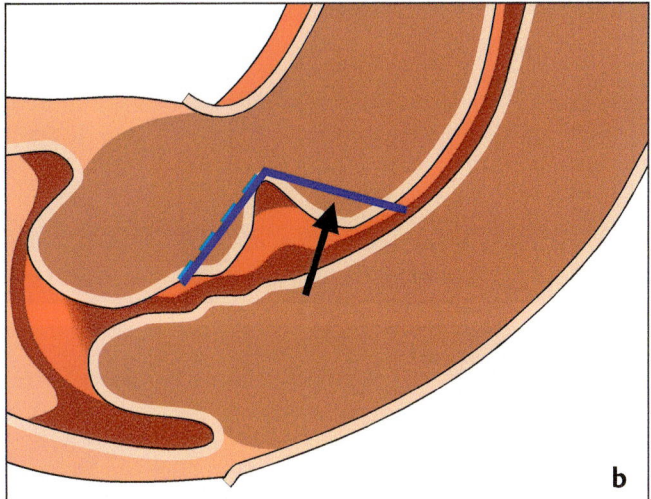

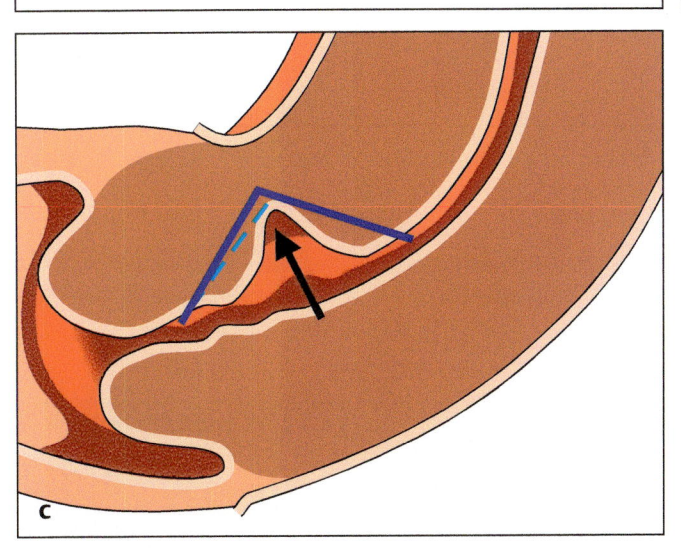

**Fig. 8-12.** Representação ilustrativa do local de corte da parede na correção histeroscópica da istmocele. (**a**) Ressecção da borda proximal. (**b**) Ressecção da borda distal. (**c**) Cauterização da base do nicho.

A técnica histeroscópica habitual envolve ressecção das bordas inferior e superior do defeito e ablação do endométrio do istmo, embora a ressecção somente da borda proximal com cauterização da base do nicho seja também aceita para tratamento (Figs. 8-13 a 8-15).

O tratamento cirúrgico histeroscópico para correção de istmocele em pacientes com infertilidade secundária e sangramento uterino anormal tem se mostrado efetivo em restaurar a fertilidade e na melhora do sangramento, com baixas taxas de complicações. Apesar das conclusões se basearem em estudos observacionais, com pequenas amostras de pacientes, a proposta de cirurgia deve ser sempre considerada nesses grupos de pacientes.

Em 2023, Dominguez *et al.*[5] publicaram uma análise estratégica, baseada em evidências atuais sobre manejo da istmocele, denominada SWOT analysis (*Strengths, Weaknesses, Opportunities and Threats*), sumarizada no Quadro 8-1.

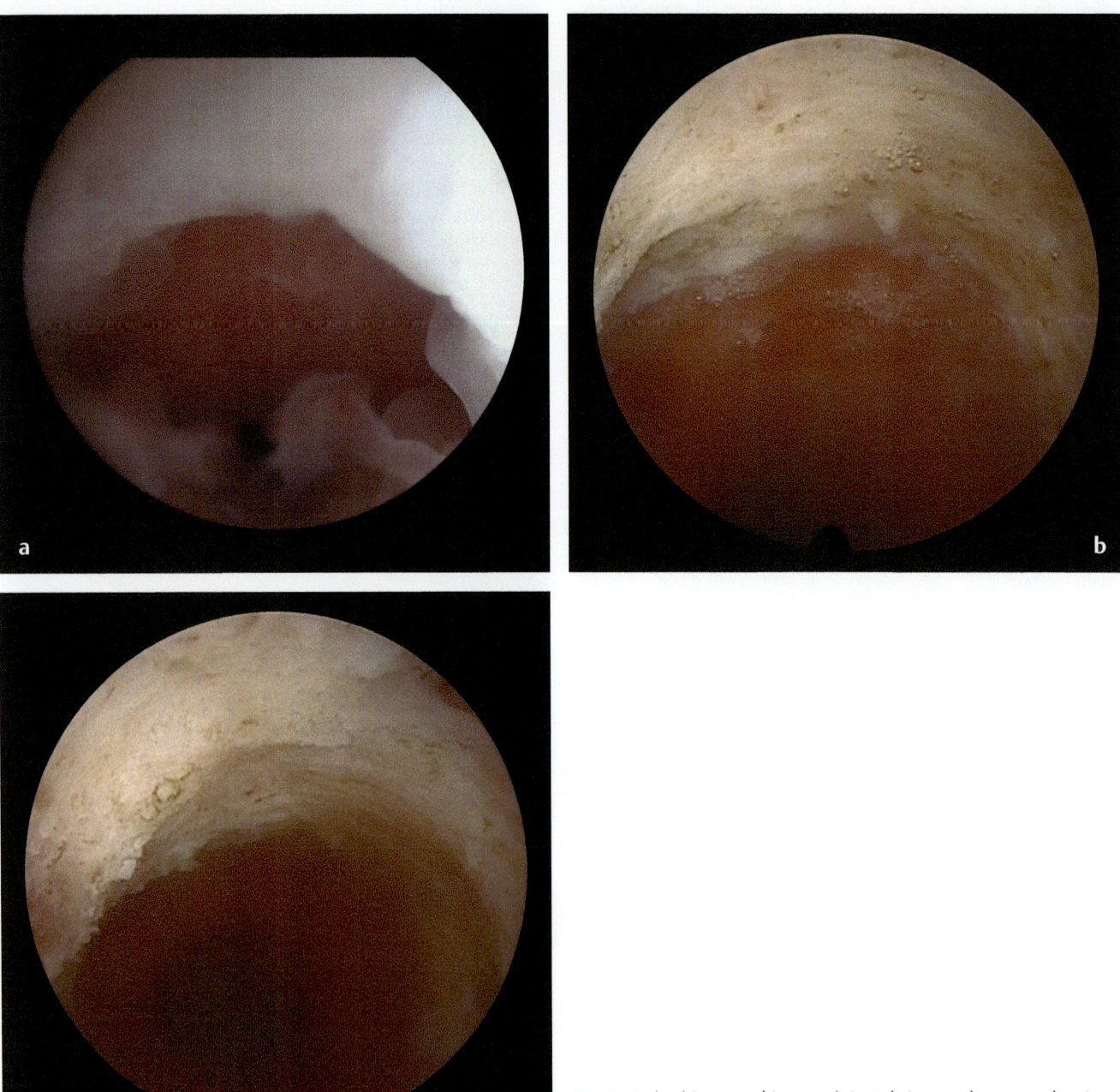

**Fig. 8-13.** (a-c) Imagens histeroscópicas de istmocele antes e depois da ressecção do bordo inferior da parede. (Fonte: arquivo pessoal do autor.)

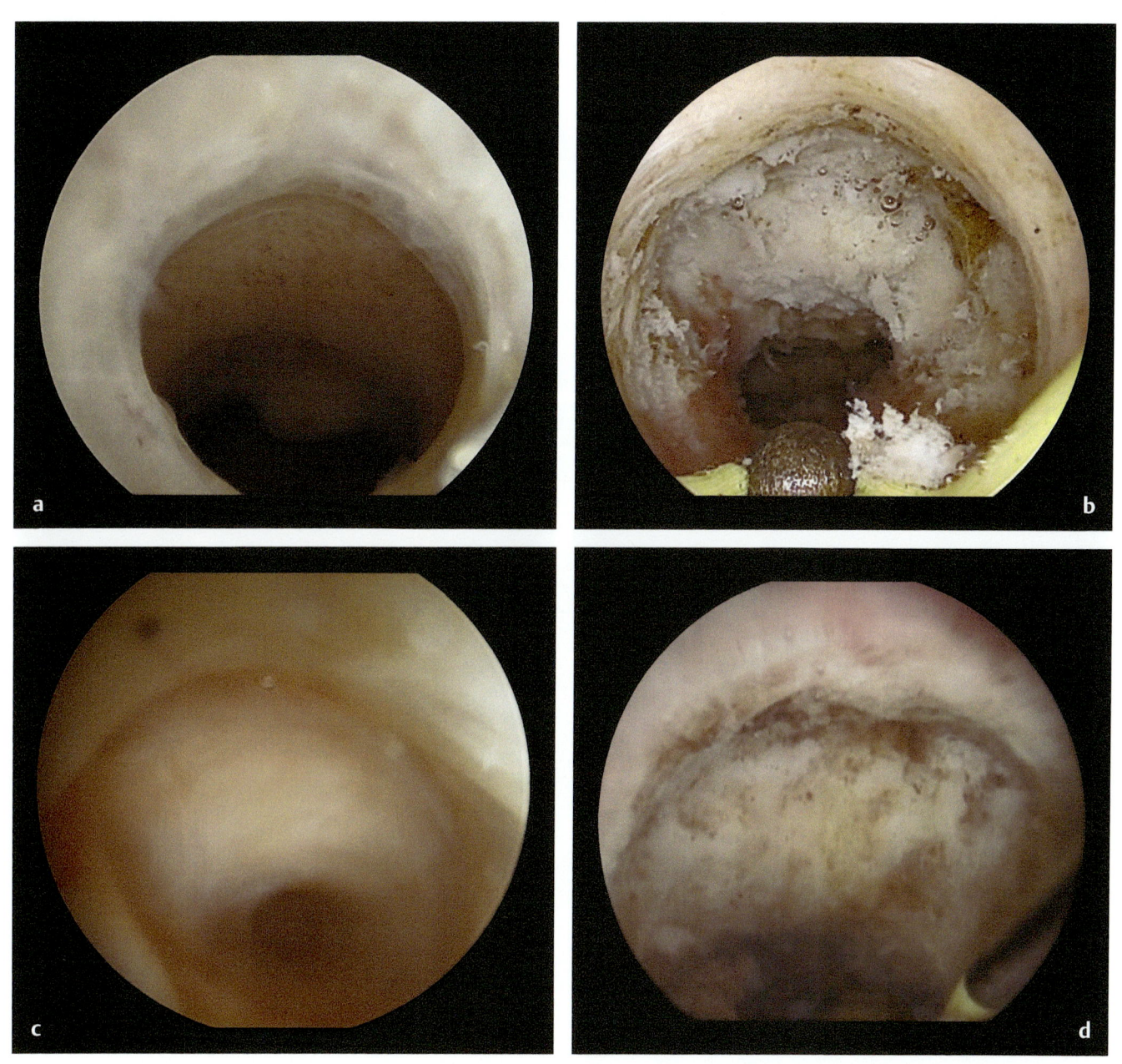

**Fig. 8-14.** (a-d) Sequência de imagens histeroscópicas de istmocele e após cirurgia com ressectoscópio. (Fonte: arquivo pessoal do autor.)

**Fig. 8-15. (a-e)** Sequência de imagens histeroscópicas de istmocele com retenção de sangue e coágulos no local e após cirurgia com ressectoscópio. (Fonte: arquivo pessoal do autor.) *(Continua)*

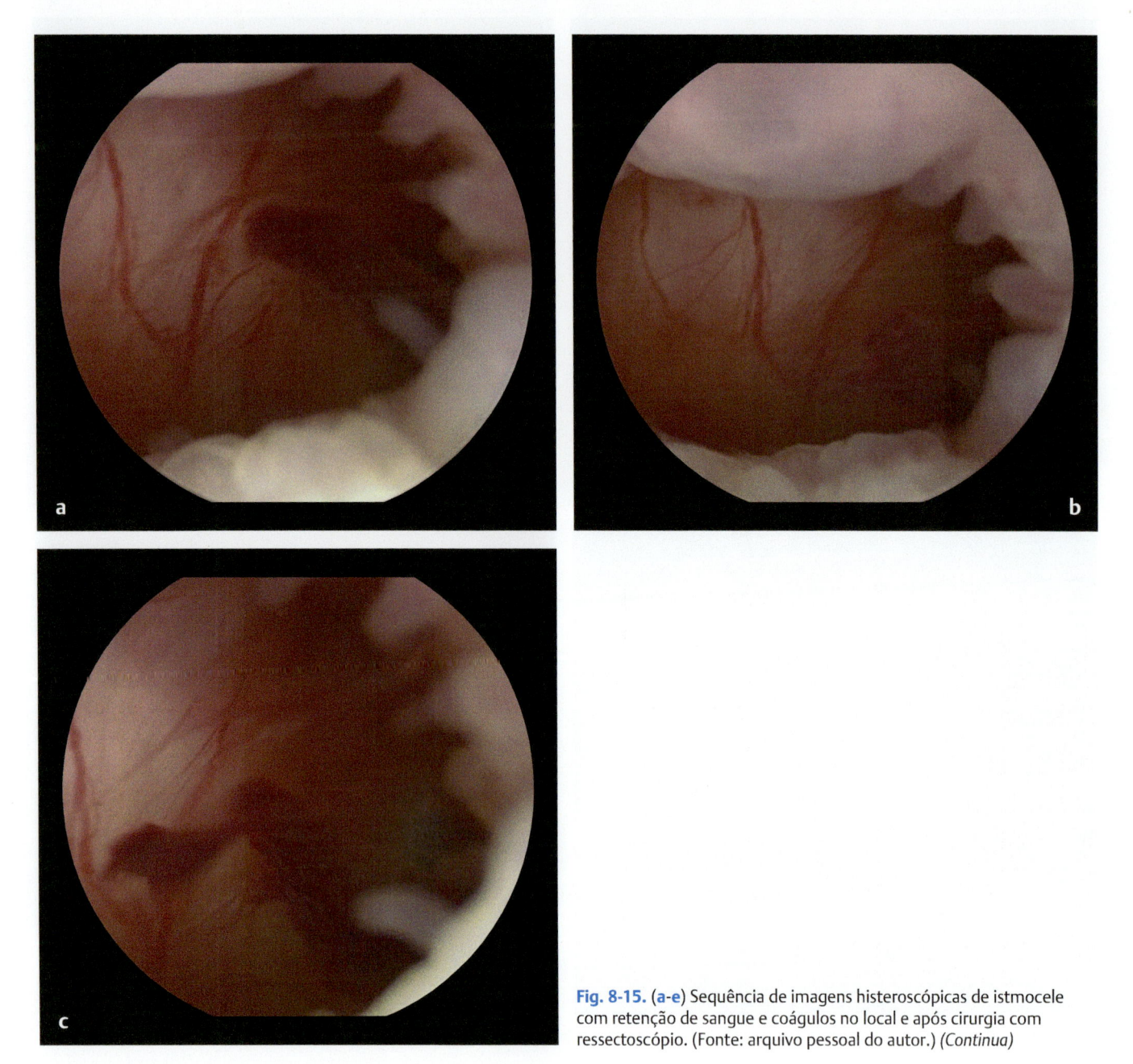

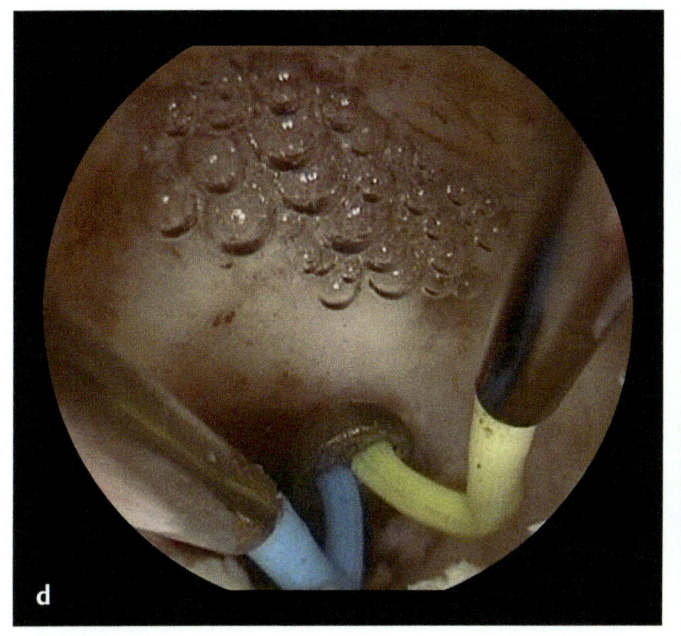

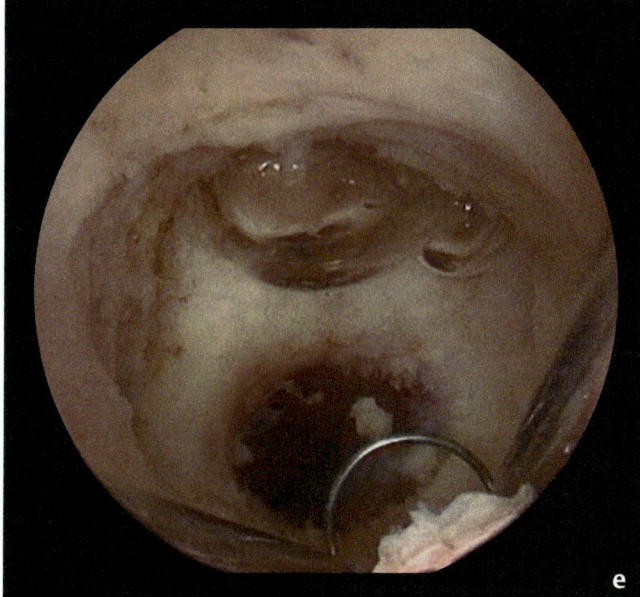

**Fig. 8-15.** *(Cont.)*

**Quadro 8-1.** SWOT para istmocele[15]

| Pontos fortes (*Strenghts*) | Pontos fracos (*Weaknesses*) |
|---|---|
| ■ Istmocele pode ser diagnosticada por USTV 2D<br>■ Reparo da istmocele restaura fertilidade e previne infertilidade secundária<br>■ Reparo da istmocele pode reduzir riscos de aborto espontâneo e outras complicações obstétricas<br>■ Reparo da istmocele pode ser um bom tratamento para infertilidade secundária<br>■ Reparo da istmocele melhora outros sintomas (sangramento, dor etc.) | ■ Heterogeneidade de critérios diagnósticos<br>■ Ausência de evidências de alta qualidade sobre os benefícios da correção cirúrgica sobre fertilidade<br>■ Necessidade de experiência e habilidade cirúrgica nas diferentes técnicas<br>■ O reparo da istmocele não previne a necessidade de novas cesarianas em gestações futuras |
| **Oportunidade (*Opportunities*)** | **Riscos (*Threats*)** |
| ■ Conscientização do diagnóstico ultrassonográfico<br>■ Prevenção de complicações obstétricas em gestações futuras<br>■ Prevenção de gravidez na istmocele | ■ Risco de excessivos diagnósticos e excessivos tratamentos desnecessários<br>■ Três diferentes técnicas cirúrgicas sem clara definição das indicações de cada uma<br>■ Ausência de análise custo-benefício<br>■ Confusão diagnóstica com cistos de inclusão |

## VIA DE PARTO APÓS TRATAMENTO CIRÚRGICO

Muitos estudos têm debatido trabalho de parto após cesariana na presença de istmocele. Muitos pesquisadores recomendam a realização de cesarianas eletivas para essas pacientes, na dependência da espessura do miométrio residual. Avaliação da viabilidade e da segurança do parto vaginal requer adicionais pesquisas.[3,7]

Embora a cirurgia histeroscópica seja amplamente aceita como forma de tratamento para miométrio residual > 3 mm, as publicações atuais não permitem concluir a respeito do tempo recomendado para subsequente gestação, assim como via de parto. Considerando a falta de evidências, muitos autores têm recomendado a espera de pelo menos 3 meses após a cirurgia para a paciente engravidar.[16]

Apesar da cesariana ser relatada como via de parto preferencial após tratamento cirúrgico, muitas pacientes incluídas nos diversos estudos publicados tiveram parto vaginal com sucesso.

A cesárea é o procedimento cirúrgico mais comum realizado em todo o mundo, e uma das consequências desta técnica é a istmocele. Uma classificação única e sistemática da istmocele é necessária para melhorar seu diagnóstico e manejo. Novos estudos devem ser realizados para melhor entender sua patogênese.[9]

## REFERÊNCIAS BIBLIOGRÁFICAS

1. Vervoort AJ, Van der Voet LF, Witmer M et al. The Hys Niche trial: hysteroscopic resection of uterine caesarean scar defect (niche) in patients with abnormal bleeding, a randomized controlled trial. BMC Women's Health. 2015;15:103.
2. Kremer TG, Ghiorzi IB, Dibi RP. Isthmocele: an overview of diagnosis and treatment. Rev. Assoc. Med. Bras. 2019;65(5):714-21.
3. Baldini GM, Lot D, Malvasi A et al. Isthmocele and Infertility. J. Clin. Med. 2024;13:2192.
4. Vervoort A, van der Voet LF, Hehenkamp W et al. Hysteroscopic resection of a uterine caesarean scar defect (niche) in women with postmenstrual spotting: a randomized controlled trial. BJOG. 2018;125(3):326-34.
5. Murji A, Sanders AP, Monteiro I et al. The International Federation of Gynecology and Obstetrics (FIGO) Committee on Menstrual Disorders and Related Health Impacts. Cesarian scar defects and abnormal uterine bleeding: a systematic review and meta-analysis. Fertility and Sterility. 2022;118(4):758-766.
6. Gubbini G, Casadio P, Marra E. Resectoscopic Correction of the Isthmocele in Women With Postmenstrual Abnormal Uterine Bleeding and Secondary Infertility. J Minim Invasive Gynecol. 2008;15(2):172.
7. Cheng X-Y, Cheng L, Li W-J et al. The effect of surgery on subsequent pregnancy outcomes among patients with cesarian scar diverticulum. Int J Gynaecol Obstet. 2018;141(2):212-16.
8. Roberge S, Boutin A, Chaillet N et al. Systematic review of cesarian scar assessment in the nonpregnant state: imaging techniques and uterine scar defect. Am J Perinatol. 2012;29(6):465-71
9. Iannone P, Nencini G, Bonaccorsi G et al. Isthmocele: From Risk Factors to Management. Rev Bras Ginecol Obstet. 2019;41(1):44-52.
10. Ofili-Yebovi D, Ben-Nagi J, Sawyer E et al. Deficient lower-segment Cesarian section scars: Prevalence and risk factors. Ultrasound Obstet. Gynecol. 2008;31:72-77.
11. Zeller A, Villette C, Fernandez H, Capmas P. Is hysteroscopy a good option to manage severe caesarean scar defect? J Minim Invasive Gynecol. 2020;14;(20):31123-7.
12. Di Spiezio Sardo A, Zizolfi B, Calagna G et al. Hysteroscopic Isthmoplasty: Step by Step Technique. J Minim Invasive Gynecol. 2018;25(2):338-39.
13. Casadio P, Gubbini G, Morra C et al. Channel-like 360° Isthmocele Treatment with a 16FMini-Resectoscope: A Step-by-step Technique. J Minim Invasive Gynecol. 2019;26(7):1229-30.
14. Tsuji S, Kimura F, Yamanaka A et al. Impact of hysteroscopic surgery for isthmocele associated with cesarian scar syndrome. J Obstet Gynaecol Res. 2018;44(1):43-48.
15. Dominguez JA, Alonso Pacheco L, Moratalla E et al. State-of-the-Art Review. Diagnosis and management of isthmocele (Cesarian scar defect): a SWOT analysis. Ultrasound Obstet. Gynecol. 2023;62:336-344.
16. Lagana AS, Pacheco LA, Tinelli A et al. Optimal Timing and Recommended Route of Delivery after Hysteroscopic Management of Isthmocele? A Consensus Statement From the Global Congress on Hysteroscopy Scientific Committee. J Minim Invasive Gynecol. 2018;25(4):558.

# ABLAÇÃO ENDOMETRIAL

## INTRODUÇÃO

Ablação endometrial é o procedimento cirúrgico mais frequentemente utilizado para manejo do sangramento uterino anormal (SUA) em pacientes que não respondem adequadamente aos tratamentos medicamentosos, e como opção à histerectomia.

Sangramento uterino intenso afeta cerca de 20% das mulheres em idade reprodutiva. É definido como excessiva perda menstrual que interfere emocional, social e materialmente na qualidade de vida das pacientes, além de repercutir no estado de saúde física, nos casos de anemia severa.[1]

Ablação endometrial tem como objetivo a destruição do endométrio, levando à normalização do fluxo menstrual. Está indicada para tratamento de selecionadas causas de sangramento em mulheres em idade reprodutiva, mas que não desejam mais filhos.[2,3]

O princípio básico da ablação endometrial é alcançar a destruição de todo o endométrio funcional, até o nível da camada basal, o que corresponde à profundidade de aproximadamente 4 a 6 mm, dessa forma prevenindo a regeneração cíclica do endométrio e suprimindo a menstruação, o que levaria à amenorreia. Na prática, a superfície endometrial total não é removida, o que não é considerado falha do procedimento. Ilhotas de endométrio funcional podem permanecer, principalmente, nas regiões cornuais, onde a parede uterina é mais fina, tendo com resultado a redução significativa do sangramento menstrual, ou seja, levando a níveis aceitáveis de fluxo menstrual. A maioria das mulheres com procedimentos bem-sucedidos apresentará redução do fluxo menstrual, mas não amenorreia.[1,2]

## INDICAÇÕES DE ABLAÇÃO ENDOMETRIAL

Pesquisas clínicas geralmente descrevem o impacto da ablação endometrial em mulheres com sangramento de causa ovulatória (SUA-O) ou endometrial (SUA-E), mas existem também evidências para justificar a indicação de ablação em selecionadas pacientes com miomas uterinos (SUA-L), adenomiose (SUA-A) ou sangramento por outras causas (SUA-I) (Quadro 9-1).[3,4]

Pacientes com miomas sem componente submucoso podem ter outras causas associadas de sangramento, como desordens ovulatórias (SUA-O) ou disfunção endometrial (SUA-E). Pacientes com miomas submucosos tipos I e II (ESGE/FIGO classificação) se beneficiam com a miomectomia parcial ou total associada à ablação endometrial. Aquelas com miomas tipo III (FIGO Classificação) ou tipo II (ESGE/FIGO classificação), com maior componente intramural, podem beneficiar-se com simples ablação. Pacientes com adenomiose (SUA-A) constituem um desafio, mas muitas apresentam boas respostas à ablação endometrial.[3]

Outro importante desafio diz respeito às pacientes com úteros muito grandes, com mais de 11 cm, e naquelas com cavidades irregulares devido a defeitos congênitos. Ambas as situações representam contraindicações relativas ao procedimento, considerando que a probabilidade de sucesso é menor nessas pacientes.[2]

Pacientes com hiperplasia endometrial atípica e câncer endometrial, e aquelas que desejam preservar a fertilidade não devem ser submetidas à ablação endometrial.[2]

Pacientes que não tenham contracepção definitiva devem ser informadas da necessidade de contracepção após ablação endometrial.[5]

**Quadro 9-1.** Sistema de classificação FIGO (PALM-COEIN) para causas de sangramento uterino anormal em mulheres não grávidas em idade reprodutiva[4]

| PALM | COEIN |
|---|---|
| **P**ólipo | **C**oagulopatia |
| **A**denomiose | **O**vulatória (disfunção) |
| **L**eiomioma (submucoso, outros) | **E**ndometrial |
| **M**alignidade e hiperplasia | **I**atrogênica |
| | **N**ão classificada |

## TÉCNICAS DE ABLAÇÃO ENDOMETRIAL

Existem várias técnicas para ablação endometrial, com e sem a utilização de ressectoscópio.[1-3]

As técnicas de ablação com uso de ressectoscópio, realizadas sob visão direta, são consideradas técnicas de primeira geração, em que diferentes eletrodos (*roller ball*, *barrel*, eletrodo em alça) são utilizados com diferentes formas de energia (monopolar, bipolar, *laser*) (Figs. 9-1 a 9-3).

As técnicas de primeira geração incluem: ressecção transcervical do endométrio (ressecção do endométrio com eletrodo tipo alça), *roller-ball endometrial ablation* (nesse caso haverá destruição direita por eletrocoagulação ou vaporização) e *laser endometrial ablation* (fotocoagulação a *laser*).[1]

Na técnica de ressecção endometrial com eletrodo em alça, os fragmentos retirados de endométrio permanecem dentro da cavidade e necessitam ser removidos, prolongando o tempo de cirurgia e aumentando os riscos, devido aos excessivos movimentos de entrada e saída do ressectoscópio pelo canal cervical. Na técnica de coagulação e vaporização, o eletrodo destrói o endométrio até a camada superficial do miométrio, numa profundidade em torno de 4 a 6 mm, não havendo formação de fragmentos. Ambas as técnicas apresentam semelhantes resultados na redução de sangramento (Fig. 9-1).[3]

Alguns cirurgiões ainda associam ressecção à coagulação, ou seja, coagulam a base da área já ressecada na tentativa de destruir tecido endometrial remanescente na profundidade da parede, assim como na região de istmo e cornos uterinos, onde o miométrio é muito fino.[3]

As técnicas com uso de ressectoscópio exigem maior tempo de treinamento, mais habilidade do cirurgião e ambiente cirúrgico adequado.

Nas técnicas sem utilização do ressectoscópio, denominadas de técnicas de segunda geração, um dispositivo é inserido na cavidade uterina sem visão direta, liberando alguma forma de energia para destruir o endométrio de forma uniforme. Essa técnica de destruição endometrial requer menos treinamento e habilidade para execução, menos tempo de procedimento e ausência de material para estudo anatomopatológico. Os principais dispositivos existentes e aprovados pela FDA são:[2]

- *Hyperthermal Bolloons* (ThermaChoice) – *hot liquid-filled balloon*.
- *Free fluid or vapor T-he Genesys HydroThermablator™ System* (Genesys HTA™) (Boston Scientific Inc, Natick, MA) – *circulating hot water*.
- Minerva – combina *thermal and bipolar radiofrequency*.
- *Her Option Cryoablation* – *freezing procedure*.
- *Microwave Endometrial Ablation*.
- NovaSure – radiofrequência bipolar.

Evidências atuais apontam eficácia semelhante na melhora de sangramento menstrual intenso quando comparadas as técnicas de primeira e segunda geração.[6,7]

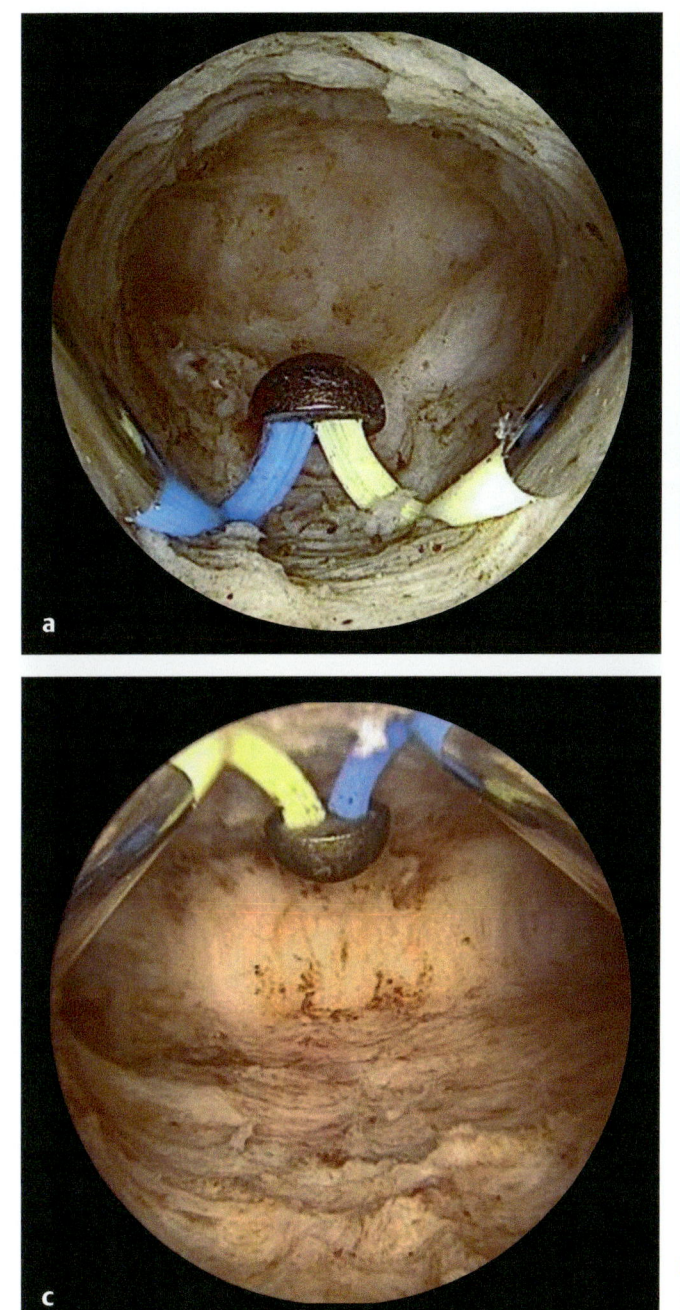

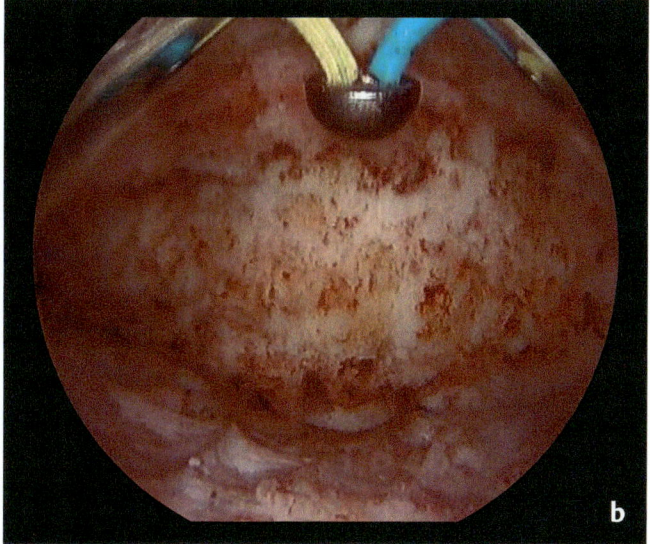

**Fig. 9-1. (a-c)** Sequência de imagens da cavidade uterina ao final da cirurgia de ablação endometrial com utilização de ressectoscópio bipolar. (Fonte: arquivo pessoal do autor.)

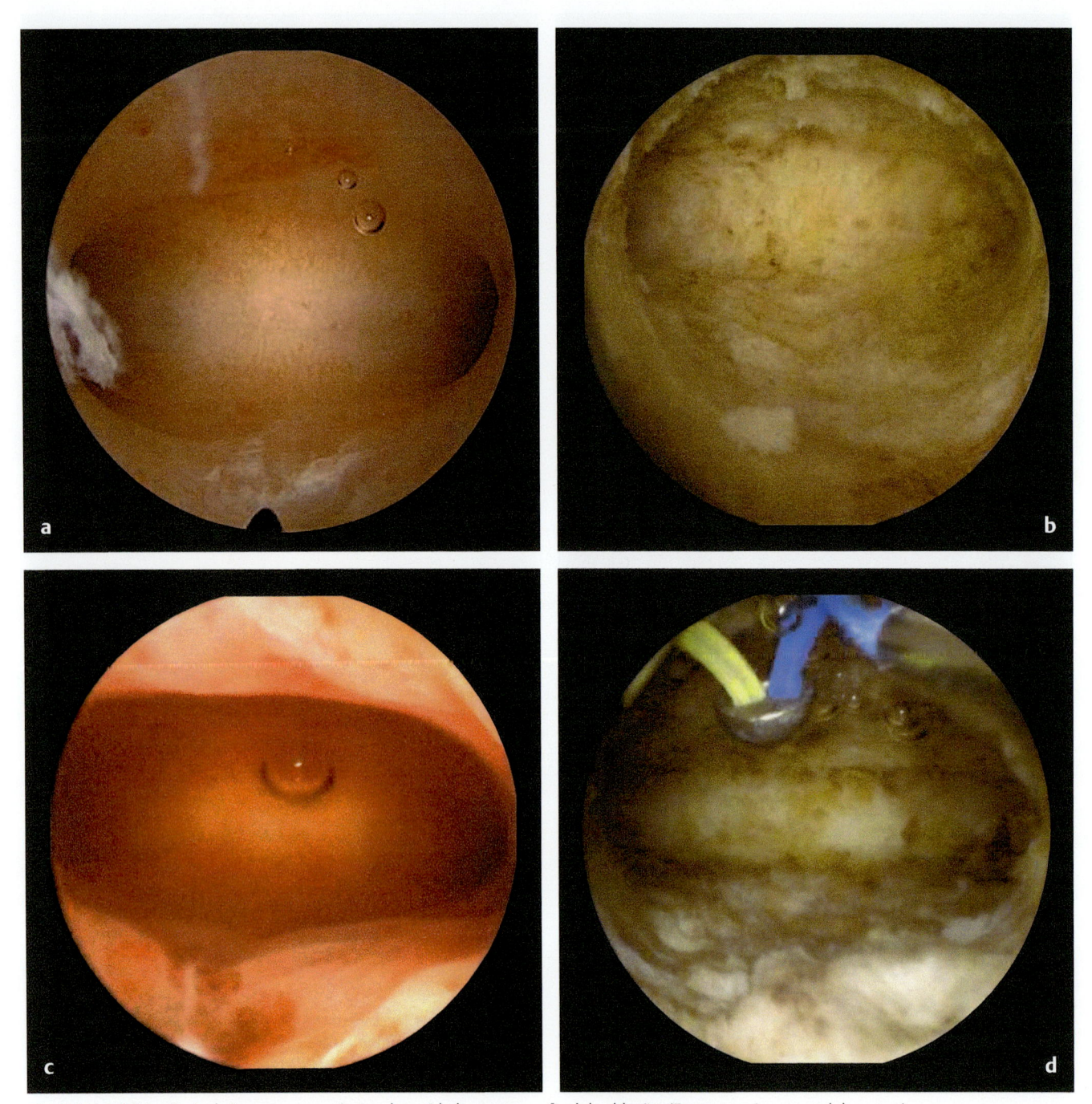

Fig. 9-2. (a-d) Sequência de imagens panorâmica da cavidade antes e ao final da ablação. (Fonte: arquivo pessoal do autor.)

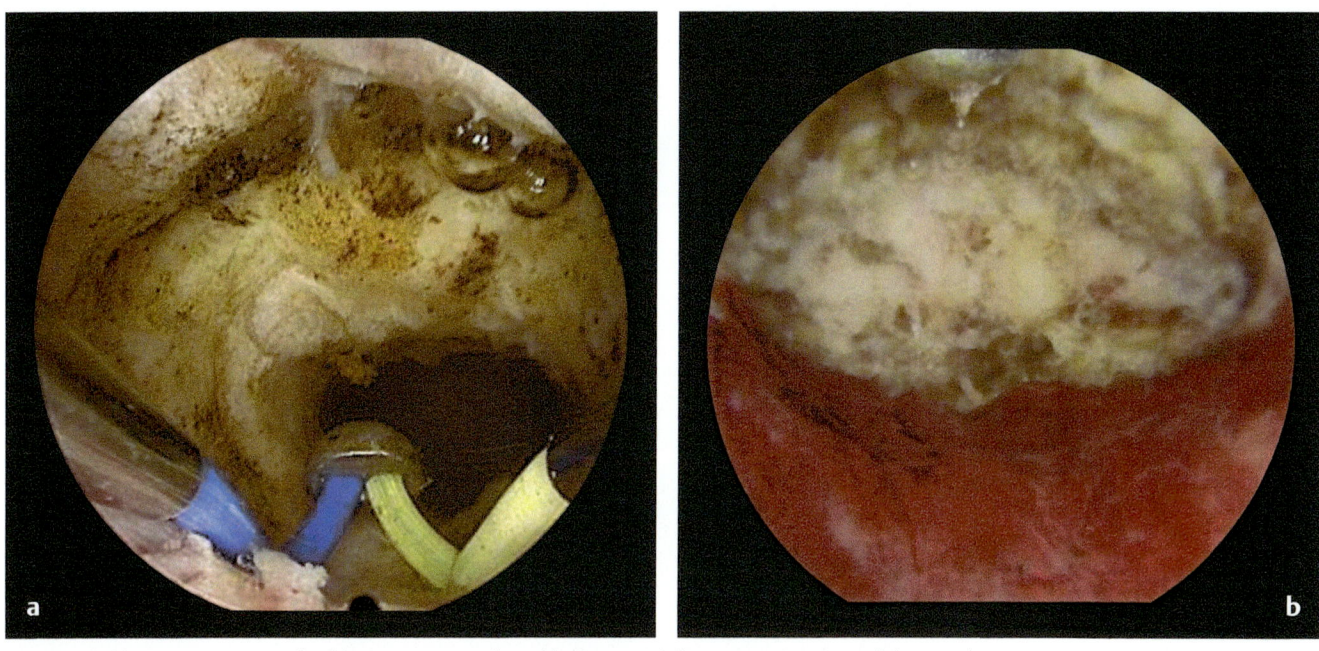

**Fig. 9-3. (a,b)** Imagens mostrando ablação na istmocele e ablação parcial. (Fonte: arquivo pessoal do autor.)

## PREPARO MEDICAMENTOSO PRÉVIO À ABLAÇÃO

O uso de medicamentos para diminuir a espessura do endométrio pode facilitar o procedimento e melhorar o resultado da ablação. Drogas como danazol e análogos do GnRH têm demonstrado melhora tanto no procedimento (facilita a cirurgia) como aumento no tempo de amenorreia pós-operatória.[1,2] Pré-tratamento com contraceptivos hormonais também tem sido relatado. Pesquisas têm demonstrado que o pré-tratamento com medicações diminui o tempo cirúrgico, assim como o volume de líquido absorvido no transoperatório.

Considerações devem ser feitas antes da utilização dessas medicações, que incluem o custo e efeitos adversos das drogas. As técnicas de destruição endometrial se beneficiam com o uso de medicamentos no preparo pré-operatório, mas, na técnica de ressecção endometrial, seu uso não é necessário nem preconizado. A realização da ablação na fase proliferativa precoce do ciclo, quando o endométrio está mais fino, facilita o procedimento.[1]

## RESULTADOS/FALHAS TARDIAS

Ablação endometrial é um procedimento minimamente invasivo, seguro e efetivo, já consagrado como alternativa ao tratamento medicamentoso e histerectomia para melhora do sangramento em selecionadas pacientes.[1,5] O procedimento tem mostrado potencial vantagem devido à ausência de incisões cirúrgicas, baixo risco de complicações, curto período de internação hospitalar (ambulatorial ou hospital-dia) e subsequente rápido retorno às atividades do dia a dia. A histerectomia, procedimento definitivo para tratamento do sangramento, é considerada última alternativa devido à sua natureza mais invasiva, maior custo, com maior risco de complicações e maior tempo de recuperação.[6]

Evidências científicas de alta qualidade têm demonstrado significativa redução no sangramento menstrual após ablação, diminuição de dismenorreia e alto nível de satisfação, mesmo de longo tempo.[2,3]

Mulheres podem apresentar sangramento irregular após ablação endometrial, porém, o insucesso do procedimento não deverá ser determinado até um período de 8 a 12 semanas de pós-operatório, em que esse tipo de sangramento está previsto acontecer.

Vários fatores têm demonstrado afetar os resultados clínicos a médio e longo prazos. Mulheres na pré-menopausa, acima de 45 anos, com menos frequência necessitam de novos tratamentos posteriores à ablação e apresentam maior grau de satisfação. Uma recomendação importante é sempre considerar as expectativas da paciente com relação aos resultados, pois a ablação leva à redução do sangramento menstrual para normal ou menos intensidade, mas a amenorreia ocorre apenas na minoria dos casos.[3] A regeneração do endométrio é esperada em muitas pacientes e não é considerada falha do procedimento.

Fatores que aumentam a probabilidade de falhas tardias da ablação incluem idade abaixo de 45 anos, paridade superior a 5 filhos, esterilização tubária prévia, história de dismenorreia. Devemos levar em consideração que pacientes podem ter aumento de volume de miomas com o passar do tempo, o que contribui para a piora do sangramento.[5] Adenomiose tem sido associada a maior risco de falhas. Nas pacientes com adenomiose, ressecção mais profunda ou vaporização determinam melhores resultados. Úteros muito grandes, com grandes cavidades (equivalente a mais de 12 semanas de gestação), exigem maior habilidade e experiência do cirurgião.[3] A experiência do cirurgião é também fator importante, levando a menores taxas de histerectomia posterior à ablação.

A estratégia de tratamento para falha tardia, na ausência de outras patologias, inclui simples observação, manejo medicamentoso, nova ablação ou mesmo histerectomia. Para aquelas mulheres que apresentam recorrência do sangramento anormal após ablação endometrial, a repetição da ablação pode ser benéfica. As pesquisas têm mostrado que aproximadamente 5-20% das pacientes são submetidas à nova ablação no período de 3 a 5 anos do procedimento inicial. Nas mulheres com menos de 45 anos, as taxas de histerectomia após ablação são duas vezes maiores.

Pólipos e carcinoma podem aparecer na presença de endométrio residual, levando ao ressurgimento do sangramento e necessidade de nova investigação e tratamento, o que não é considerado falha tardia do procedimento.[8]

Evidências científicas preliminares sugerem que associação de ablação endometrial ao sistema intrauterino de levonorgestrel (SIU-LNG) melhora os resultados de ambos, dor e sangramento. O potencial benefício da combinação de ablação endometrial e SIU-LNG inclui contracepção e supressão de tecido endometrial remanescente residual após ablação, além de prevenir a sequestração de tecido endometrial residual, prevenindo completa obstrução da cavidade (Fig. 9-4).

As principais indicações para associação dos dois procedimentos são:

- Ablação endometrial + SIU-LNG:
  - Necessidade de contracepção.
  - Obesidade e sangramento anovulatório.
  - Diagnóstico ou suspeita diagnóstica de endometriose.
  - Diagnóstico ou suspeita diagnóstica de adenomiose.
  - Diagnóstico ou suspeita diagnóstica de miomas.
  - Diagnóstico ou suspeita diagnóstica de hiperplasia endometrial não atípica.

Em 2012, numa publicação de Vaughan e Byrne,[9] 105 mulheres foram submetidas à ablação por *thermal balloon ablation system* seguida de inserção de SIU-LNG. A taxa de satisfação das pacientes foi de 96%, sendo que 90,5% consideraram o tratamento um sucesso completo e 7,6% descreveram como sucesso parcial. Somente 1,9% das pacientes descreveram como falho o tratamento. Os autores concluíram que a associação de procedimentos melhorou o grau de satisfação das pacientes.[9]

Mulheres que foram submetidas à ablação endometrial e, mais tarde optam pelo uso de terapia de reposição hormonal, devem receber progestinas associadas aos estrógenos, pois ilhotas de tecido endometrial podem persistir, principalmente nas regiões cornuais.[2]

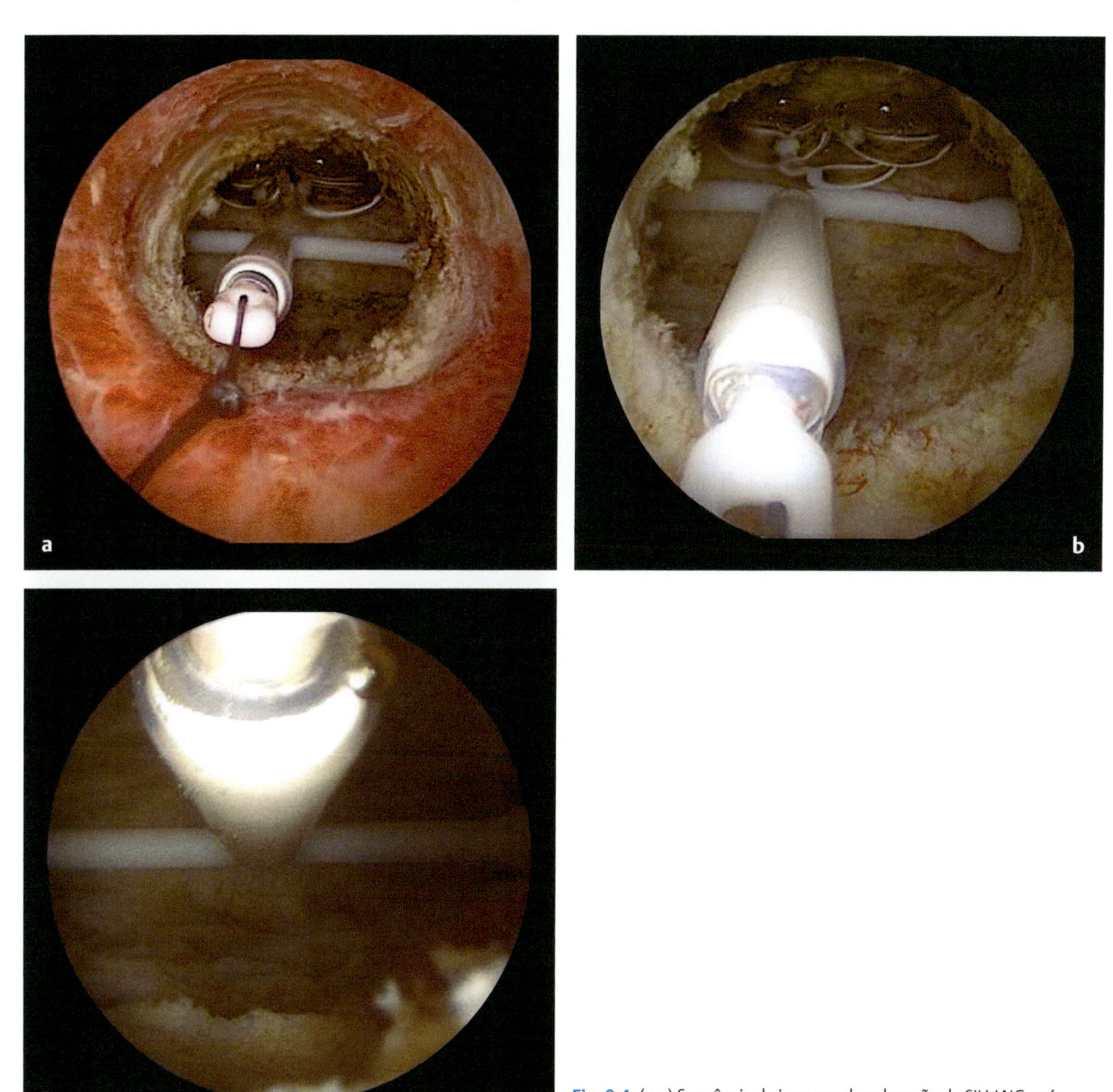

**Fig. 9-4.** (a-c) Sequência de imagens de colocação de SIU-LNG após ablação endometrial. (Fonte: arquivo pessoal do autor.)

## COMPLICAÇÕES

As complicações intra e pós-operatórias imediatas são raras e são as mesmas relatadas para outros procedimentos histeroscópicos de maior porte. As mais frequentes são hemorragia (2,4%), perfuração uterina acompanhada ou não de lesão visceral ou vascular intra-abdominal (1,5%), laceração cervical no momento da dilatação, náuseas e vômitos, dor pélvica tipo cólica, infecção (1,4%) e complicações associadas à absorção excessiva do meio de distensão (*overload*), essa última relacionada apenas aos procedimentos com uso de ressectoscópio.

São relatadas como complicações tardias da ablação aquelas que ocorrem alguns meses ou anos após o procedimento.[8] Dor pélvica cíclica e associação ao achado de sinéquias intrauterinas são consideradas complicações tardias. As sinéquias podem aparecer depois de algum tempo e determinar a formação de ilhotas de sangue retido, principalmente nas regiões cornuais, levando à chamada *Post ablation tubal sterilization syndrome* (PATSS), que determina dor pélvica cíclica. Sinéquias intrauterinas também podem dificultar acesso posterior à cavidade.[1,2]

Uma preocupação frequentemente relatada se refere à dificuldade de diagnóstico de câncer endometrial após ablação, devido à formação de sinéquias intrauterinas, que poderiam ocultar o sangramento ou mesmo impedir o acesso à cavidade endometrial. Essa preocupação tem levado à sugestão, por parte de alguns autores, de ablação parcial, que reduziria o risco de formação de sinéquias (Fig. 9-3). Entretanto, as evidências científicas sugerem que o risco de câncer endometrial é muito baixo, considerando-se que a ablação está indicada em pacientes com patologias de baixo risco para câncer endometrial. Pacientes com diagnóstico de hiperplasia atípica não têm indicação para ablação. Alguns autores sugerem um efeito protetor para o câncer endometrial, uma vez que o endométrio é retirado ou destruído na maior parte da cavidade. Essa observação, entretanto, não tem comprovação por pesquisas e não é compartilhada pela maioria dos pesquisadores.

Hopkins *et al.* foram os primeiros a demonstrar que sinéquias intrauterinas tendem a desenvolver e aumentar com o tempo após ablação endometrial, o que pode explicar o motivo de algumas complicações requererem tempo para se manifestar.[9]

## REFERÊNCIAS BIBLIOGRÁFICAS

1. Kumar V, Chodankar R, Gupta JK. Endometrial ablation for heavy menstrual bleeding. Womens Health. 2016;12(1):45-52.
2. Sharp HT. An overview of endometrial ablation. UpToDate. 2019.
3. Munro MG. Endometrial ablation. Best Pract & Res Clin Obstet & Gynaecol. 2018:46:120-39.
4. Munro MG, Critchley HO, Broder MS, Fraser IS. FIGO Working Group on Menstrual Disorders. FIGO classification system (PALM-COEIN) for causes of abnormal uterine bleeding in nongravid women of reproductive age. Int J Gynaecol Obstet. 2011;113(1):3-13.
5. Laberge F, Leyland N, Murji A, et al. Endometrial ablation in the management of abnormal uterine bleeding. SOGC Clinical Practice Guideline. 2015.
6. Wortman M. endometrial ablation: past, present, and future part II. Surg Technol Int. 2018;11(33):161-77.
7. Rodriguez MB, Lethaby A, Grigore M, et al. Endometrial resection and ablation techniques for heavy menstrual bleeding. Cochrane Database Syst Rev. 2019;22;1(1):CD001501.
8. Vaughan D, Byrne P. An evaluation of the simultaneous use of the levonorgestrel-releasing intrauterine device (LNG-IUS, Mirena®) combined with endometrial ablation in the management of menorragia. J Obstet Gynaecol. 2012;32(4):372-4.
9. Wortman M. Late-onset endometrial ablation failure. Case Reports in Women's Health. 2017;15:11-28.

# HIPERPLASIA E CÂNCER ENDOMETRIAL

## HIPERPLASIA ENDOMETRIAL

Hiperplasia endometrial (HE) é uma proliferação endometrial caracterizada por aumento na relação glândula-estroma, irregularidade no formato e variação no tamanho das glândulas. Na maioria dos casos resulta da estimulação crônica do endométrio pelo estrogênio, sem oposição da progesterona, e pode manifestar-se de forma focal ou difusa na cavidade uterina.[1]

HE é causa frequente de sangramento uterino anormal (SUA), estando presente em 10% das mulheres com sangramento na pré-menopausa e 6% na pós-menopausa. É mais comum em mulheres acima de 50 anos, ou seja, aproximadamente 10 anos abaixo da média de idade para o câncer endometrial, e naquelas com índice de massa corporal (IMC) acima de 30.

## Classificação

Várias classificações têm sido propostas e modificadas com o passar do tempo com o objetivo de facilitar o diagnóstico diferencial das hiperplasias, permitindo assim melhor estratificação de risco para o câncer endometrial, o que é fundamental na escolha do tratamento (Quadro 10-1).[1]

A nova classificação WHO 2014 melhora a reprodutibilidade e claramente distingue os dois grupos de patologias que são tratados de maneiras distintas. A redução para duas categorias teve como objetivo não somente simplificar, mas evitar a confusão gerada por múltiplos termos e, principalmente, refletir um novo entendimento das alterações genéticas moleculares das patologias. Diversas sociedades internacionais recomendam fortemente a adoção da nova classificação WHO 2014.[1]

A causa fundamental da hiperplasia sem atipias é a relativa predominância do estímulo estrogênico combinado com insuficiência de progesterona. Causas desse desequilíbrio hormonal incluem ciclos anovulatórios da pré-menopausa, síndrome de ovários policísticos (SOPC), obesidade com síndrome metabólica (aromatização periférica de andrógenos ovarianos em estrogênio no tecido adiposo), terapia hormonal pós-menopausa inapropriada com insuficiente dosagem de progesterona/progestágenos ou, ainda, tumores produtores de estrogênio e androgênios. Também são considerados fatores de risco a idade acima de 35 anos, menarca em idade muito precoce, menopausa em idade muito tardia e uso prolongado de tamoxifeno.[1-4]

Hiperplasias sem atipias não apresentam as mutações genéticas encontradas no câncer invasivo. São alterações benignas que irão regredir após correção endócrina para níveis fisiológicos de progesterona. A progressão para doença invasiva pode acontecer em menos de 3% dos casos, nas situações de desordem endócrina persistente, e tempo muito longo de dominância estrogênica sem oposição da progesterona; em menos de 1% dos casos pode coexistir com câncer invasivo.[3]

A hiperplasia atípica/EIN, diferente da hiperplasia sem atipias, exibe muitas das mutações que são características do câncer endometrial do tipo endometrioide invasivo. É extremamente alto o risco de progressão para o câncer invasivo, num período de poucos anos. Em mais de 60% dos casos as duas condições coexistem, hiperplasia atípica e câncer invasivo. Estudos sugerem que aproximadamente 40% das mulheres diagnosticadas com EIN terão câncer endometrial diagnosticado no período de 12 meses após o diagnóstico da hiperplasia.[4]

O diagnóstico diferencial entre hiperplasia benigna e atípica é baseado, principalmente, em critérios morfológicos, mas deve ser confirmado por marcadores de imuno-histoquímica nos casos problemáticos e de difícil interpretação.[1,4]

Quadro 10-1. Classificação das hiperplasias endometriais.

| WHO 94 | EIN 2000 | WHO 2014 |
|---|---|---|
| Hiperplasia simples | Hiperplasia endometrial (benigna) | Hiperplasia endometrial não atípica (hiperplasia benigna) |
| Hiperplasia complexa | Neoplasia endometrial intraepitelial (EIN) (pré-maligna) | Hiperplasia endometrial atípica ou neoplasia endometrial intraepitelial (EIN)/carcinoma bem diferenciado |
| Hiperplasia simples com atipias | Neoplasia endometrial – adenocarcinoma endometrial bem-diferenciado | |
| Hiperplasia complexa com atipias | | |

## Diagnóstico

Hiperplasia endometrial é um diagnóstico histológico, realizado por meio da biópsia de tecido endometrial.

A acurácia diagnóstica da curetagem uterina às cegas e da biópsia aspirativa não é clara, nem para diagnóstico de lesões pré-cancerosas nem para exclusão do câncer concomitante. Ambas as técnicas têm limitações. Em aproximadamente 60% das vezes, a amostra de material proveniente de uma curetagem representa menos da metade do endométrio que recobre a cavidade uterina. O diagnóstico da biópsia aspirativa só é valorizado quando positivo para malignidade, pois nos casos negativos, não exclui a doença.[2]

A histeroscopia com coleta de tecido endometrial sob visão direta é técnica mais sensível, principalmente nos casos de lesões pequenas. Permite a avaliação visual de toda a cavidade, com definição da melhor área a ser biopsiada, além de excluir com maior acurácia e segurança a presença do câncer endometrial coexistente.[5]

## ASPECTO HISTEROSCÓPICO DAS HIPERPLASIAS

As hiperplasias iniciais podem ter aspecto semelhante ao endométrio proliferativo. Em fases mais avançadas, o endométrio pode se apresentar hipertrofiado, de superfície irregular e ondulada, com pseudopólipos em quantidade e tamanho variáveis, por vezes ocupando toda a cavidade. Podem surgir áreas de necrose, vascularização abundante e atípica, áreas de sangramento, sinéquias mucosas, aumento na densidade e distribuição irregular de glândulas, áreas císticas dentro da espessura do endométrio e sulcos na superfície com aspecto de verdadeiras crateras (Figs. 10-1 a 10-4). Apesar de algumas propostas de classificação histeroscópica das hiperplasias em alto e baixo grau, não existe, até o momento, correlação adequada com diagnóstico histopatológico.

Achados histeroscópicos:

- Áreas de necrose.
- Vascularização abundante e atípica.
- Áreas de sangramento.
- Sinéquias mucosas.
- Aumento na densidade e distribuição irregular de glândulas.
- Áreas císticas dentro da espessura do endométrio.
- Sulcos na superfície com aspecto de verdadeiras crateras.
- Endométrio hipertrofiado, com superfície irregular e ondulada.
- Presença de pseudopólipos.

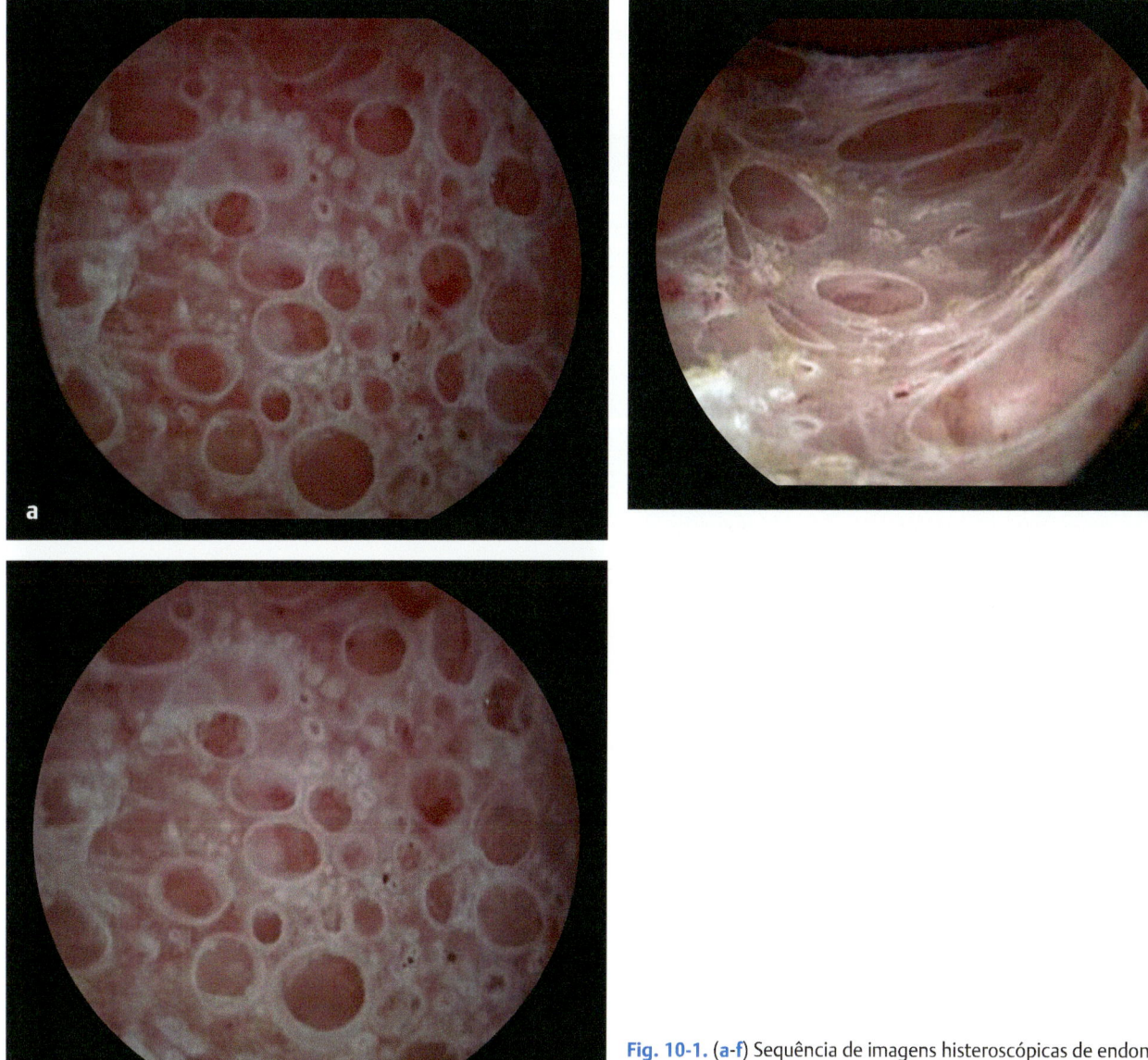

**Fig. 10-1. (a-f)** Sequência de imagens histeroscópicas de endométrio hiperplásico ao corte, com cistos de permeio. (Fonte: arquivo pessoal do autor.) *(Continua)*

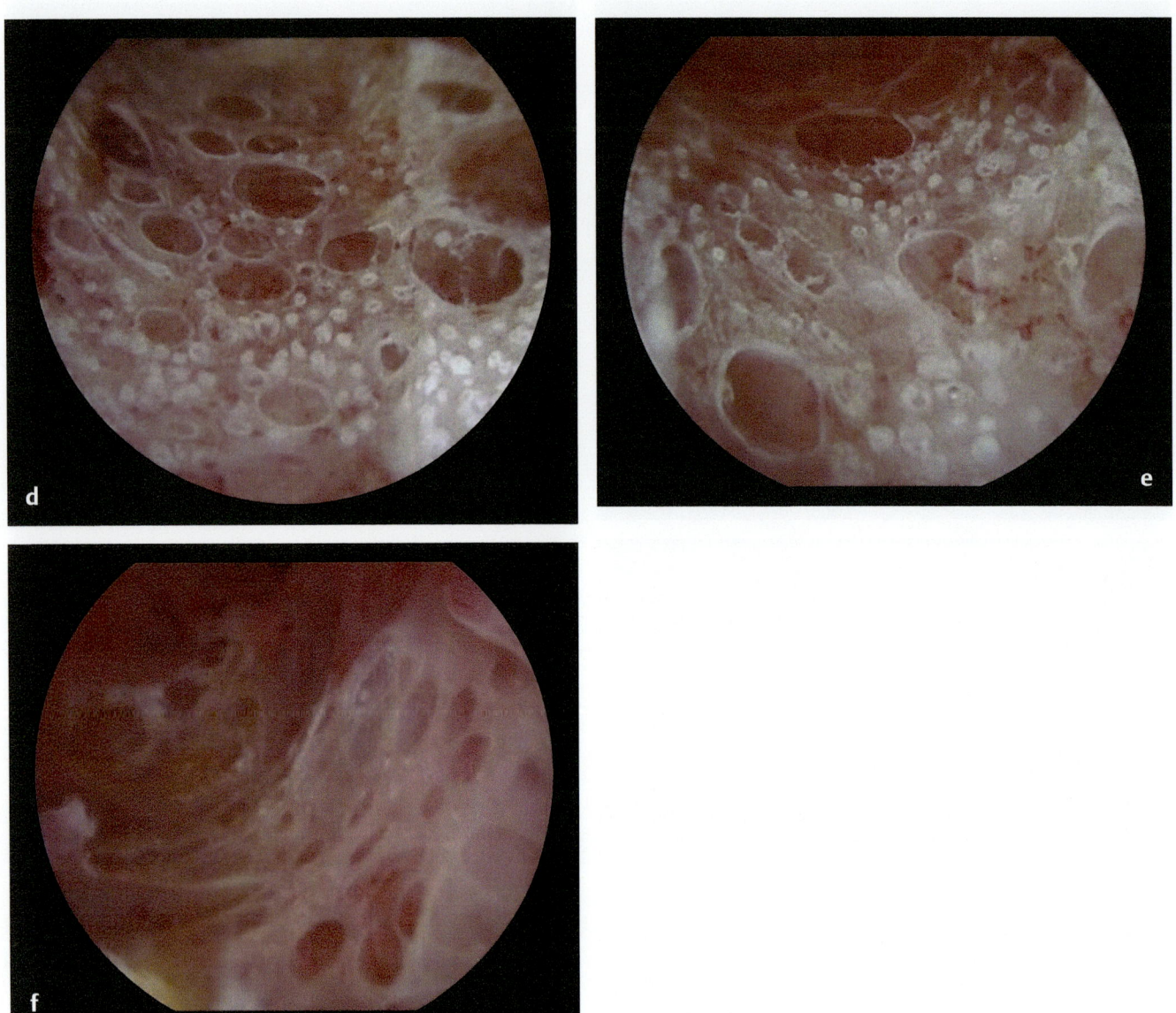

**Fig. 10-1.** *(Cont.)*

**Fig. 10-2.** (a-f) Sequência de imagens histeroscópicas de hiperplasia endometrial. (Fonte: arquivo pessoal do autor.) *(Continua)*

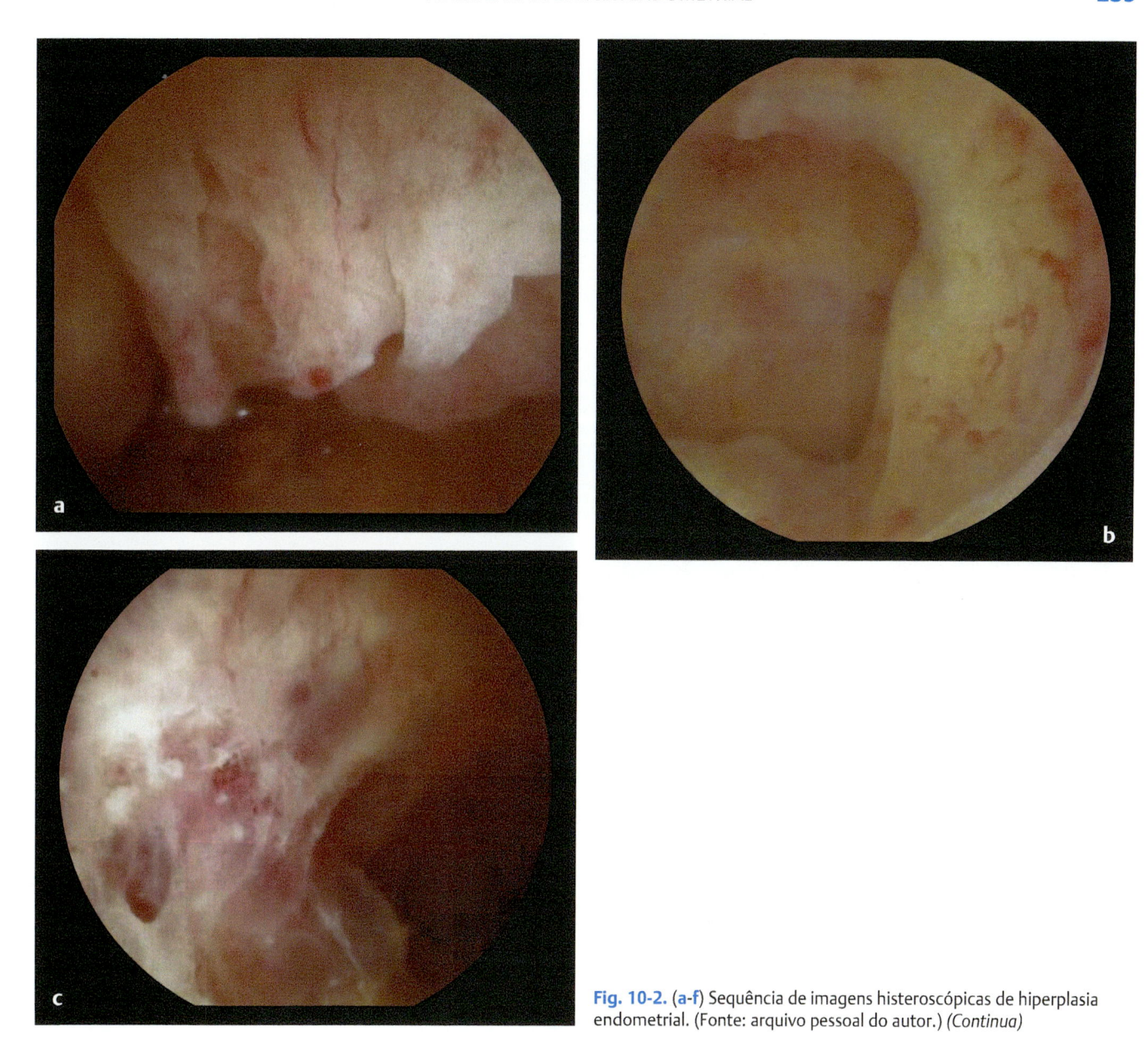

**Fig. 10-2.** *(Cont.)*

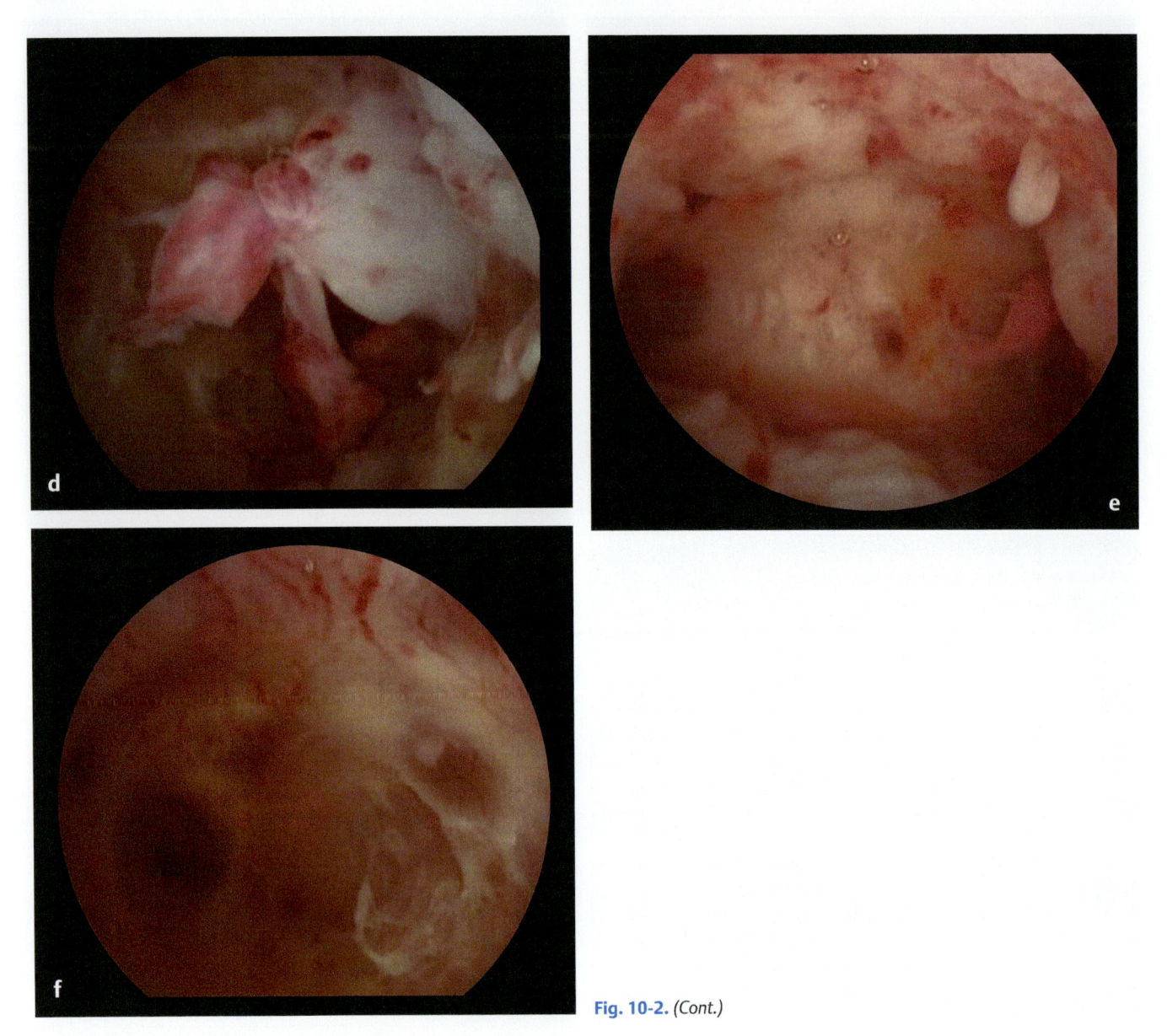

# HIPERPLASIA E CÂNCER ENDOMETRIAL

**Fig. 10-3.** (a-i) Sequência de imagens histeroscópicas de hiperplasia endometrial. (Fonte: arquivo pessoal do autor.) *(Continua)*

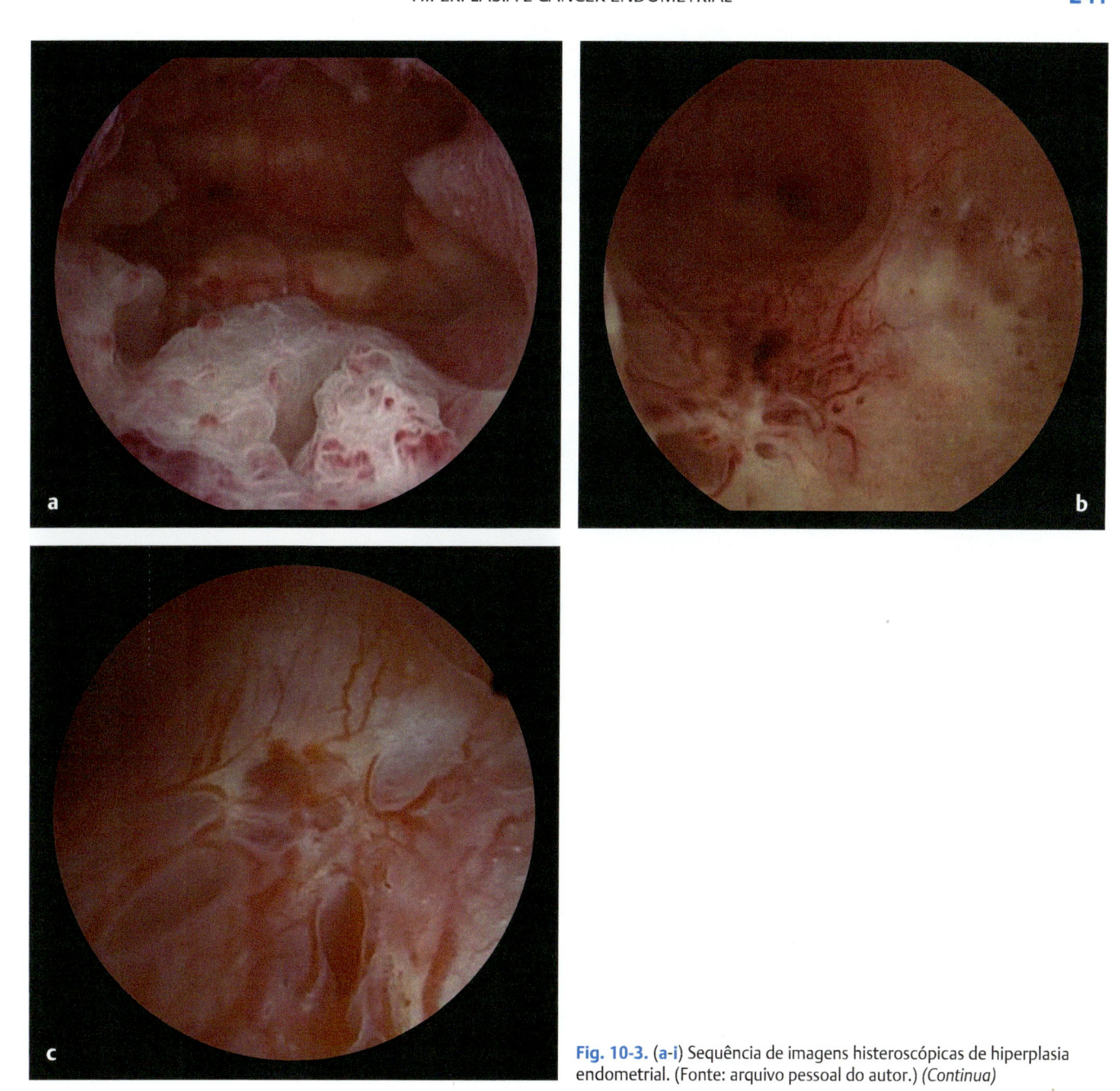

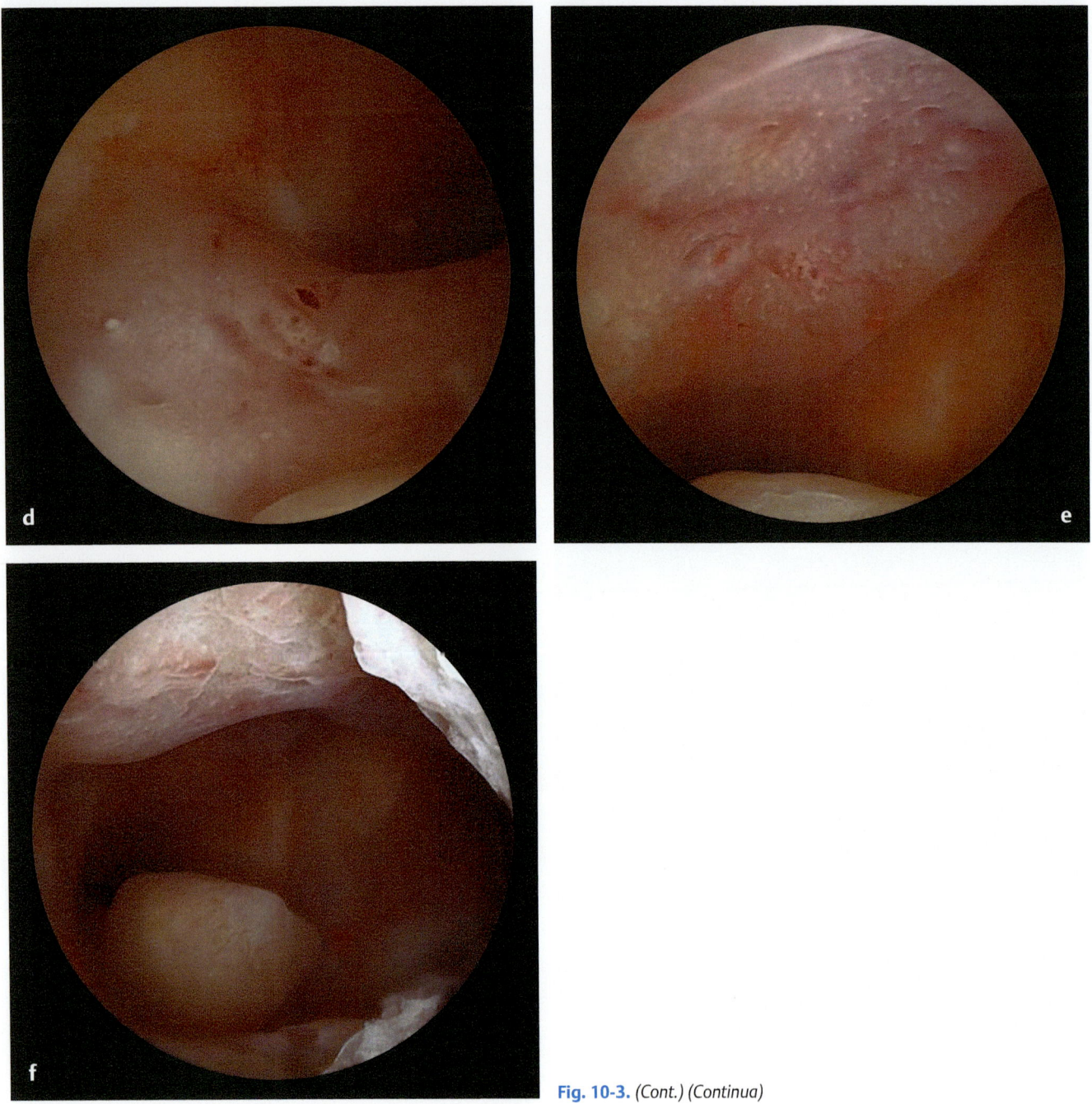

**Fig. 10-3.** *(Cont.) (Continua)*

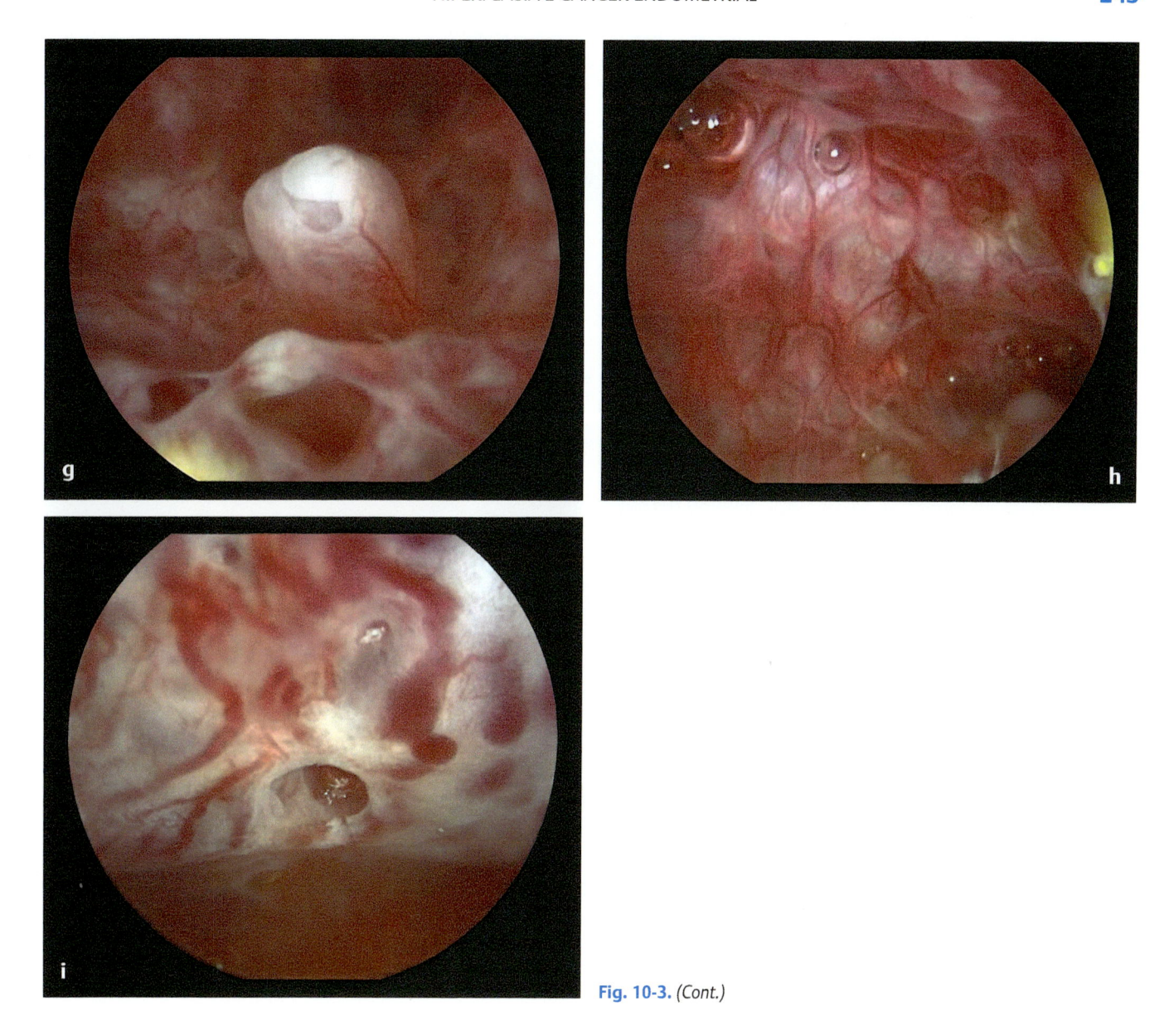

## HIPERPLASIA E CÂNCER ENDOMETRIAL

Fig. 10-3. *(Cont.)*

**Fig. 10-4. (a-i)** Sequência de imagens histeroscópicas de hiperplasia endometrial. (Fonte: arquivo pessoal do autor.) *(Continua)*

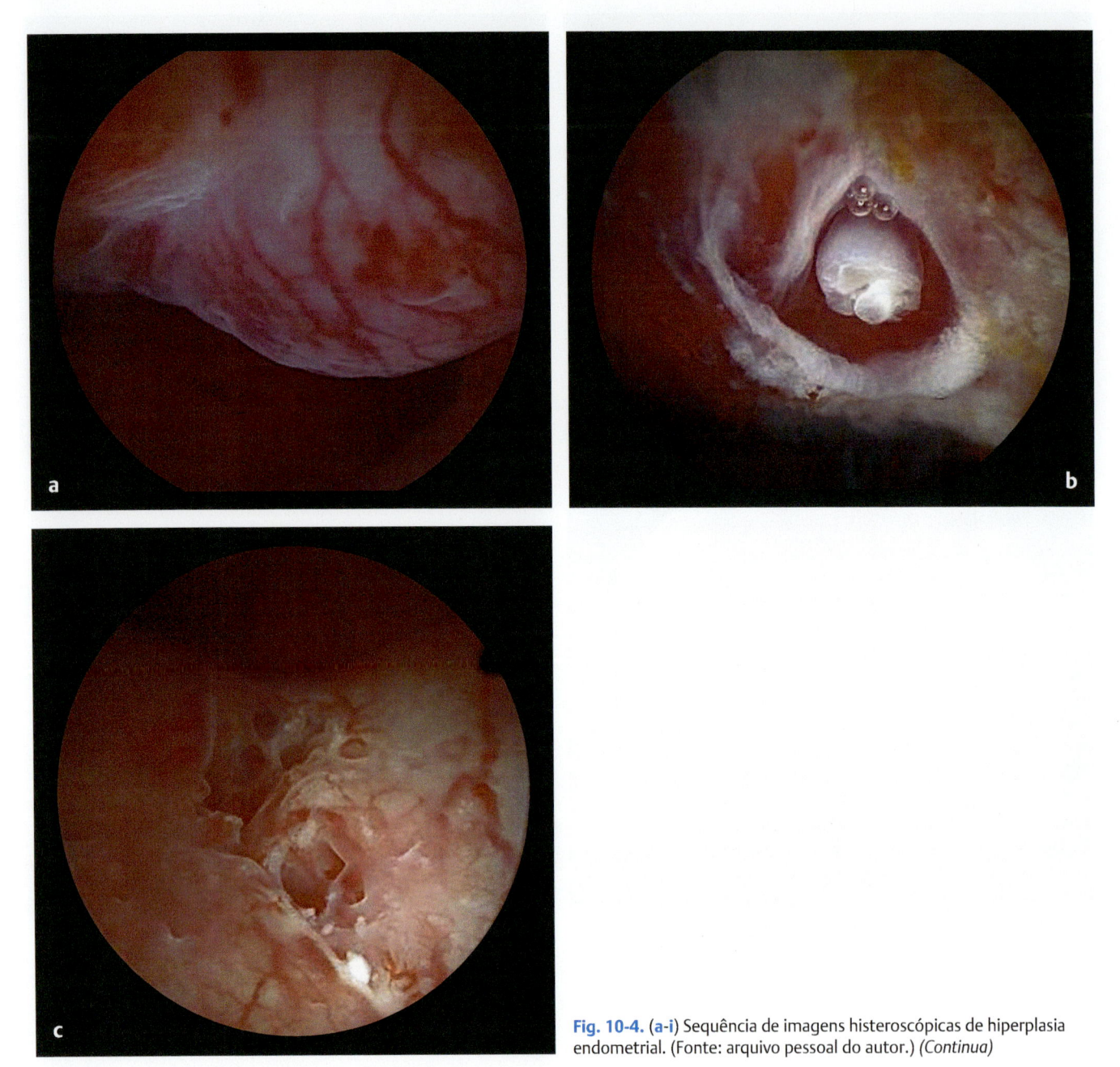

HIPERPLASIA E CÂNCER ENDOMETRIAL 245

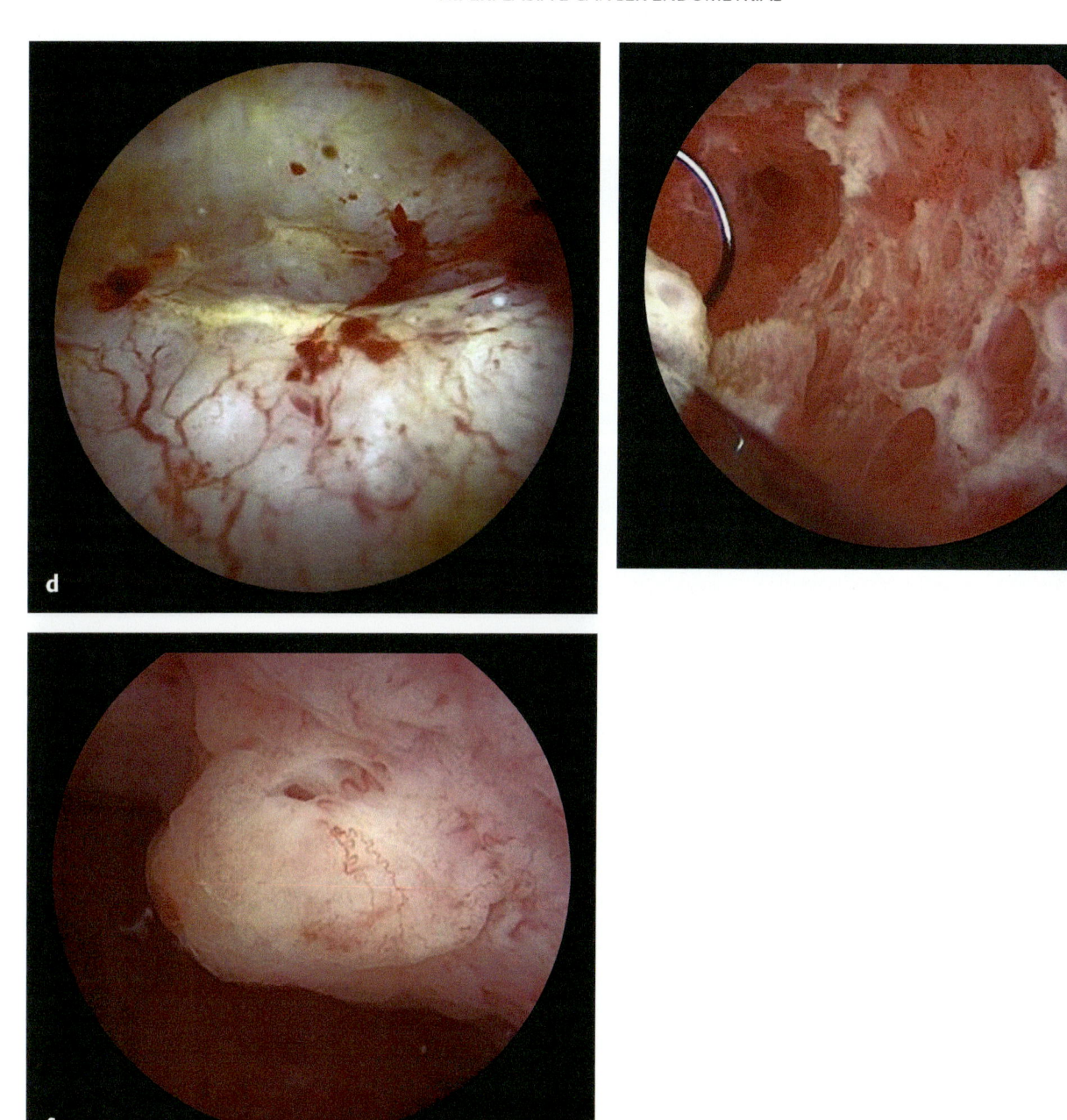

Fig. 10-4. *(Cont.) (Continua)*

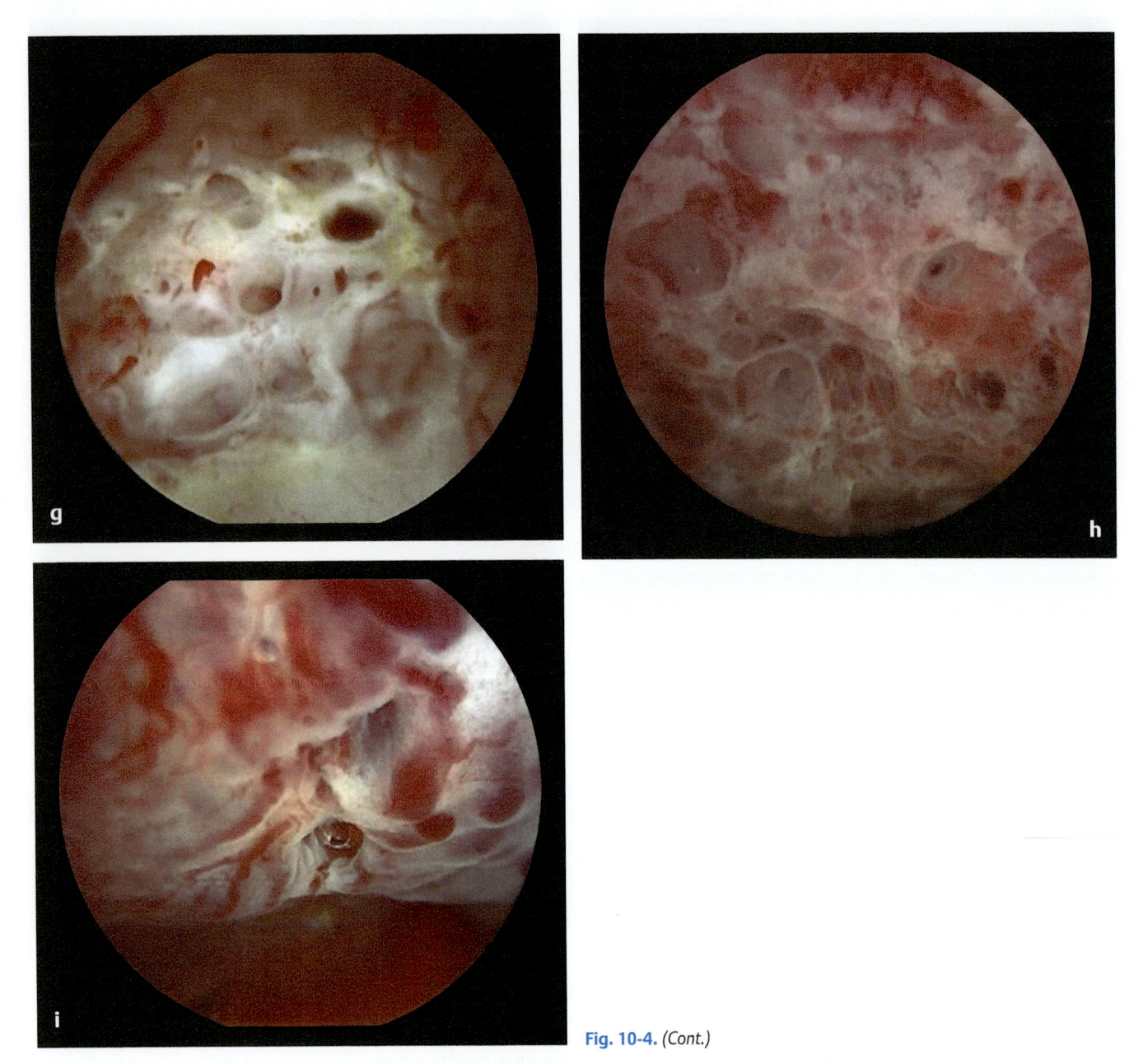

Fig. 10-4. *(Cont.)*

## Tratamento

Os principais objetivos do tratamento são a normalização do padrão de sangramento e a prevenção da progressão para o câncer endometrial.

Três fatores importantes devem ser levados em consideração na opção pelo tratamento: a classificação da hiperplasia, a idade da paciente e o desejo reprodutivo.

### Hiperplasias sem Atipias

As hiperplasias sem atipias são tratadas conservadoramente nas pacientes jovens, pela normalização do ciclo menstrual obtida com medidas como perda de peso, uso de metformina, contraceptivos orais, progestágenos e SIU de levonorgestrel.[2,3]

Hiperplasia sem atipias responde bem ao tratamento com progestágenos (Quadro 10-2).[2] A progesterona contrabalança o efeito mitótico dos estrógenos e induz diferenciação secretora. Regressão da hiperplasia é observada em 80-90% dos casos após 3 meses de tratamento. As respostas ao tratamento são semelhantes para os diferentes medicamentos e esquemas terapêuticos.

O SIU de levonorgestrel (LNG-IUS) pode ser usado como terapêutica de primeira linha para hiperplasia sem atipias, devido ao seu favorável perfil de efeitos colaterais e efetividade, além do fato de poder permanecer por 5 anos em caso de boa resposta ao tratamento.[2,3,6,7] Quando comparado com as demais progestinas, o LNG-IUS (52 mg) apresenta maior taxa de remissão (85-92% vs. 72%), menor taxa de recorrência (12,7% vs. 28,3%) e menos efeitos adversos, aparecendo como tratamento de primeira linha.[7,8]

Progestinas de uso oral podem ser usadas de forma contínua ou cíclica (na segunda fase do ciclo, por 12-14 dias), com semelhantes taxas de remissão (70-80%).[3,6,7]

O tratamento medicamentoso deve ser mantido por no mínimo seis meses. Nova avaliação da cavidade uterina com biópsia está indicada num período máximo de 3 semanas após o final do tratamento, para adequado controle. Pacientes devem ser estimuladas a tratar e reverter também os fatores de risco.[2,6] Se a causa do estímulo estrogênico sem oposição da progesterona não for corrigida, a paciente deverá ser monitorada por tempo indefinido. Em caso de persistência ou recorrência do sangramento anormal, nova biópsia deve ser coletada.

Ablação endometrial é terapêutica opcional para pacientes com hiperplasia sem atipias, mas não existem, até o momento, informações sobre tempo livre de doença após ablação e taxas de recidiva. A associação de ablação com LNG-SIU pode ser uma opção de tratamento, sem comprovação científica até o momento.

Ginecologistas devem aconselhar as pacientes a mudarem o estilo de vida, como perda de peso e controle glicêmico, fatores que diminuem os riscos de câncer endometrial.

Especial atenção merecem as pacientes na pós-menopausa diagnosticadas com hiperplasia endometrial benigna, na ausência de terapia hormonal ou obesidade. O desenvolvimento de hiperplasia em mulheres com deficiência estrogênica é preocupante e requer cuidadosa avaliação a fim de se afastar o câncer endometrial concomitante.

Histerectomia total preventiva (não supracervical) deve ser considerada em casos excepcionais como extrema obesidade sem perspectiva de perda de peso e nas pacientes na pós-menopausa. Nesse último grupo deve-se oferecer salpingooforectomia junto com histerectomia.[2,3,6,7]

Também está indicada histerectomia para os casos de falha do tratamento medicamentoso por 12 meses, recidiva após término do tratamento com progesterona/progestágenos, na persistência do SUA a despeito do tratamento, ou nas pacientes que não conseguem aderir de forma correta ao tratamento medicamentoso.[2]

**Quadro 10-2.** Esquemas terapêuticos com progestágenos para tratamento de hiperplasia endometrial

| Medicamento | Esquema terapêutico |
| --- | --- |
| LNG-IUS | 52 mg (20 μg/dia) em reservatórios × 5 anos<br>Em associação a progestinas orais – HE com atipias |
| Acetato de medroxiprogesterona | 10-20 mg/dia oral, contínuo ou cíclico<br>(12-14 dias por mês)<br>100-200 mg/dia oral (HE com atipias)<br>150 mg IM a cada 3 meses |
| Acetato de noretisterona | 5-15 mg/dia, contínuo ou cíclico<br>(12-14 dias por mês) |
| Didrogesterona | 20 mg/dia oral |
| ACO | Tratamento alternativo – SOPC |
| Progesterona micronizada | 100-300 mg/dia, contínuo ou cíclico<br>(12-14 dias por mês), oral ou vaginal |
| Acetato de megestrol | 40 mg/dia oral – HE sem atipias<br>80-320 mg/dia oral (HE com atipias) |
| Agonista do GnRH | Tratamento alternativo, sem evidências conclusivas até o momento; duração máxima de 6 meses |
| Inibidores da aromatase | Tratamento alternativo, sem evidências conclusivas até o momento |

### Hiperplasia Atípica/EIN

Hiperplasia atípica/EIN requer tratamento definitivo com histerectomia devido à elevada probabilidade de progressão e coexistência do câncer endometrial.

Histerectomia total (não supracervical) preferivelmente por técnica minimamente invasiva, é o tratamento de escolha para hiperplasia atípica.[6,7,9] Apenas em situações especiais, para seletas pacientes jovens, que desejam engravidar, ou pacientes sem condições clínicas para cirurgia num primeiro momento, terapia com progesterona/progestágenos estaria indicada, desde que seja realizado adequado e rigoroso monitoramento da doença.

Não existe consenso sobre melhor dose, duração, tipo de progestágeno e se o tratamento deve ser cíclico ou contínuo. Também não está definido o tempo de acompanhamento após tratamento, que envolve biópsias seriadas de endométrio a cada 3-6 meses. Os índices de falha no tratamento medicamentoso são elevados, com elevadas taxas de subsequente desenvolvimento para câncer.[9] Pacientes devem estar cientes e aceitar o longo período de acompanhamento, além de terem ciência da grande possibilidade de uma futura histerectomia. Para pacientes com doença recorrente após tratamento, a histerectomia deve ser indicada.

Pacientes jovens, com desejo gestacional, devem ser encorajadas a engravidar logo após os 6 meses de tratamento, se bem-sucedido. Devido à alta recorrência, após gestações desejadas, é recomendável a realização de histerectomia. A preservação dos ovários vai depender da idade da paciente e fatores de risco genéticos.[3,6,9]

Nas pacientes na pós-menopausa, a histerectomia total deve ser sempre acompanhada de salpingo-ooforectomia. Pesquisas em peças de histerectomia mostram taxas de câncer endometrial coexistente variando de 17-52%. Na pré-menopausa, a manutenção dos ovários deve ser considerada e a decisão tomada após ampla discussão com a paciente sobre riscos e benefícios da ooforectomia.[7]

Considerando que hiperplasia atípica/EIN precede o câncer de endométrio por alguns anos, a chance de estabelecer um tratamento adequado precocemente é apropriada e oportuna.

## CÂNCER ENDOMETRIAL (CE)

Câncer endometrial é a malignidade ginecológica mais comum em países desenvolvidos e o segundo câncer ginecológico mais comum no mundo, estando somente abaixo do câncer de colo de útero. A incidência de CE está constantemente aumentando devido a dois fatores importantes, que são o crescente aumento na expectativa de vida da população e o aumento epidêmico da obesidade.

O pico de incidência do câncer endometrioide está entre as idades de 60 a 70 anos e somente 2% a 5% das pacientes têm menos de 40 anos no momento do diagnóstico.[10]

A obesidade destaca-se como importante fator de risco. Outros fatores incluem: cumulativa exposição estrogênica durante a vida (terapia hormonal estrogênica, anovulação crônica, menarca precoce, menopausa tardia, baixa paridade), longevidade, diabetes e síndrome metabólica, uso de tamoxifeno (tempo e dose dependentes), história familiar e predisposição genética, particularmente síndrome de Lynch. Por outro lado, o histórico de uso de contraceptivo oral tem se mostrado fator de proteção.[10,11]

O principal sintoma do câncer endometrial é o SUA, presente na grande maioria das pacientes (90%); 5-20% das pacientes não apresentam sangramento e são assintomáticas. O câncer endometrial é responsável por até 20% dos sangramentos na pós-menopausa.

### Diagnóstico

Assim como nas hiperplasias, o diagnóstico do câncer endometrial é histológico.

Do ponto de vista patológico, hiperplasia atípica e câncer endometrioide de baixo grau estão dentro do mesmo espectro de uma mesma doença e podem coexistir. Podemos dizer também que carcinoma endometrioide de alto e baixo graus são diferentes entidades, com diferentes etiologias.

Do ponto de vista histológico, os tumores são classificados como tipo I, que estão associados ao estímulo estrogênico sem oposição da progesterona e incluem tumores de baixo grau com prognóstico favorável; e o tipo II, que são tumores não estrogênio-dependentes, incluem tumores de alto grau, são menos comuns e têm prognóstico desfavorável.

Os tumores tipo I correspondem ao adenocarcinoma endometrioide graus I e II, e os tumores tipo II incluem o adenocarcinoma endometrioide grau III, carcinoma seroso, carcinoma de células claras, carcinoma misto, carcinoma indiferenciado, carcinossarcoma, outros tipos incomuns e carcinoma tipo mucinoso gastrointestinal.[6,8]

Desde a publicação do sistema de estadiamento 2009, pela Federação Internacional de Ginecologia e Obstetrícia (FIGO), há 15 anos, a compreensão da biologia e da história natural do CE sofreu uma transformação radical.[12]

A natureza complexa e diversa do grupo heterogêneo de doenças malignas incluídas no espectro denominado câncer endometrial requer um sistema de estadiamento mais abrangente.

O sistema tradicional de 2009, baseado em fronteiras puramente anatômicas, evoluiu para um sistema que integra fronteiras anatômicas e biologia tumoral, estabelecendo fatores prognósticos essenciais para as pacientes, ao mesmo tempo que fornece informações importantes para a tomada de decisões de tratamento.[13]

Recentemente, o comitê especializado da FIGO modificou o sistema de estadiamento do câncer endometrial, publicado em 2009. O novo sistema de estadiamento FIGO 2023 para CE harmoniza e integra conhecimentos antigos e novos sobre características anatômicas, histopatológicas e moleculares. O novo sistema FIGO 2023 é um bom preditor de sobrevivência, refletindo a natureza inata da CE.[12,13]

Os resultados da rede de pesquisa *The Cancer Genome Atlas* (TCGA) mostram que o CE é composto por pelo menos quatro doenças distintas, molecularmente definidas. Os quatro subgrupos moleculares baseados em TCGA são: *ultramuted/POLE, hypermutated/microsatellite instability-high, copy-number high, and copy-number low*. Na prática clínica, uma abordagem substituta passou a classificar os tumores por meio de quatro marcadores: *POLE ultramutation (POLEmut), mismatch repair deficiency (MMRd), p53 - abnormality (p53abn)*, e no *specific molecular profile (NSMP). POLEmut* denota um prognóstico favorável, *MMRd e NSMP* indicam um prognóstico intermediário, enquanto *p53abn* indica prognóstico ruim.[13,14]

## Rastreamento

Inúmeras publicações discutem o rastreamento do câncer endometrial, assim como a necessidade de biópsia e o melhor método de coleta do material.

Do ponto de vista didático, para questões de rastreamento, podemos classificar as pacientes em três grandes grupos:[14-16]

- Pacientes de altíssimo e alto risco.
- Usuárias de tamoxifeno.
- Demais pacientes assintomáticas que apresentam ou não algum outro fator de risco diferente dos anteriores.

São consideradas pacientes de altíssimo risco as portadoras de síndrome de Lynch (câncer hereditário de cólon não polipoide), uma doença autossômica dominante de pacientes jovens. A presença da doença aumenta em mais de 10 vezes o risco de desenvolver o câncer endometrial.[16]

Pacientes portadoras de síndrome de Lynch com sangramento anormal devem ser imediatamente submetidas à investigação com biópsia. As assintomáticas devem se submeter a rastreamento por meio de ultrassonografia transvaginal anual e histeroscopia a partir dos 35 anos. A histerectomia acompanhada de ooforectomia deve ser oferecida para pacientes acima de 35 anos, quando prole definida.[15]

São consideradas pacientes de alto risco aquelas que apresentam sangramento uterino anormal (SUA). Dentre as pacientes na pós-menopausa com SUA, estima-se que 3-25% apresentam como diagnóstico o câncer endometrial. Nas pacientes acima de 70 anos, o risco aumenta para 50%. Estima-se que 90% das pacientes com câncer endometrial na pós-menopausa tenham SUA. Estima-se também que 10-20% das pacientes com câncer endometrial sejam assintomáticas. O risco de câncer endometrial abaixo dos 50 anos é em torno de 6,5% e em torno de 4% abaixo dos 40 anos.[15]

Em pacientes com sangramento pós-menopausa recomenda-se ultrassonografia transvaginal (USTV) e/ou biópsia endometrial como primeiros métodos de investigação, com boa relação custo-benefício.[17]

A biópsia está sempre indicada para pacientes na pós-menopausa com sangramento, quando eco endometrial ao USTV for > 4 mm (Consenso ACOG, British Ginec Cancer Society, SOGC, ESMO, ESGO, ESTRO)[17] e dirigida por histeroscopia ou histerossonografia. Pacientes pós-menopausa em uso de terapia hormonal, com sangramento anormal e eco endometrial > 4 mm (ACOG) também necessitam de investigação com biópsia.[17]

Pacientes na pós-menopausa, com sangramento em pequena quantidade e eco endometrial ≤ 4 mm (ACOG), não teriam indicação de biópsia num primeiro momento, pois o valor preditivo negativo para malignidade é em torno de 99%, ou seja, o risco de câncer endometrial é extremamente baixo nessas pacientes.[17] A utilidade do ultrassom transvaginal, entretanto, é limitada. Quando a linha endometrial não puder ser adequadamente avaliada, apresentar irregularidades, ou líquido no interior da cavidade, a biópsia deve ser indicada.[18]

Na opção de conduta inicial conservadora do sangramento pós-menopausa, nas pacientes com eco endometrial ≤ 4 mm, ou seja, sem realização de biópsia, a paciente deve ser acompanhada com cautela. A persistência ou recorrência do sangramento vai determinar a necessidade de avaliações adicionais incluindo biópsia.[18] Também é recomendável biópsia para as pacientes desse grupo e com algum fator de risco para câncer endometrial. Mesmo com alta probabilidade de teste de *screening* negativo, um eco endometrial < 4 mm não exclui possibilidade de câncer.[17,19] Raros casos de carcinoma endometrial, particularmente do tipo II, podem estar presentes com um eco endometrial regular de 3 mm.[17] Alguns autores ainda propõem a indicação de biópsia para pacientes acima de 60 anos, com SUA e eco endometrial ≤ 4 mm.[19,20]

No que se refere ao SUA na pré-menopausa, estima-se que 10% dessas pacientes apresentem hiperplasia endometrial. A conduta sugerida pela American College of Obstetricians and Gynecologists (ACOG) e British Ginec Cancer Society (NICE guideline 2018) é a realização de biópsia endometrial guiada, preferencialmente, por histeroscopia, nas pacientes acima de 45 anos com sangramento intenso, irregular e sangramento intermenstrual, após falha do tratamento medicamentoso. Nas pacientes abaixo de 45 anos, a biópsia estaria indicada na presença de ciclos anovulatórios, SOPC, nas pacientes obesas e com síndrome metabólica, também após falha do tratamento medicamentoso.

Pacientes usuárias de tamoxifeno constituem um capítulo à parte e são consideradas de alto risco para câncer endometrial. O tamoxifeno tem uma ação agonista nos receptores beta-estrogênicos do endométrio em mulheres na pós-menopausa. A medicação age nas células do epitélio endometrial, no estroma endometrial e no miométrio, o que explica as alterações observadas no ultrassom nas usuárias da medicação (endométrio espessado, heterogêneo, irregular, ecogênico, com cistos – *honeycomb aspect*).[21]

A nível epitelial, o tamoxifeno pode causar proliferação endometrial, formação de pólipos (até 36%, sendo que, destes, 10% podem malignizar), hiperplasia com ou sem atipias e o câncer endometrial que, na maioria das vezes, é de baixo grau, podendo desenvolver também carcinossarcoma e sarcoma.[22]

As estatísticas têm mostrado aumento no risco de CE em torno de 2,4% após 5 anos de uso e em torno de 3,2% com 10 anos de uso da medicação. Nas pacientes na pós-menopausa com SUA o risco de CE é de 7,8%. O pico de incidência é dos 55 anos aos 69 anos e o risco diminui com a parada da medicação.

O risco de CE é dose cumulativa e tempo dependente. Quanto maior o tempo, maior a dose cumulativa e maior o risco.[22]

Na pré-menopausa, nas pacientes com níveis de estradiol ≥ 20 pg/mL predomina o efeito antagonista do tamoxifeno no endométrio. Nessas pacientes a medicação atua no eixo hipotálamo-hipófise-ovariano, fazendo bloqueio parcial do *feedback* negativo do estradiol, o que leva ao aumento FSH e aumento estradiol. Assim, o tamoxifeno pode aumentar 2-3 vezes os níveis de estradiol e progesterona. A medicação também pode levar à hiperestimulação ovariana, semelhante ao clomifeno. Quando ocorre hiperestimulação ovariana, com níveis de estradiol entre 800 a 1.000 pg/mL, o tamoxifeno não consegue neutralizar os efeitos do estradiol sobre o tecido mamário. A maioria das pacientes na pré-menopausa continua menstruando com a medicação e algumas desenvolvem amenorreia.[16] O risco de CE nas usuárias na pré-menopausa é insignificante, diferente das pacientes na pós-menopausa.[21,22]

Mulheres em tratamento com tamoxifeno e que apresentam SUA de qualquer intensidade (*red, pink, brown, spotting, staining e discharge*) devem ser submetidas à biópsia do endométrio como método diagnóstico primário. USTV não é confiável para esse grupo de pacientes. A histeroscopia com biópsia dirigida é procedimento de escolha.[21]

Usuárias de tamoxifeno sem SUA, ou seja, assintomáticas, não teriam indicação de investigação por ultrassom transvaginal (USTV) para rastreamento, segundo as grandes sociedades internacionais (ACOG, Consenso ESMO-ESGO-ESTRO 2014, British Ginecol Cancer Society – NICE *guideline* 2021). O tema, entretanto, é polêmico, e muitas publicações têm sugerido a realização de USTV como procedimento de rotina na avaliação ginecológica anual desse grupo de pacientes.[22]

Nas pacientes que realizam USTV, como parte da rotina ginecológica ou por outros motivos, a medida do eco endometrial é importante fator na indicação de investigação. A maioria das publicações tem sugerido 11 mm como medida para investigação com biópsia nessas pacientes usuárias de tamoxifeno assintomáticas.

Evidências recomendam a investigação de doença endometrial antes do início do tamoxifeno.[10,22] Na suspeita de pólipos endometriais, está indicada a realização de histeroscopia e retirada dos pólipos.

O terceiro grupo inclui pacientes assintomáticas com outros fatores de risco menos relevantes, como pacientes com elevado IMC, síndrome metabólica, nulíparas, inférteis, pacientes com SOPC, sedentárias, menarca precoce, menopausa tardia, uso de estrogênio sem progesterona.

Pacientes na pós-menopausa assintomáticas que realizam USTV, como parte da rotina ginecológica (apesar de as grandes sociedades internacionais não indicarem rastreamento nesse grupo de pacientes) ou por outros motivos, quando a espessura do eco endometrial for > 11 mm, a coleta de biópsia é mandatória, pois o risco de câncer endometrial é de 6,7%, ou seja, similar àquele das pacientes pós-menopausa com SUA e eco endometrial > 4 mm.[19]

A significância do espessamento endometrial > 4 mm e < 11 mm nas pacientes na pós-menopausa assintomáticas não está estabelecida. Na presença de outras alterações como aumento de vascularização, heterogeneidade do eco endometrial ou líquido na cavidade uterina, mesmo com eco < 11 mm, a investigação é apropriada. É importante ter em mente que a conduta sempre deve ser individualizada, baseada nas características de cada paciente e na presença de fatores de risco.[19]

Em contraste com pacientes na pós-menopausa, a utilidade do USTV para excluir malignidade nas pacientes na pré-menopausa não está estabelecida.[19,20]

Biópsia coletada às cegas, quando não revela hiperplasia ou malignidade, nas pacientes com suspeita da doença, exige complementação diagnóstica com histeroscopia. Se a biópsia for positiva para hiperplasia atípica e câncer, a avaliação também não está completa, estando indicada complementação histeroscópica.

Histeroscopia é um procedimento minimamente invasivo, simples, eficiente e seguro para diagnóstico do câncer endometrial, com alta sensibilidade (67-96%) e alta especificidade. A coleta de material sob visão histeroscópica é mais precisa, permitindo o direcionamento para áreas com aspecto mais característico da doença. Não é recomendada coleta de amostras com pinças de tamanho diminuto nem a obtenção de tecido obtido com alça quente, devido a produção de artefatos que prejudicam a interpretação pelo patologista.

## Aspectos Histeroscópicos do Câncer Endometrial

Vários estudos têm avaliado as imagens histeroscópicas nas pacientes com diagnóstico de câncer endometrial. Malignidade tem sido diagnosticada por histeroscopia com alta acurácia, boa sensibilidade e especificidade, mas não temos, ainda, estudos conclusivos distinguindo o grau histológico do câncer com base nos achados histeroscópicos. O valor da visão histeroscópica na distinção entre o câncer endometrial de baixo e alto grau é ainda muito discutido na literatura.[23]

As características histeroscópicas mais relatadas para o câncer endometrial são descritas no Quadro 10-3 e na Fig 10-5.

Dueholm *et al.*, em 2015, avaliaram diversos padrões histeroscópicos de câncer endometrial, propuseram um sistema de escore para predizer o câncer de forma mais eficiente e compararam com avaliação subjetiva. Eles denominaram de *Hysteroscopy Cancer (HYCA) scoring system* (Quadro 10-4). Esse sistema prediz câncer endometrial com maior acurácia do que a avaliação subjetiva, com 89% de sensibilidade e 92% de especificidade para escore ≥ 3, mas necessita de mais avaliações através de novos estudos.[23]

Diferenças morfológicas entre tumores de alto e baixo graus têm sido descritas em pesquisas com histeroscopia. Tumores de alto grau são descritos por alguns autores como lesões sólidas, com características polipoides e menos estruturas papilares, e os de baixo grau tendem a ser papilares. Não existe, entretanto, publicações suficientes para validar esses critérios. Também é difícil distinguir hiperplasia atípica de câncer de baixo grau por histeroscopia.[24,25]

O padrão histeroscópico glomerular é visto em alta porcentagem de pacientes com carcinoma endometrial moderado ou pouco diferenciado (96%), o que poderá vir a ser considerado um novo marcador para estratificação de gravidade da doença.[24]

# HIPERPLASIA E CÂNCER ENDOMETRIAL

**Quadro 10-3.** Características histeroscópicas mais descritas para o câncer endometrial[25]

| Padrões histeroscópicos | Características |
|---|---|
| Vasos atípicos | Vasos irregulares (tortuosos, de calibres variáveis, ramificação irregular, formato de S, vasos em espiral, vasos que interrompem abruptamente, irregular distribuição dos vasos, com áreas muito vascularizadas e outras não) (Fig. 10-6). |
| Padrão glomerular | Semelhante ao sistema capilar glomerular do rim (padrão anormal de neovascularização apresentando um aspecto de enovelado de vasos cobertos por fina camada de tecido) (Fig. 10-7). |
| Estruturas polipoides | Definidas como saliências sésseis ou pedunculadas de formato arredondado ou oval (Figs. 10-8 e 10-9). |
| Estruturas papilares | Definidas como longas ou curtas vilosidades com vasos atípicos nos processos ciliares (Fig. 10-10). |
| Áreas esbranquiçadas (necróticas) | Representam necrose superficial (descritas como áreas branco-acinzentadas sem vasos na superfície da lesão e friáveis), aspecto de algodão doce (Fig. 10-11) e pontos de calcificação branco intenso (Fig. 10-12). |
| Glândulas endometriais | Algumas dilatadas, outras com abertura irregular. |
| Outras | Superfície irregular da cavidade uterina<br>As lesões podem ser localizadas (≤ 25% da superfície endometrial) ou difusas (> 25% da superfície endometrial) |

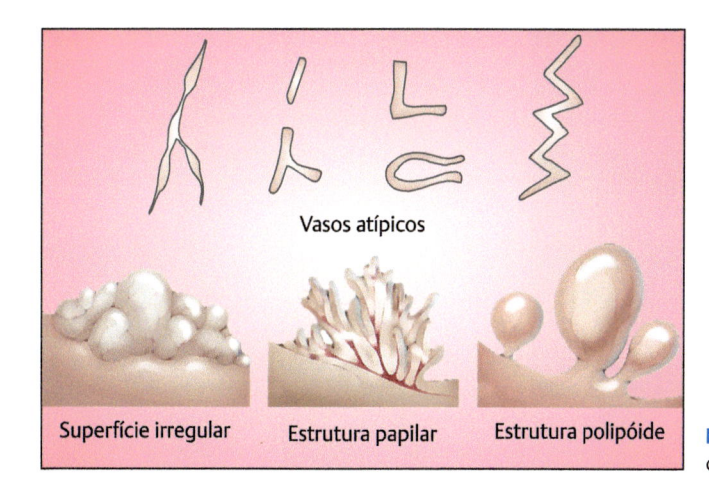

**Fig. 10-5.** Formas típicas dos quatro parâmetros.

**Quadro 10-4.** Sistema de pontuação para histeroscopia do câncer (HYCA)[22]

| Padrões histeroscópicos | Características | Pontuação |
|---|---|---|
| Superfície endometrial | ▪ Superfície irregular, rugosa.<br>▪ Projeções papilares: pouca variação entre observadores, alta acurácia, considerado o parâmetro mais confiável, mas não presente em todos os tumores | 1<br>1 |
| Sinais de necrose (o aspecto esbranquiçado de áreas de necrose parece ser um dos aspectos mais característicos de câncer) | ▪ Necrose superficial<br>▪ Padrão algodão doce de necrose<br>▪ Pontos de branco intenso – pontos brancos de calcificação (*psammoma body*), que aparecem em áreas de necrose e inflamação | 1<br>1<br>1 |
| Padrão vascular anormal | ▪ Ramificação irregular<br>▪ Distribuição irregular | 1<br>1 |

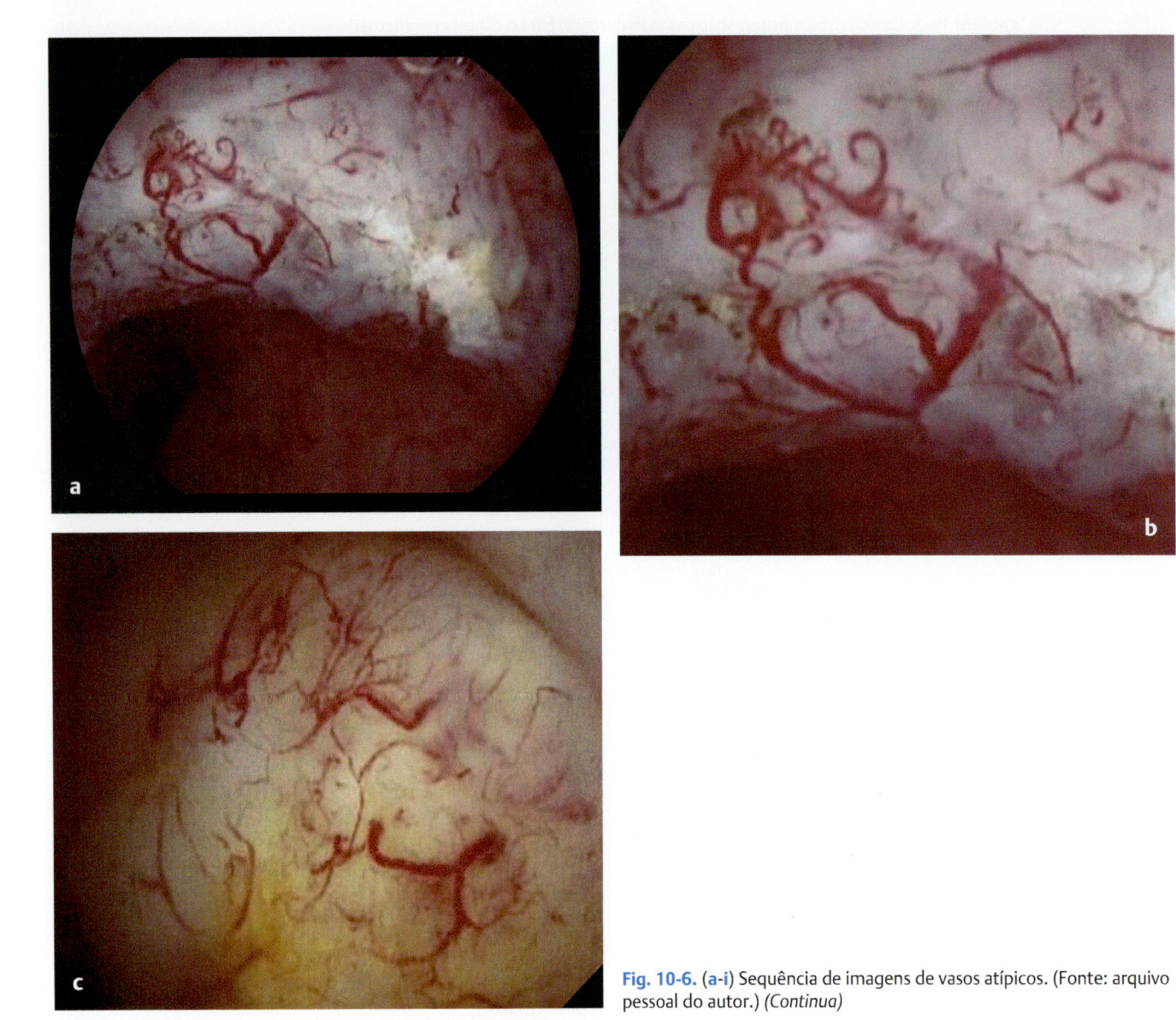

**Fig. 10-6.** (a-i) Sequência de imagens de vasos atípicos. (Fonte: arquivo pessoal do autor.) *(Continua)*

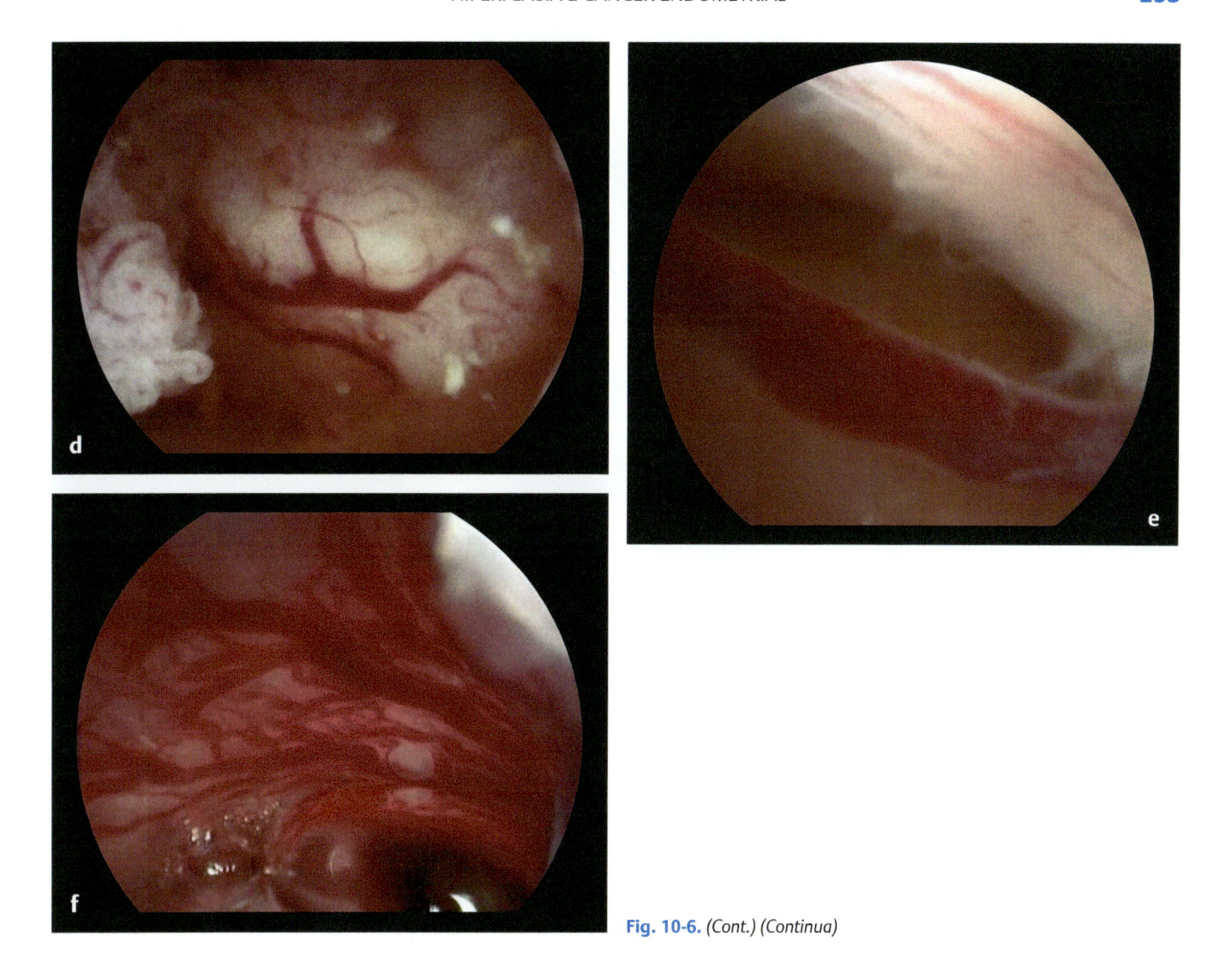

Fig. 10-6. *(Cont.) (Continua)*

**Fig. 10-6.** *(Cont.)*

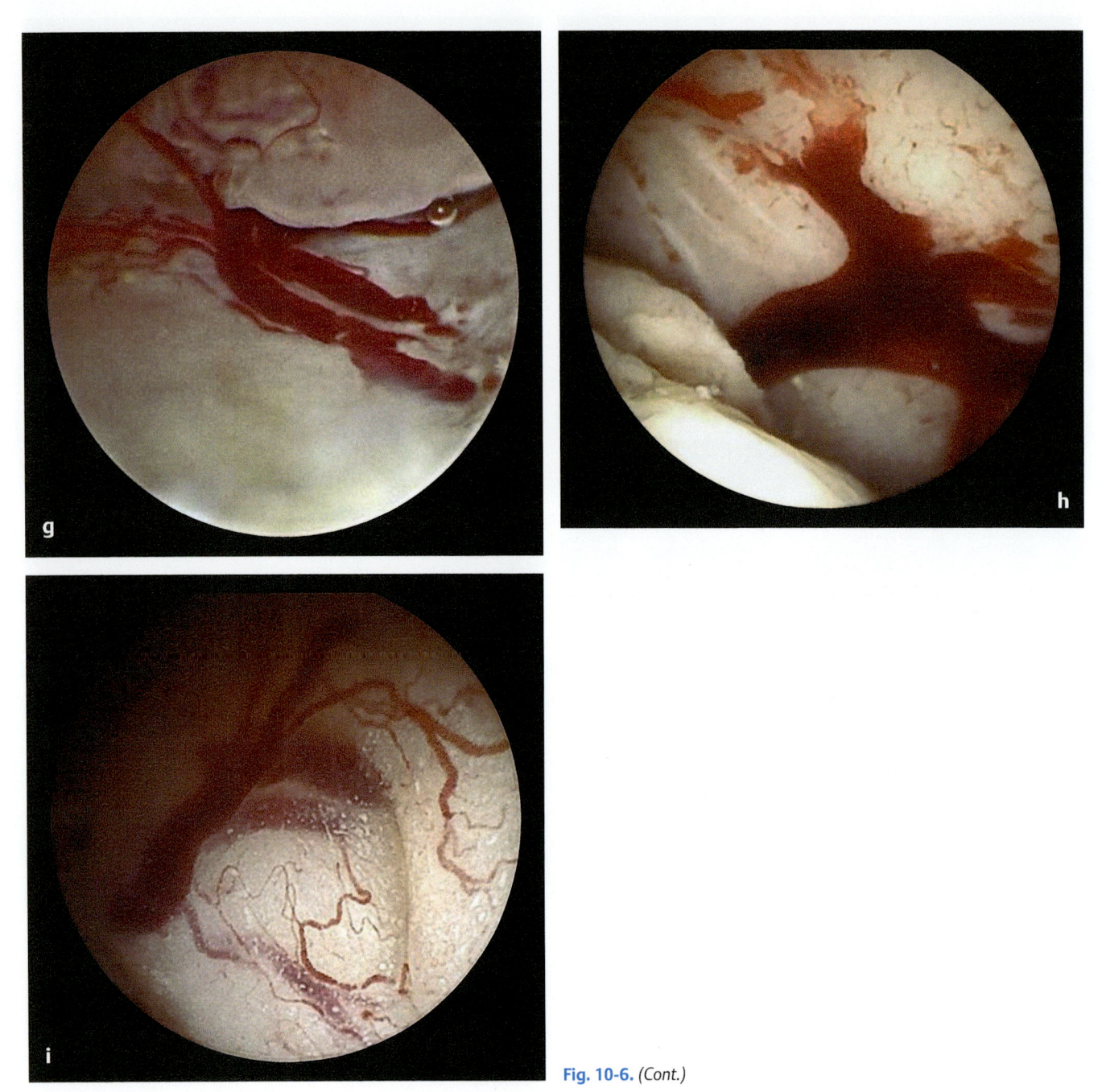

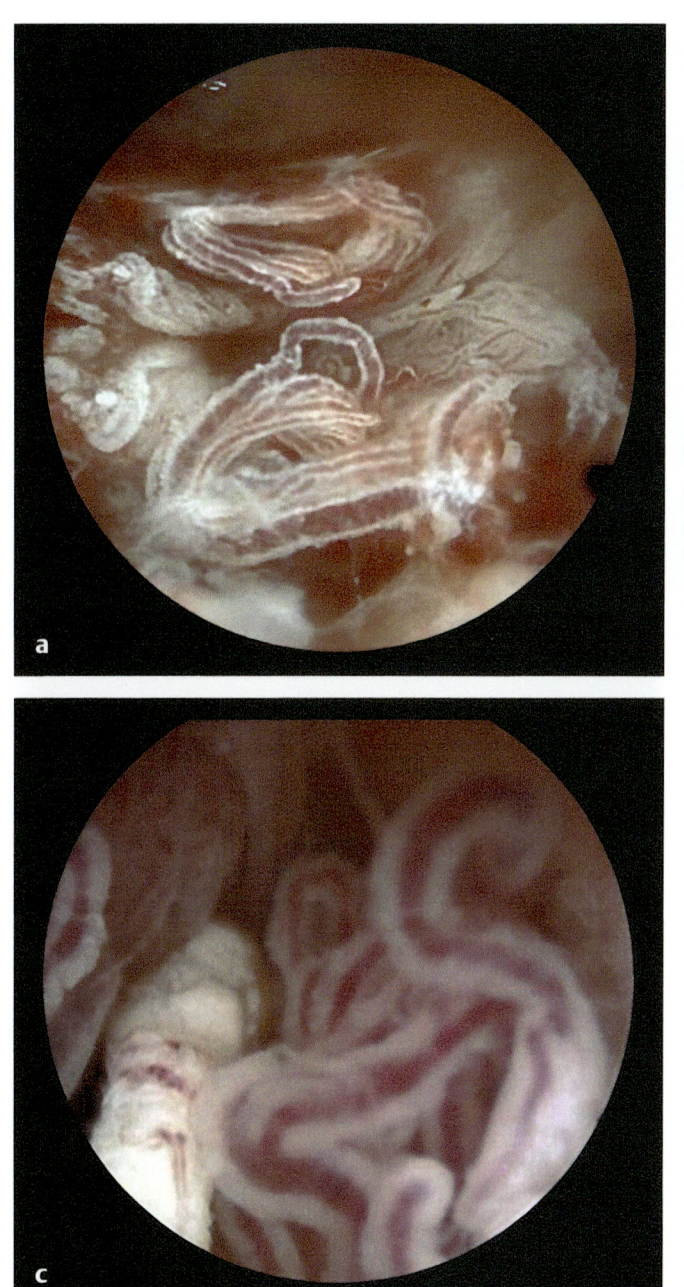

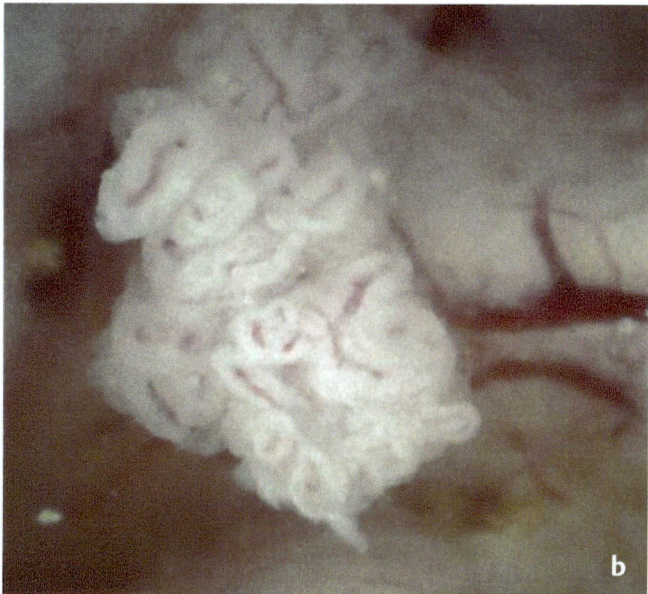

**Fig. 10-7. (a-i)** Sequência de imagens de padrão glomerular. (Fonte: arquivo pessoal do autor.) *(Continua)*

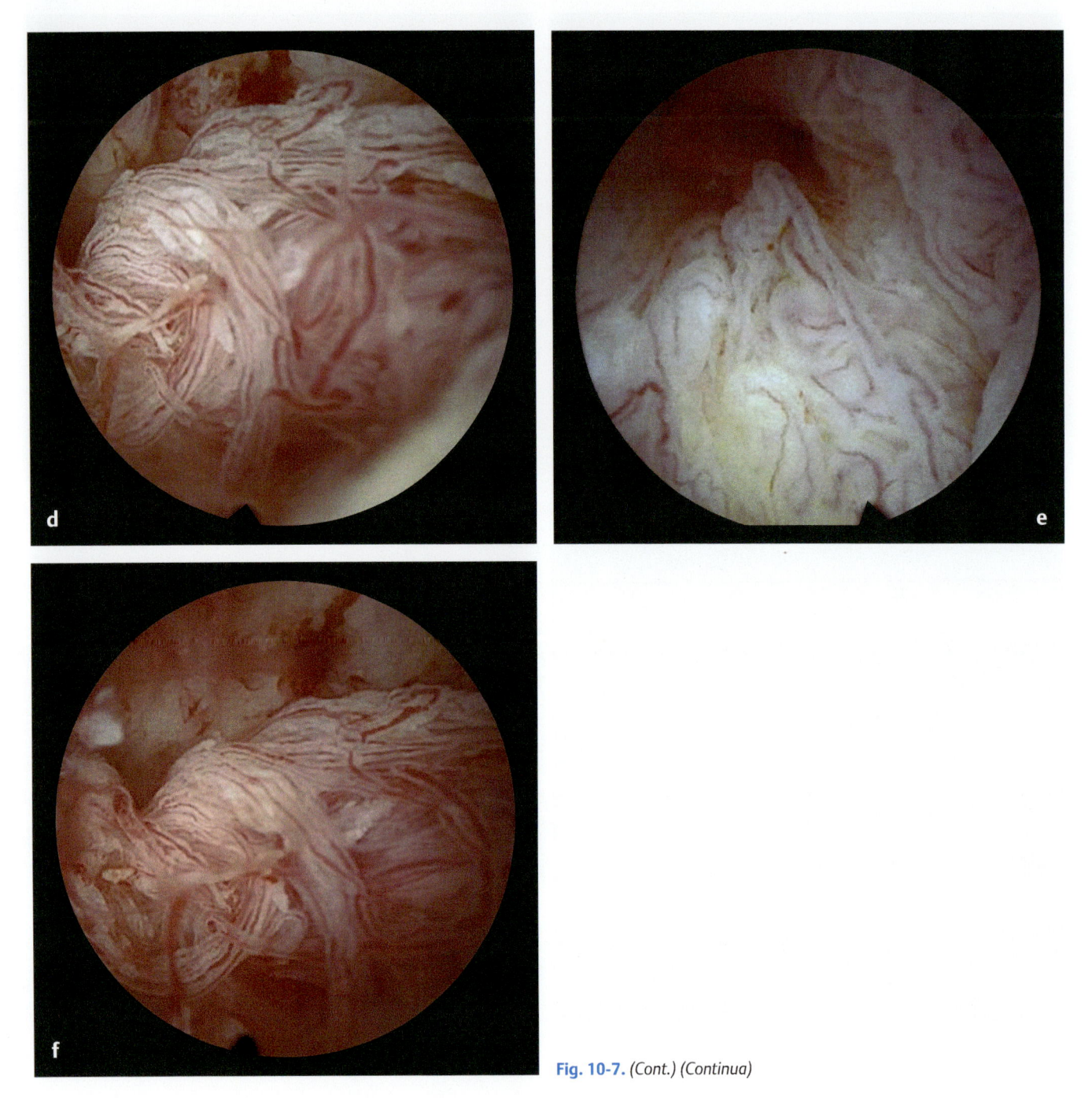

Fig. 10-7. *(Cont.) (Continua)*

Fig. 10-7. (Cont.)

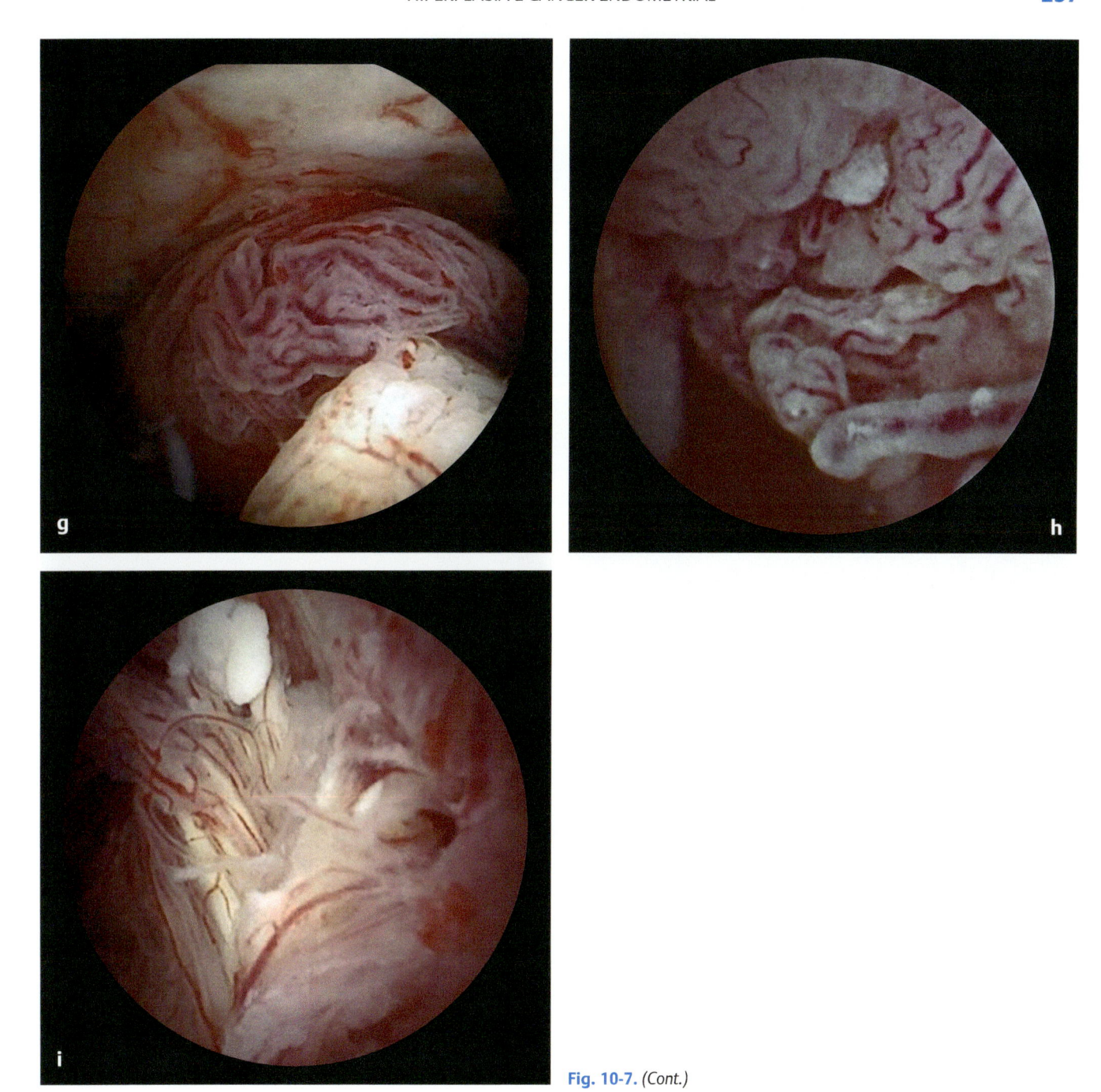

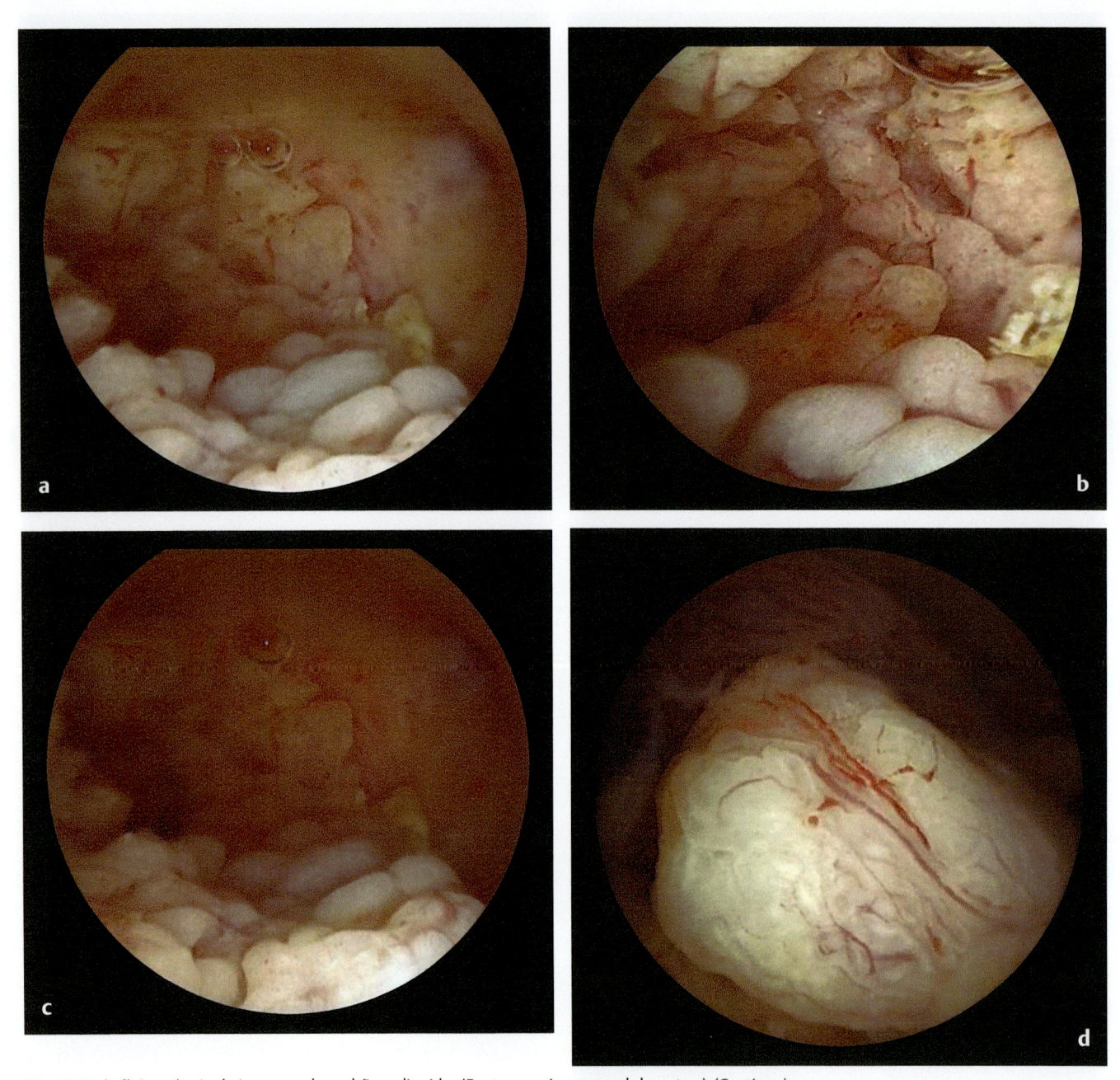

Fig. 10-8. (a-l) Sequência de imagens de padrão polipoide. (Fonte: arquivo pessoal do autor.) *(Continua)*

HIPERPLASIA E CÂNCER ENDOMETRIAL

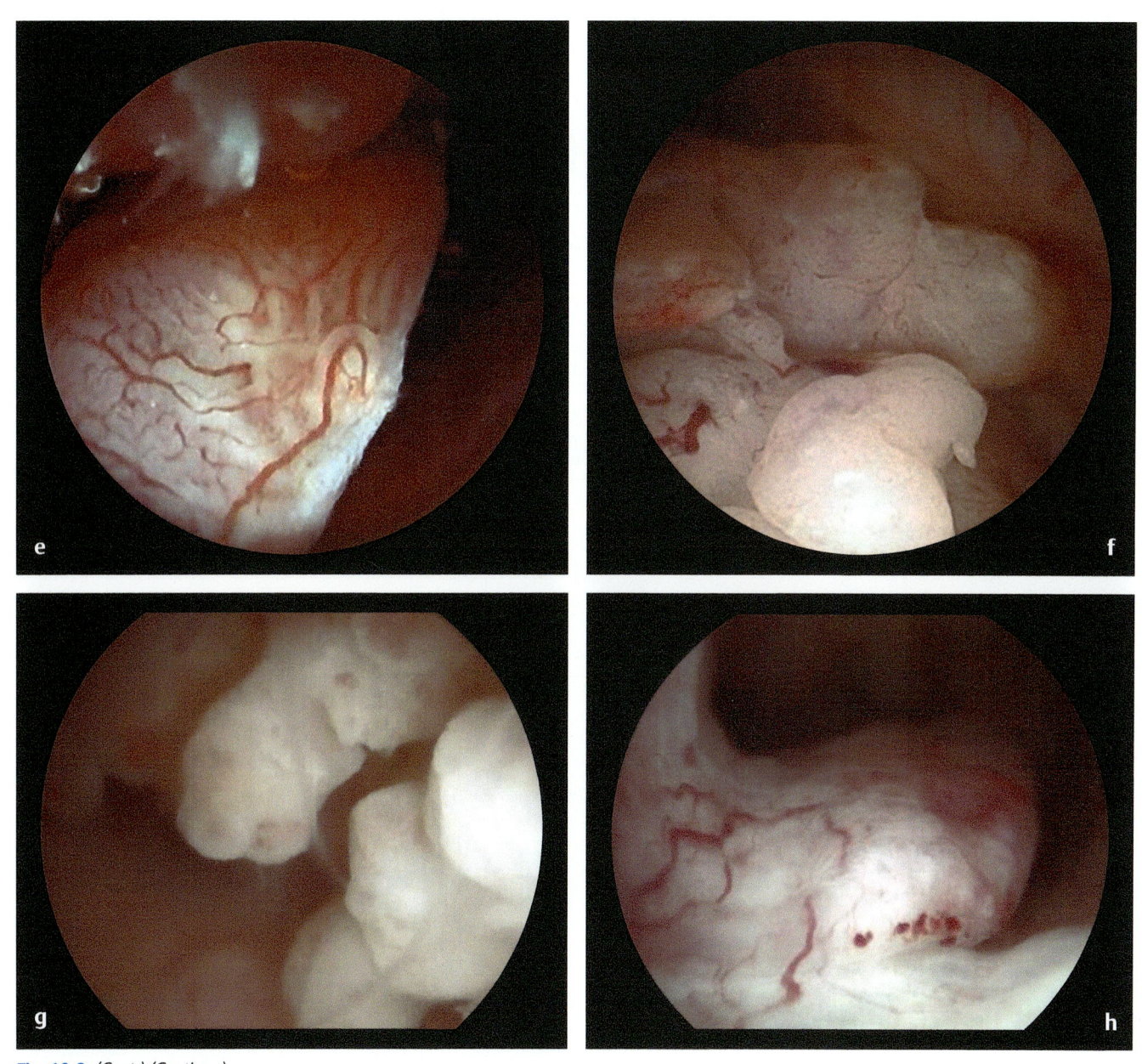

**Fig. 10-8.** *(Cont.) (Continua)*

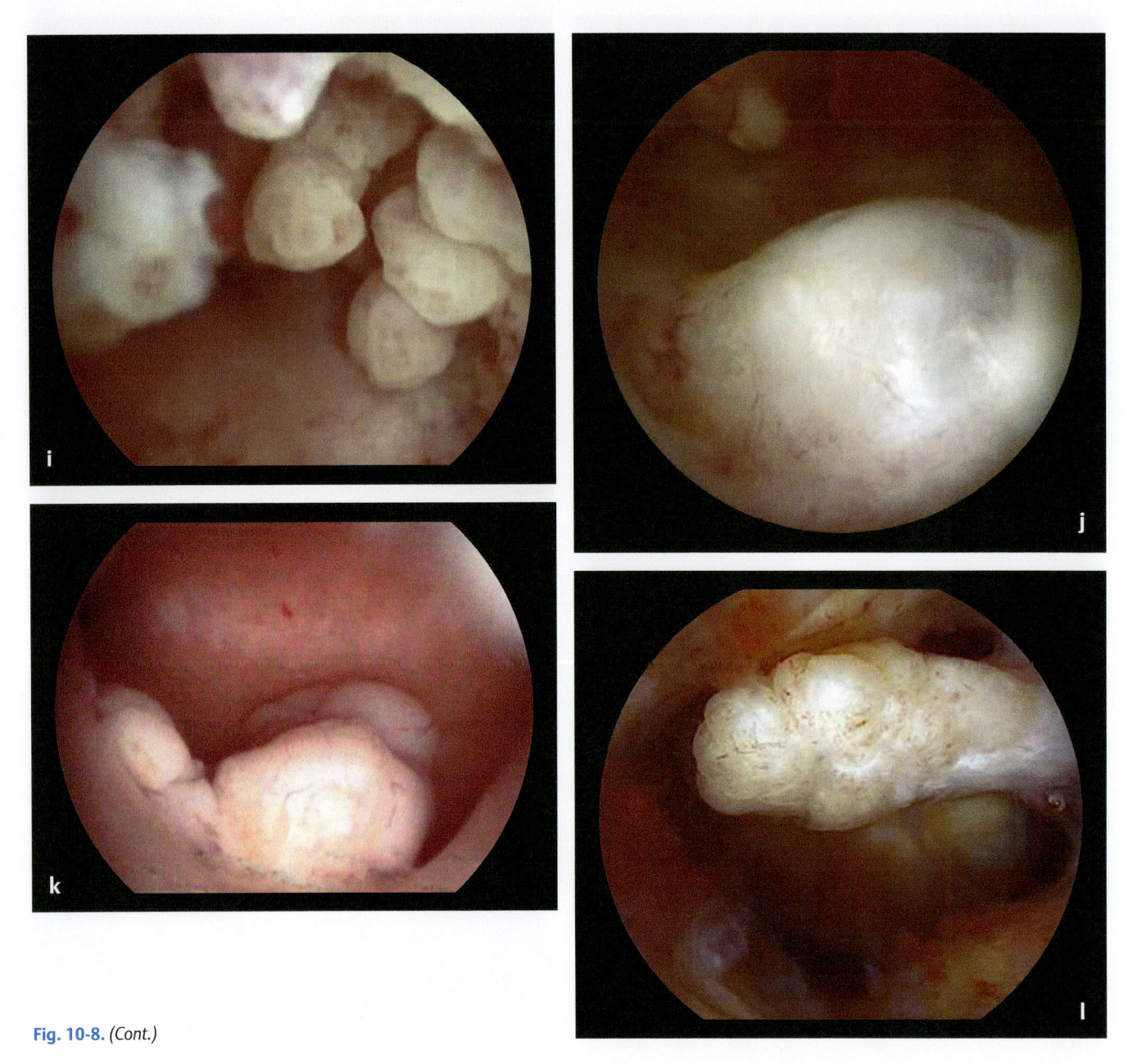

**Fig. 10-8.** *(Cont.)*

## HIPERPLASIA E CÂNCER ENDOMETRIAL

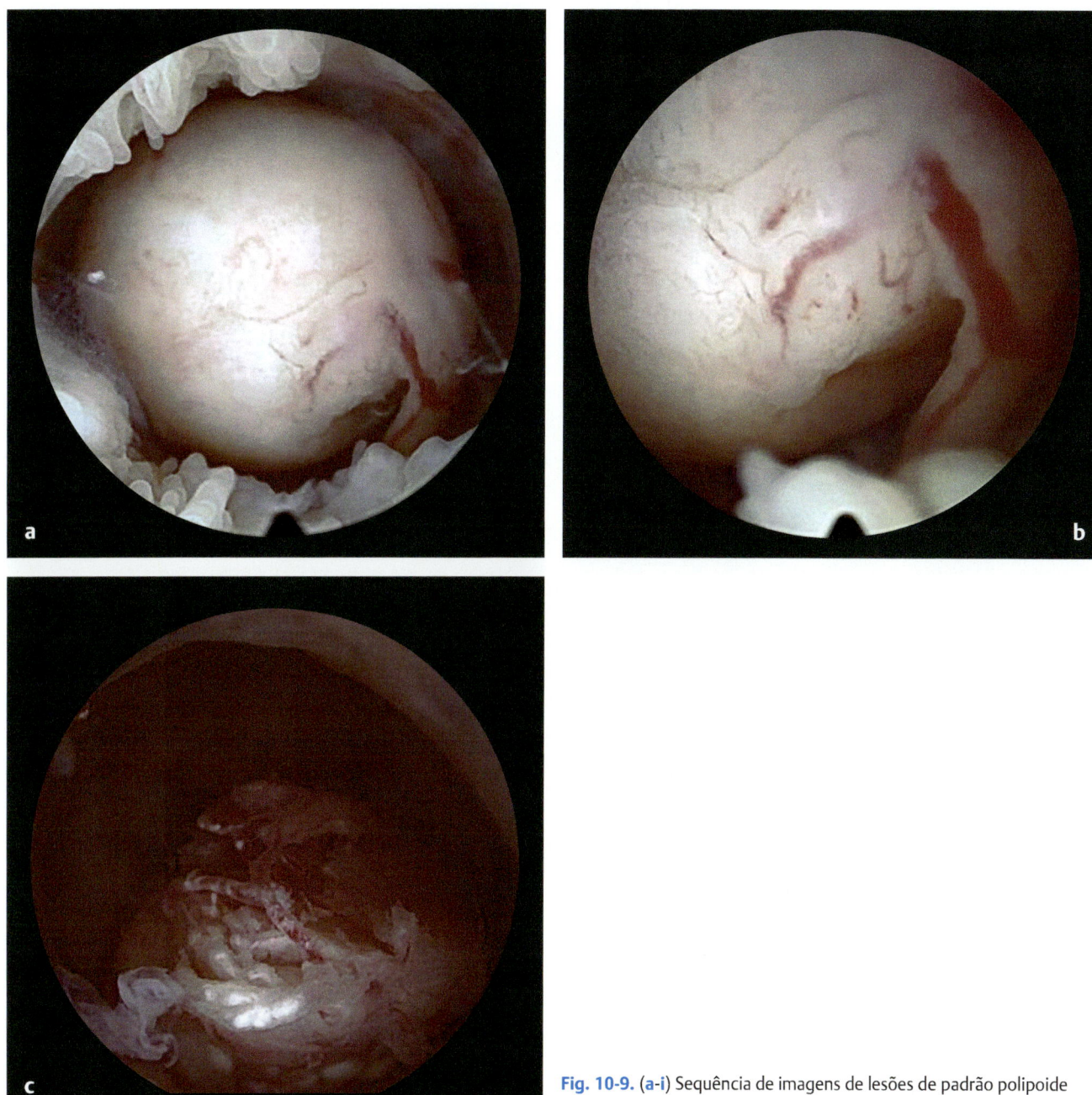

**Fig. 10-9. (a-i)** Sequência de imagens de lesões de padrão polipoide muito volumosas. (Fonte: arquivo pessoal do autor.) *(Continua)*

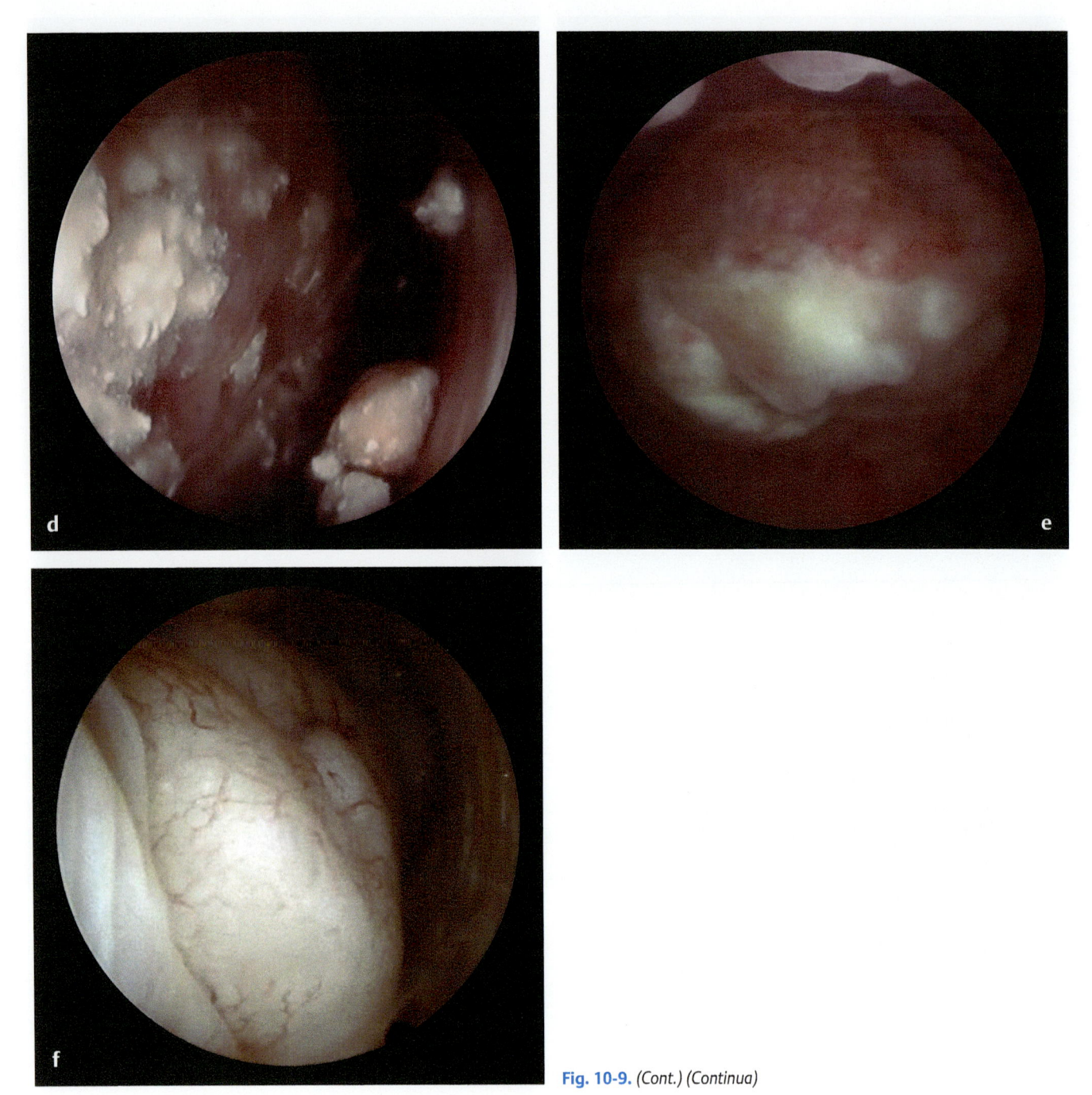

**Fig. 10-9.** *(Cont.) (Continua)*

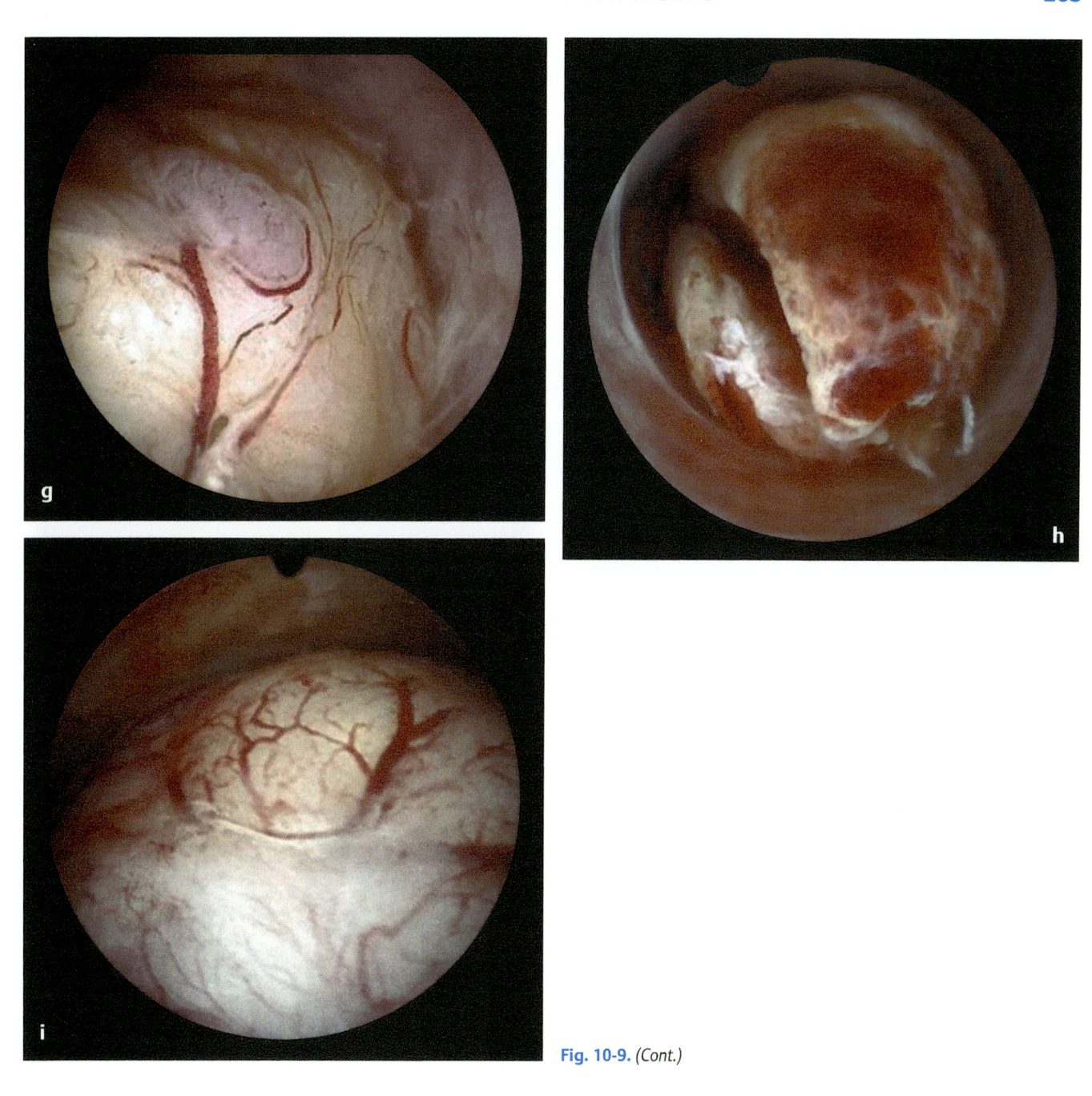

HIPERPLASIA E CÂNCER ENDOMETRIAL 263

Fig. 10-9. *(Cont.)*

**Fig. 10-10.** (a-c) Sequência de imagens de padrão papilar. (Fonte: arquivo pessoal do autor.)

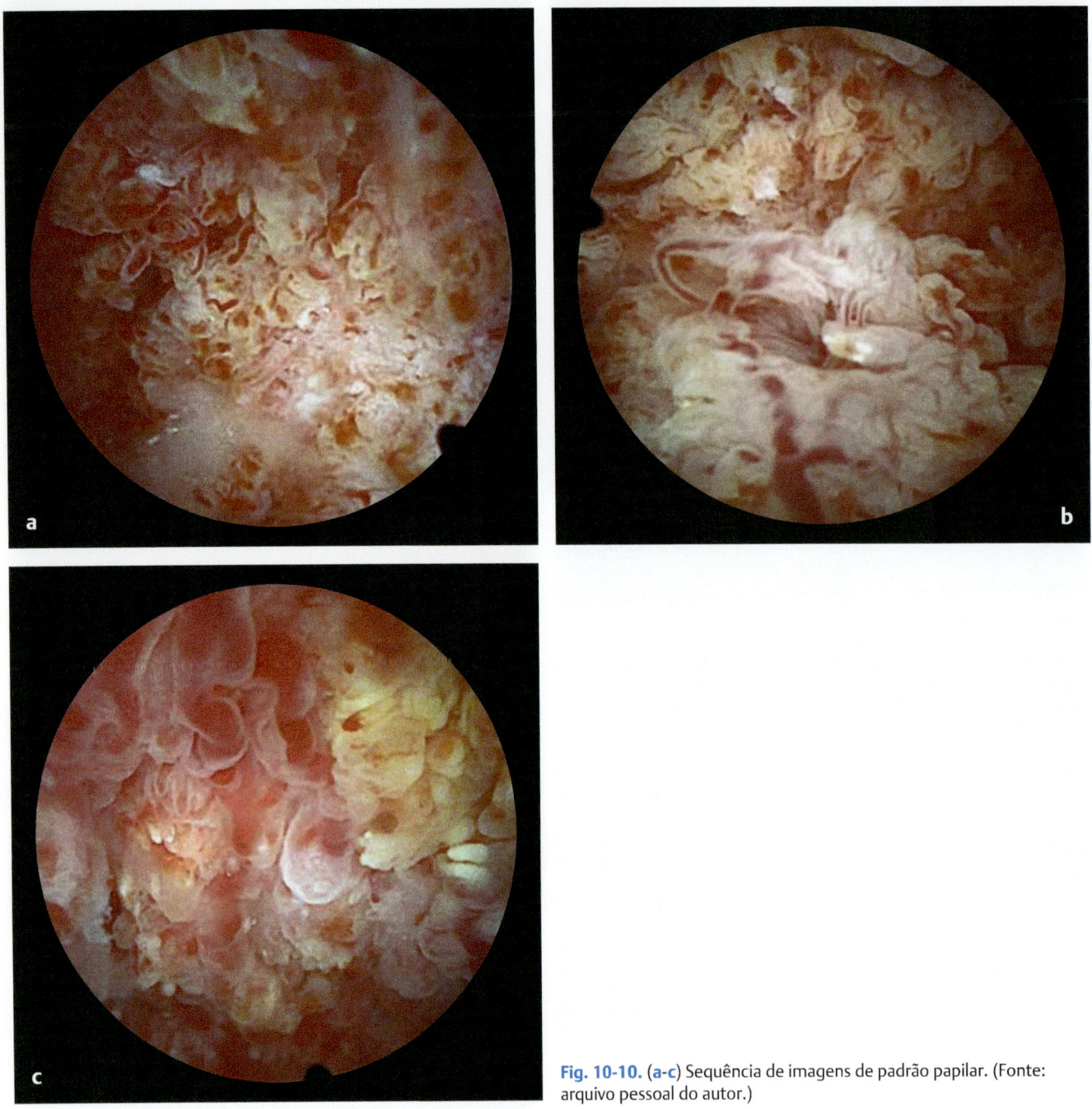

# HIPERPLASIA E CÂNCER ENDOMETRIAL

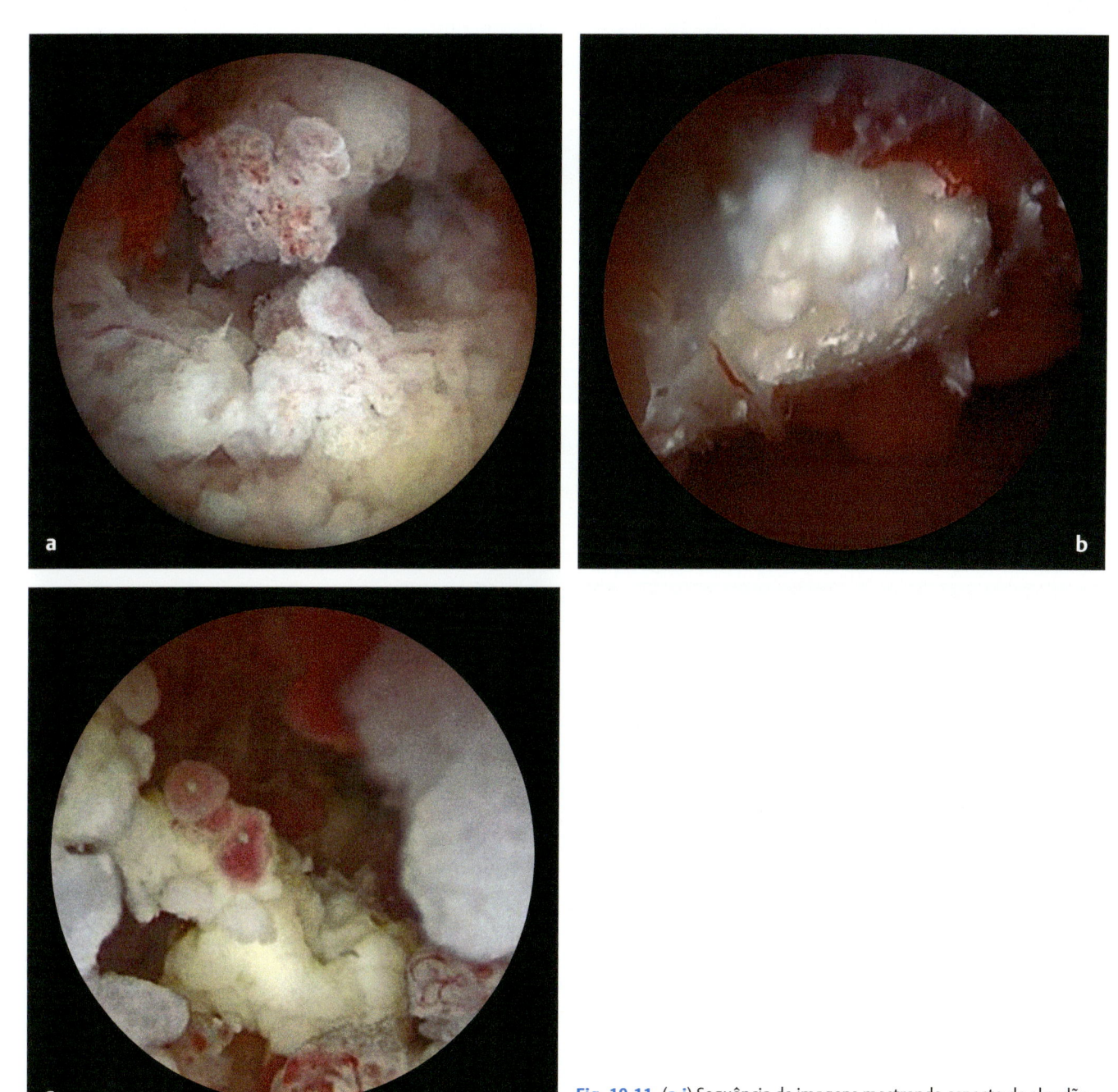

**Fig. 10-11.** (a-i) Sequência de imagens mostrando aspecto de algodão doce. (Fonte: arquivo pessoal do autor.) *(Continua)*

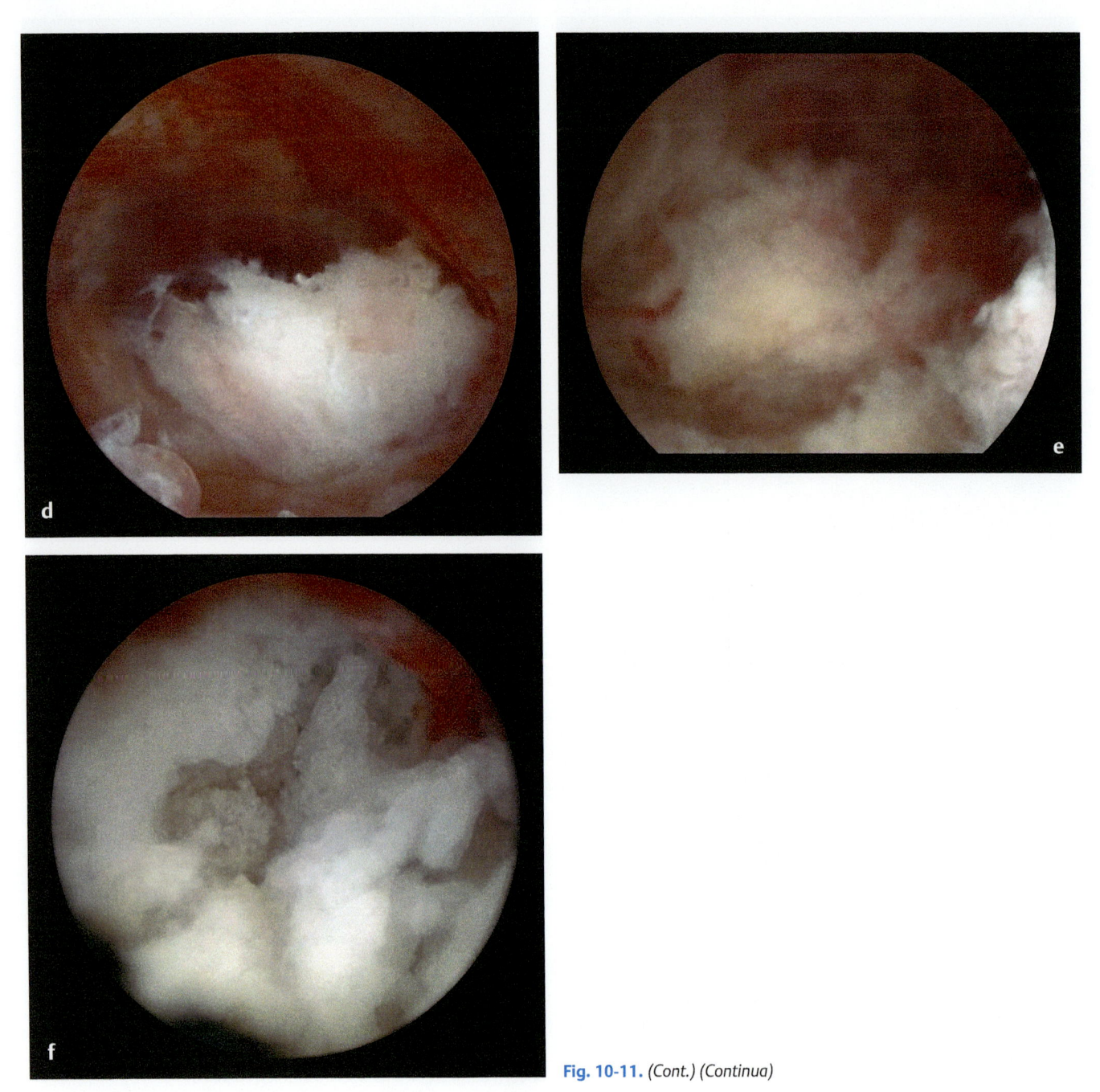

Fig. 10-11. *(Cont.) (Continua)*

Fig. 10-11. *(Cont.)*

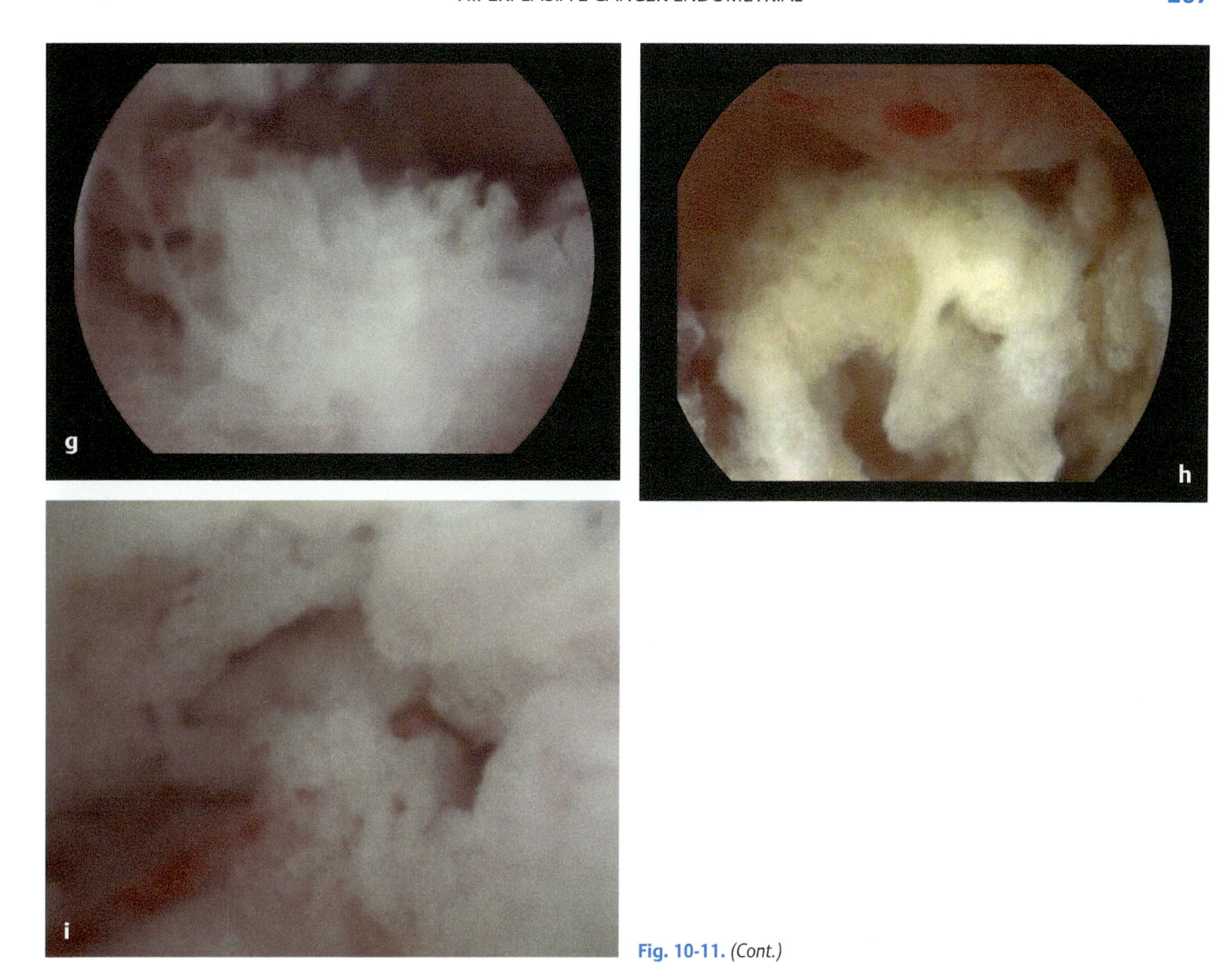

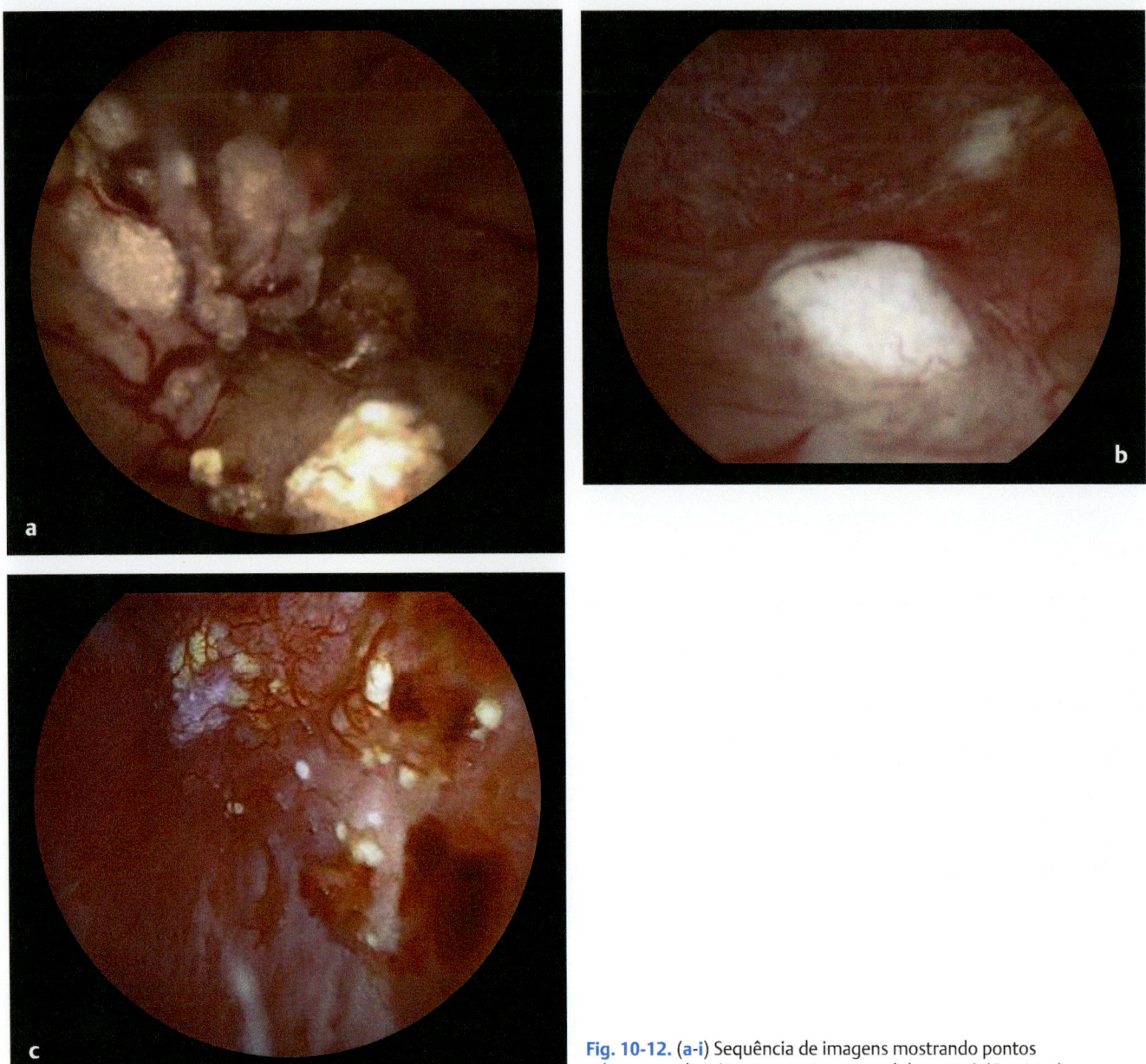

**Fig. 10-12.** (a-i) Sequência de imagens mostrando pontos esbranquiçados. (Fonte: arquivo pessoal do autor.) *(Continua)*

HIPERPLASIA E CÂNCER ENDOMETRIAL

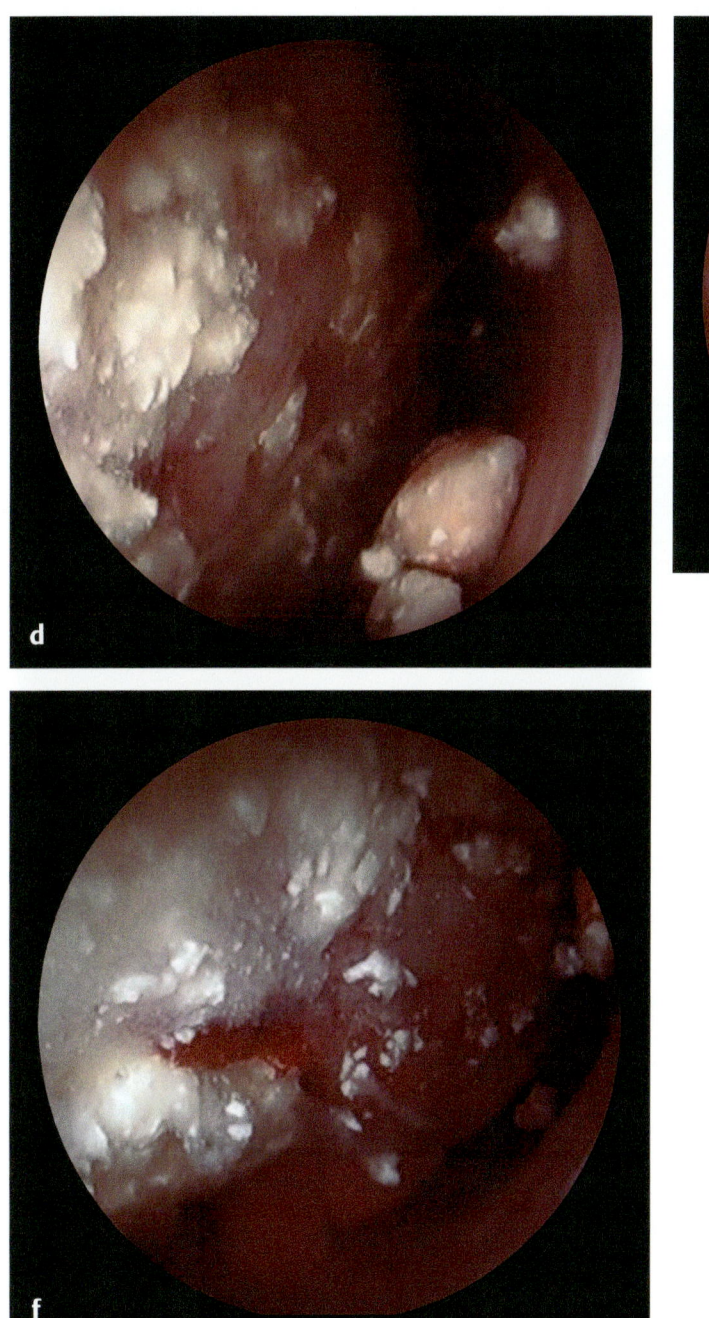

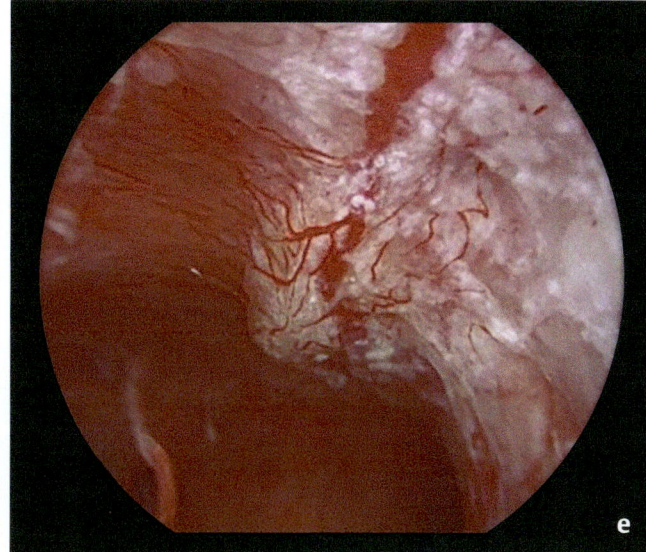

Fig. 10-12. *(Cont.) (Continua)*

**Fig. 10-12.** *(Cont.)*

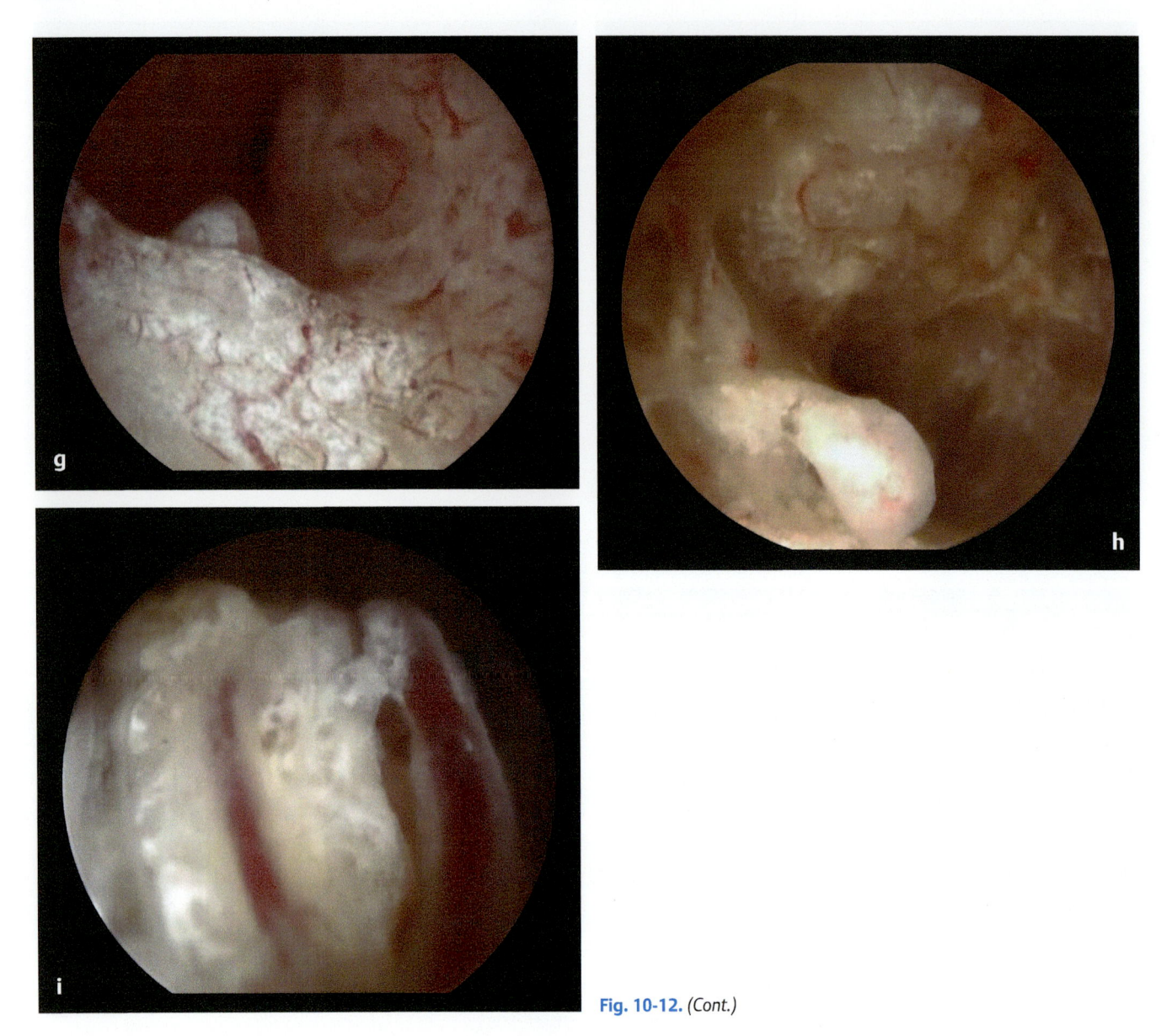

## RISCO DE DISSEMINAÇÃO INTRA-ABDOMINAL DE CÉLULAS CANCEROSAS

Embora a histeroscopia seja considerada padrão-ouro para avaliação da cavidade uterina em mulheres com suspeita de câncer endometrial, é ainda controverso se o procedimento pode levar à disseminação metastática peritoneal, pois células cancerosas podem ser transportadas pelo fluido de distensão para dentro de cavidade abdominal através das trompas.

Elevada pressão do fluido de distensão poderia contribuir para o transporte de células através das trompas. O controle da pressão de distensão, mantida abaixo de 70 mmHg, segundo a maioria das publicações, pode prevenir a passagem de células para a cavidade peritoneal.

Embora células possam disseminar para dentro da cavidade peritoneal, não existem evidências de que esse fato esteja correlacionado com piora do prognóstico.[26] Embora essa hipótese necessite de confirmação por novos estudos, alguns autores sugerem que essas células poderiam morrer em vez de se tornarem implantes metastáticos ou levar à recorrência da doença.

A despeito da associação entre histeroscopia e citologia peritoneal positiva, não se pode afirmar que o procedimento determine aparecimento de metástases peritoneais ou recorrência da doença após tratamento. As evidências disponíveis sugerem que a histeroscopia não tenha correlação com prognóstico da doença.[19]

Histeroscopia permanece como ferramenta indispensável, eficiente e segura para diagnóstico precoce do câncer endometrial. O meio de distensão deve ser controlado e o fluxo mantido com pressão relativamente baixa para prevenir risco de disseminação celular intraperitoneal, pois suas consequências ainda são incertas.[27]

## REFERÊNCIAS BIBLIOGRÁFICAS

1. Sobczuk K, Sobczuk A. New classification system of endometrial hyperplasia WHO 2014 and its clinical Implications. Menopause Rev. 2017;16(3):107-11.
2. Auclair M-H, Yong PJ, Salvador S, et al. Guideline No. 390 – Classification and management of endometrial hyperplasia. ( J Obstet Gynaecol Can. 2019;41(12):1789-800.
3. Lei Li, Lan Zhu, et al. Chinese guidelines on the management of endometrial hyperplasia. Eur J Surg Oncol. 2024;50(7):108391.
4. Sanderson PA, Critchley HOD, Williams ARW, et al. New concepts for an old problem: the diagnosis of endometrial hyperplasia. Hum Reprod Update. 2017;23(2):232-54.
5. A. Sardo DS, Saccone G, Carugno J, et al. Endometrial biopsy under direct hysteroscopic visualization versus blind endometrial sampling for the diagnosis of endometrial hyperplasia and cancer: systematic review and meta-analysis. Facts Views Vis Obgyn. 2022;14(2):103-10.
6. ACOG clinical consensus. Management of endometrial intraepithelial neoplasia or atypical endometrial hyperplasia. No. 5. Obstet Gynecol. 2023;142(3):735-44.
7. Nees LK, Heublein S, Steinmacher S, et al. Endometrial hyperplasia as a risk factor of endometrial cancer. Review Arch Gynecol Obstet. 2022;306(2):407-21.
8. Mittermeier T, Farrant C, Wise MR. Levonorgestrel-releasing intrauterine system for endometrial hyperplasia. Cochrane Database Syst Rev. 2020;9(9):CD012658.
9. Committee on Gynecologic Practice Society of Gynecologic Oncology. Endometrial intraepithelial neoplasia. Obstet Gynecol. 2015;125(5):1272-78.
10. Chen L, Berek, JS. Endometrial carcinoma: epidemiology, risk factors, and prevention. UpToDate. 2020.
11. Renaud M-C, Tien L, SOGC-GOC-SCC Policy and Practice Guidelines Committee. Epidemiology and investigations for suspected endometrial cancer. J Obstet Gynaecol Can. 2018;40(9):e703-e711.
12. HanKH, Park NH, Lee M, et al. The new 2023 FIGO staging system for endometrial cancer: what is different from the previous 2009 FIGO staging system? J Gynecol Oncol. 2024;35(5):e59.
13. Berek JS, Matias-Guiu X, Creutzberg C, et al. Endometrial Cancer Staging Subcommittee, FIGO Women's Cancer Committee. FIGO staging of endometrial cancer: 2023. Int J Gynaecol Obstet. 2023;162(2):383-94.
14. Oaknin A, Bosse TJ, Creutzberg CL, et al. ESMO Guidelines Committee. Endometrial cancer: ESMO Clinical Practice Guideline for diagnosis, treatment and follow-up. Ann Oncol. 2022;33(9):860-77.
15. Colombo N, Creutzberg C, Amant F, et al. ESMO-ESGO-ESTRO Consensus Conference on Endometrial Cancer: diagnosis, treatment and follow-up. Ann of Oncol. 2016;27(1):16-41.
16. Braun MM, Overbeek-Wager EA, Grumbo RJ. Diagnosis and management of endometrial cancer. Am Fam Physician. 2016;93(6):468-74.
17. ACOG Committee Opinion No. 734 : The Role of Transvaginal Ultrasonography in Evaluating the Endometrium of Women with Postmenopausal Bleeding. Obstet Gynecol. 2018;131(5):e124.
18. Goldstein SR. Appropriate evaluation of postmenopausal bleeding. Menopause. 2018;25(12):1476-8.
19. Feldman S. Overview of the evaluation of the endometrium for malignant or premalignant disease. UpToDate. 2020.
20. Clarke MA, Long BJ, Sherman ME, et al. Risk assessment of endometrial cancer and endometrial intraepithelial neoplasia in women with abnormal bleeding and implications for clinical management algorithms. Am J Obstet Gynecol. 2020;223(4):549.e1-549.e13.
21. Goldstein SR, Bakkum-Gamez JN. Abnormal uterine bleeding and uterine pathology in patients on tamoxifen therapy. 2024.
22. Committee Opinion No. 601: Tamoxifen and uterine cancer. Obstet Gynecol. 2014;123(6):1394-7.
23. Dueholm M, Hjorth IM, Secher P, et al. Structured hysteroscopic evaluation of endometrium in women with postmenopausal bleeding. J Minim Invasive Gynecol. 2015;22(7):1215-24.
24. Hsuan Su. Pattern recognition to prognosticate endometrial cancer: the science behind the art of office hysteroscopy – A retrospective study. Int J Gynecol Cancer. 2016;26(4):705-10.
25. Miyamoto T, Abiko K, Murakami R, et al. Hysteroscopic morphological pattern reflects histological grade of endometrial cancer. J Obstet Gynaecol Res. 2019;45(8):1479-87.
26. Chang YN, Wang Y-J, Wang L-P, Duan H. Effect of hysteroscopy on the peritoneal dissemination of endometrial cancer cells: a meta-analysis. Fertil Steril. 2011;96(4):957-61.
27. Stachowicz N, Mazurek D, Łoziński T, Czekierdowski A. Diagnostic hysteroscopy and the risk of malignant cells intra-abdominal spread in women with endometrial cancer. Ginekol Pol. 2017;88(10):562-7.

# INFERTILIDADE: O PAPEL DA HISTEROSCOPIA

## INTRODUÇÃO

O processo de implantação é complexo e está diretamente relacionado com dois fatores principais, o fator embrionário e a receptividade endometrial. Diferentes estágios estão envolvidos na implantação: decidualização endometrial, aposição embrionária, adesão, penetração e invasão trofoblástica, sendo regulados por células imunocompetentes e citocinas. Esse processo ocorre durante a janela de implantação e qualquer condição que interrompa ou modifique algum dos fatores, pode interferir negativamente na fertilidade. Um número significativo de evidências tem demonstrado que o endométrio normal é importante parte no processo de implantação. Quando embriões de boa qualidade falham na implantação, patologias endometriais estão frequentemente presentes.[1-3]

Infertilidade é definida como alteração do sistema reprodutivo que leva ao insucesso na obtenção de uma gravidez clínica após 12 meses ou mais de atividade sexual regular desprotegida (International Committee for Monitoring Assisted Reproductive Technology – ICMART e World Health Organization – WHO).[4]

Subfertilidade é um novo conceito e é definida como redução da eficiência reprodutiva, podendo retardar a ocorrência da gravidez. Os dois termos, infertilidade e subfertilidade, têm sido usados, entretanto, de forma intercambiável.

Estima-se que infertilidade afete 9% dos casais em idade reprodutiva, e que o fator feminino seja responsável por 20 a 35% de todos os casos de infertilidade. Infertilidade inexplicada se refere à falta de diagnóstico da condição patológica que impede a gravidez e é encontrada em 30-40% dos casais subférteis.[4,5]

Anormalidades maiores da cavidade uterina podem ser encontradas em 10-15% das pacientes em tratamento por subfertilidade. Outros autores relatam uma variação de 11-45%. Estudos também sugerem melhora significativa na fecundidade após remoção dessas patologias.[4,6]

Histeroscopia é ferramenta valiosa e considerada padrão ouro para diagnóstico e tratamento de alterações da cavidade uterina nos casos de infertilidade feminina. Patologias identificadas durante histeroscopia de mulheres inférteis incluem pólipos endometriais, miomas submucosos, aderências intrauterinas, adenomiose, endometrite crônica, endométrio fino, hiperplasia, câncer e malformações uterinas como útero septado, útero em forma de T, útero arqueado e unicorno.[5]

No grupo de pacientes com infertilidade inexplicada, submetidas à histeroscopia, o pólipo endometrial é a anormalidade mais frequente, sendo encontrado em mais de 25% dos casos; miomas estão presentes em 2,4%; aderências intrauterinas estão presentes em 0,3-14% e o útero septado está presente em 1-3,6% dessas mulheres. Entre mulheres com perdas gestacionais recorrentes, a prevalência de septo uterino está em torno de 3,3%.[4,7]

A histeroscopia, método diagnóstico e terapêutico minimamente invasivo, permite a direta visualização da cavidade uterina com identificação e tratamento cirúrgico das patologias estruturais. Entretanto, todas as evidências de eficácia da cirurgia histeroscópica nos resultados reprodutivos em mulheres inférteis com patologias intrauterinas são baseadas em estudos observacionais. Estudos randomizados controlados bem desenhados são necessários para avaliar os resultados obtidos pelos estudos observacionais.[4,5]

## PÓLIPO ENDOMETRIAL

Os mecanismos pelos quais os pólipos sintomáticos ou assintomáticos causam impacto negativo na fertilidade não são totalmente claros. Os potenciais mecanismos envolvem prejuízo na implantação e receptividade endometrial, devido a sangramento irregular e inflamação, interferência mecânica no transporte de esperma e embrião, prejuízo na função endócrina, aumento dos níveis de glicodelina (uma glicoproteína que inibe a atividade das células *natural killer*, tornando o endométrio menos receptivo para implantação) e diminuição significativa da expressão de marcadores moleculares da receptividade endometrial HOXA10 e HOXA11.[4,7]

Cuidadosa avaliação da cavidade uterina é essencial nas mulheres inférteis e sempre que identificados pólipos endometriais a polipectomia histeroscópica está recomendada, anterior ao tratamento da infertilidade (Fig. 11-1).[7]

A remoção histeroscópica de pólipos endometriais em mulheres subférteis tem se mostrado efetiva para melhora da fertilidade, com taxas de sucesso que variam de 43-80%, seja por gestação espontânea ou por reprodução assistida. Portanto, o procedimento favorece a concepção natural ou assistida com grande probabilidade de sucesso (Nível A de evidência AAGL *practice report*).[8]

Apesar de as evidências disponíveis serem baseadas principalmente em estudos observacionais, os achados sugerem benefício da remoção histeroscópica de pólipos endometriais anteriores à inseminação intrauterina, com melhora das taxas de gestações clínicas comparadas com a não remoção das lesões (63% *versus* 28%).[4,8]

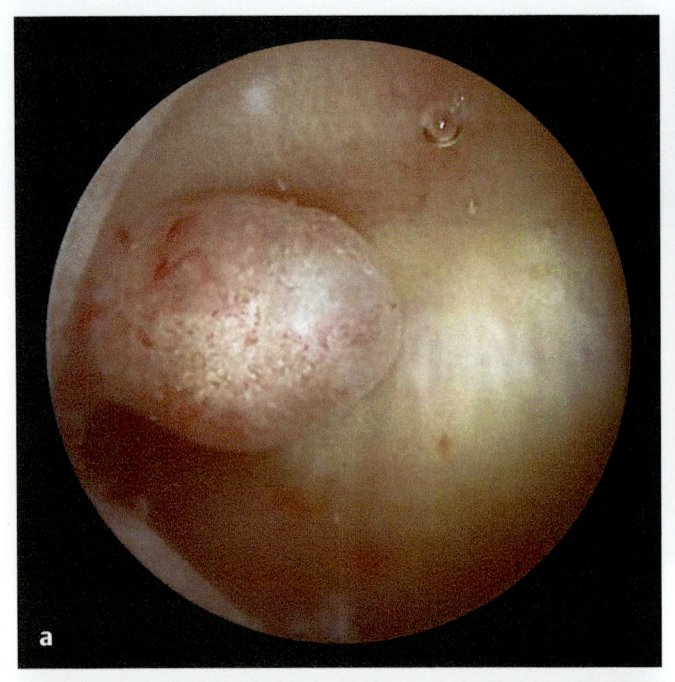

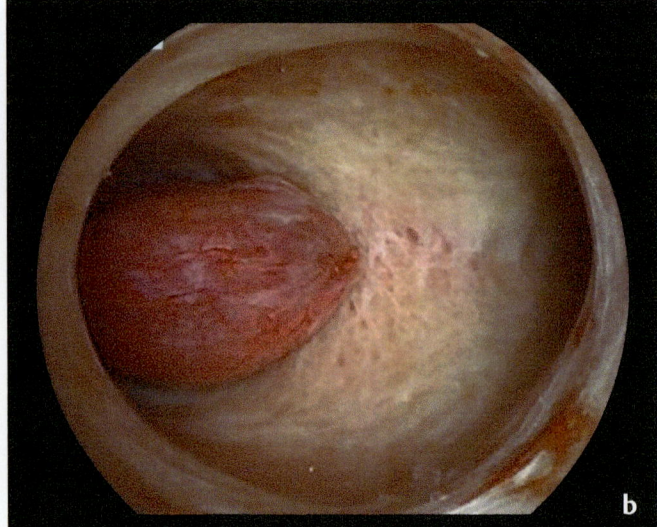

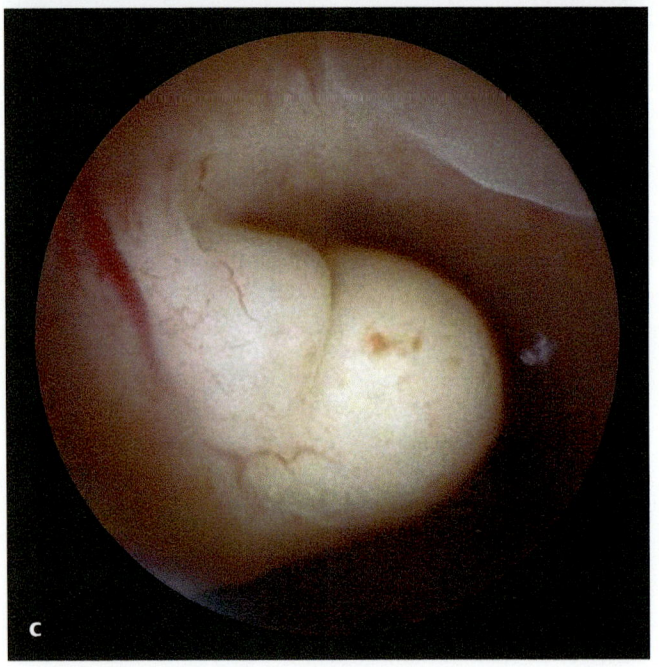

**Fig. 11-1.** (a-c) Sequência de imagens de pólipos endometriais ao exame histeroscópico. (Fonte: arquivo pessoal do autor.)

- *Sumário de Diretrizes Práticas SOGC 2024:*[9]
  - Em pacientes com infertilidade, histeroscopia pode diagnosticar pólipos não identificados em exames de imagem.
  - Polipectomia histeroscópica melhora as taxas de concepção espontânea ou por inseminação intrauterina e de nascidos vivos em pacientes inférteis assintomáticas.
  - Em pacientes inférteis assintomáticas submetidas à FIV, as evidências de benefícios da polipectomia histeroscópica são ainda limitadas.
  - É recomendada polipectomia histeroscópica para melhorar os resultados reprodutivos em pacientes que planejam concepção espontânea, indução de ovulação/estimulação ovariana e inseminação intrauterina.

## MIOMAS

Muitos estudos retrospectivos com foco em reprodução assistida demonstram melhores taxas de gestações clínicas em mulheres submetidas a miomectomia histeroscópica. De acordo com o Practice Committee of the American Society for Reproductive Medicine (2017), nas mulheres que desejam engravidar, assintomáticas e com miomas que distorcem a cavidade uterina, a miomectomia deve ser considerada para aumentar as chances de gestação e melhorar os resultados reprodutivos. Existe, entretanto, muita controvérsia a respeito do impacto dos miomas intramurais e sua remoção na fertilidade e gestação. Estudos de alta qualidade são necessários.[5,6,8]

Muitas teorias têm sido propostas para explicar como miomas prejudicam a fertilidade. Possivelmente mais de um mecanismo possa estar presente, contribuindo em graus variados e levando a prejuízo no transporte dos gametas, redução na capacidade de implantação e, consequentemente, redução do potencial reprodutivo (Quadro 11-1).[1,3]

Existem boas evidências de que a remoção de miomas Tipo 0,1 e 2 (Classificação ESGE/FIGO) melhorem a fertilidade (Fig. 11-2). A técnica histeroscópica com preservação da pseudocápsula e enucleação do mioma é recomendada, podendo ser realizada com tesoura e histeroscópio cirúrgico nas lesões pequenas ou preferivelmente com ressectoscópio bipolar nas lesões maiores. Sugere-se, ainda, evitar lesões no endométrio que circunda a lesão, evitando assim formação de sinéquias no pós-operatório (Fig. 11-3).

Evidências sugerem que miomas subserosos e miomas intramurais ≤ 4cm não afetem as taxas de sucesso em reprodução assistida, mas miomas intramurais > 4 cm estão associados à redução nas taxas de gravidez. Recente estudo demonstrou que miomas FIGO 3 (Fig. 11-2), únicos ou múltiplos e > 2 cm, estão associados à redução nas taxas de implantação, gestação clínica e parto. Entretanto, não está demonstrado, ainda, que a miomectomia melhora as taxas de gravidez associadas a miomas FIGO 3.[8]

Em 2009, Pritts et al.[3] publicaram metanálise envolvendo 18 estudos e observaram que a presença de miomas de localização submucosa e intramural, levam a prejuízo da fertilidade, considerando gestações clínicas e taxas de nascimentos, além de aumento nas taxas de abortamentos. Também demonstraram que a maior correlação estatística negativa foi observada com miomas submucosos, reduzindo as taxas de gestação clínica em mais de 70%. Somente os miomas subserosos não parecem interferir na fertilidade, segundo a publicação. Em 2010, Sunkara et al.[3] publicaram metanálise incluindo 6.089 pacientes, onde os autores também observaram que o tamanho e número de miomas influência nos resultados.[1,3]

A seguir o sumário de evidências disponíveis até o momento e provenientes de todos os tipos de estudos, incluindo *SOGC Clinical Practice Guideline* 2024.[8-10]

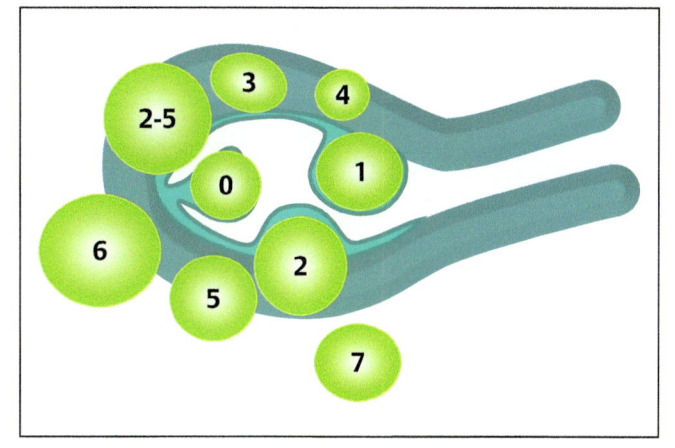

**Fig. 11-2.** Representação ilustrativa da FIGO para classificação de miomas.

- *Sumário de Evidências até 2024:*
  - Miomectomia prévia não afeta negativamente as taxas de gestação, sustentando a teoria de que cirurgia não é prejudicial.
  - Miomas submucosos FIGO 0, 1 e 2 estão associados a baixas taxas de gravidez e elevadas taxas de perdas gestacionais.
  - Miomectomia histeroscópica melhora taxas de gravidez espontânea e assistida.
  - Resultados na fertilidade são similares entre as diversas técnicas de miomectomia histeroscópica.
  - Ressecção histeroscópica de miomas submucosos parece restaurar a fertilidade, e as taxas de gestação após cirurgia são similares aos controles normais.
  - Remoção de miomas intramurais com mais de 4 cm parece estar associado a melhores taxas de gravidez do que controles não submetidos à cirurgia, embora evidências não sejam ainda suficientes.
  - A miomectomia por vias laparotômica e laparoscópica são igualmente efetivas na restauração da fertilidade, mas a laparoscópica está associada à melhor evolução pós-operatória e menor morbidade.
  - Tratamento de miomas subserosos de tamanho razoável não é necessário por razões de fertilidade.

**Quadro 11-1.** Teorias propostas para explicar como miomas prejudicam a fertilidade

| | |
|---|---|
| Alterações da anatomia local | Distorção da cavidade endometrial<br>Obstrução das trompas |
| Alterações funcionais do miométrio e endométrio | Aumento da contratilidade uterina<br>Prejuízo no suprimento sanguíneo endometrial<br>Inflamação endometrial crônica<br>Atrofia glandular no endométrio adjacente |
| Mecanismos moleculares endócrinos e parácrinos | Secreção de aminas vasoativas e substâncias inflamatórias locais capazes de prejudicar a fertilidade<br>Redução da expressão dos fatores de transcrição HOXA-10 e HOXA-11 |

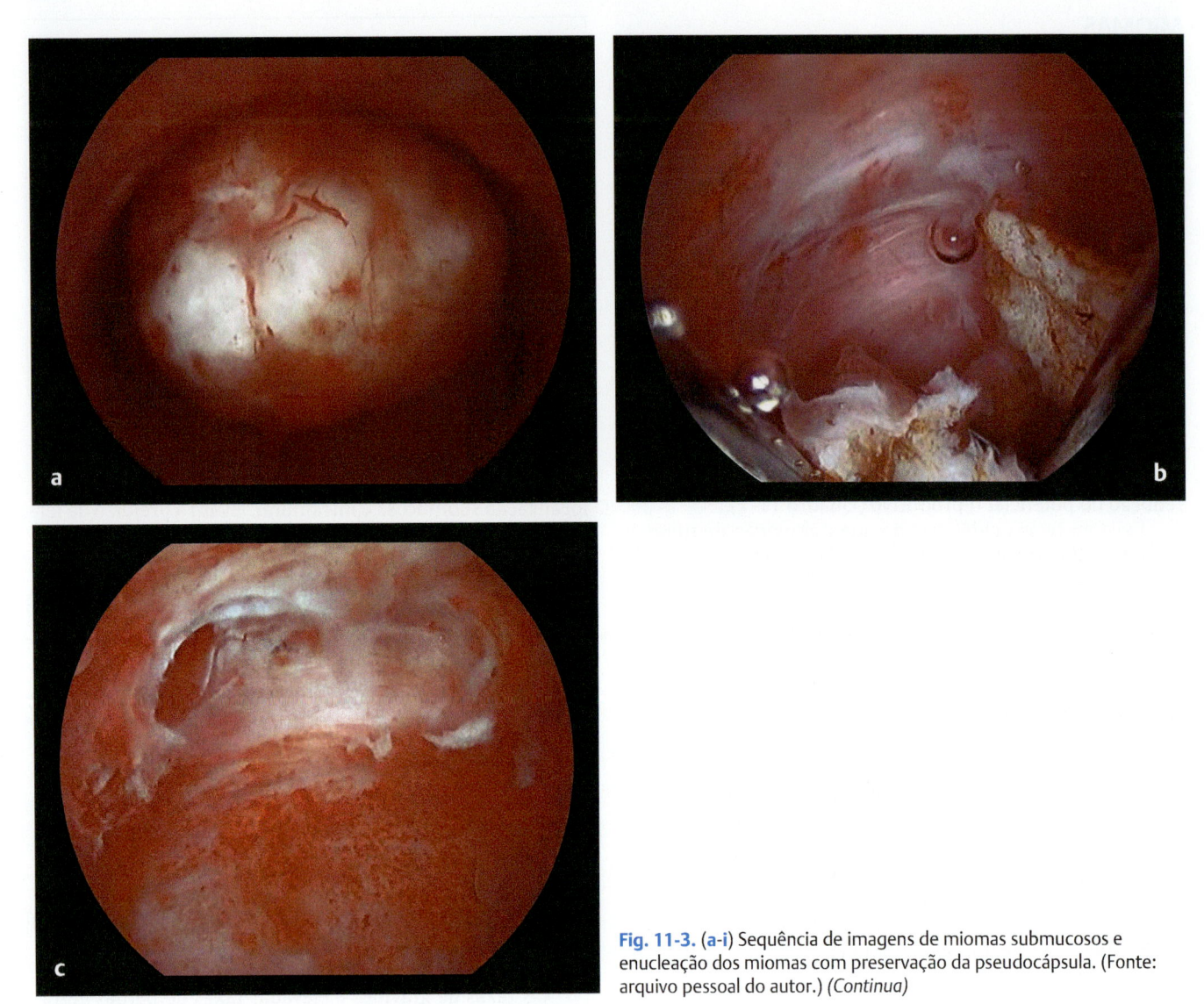

**Fig. 11-3.** (a-i) Sequência de imagens de miomas submucosos e enucleação dos miomas com preservação da pseudocápsula. (Fonte: arquivo pessoal do autor.) *(Continua)*

INFERTILIDADE: O PAPEL DA HISTEROSCOPIA

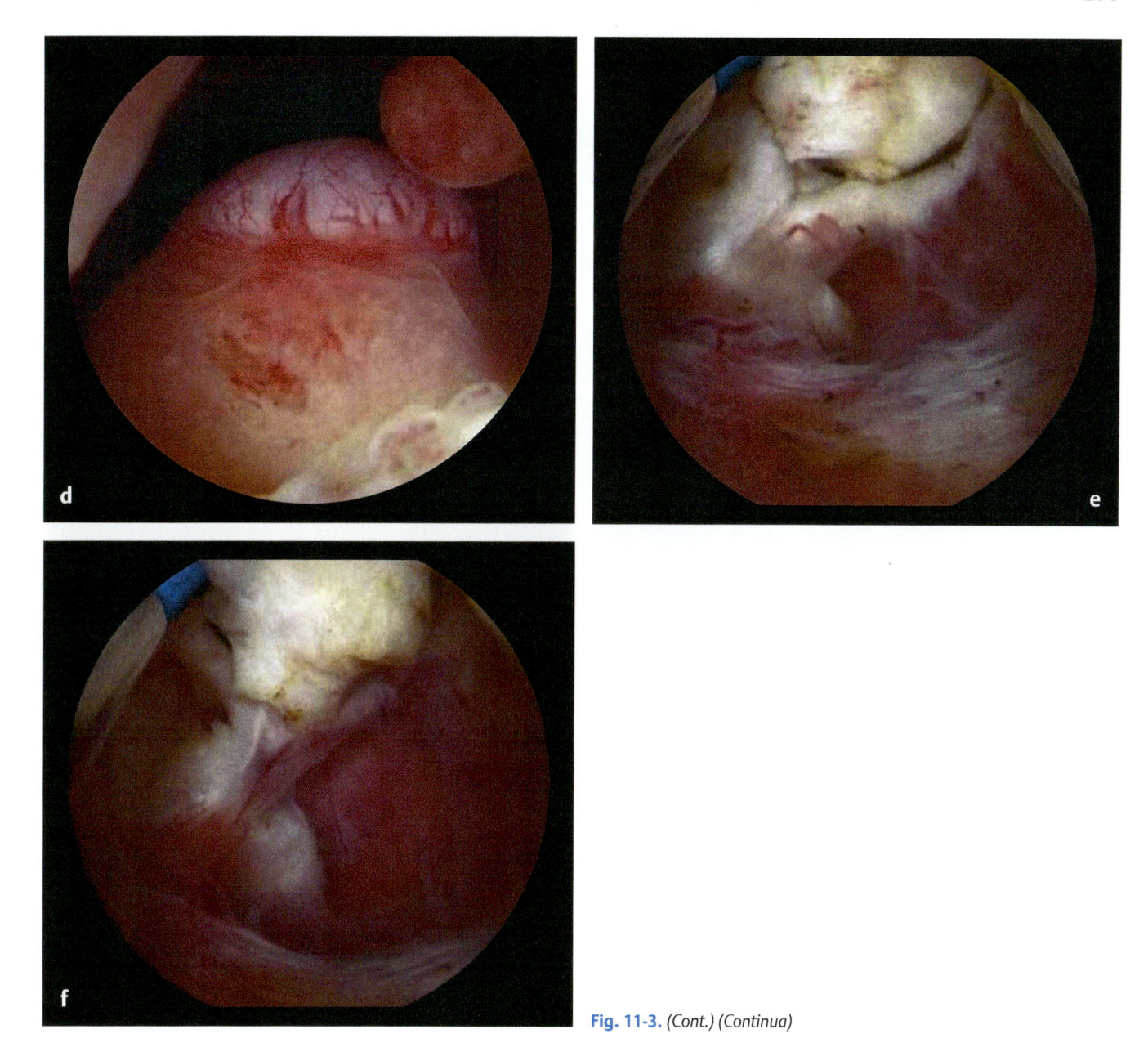

**Fig. 11-3.** *(Cont.) (Continua)*

**Fig. 11-3.** *(Cont.)*

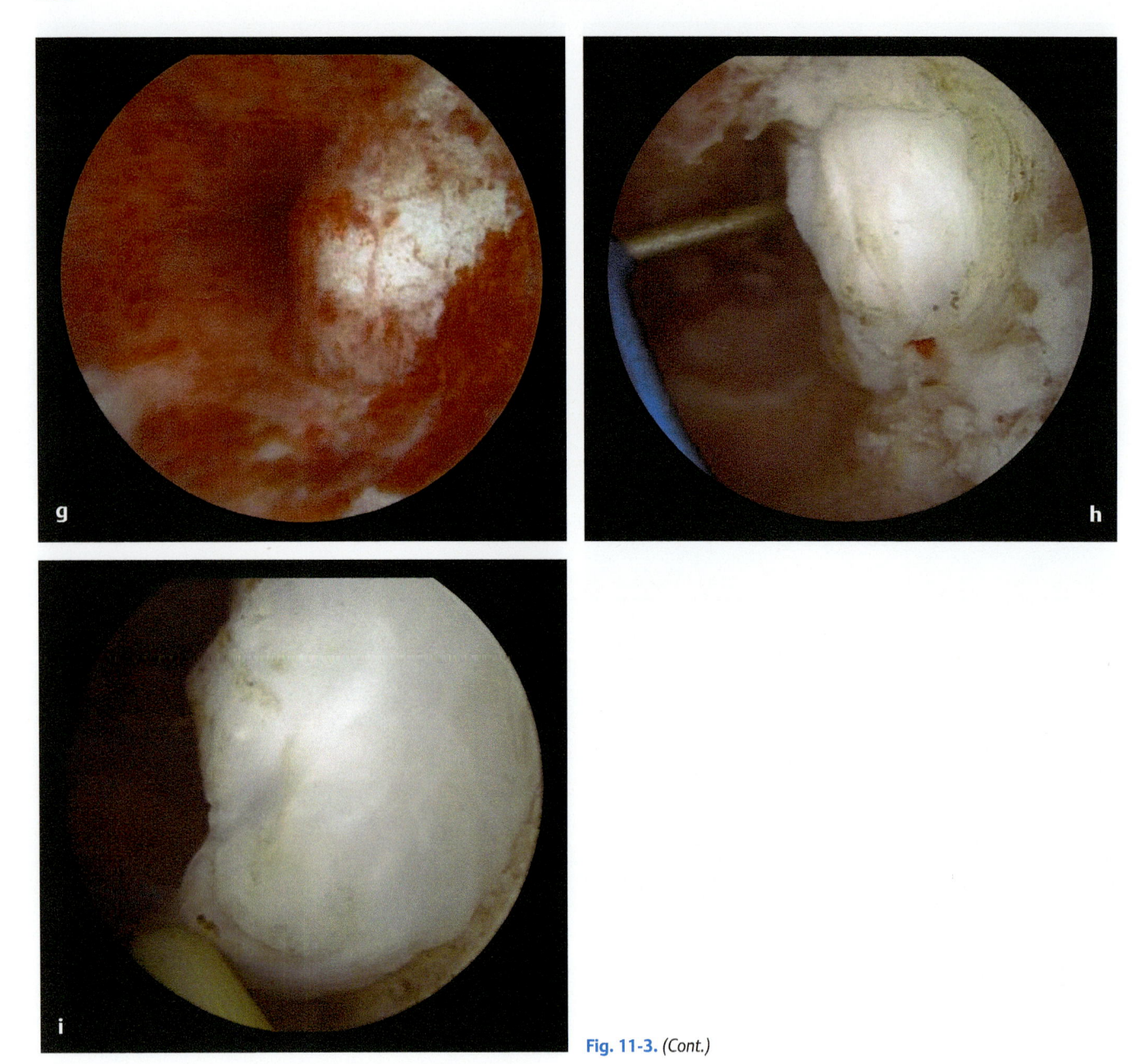

## ADENOMIOSE

Adenomiose tem sido encontrada em 22% de pacientes inférteis com menos de 40 anos e uma prevalência estimada de 20-25% em mulheres submetidas a procedimentos de reprodução assistida (Figs. 11-4 a 11-9).[5]

Todos os mecanismos patogênicos de adenomiose descritos nas recentes publicações parecem afetar negativamente a receptividade endometrial, o transporte de espermatozoides e a implantação embrionária, resultando em diminuição da fertilidade.

Tratamento cirúrgico histeroscópico pode ser indicado para selecionados casos de adenomiose superficial focal em mulheres que desejam engravidar. Histeroscopia pode ser uma forma válida de tratamento também para adenomiomas com menos de 1,5 cm. Especial atenção deve ser dirigida para preservação do miométrio saudável, pois muitas vezes é difícil distinguir plano de clivagem. Alguns estudos sugerem melhora das taxas de gestação com tratamento cirúrgico histeroscópico, porém, mais pesquisas são necessárias.[5,8]

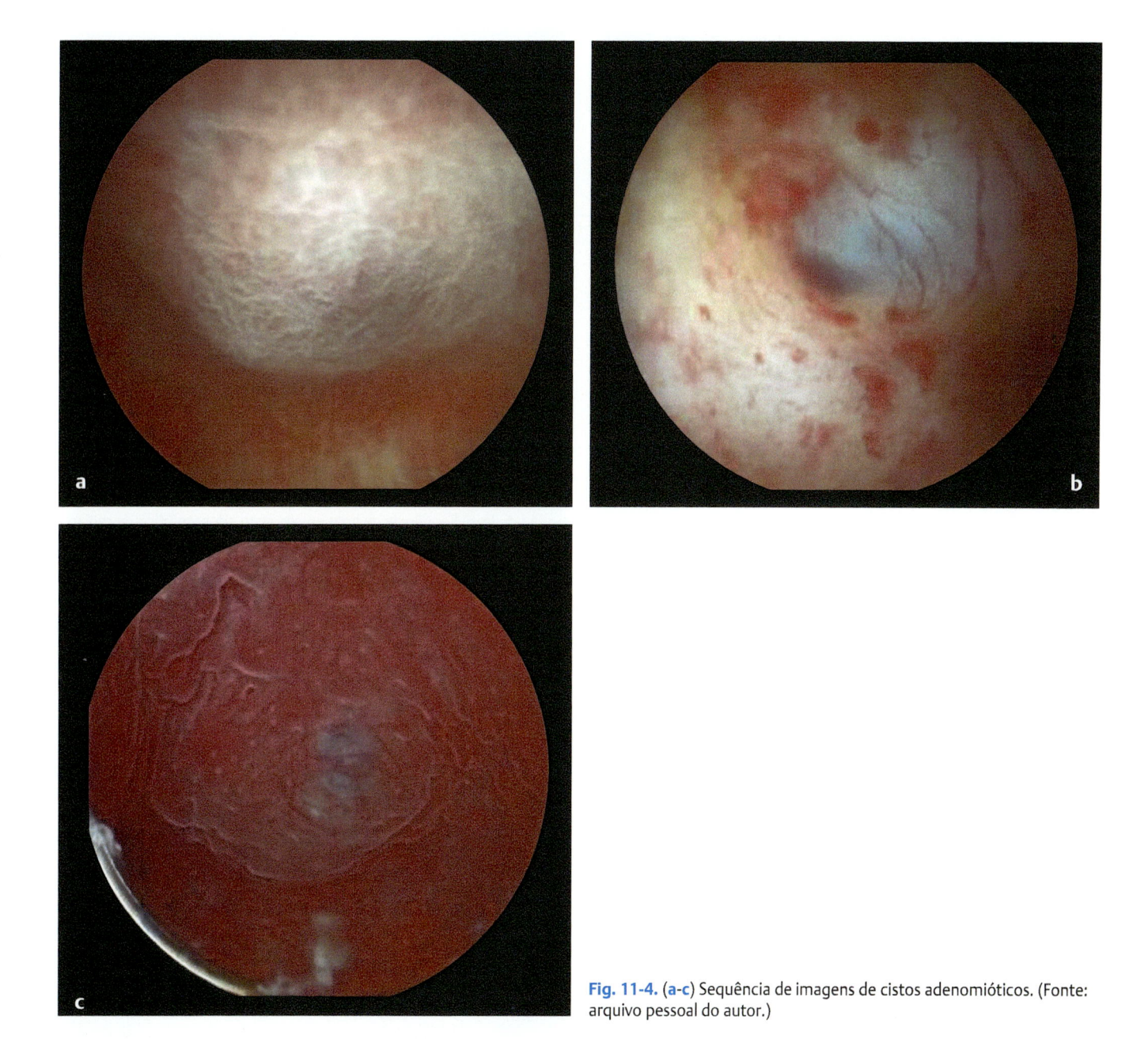

**Fig. 11-4.** (a-c) Sequência de imagens de cistos adenomióticos. (Fonte: arquivo pessoal do autor.)

**Fig. 11-5. (a-c)** Sequência de imagens de cisto adenomiótico de região cornual esquerda e após abertura do cisto. (Fonte: arquivo pessoal do autor.)

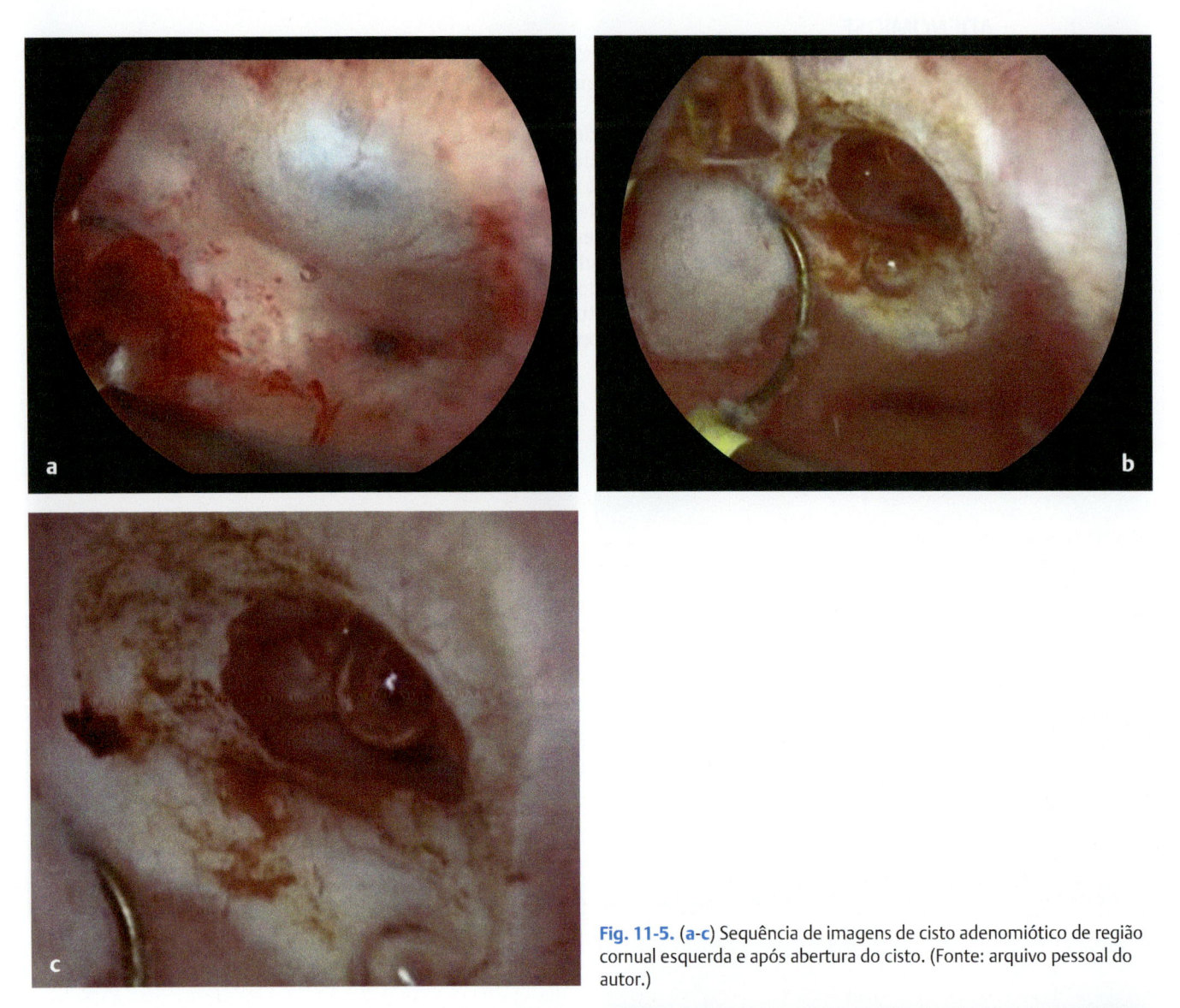

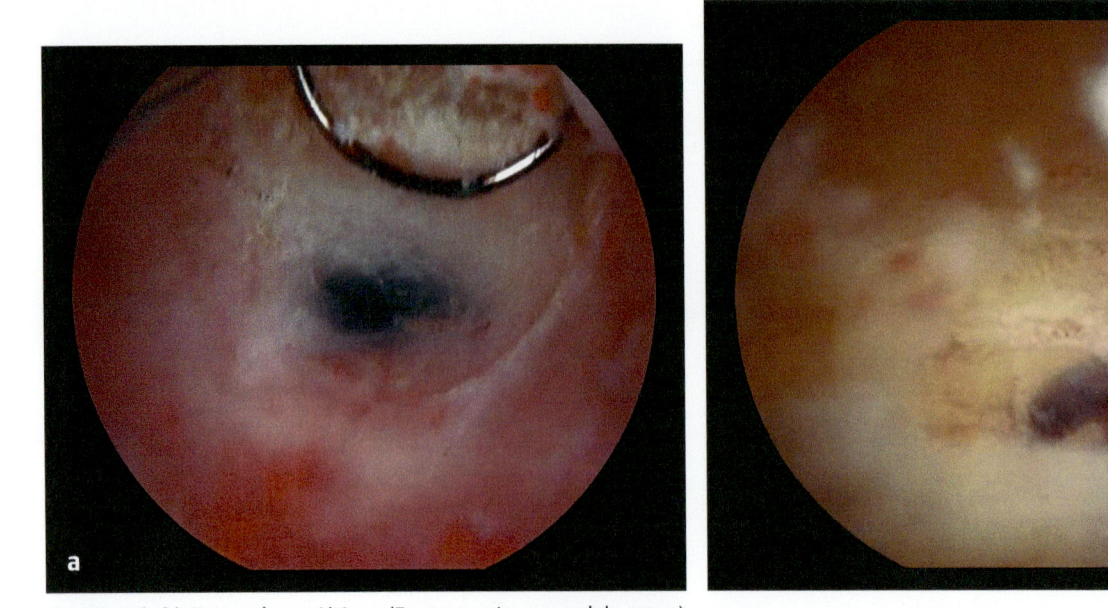

**Fig. 11-6. (a,b)** Cistos adenomióticos. (Fonte: arquivo pessoal do autor.)

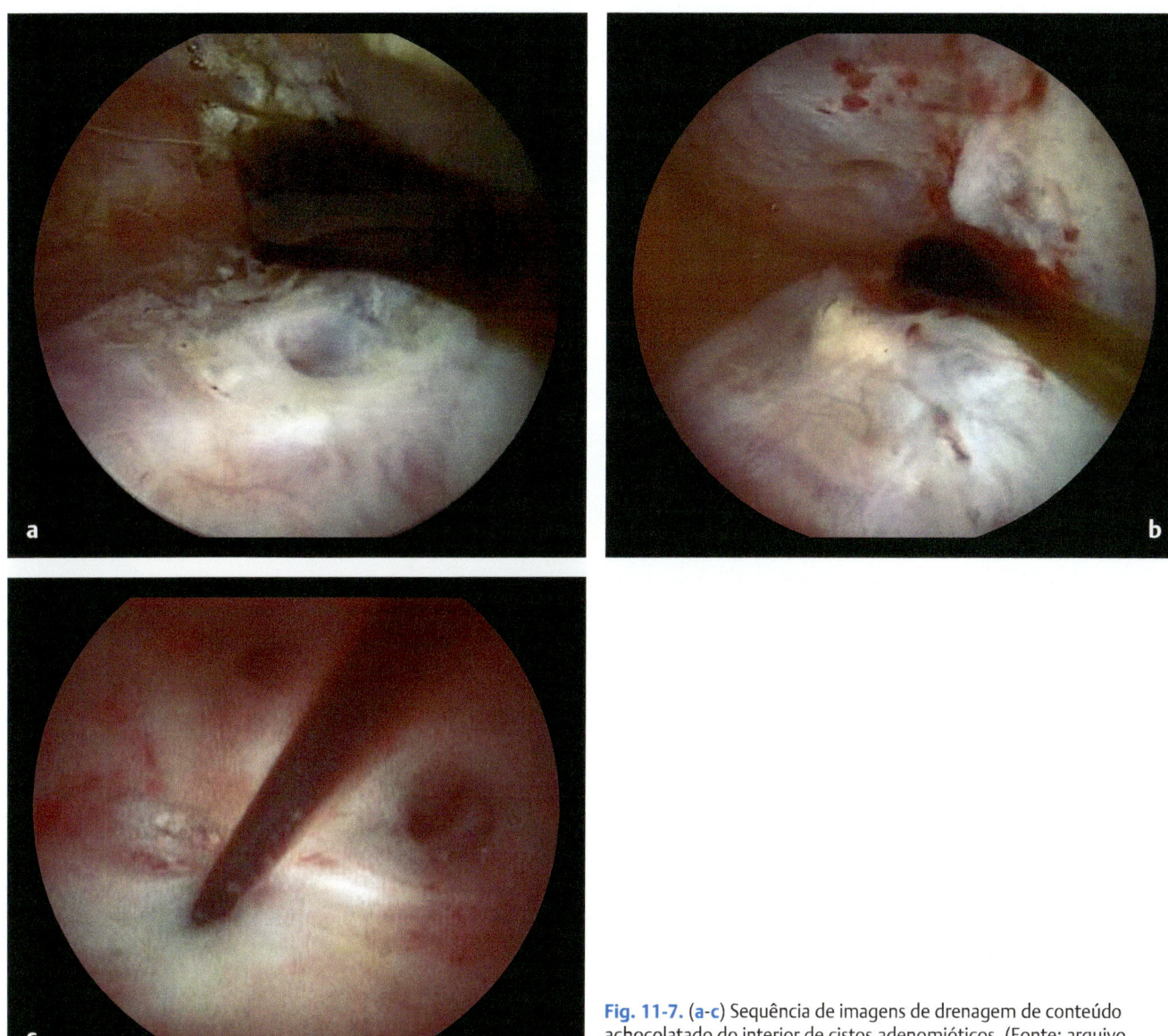

**Fig. 11-7.** (a-c) Sequência de imagens de drenagem de conteúdo achocolatado do interior de cistos adenomióticos. (Fonte: arquivo pessoal do autor.)

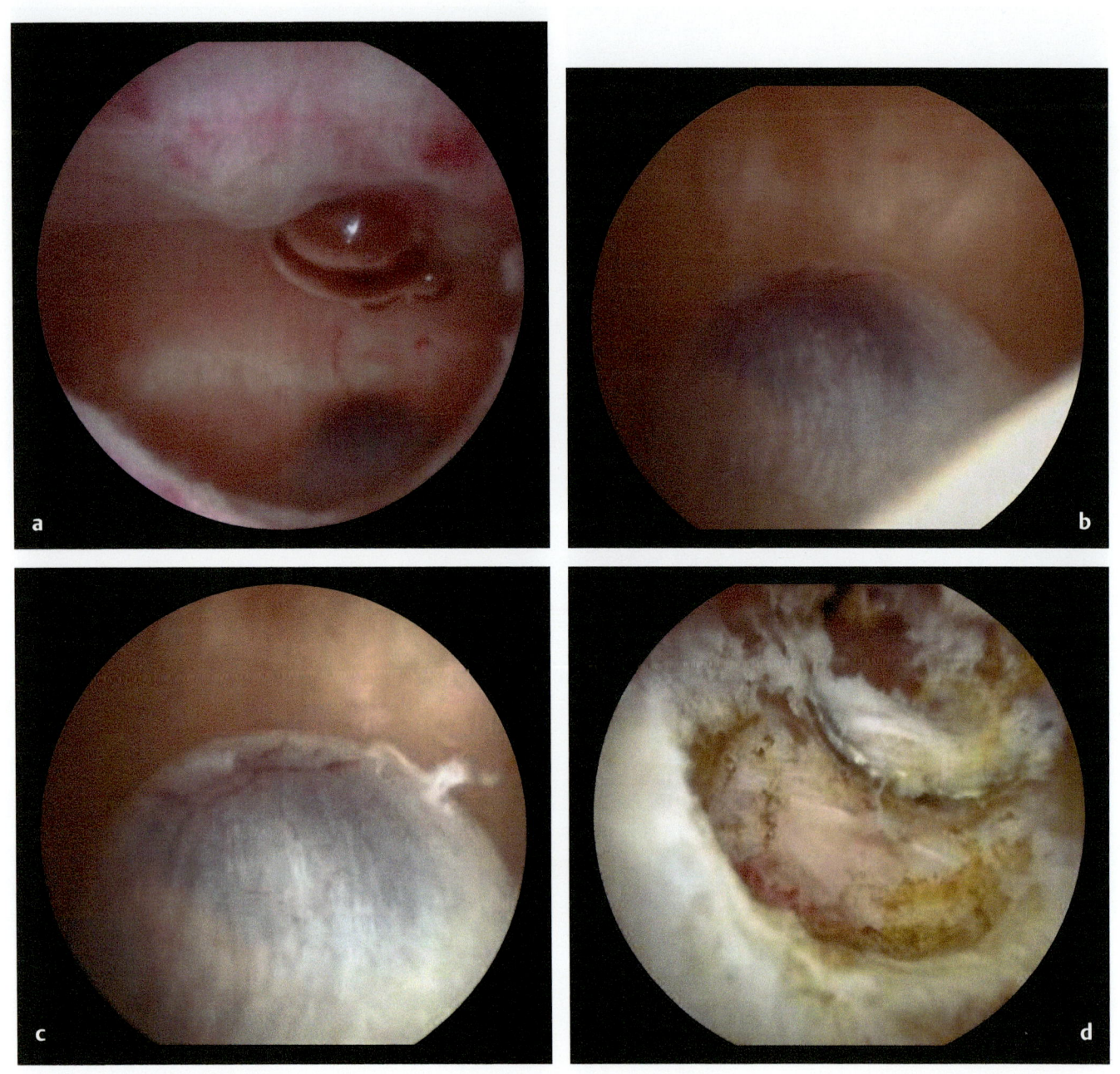

Fig. 11-8. (a-d) Sequência de imagens de cisto adenomiótico de parede posterior e após abertura do cisto. (Fonte: arquivo pessoal do autor.)

**Fig. 11-9. (a-f)** Sequência de imagens de cistos adenomióticos, após abertura da parede. (Fonte: arquivo pessoal do autor.) *(Continua)*

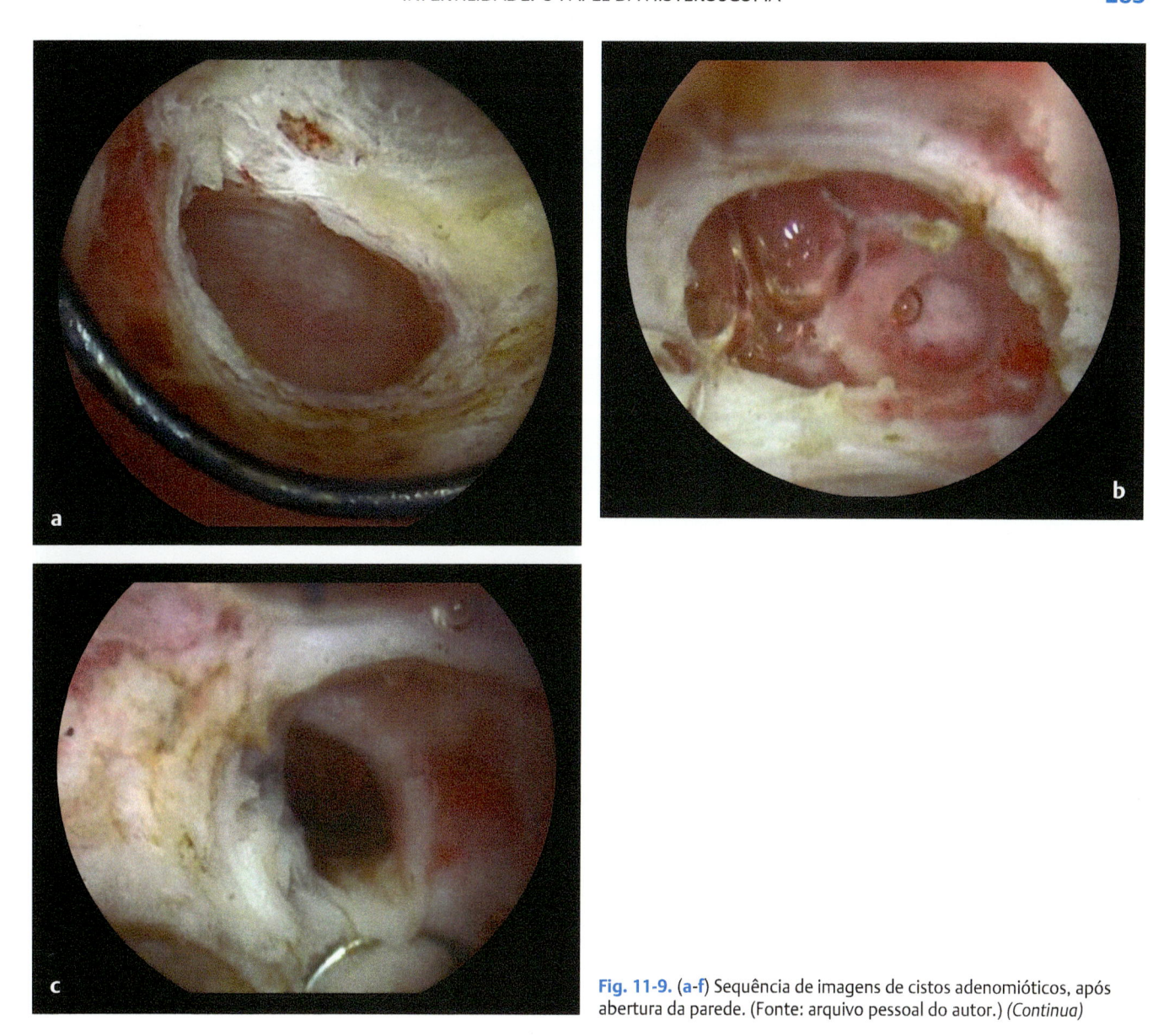

**Fig. 11-9.** *(Cont.)*

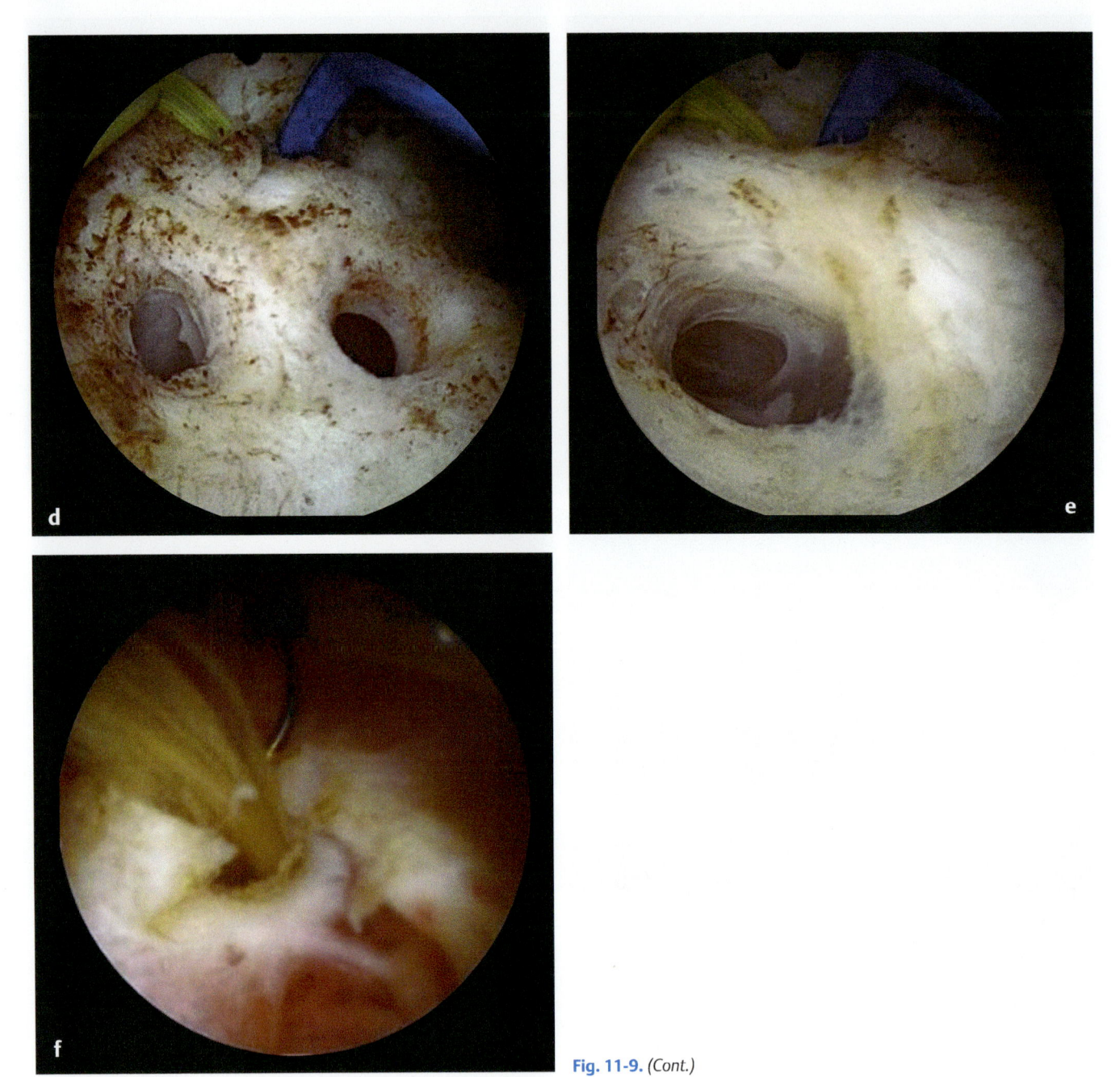

## ADERÊNCIAS INTRAUTERINAS

Os resultados reprodutivos geralmente são pobres nas pacientes com aderências intrauterinas, devido à obstrução de óstios tubários, área de superfície endometrial inadequada ou insuficiente, deformidade e redução de volume da cavidade uterina, obstrução mecânica cervical. Aderências estão também associadas a perdas gestacionais recorrentes.[5]

Ressecção histeroscópica de aderências intrauterinas é procedimento padrão ouro, restaurando formato e tamanho da cavidade uterina, assim como comunicação com canal e trompas.

Após tratamento histeroscópico de sinéquias, o efeito na fertilidade vai depender da severidade do quadro, é influenciado pela idade da paciente, e se for infertilidade primária ou secundária. As taxas de gravidez variam de 25-76%, as taxas de parto nas mulheres que engravidaram variam de 25-79,7%,[1] e as taxas de abortamentos são reduzidas de 86,5% para 42,8%, de acordo com publicações.[5,11]

As chances de gestação e de parto de feto vivo após a cirurgia são baixas na presença de doença moderada ou severa. Mesmo com a cavidade reconstituída e menstruações presentes, a reconstituição de um endométrio normal para concepção pode não acontecer.[11]

- *Sumário de Evidências até 2024:*
  - Histeroscopia pode diagnosticar aderências intrauterinas em pacientes com USTV normal.
  - Cirurgia histeroscópica para ressecção de aderências intrauterinas aumenta taxas de nascidos vivos.
  - Ressecção histeroscópica de aderências intrauterinas aumenta taxas de concepção em pacientes com infertilidade ou perdas gestacionais recorrentes.
  - Pacientes com diagnóstico de aderências intrauterinas e com desejo gestacional, devem ser submetidas à ressecção histeroscópica das aderências para melhorar as chances de concepção e nascidos vivos.

## SEPTO UTERINO

A presença de septo uterino determina alterações estruturais na cavidade, o que pode afetar a implantação embrionária. A prevalência de septo em pacientes com infertilidade é relatada ser maior do que na população em geral, sugerindo sua relação com problemas reprodutivos (Fig. 11-10).[5]

Em metanálise publicada em 2014, o útero septado foi a única anomalia associada à diminuição da probabilidade de concepção natural. Outros estudos confirmam a associação de septo uterino a aumento das taxas de abortamentos precoce e tardio, além de trabalho de parto pré-termo. Estudo prospectivo não randomizado publicado por Shuiqing *et al.* mostrou que o septo uterino está associado à redução nas taxas de implantação (47%), e aumento do risco de abortamento (67%).[5]

Diretrizes da American Society for Reproductive Medicine recomendam histeroscopia para diagnóstico de septo uterino (Practice Committee of the American Society for Reproductive Medicine, 2016). Múltiplos estudos observacionais indicam que a incisão histeroscópica do septo uterino está associada à melhora nas taxas de gestação clínica em mulheres com infertilidade, redução nas taxas de abortamentos subsequentes e aumento nas taxas de nascimentos vivos nas pacientes com infertilidade ou perdas gestacionais recorrentes. Além disso, incisão histeroscópica de septo parece melhorar resultados de reprodução assistida quando realizada previamente à transferência embrionária, com melhora nas taxas de implantação embrionária.

Segundo SOGC *Clinical Practice Guideline* 2024, baseados nas evidências atuais, a correção histeroscópica do septo uterino e do útero em forma de T melhora os resultados reprodutivos e obstétricos.[9]

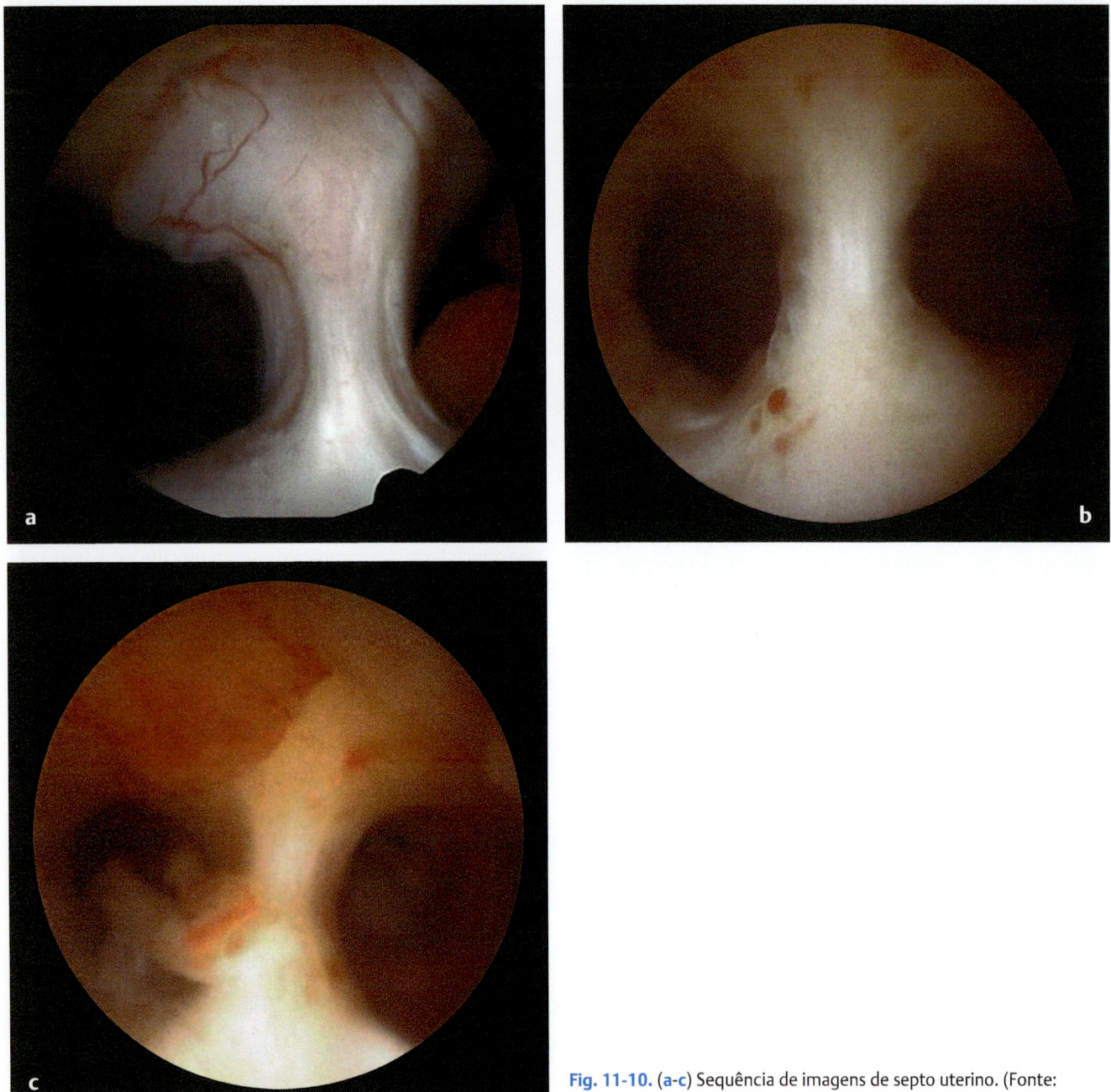

**Fig. 11-10. (a-c)** Sequência de imagens de septo uterino. (Fonte: arquivo pessoal do autor.)

## ENDOMETRITE CRÔNICA

Endometrite crônica (EC) é uma patologia que, apesar de ainda pouco investigada, tem sido associada a resultados reprodutivos desfavoráveis. Estudos têm mostrado que a EC pode prejudicar a receptividade endometrial, levando a falhas de implantação e perdas gestacionais recorrentes.[1,12]

Múltiplos estudos têm demonstrado alta prevalência de EC em mulheres inférteis (2,8-56,8%), em mulheres com falhas recorrentes de implantação (14-67,5%), e em mulheres com perdas gestacionais recorrentes (9,3-67,6%), e seu diagnóstico deve ser considerado, principalmente, naquelas sem causa definida e sem patologia estrutural intrauterina. Considerando sua alta prevalência, é uma patologia que não deve ser ignorada durante tratamento para fertilidade.[1]

Pesquisas também têm mostrado que as taxas de gravidez são inferiores em pacientes com EC em relação às pacientes sem a patologia (7,7% vs. 31,3%, respectivamente). Da mesma forma para as taxas de sucesso após fertilização, que são menores em relação às pacientes sem EC (15% vs. 46%, respectivamente).[1,2]

O padrão ouro para diagnóstico de EC é a detecção histológica de plasmócitos no estroma endometrial. A detecção por imuno-histoquímica de Syndecan-1, também conhecida como CD138, um antígeno específico da superfície celular dos plasmócitos, é usada para complementação diagnóstica.[2] Mc Queen et al. encontraram taxas de diagnóstico significativamente superiores com a utilização de CD138 em comparação à histologia convencional (56% vs. 13%). É consenso atual a associação de histologia convencional (HE) e imuno-histoquímica (CD138) como critérios diagnósticos de EC.[1,12]

A histeroscopia com utilização de solução salina, método diagnóstico minimamente invasivo, permite a direta visualização da cavidade uterina e identificação de sinais visuais de inflamação, direcionando a coleta da biópsia para locais suspeitos. Os critérios diagnósticos, segundo a publicação de Cicinelli et al.,[12] estão relacionados no Quadro 11-2, e ilustrados nas Figs. 11-11 a 11-16. O estudo mostrou um impacto positivo, com substancial concordância entre observadores.[1]

A completa avaliação diagnóstica vai requerer histeroscopia e biópsia endometrial com estudo histológico (HE) e por imuno-histoquímica para detecção de CD138, além da pesquisa do agente infeccioso.[12]

O tratamento com antibióticos é uma opção terapêutica efetiva para EC, restabelece a normalidade tanto do ponto de vista histeroscópico como histológico. Pesquisas têm demonstrado resultados promissores após tratamento, com melhora das taxas de gestação e de nascidos vivos em pacientes com perdas gestacionais recorrentes sem causa definida, assim como sucesso nas pacientes com falhas recorrentes de implantação. Estudos prospectivos bem desenhados são necessários para confirmar esses dados, assim como estudos com a aplicação de novas técnicas para melhor definição da flora endometrial normal e patogênica.[1]

Entre os agentes etiológicos da endometrite crônica, se destacam a presença de *Escherichia coli, Streptococcus, Enterococcus, Staphylococcus, Gardnerella vaginalis, Proteus, Klebsiella pneumoniae, Pseudomonas aeruginosa* e *Corynebacterium*; são menos comuns *Mycoplasma, Ureaplasma* e *Chlamydia*.[13,14]

Segundo pesquisas publicadas, estima-se que até um terço das pacientes não tenha a identificação do agente etiológico. Nesses casos, tratamento antimicrobiano empírico tem sido utilizado, com melhora nos sintomas e na histologia. A droga mais utilizada é a doxiciclina na dosagem de 100 mg por via oral (VO) duas vezes ao dia, por 10 a 14 dias. O uso da droga de forma empírica se mostrou eficaz na cura da EC. Alternativa à doxiciclina tem sido a associação de ciprofloxacino e metronidazol na dosagem de 500 mg VO de cada droga por dia, durante 14 dias. Uma alternativa é a combinação de ofloxacino (400 mg/dia VO, por 14 dias) e metronidazol (500 mg/dia VO, por 14 dias).[1,13]

A associação de levofloxacina 500 mg/dia e tinidazol 1 gr/dia por 14 dias oferece apropriada cobertura antibiótica para a maioria dos patógenos, incluindo *Mycoplasma* e *ureaplasma*.[14]

Várias outras combinações de diferentes antibióticos são descritas nos diversos estudos publicados. A associação de três drogas antimicrobianas pode ser utilizada: doxiciclina na dosagem de 100 mg VO, duas vezes ao dia, ciprofloxacino 500 mg VO, duas vezes ao dia e metronidazol 400 mg VO, duas vezes ao dia, todas usadas em associação, pelo período de 14 dias.

Culturas negativas, na presença de sintomas ou achados histeroscópicos positivos, podem representar teste falso-negativo ou indicar a presença de *Chlamydia*. Nesses casos, a recomendação das *guidelines* do CDC (*Centers for Disease Control and Prevention*) é o tratamento com ceftriaxona 250 mg intramuscular em dose única, associado à doxiciclina 100 mg VO e metronidazol 500 mg VO, ambos duas vezes ao dia, por 14 dias. Para pacientes alérgicas ou intolerantes à doxiciclina, tem sido sugerido, também, um curso de 5 dias de azitromicina, com dosagem de 500 mg VO no primeiro dia e depois 250 mg VO do segundo ao quinto dia. Esse esquema é efetivo para o tratamento de *Chlamydia*, bactérias comuns e *Mycoplasma*.[1]

Em 2023, a Sociedade Europeia de Reprodução Humana e Embriologia – ESHRE – publicou *ESHRE Good Practice Recommendations on Recurrent Implantation Failure*, um artigo com as principais recomendações para investigação e tratamento das pacientes com falha recorrente de implantação, baseadas nos estudos publicados até aquele momento.[15]

Apenas alguns tópicos relevantes do guia de boas práticas serão relacionados a seguir (Quadro 11-3).

**Quadro 11-2.** Critérios diagnósticos de endometrite crônica[12]

| Aspecto de morango | Imagem típica de hiperemia focal ou difusa apresentando pontos brancos de permeio (Fig. 11-11) |
|---|---|
| Pontos hemorrágicos | Áreas focais avermelhadas com bordas agudas e irregulares, possivelmente em continuidade com capilares (Fig. 11-12) |
| Hiperemia focal | Pequenas áreas de endométrio hiperemiado (Fig. 11-13) |
| Micropólipos | Pequenas protrusões pedunculadas e vascularizadas na superfície endometrial medindo menos de 1 mm, distribuídas em áreas focais ou em toda a cavidade (Figs. 11-14 a 11-16) |
| Aparência pálida do endométrio | Aparência pálida e espessa do endométrio na fase folicular por causa de edema estromal (achado normal na fase secretora) (Fig. 11-17) |

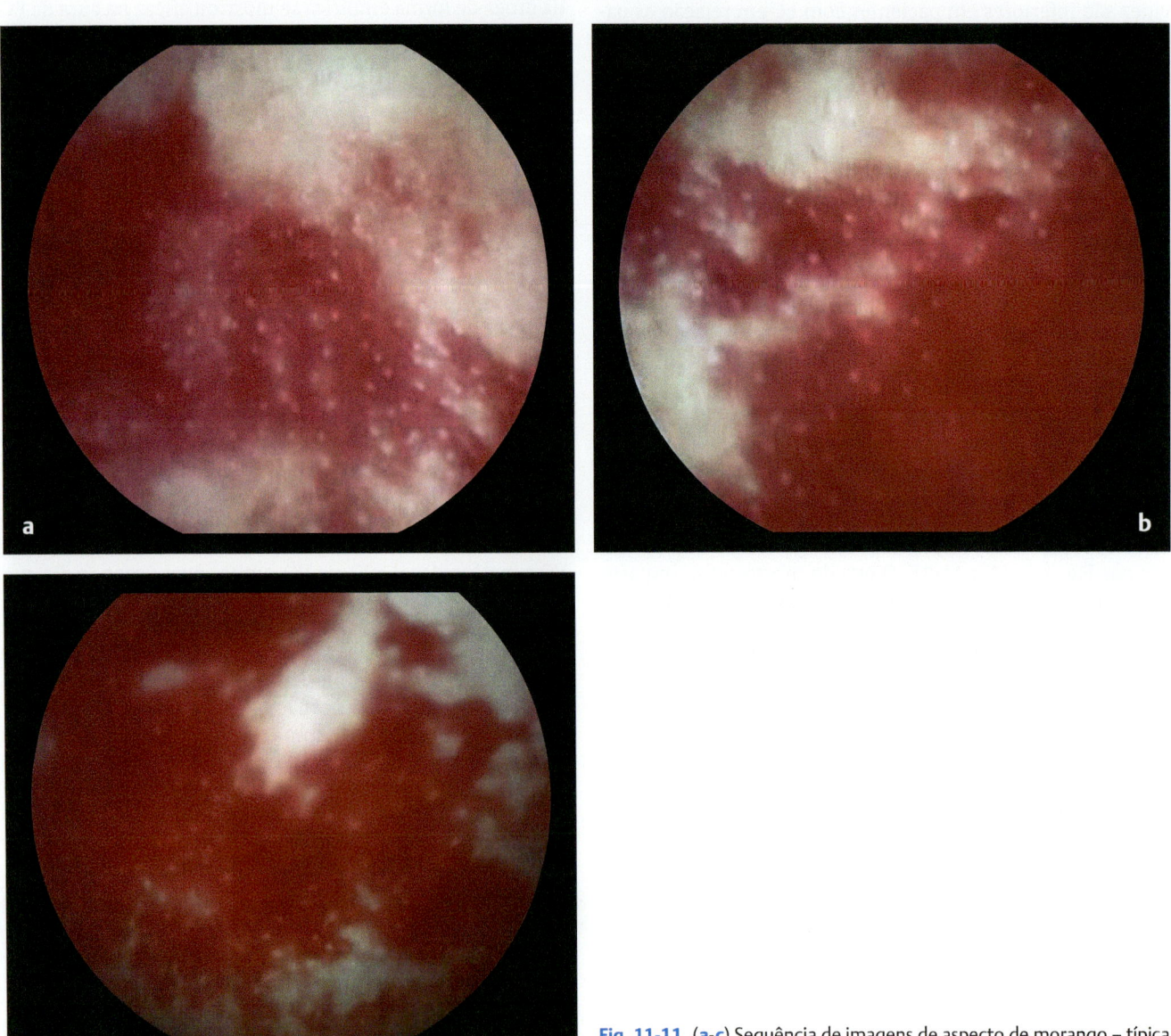

**Fig. 11-11. (a-c)** Sequência de imagens de aspecto de morango – típica imagem de hiperemia focal ou difusa apresentando pontos brancos de permeio. (Fonte: arquivo pessoal do autor.)

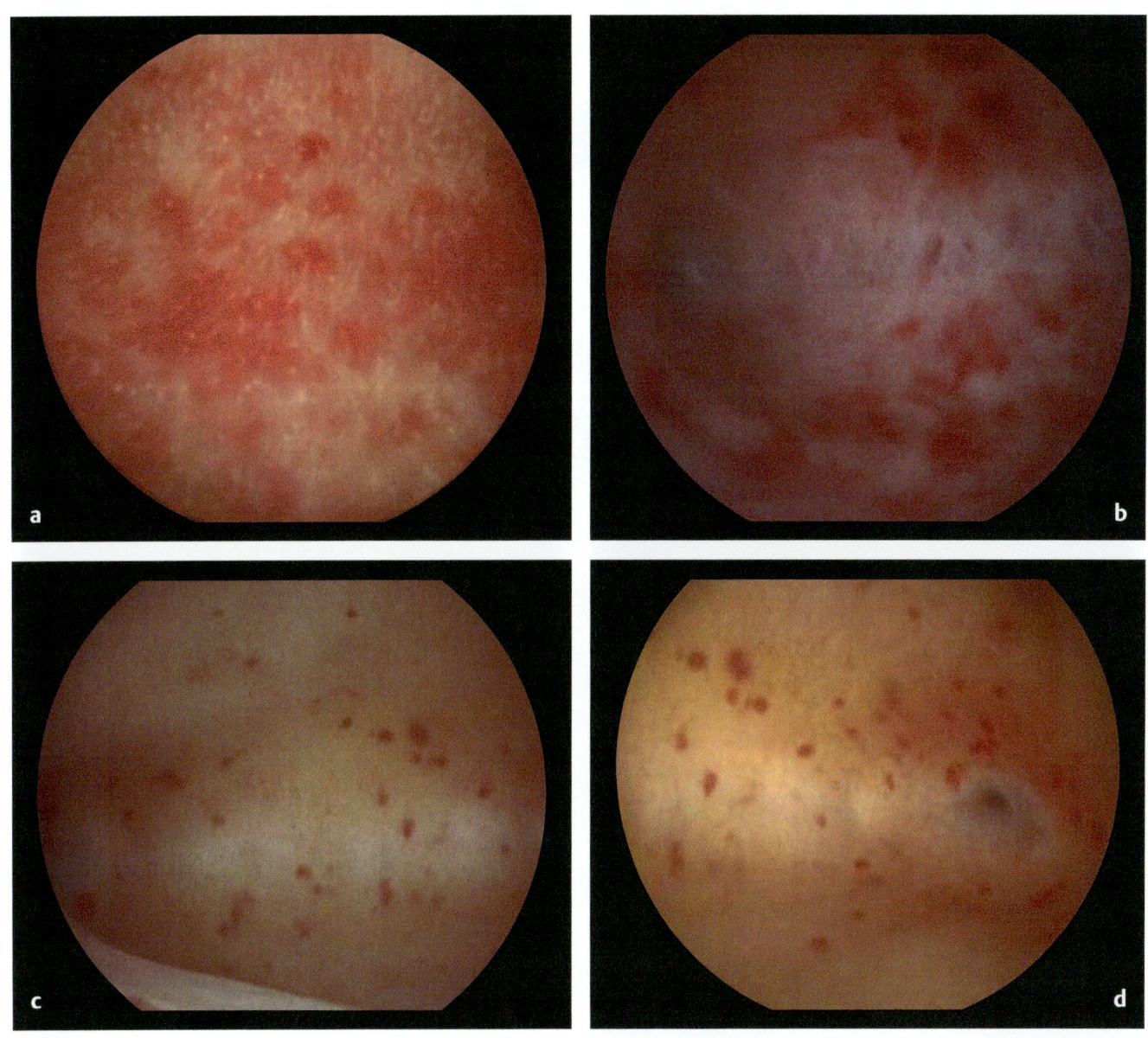

Fig. 11-12. (a-d) Sequência de imagens mostrando pontos hemorrágicos – áreas focais avermelhadas com bordas agudas e irregulares. (Fonte: arquivo pessoal do autor.)

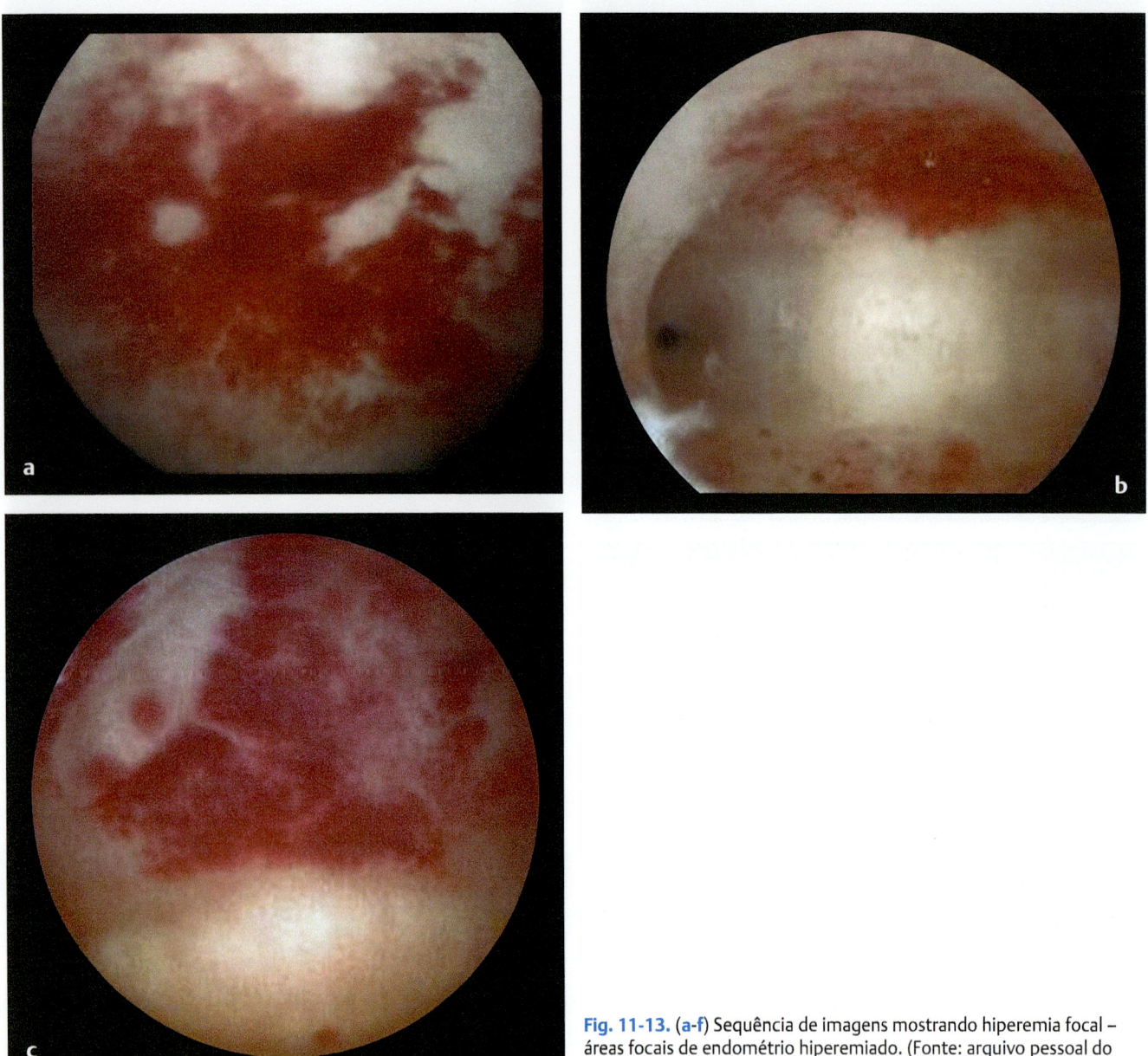

**Fig. 11-13. (a-f)** Sequência de imagens mostrando hiperemia focal – áreas focais de endométrio hiperemiado. (Fonte: arquivo pessoal do autor.) *(Continua)*

Fig. 11-13. *(Cont.)*

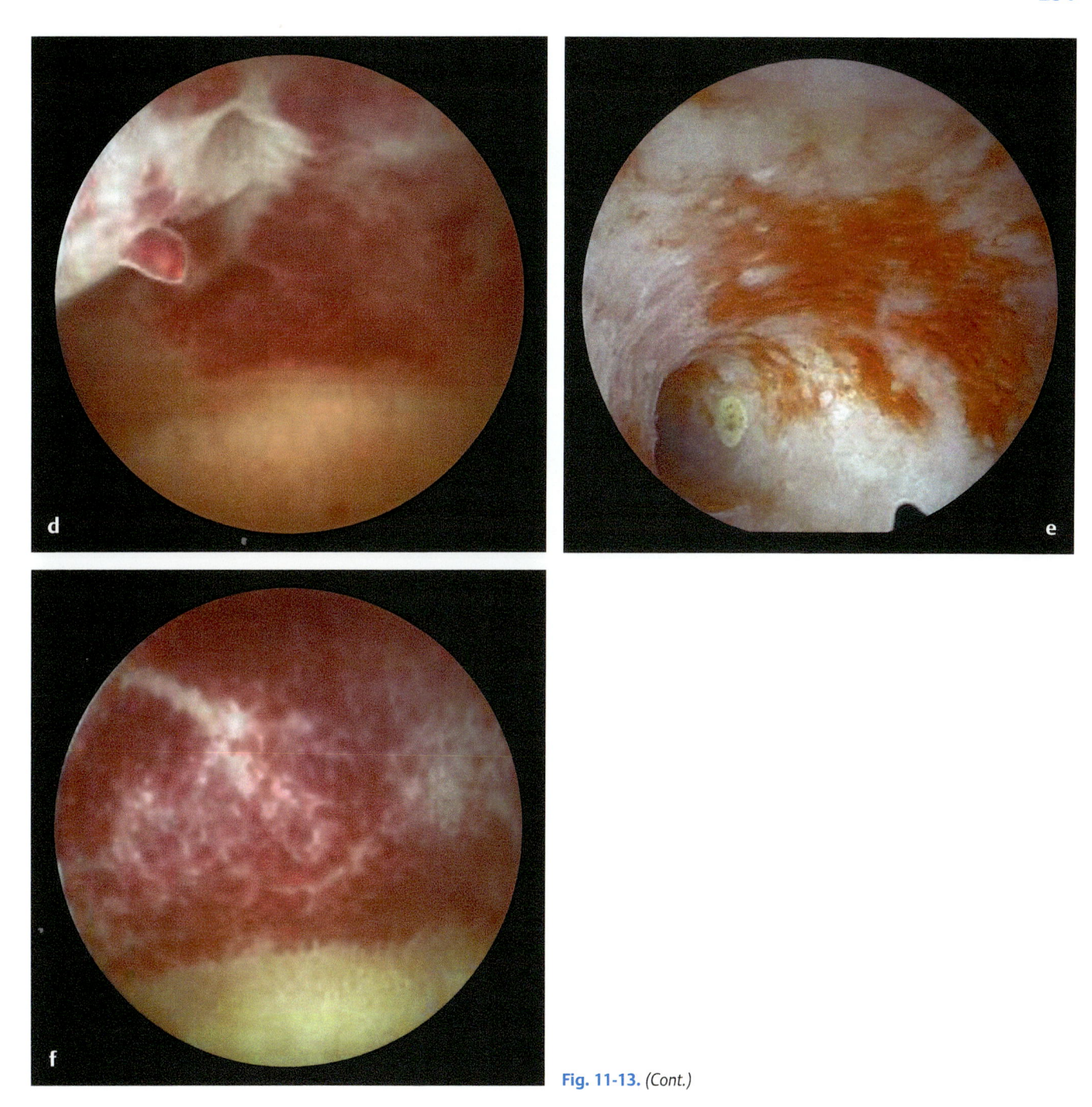

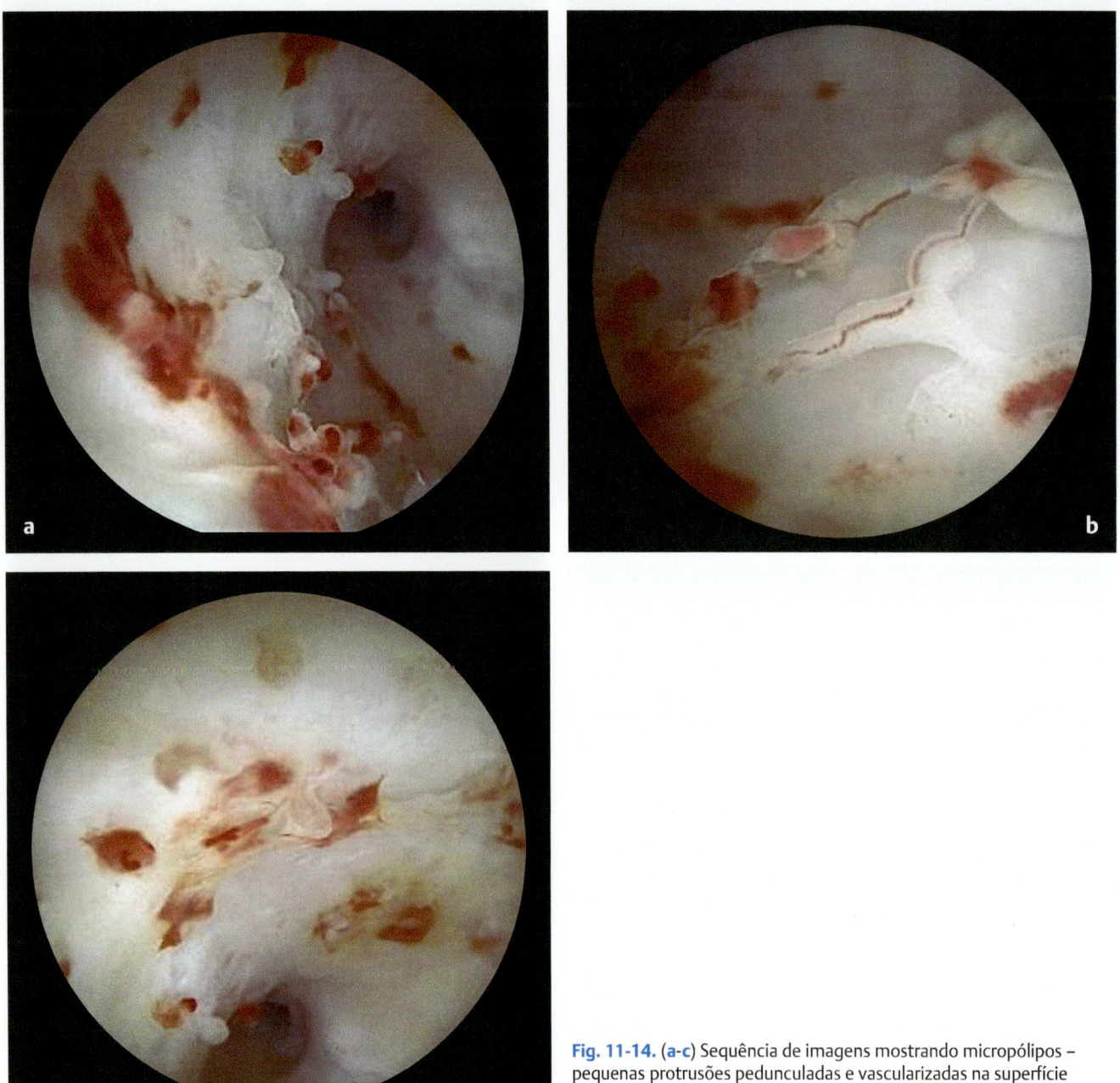

**Fig. 11-14. (a-c)** Sequência de imagens mostrando micropólipos – pequenas protrusões pedunculadas e vascularizadas na superfície endometrial medindo menos de 1 mm. (Fonte: arquivo pessoal do autor.)

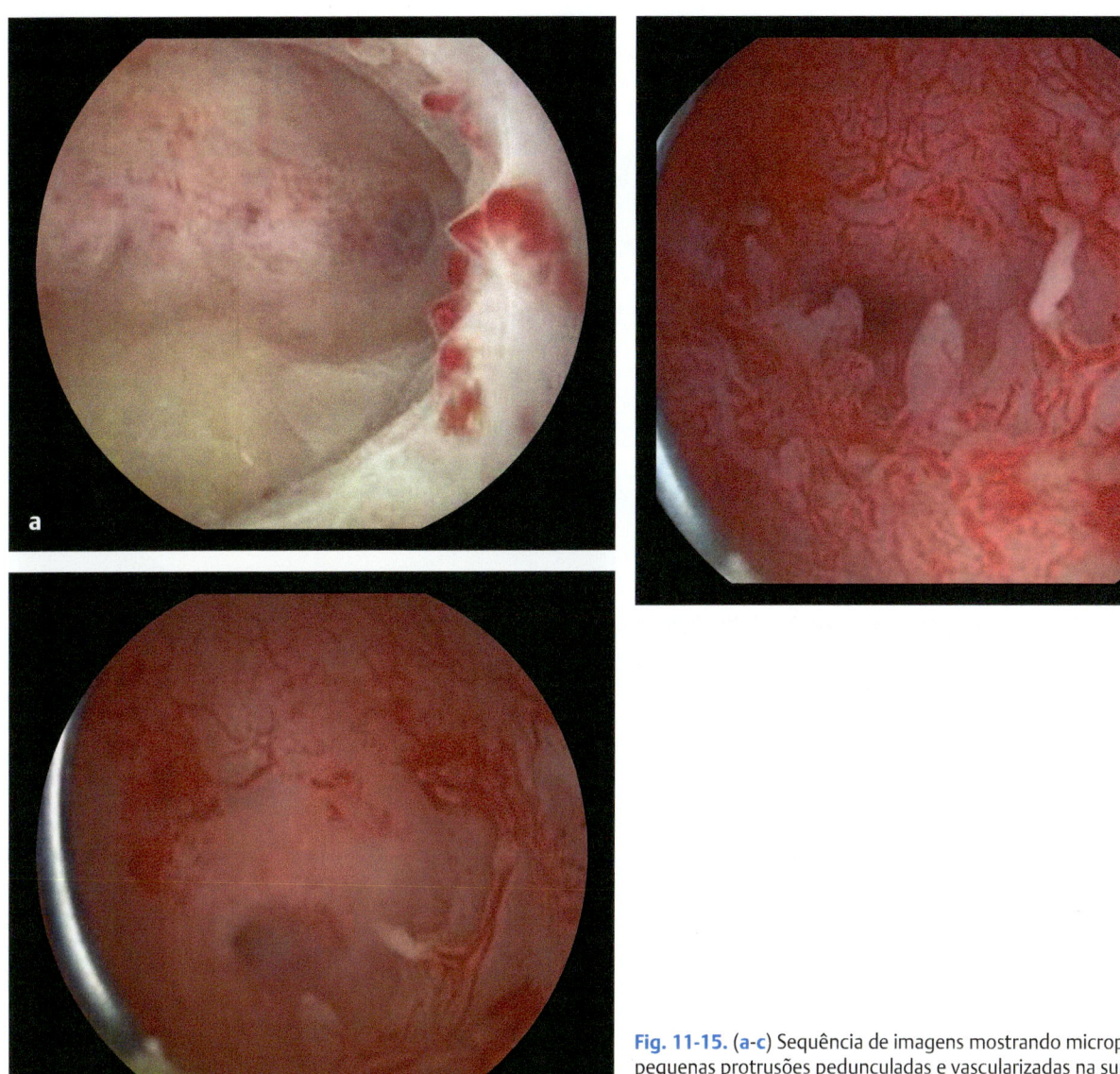

**Fig. 11-15. (a-c)** Sequência de imagens mostrando micropólipos – pequenas protrusões pedunculadas e vascularizadas na superfície endometrial medindo menos de 1 mm. (Fonte: arquivo pessoal do autor.) *(Continua)*

**Fig. 11-15.** *(Cont.)*

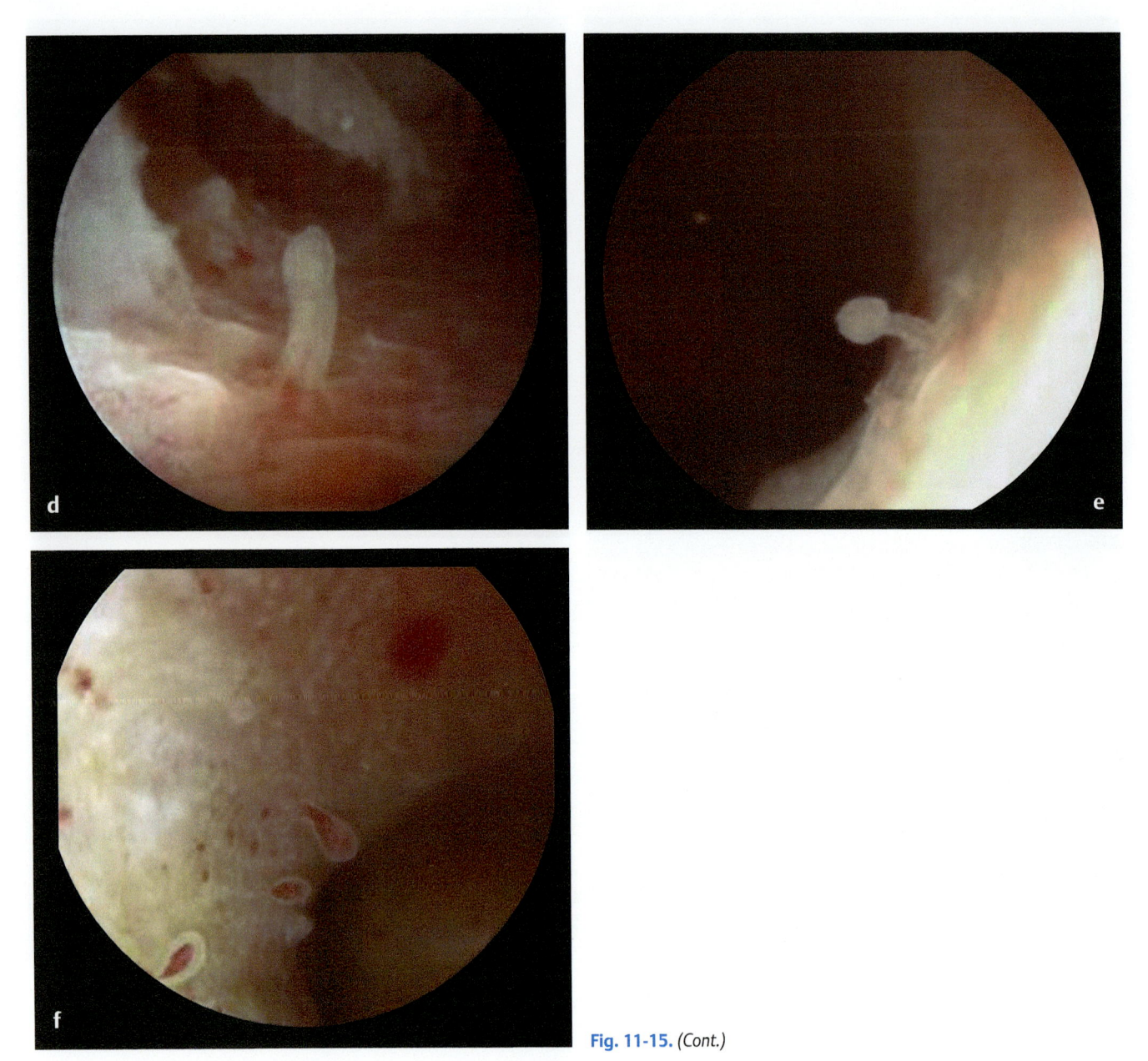

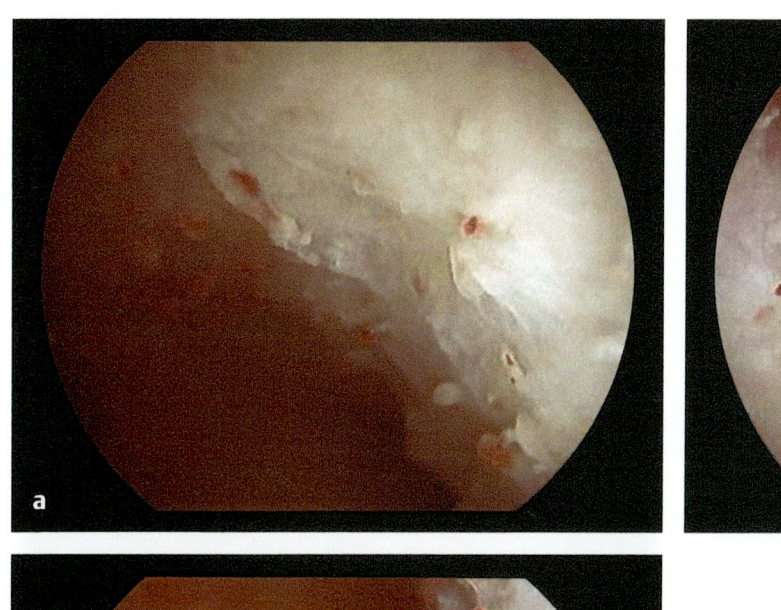

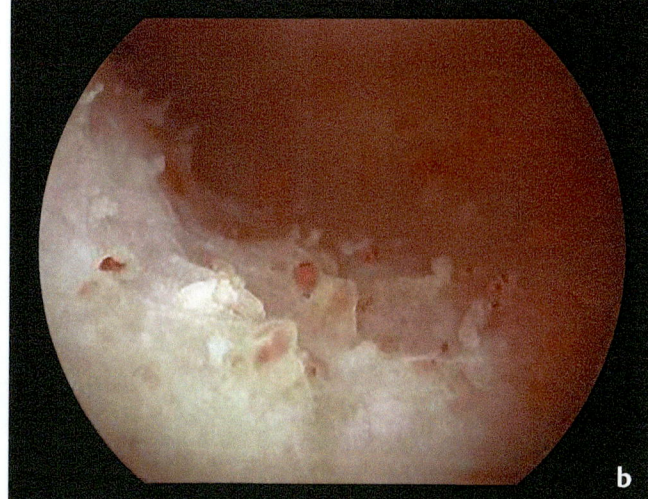

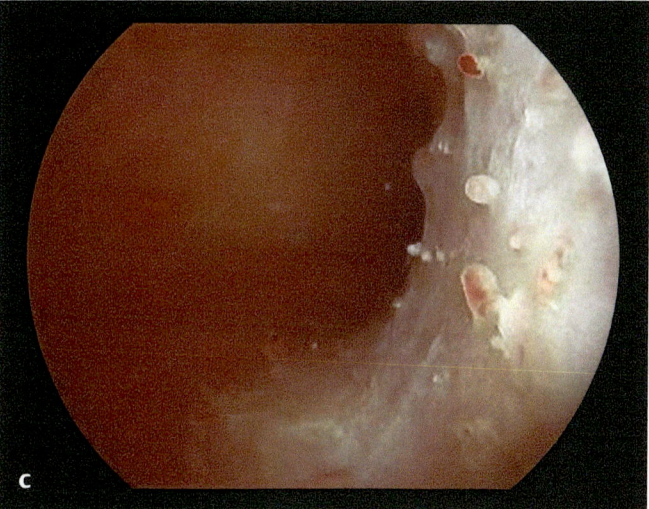

**Fig. 11-16.** (a-f) Sequência de imagens mostrando micropólipos – pequenas protrusões pedunculadas e vascularizadas na superfície endometrial medindo menos de 1 mm. (Fonte: arquivo pessoal do autor.) *(Continua)*

**Fig. 11-16.** *(Cont.)*

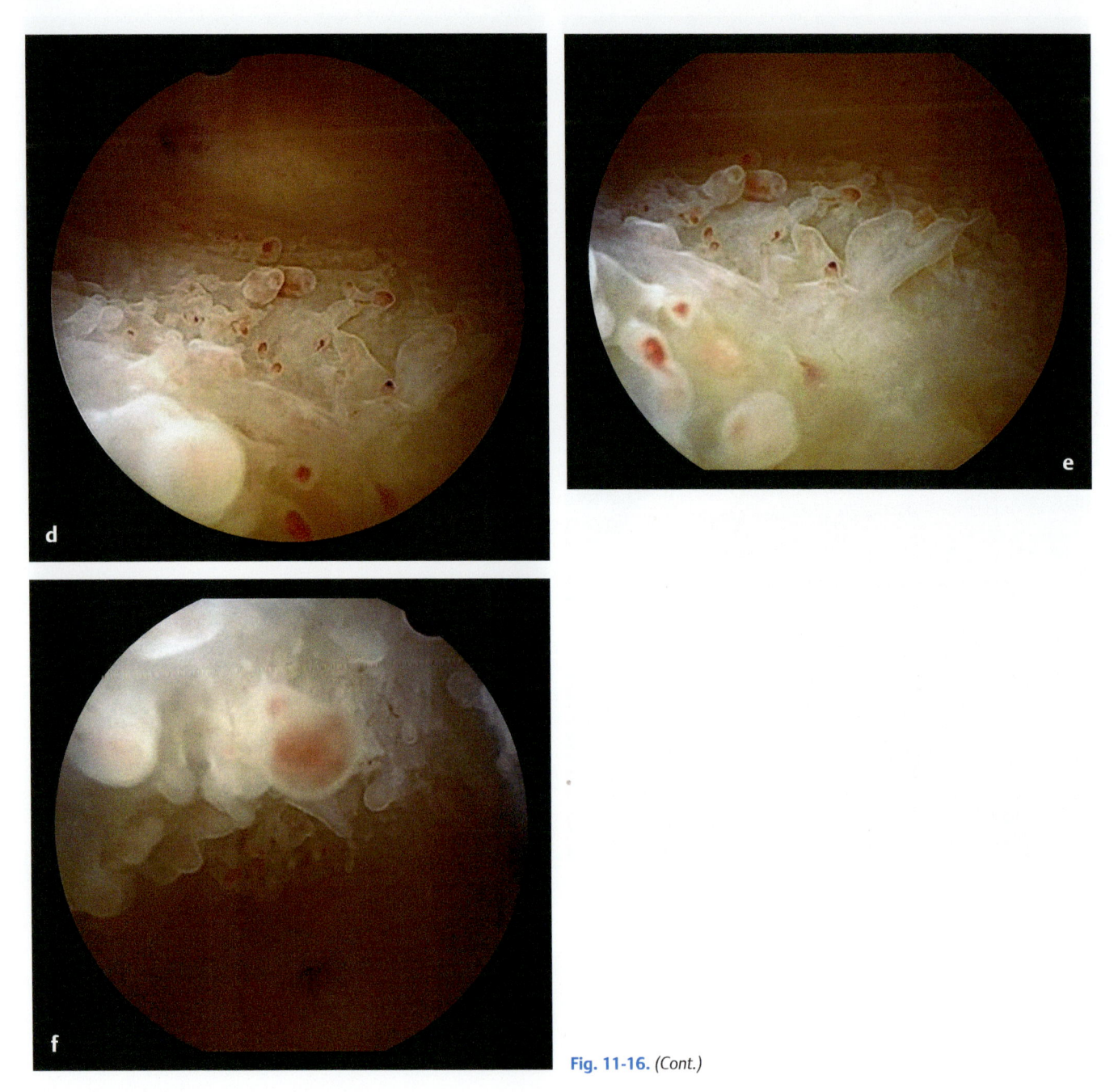

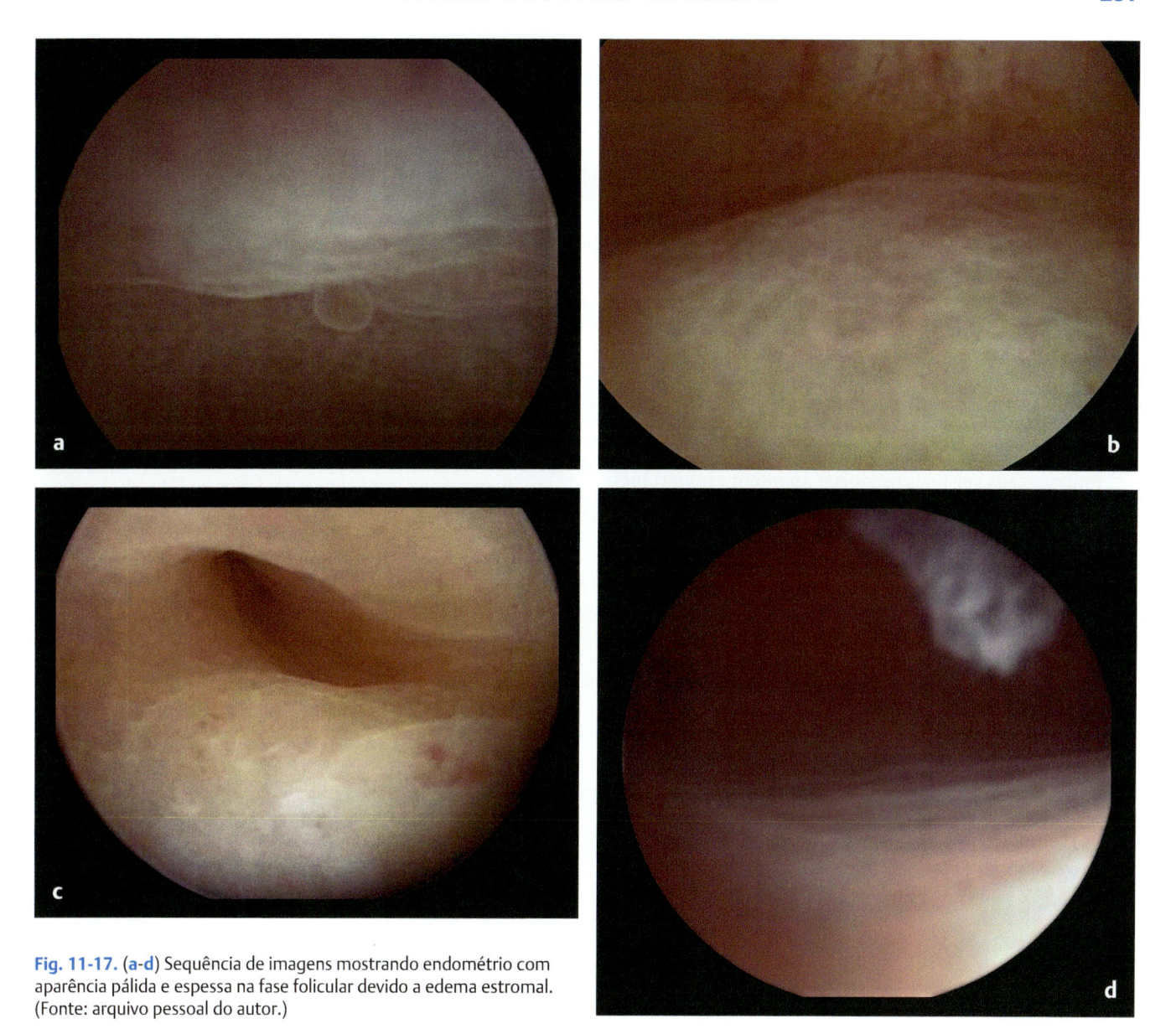

# INFERTILIDADE: O PAPEL DA HISTEROSCOPIA

**Fig. 11-17.** (a-d) Sequência de imagens mostrando endométrio com aparência pálida e espessa na fase folicular devido a edema estromal. (Fonte: arquivo pessoal do autor.)

**Quadro 11-3.** Alguns tópicos do ESHRE recomendações de boas práticas sobre falha recorrente de implantação (2023)[15]

| Recomendados | Não recomendados |
| --- | --- |
| Mudanças em hábitos de vida, como evitar tabagismo, bebidas alcoólicas e cafeína | Testes de avaliação de microbioma vaginal e uterino |
| Tratamento com estradiol nas pacientes com endométrio persistentemente fino | Pesquisa de células NK no sangue periférico e no endométrio não é recomendada – a concentração de células NK no endométrio varia muito durante o ciclo menstrual, e critérios de anormalidade ainda não estão definidos |
| Histeroscopia para diagnóstico de endometrite crônica e tratamento com antibiótico | Injúria endometrial proposital |
| A histeroscopia está recomendada para descartar síndrome de Asherman nas pacientes com endométrio muito fino, apesar do tratamento com estradiol | Uso rotineiro dos testes de receptividade endometrial disponíveis no mercado |

## FATORES IMUNOLÓGICOS

Atualmente é amplamente aceita a teoria de que uma resposta imunológica materna excessiva possa prejudicar a implantação embrionária.

Vários marcadores imunológicos têm sido estudados no contexto da infertilidade, dentre eles as células *natural killers* (células NK) tanto no sangue periférico quanto no endométrio.

As células NK uterinas representam em torno de 70% das células imunes da interface materno-fetal, e sua concentração varia de acordo com o ciclo menstrual, atingindo níveis mais elevados na fase lútea.

Alguns estudos associam níveis excessivamente altos de células NK uterinas com falhas de implantação. Não existe, entretanto, consenso com relação ao melhor método de quantificação dessas células, que valores seriam prejudiciais e a real importância desses achados na função endometrial.[15]

Embora cada vez mais pesquisas apontem a importância das células NK no contexto da infertilidade, mais estudos visando validar testes de função e estratégias de tratamento são necessários para que se possa recomendar sua avaliação em pacientes com falhas recorrentes de implantação.[15]

## REFERÊNCIAS BIBLIOGRÁFICAS

1. Grando LB. Review: chronic endometritis and infertility. Femina. 2021;49(2):109-14.
2. Moustafa S, Young SL. Diagnostic and therapeutic options in recurrent implantation failure. (F1000 Faculty.Rev) F1000Res. 2020;9:208.
3. Puente E, Alonso L, Laganà AS, et al. Chronic endometritis: old problem, novel insights and future challenges. Int J Fertil Steril. 2020;13(4):250-6.
4. Bosteels J, van Wessel SD, Weyers S, et al. Hysteroscopy for treating subfertility associated with suspected major uterine cavity abnormalities. Cochrane Database Syst Rev. 2018;12(12):CD009461.
5. Stamenova GS, Vitaleb SG, Cortec LD, et al. Hysteroscopy and female infertility: a fresh look to a busy corner. Hum Fertil (Camb). 2020;2:1-29.
6. Zepiridis LI, Grimbizis GF, Tarlatzis BC. Infertility and uterine fibroids. Best Pract Res Clin Obstet Gynaecol. 2016;34:66-73.
7. Rackow BW, Jorgensen E, Taylor HS. Endometrial polyps affect uterine receptivity. Fertil Steril. 2011;95(8):2690-2.
8. Munro MG. Uterine polyps, adenomyosis, leiomyomas, and endometrial receptivity. Fertil Steril. 2019;111(4):629-40.
9. Motan T, Cockwell H, Elliott J, Antaki R. Guideline No. 446: Hysteroscopic Surgery in Fertility Therapy. J Obstet Gynaecol Can. 2024;46(2):102400.
10. Critchley HO, Broder MS, Fraser IS. FIGO Classification System (PALM-COEIN) for causes of abnormal uterine bleeding in nongravid women in the reproductive age. Int J Gynaecol Obstet. 2011;113(1):3-13.
11. Dreisler E, Kjer JJ. Asherman's syndrome: current perspectives on diagnosis and management. Int J Women's Health. 2019;11:191-8.
12. Cicinelli E, Vitagliano A, Kumar A, et al. Unified diagnostic criteria for chronic endometritis at fluid hysteroscopy: proposal and reliability evaluation through an international randomized-controlled observer study. Fertil Steril. 2019;112(1):162-173.e2.
13. Singh N, Sethi A. Endometritis - Diagnosis, Treatment and its impact on fertility – A Scoping Review. JBRA Assisted Reproduction. 2022;26(3):538-46.
14. Cicinelli E, Cicinelli R, Vitagliano A. Antibiotic therapy for chronic endometritis and its reproductive implications: a step forward, with some uncertainties. Fertil Steril. 2021;115(6):1445-6.
15. Cimadomo D, de los Santos MJ, Griesinger G, et al. ESHRE Working Group on Recurrent Implantation Failure: ESHRE good practice recommendations on recurrent implantation failure. Hum Reprod Open. 2023;15(3):hoad023.

# COMPLICAÇÕES EM CIRURGIA HISTEROSCÓPICA: PREVENÇÃO E TRATAMENTO

CAPÍTULO 12

*There are patients that you will never be able to help, but there is no one that you cannot hurt.*

José Tony Carugno

## INTRODUÇÃO

A cirurgia histeroscópica está entre os procedimentos mais seguros em ginecologia. Um cirurgião experiente deve ser habilidoso e conhecedor da técnica cirúrgica, ter profundo conhecimento dos equipamentos, saber prevenir, reconhecer e tratar as complicações.[1-2]

A incidência de complicações durante cirurgias histeroscópicas é significativamente maior do que nas histeroscopias exclusivamente para fins diagnósticos (0,95% *versus* 0,13%).[1] As complicações das histeroscopias cirúrgicas ambulatoriais sem anestesia também são menores, mas não dispensam os cuidados de prevenção. Quando realizados procedimentos cirúrgicos de maior porte, como a ressecção de grandes miomas, metroplastia, ablação endometrial e cirurgia para ressecção de extensas sinéquias uterinas, os riscos de complicações são maiores.[2]

Conhecimento em prevenção de eventos adversos precoces e tardios são cruciais para segurança e qualidade da cirurgia histeroscópica. Medidas preventivas devem ser conhecidas e adotadas, sempre que houver necessidade e risco.[3] De maneira simplista, podemos dizer que as complicações são inevitáveis, em torno de 20% dos casos. As complicações ocorrem por julgamento inadequado da situação (inexperiência) em 60% dos casos e por técnica inadequada (inexperiência) em 20% dos casos.

As complicações das cirurgias histeroscópicas podem ser divididas em precoces, que ocorrem no transoperatório ou pós-operatório imediato e as tardias, que podem ser diagnosticadas dias ou até meses depois. As complicações ainda podem ser divididas em complicações relacionadas ao ato cirúrgico propriamente dito, ao meio de distensão e os eventos pós-operatórios.[1-3]

As complicações relacionadas com o ato cirúrgico incluem laceração de colo, perfuração uterina, lesão de órgãos contíguos, como bexiga e intestino, e hemorragia. Aquelas relacionadas com o meio de distensão incluem absorção excessiva de líquido (*overload*), hiponatremia e embolia por ar/gás (Quadro 12-1). Os eventos pós-operatórios incluem endometrites, infecção urinária, sinéquias e suas sequelas a médio e longo prazo.[2]

A prevenção de complicações inicia no pré-operatório. Uma cuidadosa avaliação do histórico do problema, características da paciente que incluem idade, *status* hormonal, paridade, comorbidades e avaliação pré-operatória dos exames de imagem da patologia a ser tratada são fundamentais para planejamento cirúrgico. Muitas cirurgias histeroscópicas se beneficiam com o preparo medicamentoso pré-operatório, como uso de hormônios para adelgaçar o endométrio, análogos de GnRH e preparo do colo para dilatação. A paciente deve ter ciência de particularidades da cirurgia, chances de sucesso, riscos de problemas precoces e tardios e assinar termo de consentimento informado após esclarecimento das dúvidas.[4]

**Quadro 12-1.** Principais complicações relacionadas com o ato cirúrgico e meio de distensão[1]

| Potencial de complicações | Incidência | Fatores de risco |
|---|---|---|
| Perfuração | 0,12%-1,61% | Inserção às cegas, estenose cervical, distorção anatômica (miomas, anomalias congênitas, aderências, malposição uterina devido à extrema anteverão ou retroversão) |
| Embolia por ar/gás | 0,03%-0,09% | Repetitiva instrumentação através da cérvice, excessiva pressão intrauterina, excessiva formação de bolhas dentro da cavidade |
| Sobrecarga hídrica | 0,20% | Excessiva absorção do líquido de distensão, elevada pressão intrauterina, ressecção de lesões grandes e profundas no miométrio |
| Hemorragia | 0,03%-0,61% | Laceração cervical, perfuração uterina, ressecção de grandes miomas, produtos retidos da concepção e aderências |
| Reação vasovagal | 0,21%-1,85% | Manipulação e instrumentação da cérvice uterina e cavidade |

Antes de iniciar qualquer procedimento cirúrgico histeroscópico, o adequado posicionamento da paciente na mesa é fundamental. A paciente deve permanecer em posição de litotomia com moderada flexão dos joelhos e quadril, além de limitada abdução e rotação externa das pernas. A região glútea deve ficar posicionada pelo menos 3 cm para fora da borda da mesa cirúrgica. A mesa dever estar em posição horizontal e perfeitamente nivelada, evitando-se a posição em Trendelenburg. O posicionamento correto das pernas da paciente evita lesões articulares, neurológicas e a síndrome compartimental, todas associadas à permanência por tempo muito prolongado na posição de litotomia.[4,5]

- *Sumário de cuidados no pré-operatório:*
  - Esteja certo de que a histeroscopia seja a melhor indicação para a patologia a ser investigada ou tratada.
  - Considere o estado de saúde da paciente e comorbidades.
  - Esteja ciente da complexidade do procedimento e tamanho do útero.
  - Tenha em mãos os exames de imagem.
  - Esteja certo de estar realizando a histeroscopia no local correto (ambulatorial ou centro cirúrgico).
  - Certifique-se de ter disponível o equipamento correto para o caso.
  - Antecipe-se e esteja preparado para possíveis complicações específicas de cada caso.

## PERFURAÇÃO UTERINA

É a complicação mais comum da cirurgia histeroscópica e seu manejo vai depender do local, causa e severidade da perfuração. Pode ocorrer em qualquer momento da histeroscopia, é causada por trauma mecânico, podendo acarretar lesão secundária em vasos pélvicos, bexiga e alças intestinais.[1,3] A perfuração pode ser identificada visualmente ou pela rápida queda na pressão intracavitária, sinalizada pela bomba de infusão.[4]

Perfurações ocorrem com mais frequência na entrada às cegas pelo OCI, em pacientes nulíparas e menopausadas, em uso prévio de análogos do GnRH, nas pacientes com acentuada retroversão ou anteversão uterina, na presença de estenose cervical ou na presença de alterações anatômicas causadas por lesões, sinéquias ou malformações. Nas cérvices estenóticas, lacerações e falso trajeto podem levar à perfuração uterina (Fig. 12-1 e 12-2).

Quando a perfuração uterina for identificada, o procedimento deve ser imediatamente interrompido.

Na perfuração uterina sem uso de corrente elétrica, a probabilidade de lesão de vasos maiores ou órgãos contíguos é baixa, e o tratamento pode ser conservador, com monitorização clínica da paciente e laboratorial, através de hemograma. Uma dose única de antibiótico profilático deve ser considerada.[3]

Nas perfurações com uso de eletrodo de eletrocirurgia ativado, na suspeita de sangramento maior e injúria de órgãos vizinhos, haverá necessidade de imediata intervenção cirúrgica, preferencialmente por via laparoscópica.[1]

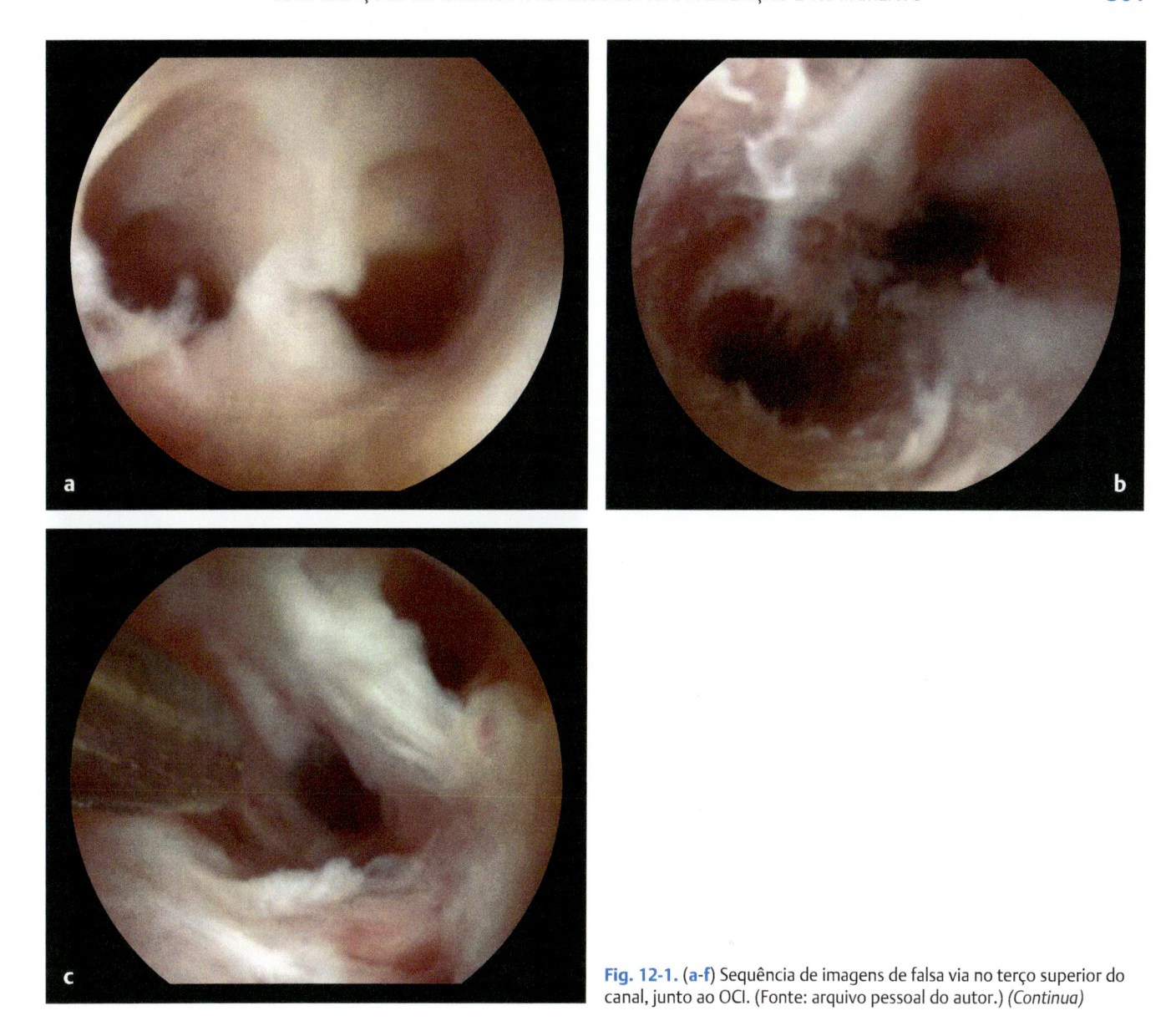

# COMPLICAÇÕES EM CIRURGIA HISTEROSCÓPICA: PREVENÇÃO E TRATAMENTO

**Fig. 12-1. (a-f)** Sequência de imagens de falsa via no terço superior do canal, junto ao OCI. (Fonte: arquivo pessoal do autor.) *(Continua)*

Fig. 12-1. *(Cont.)*

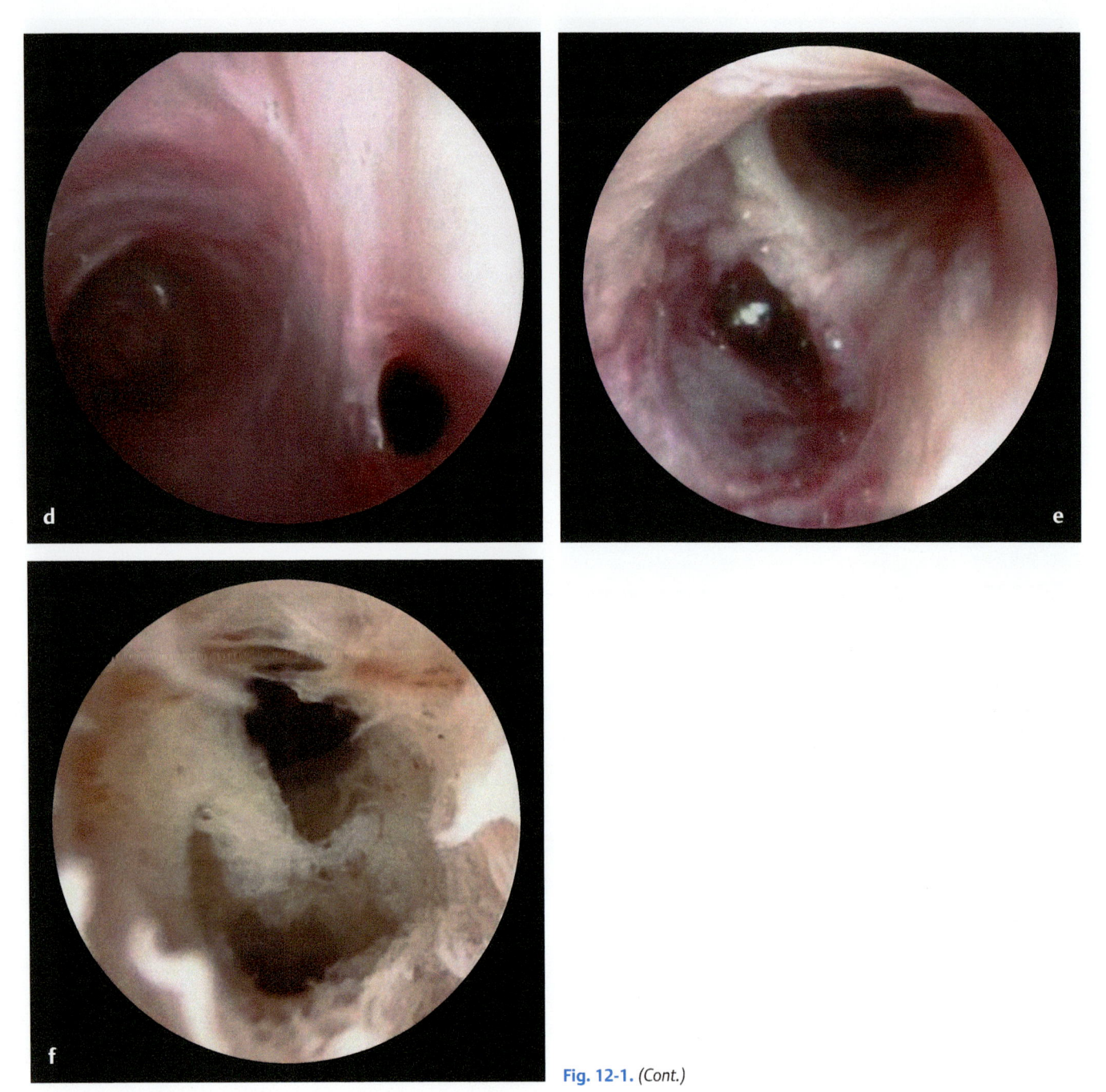

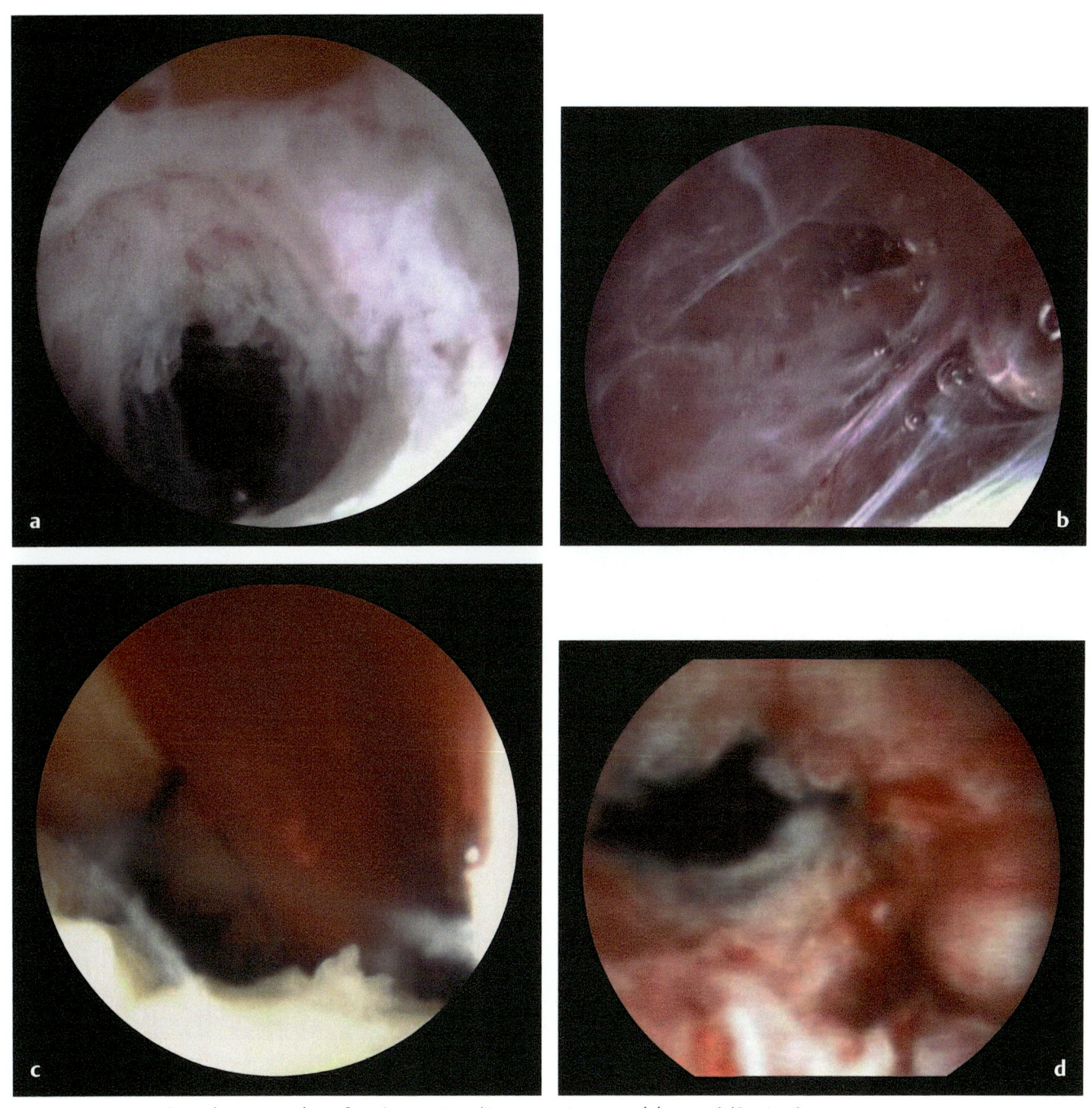

Fig. 12-2. (a-h) Sequência de imagens de perfurações uterinas. (Fonte: arquivo pessoal do autor.) *(Continua)*

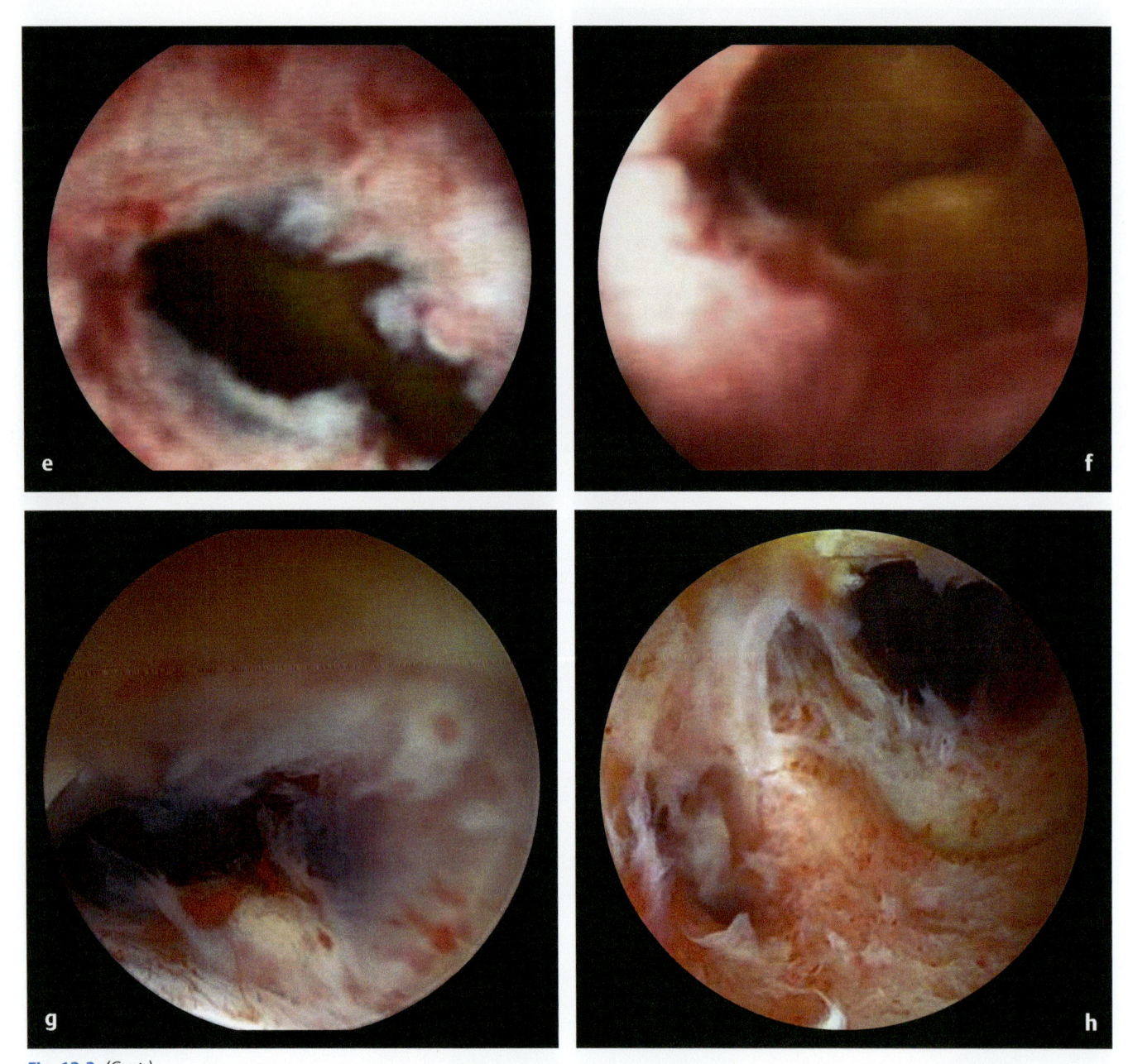

**Fig. 12-2.** *(Cont.)*

## Medidas Preventivas

Quando a dilatação do canal endocervical é difícil e requer uso de força, a probabilidade de lacerações e perfuração é maior (Fig. 12-3). O preparo do colo deve prevenir perfuração uterina e sua mais severa complicação, que é a hemorragia. Existem muitas evidências de alta qualidade demonstrando a efetividade do misoprostol na redução da necessidade de dilatação e da incidência de traumas na cérvice uterina.[5]

Um estudo controlado randomizado avaliando o uso de 200 µg de misoprostol vaginal, pelo menos 9 a 10 horas antes da cirurgia histeroscópica, observou redução da necessidade de dilatação cervical, redução do tempo de cirurgia e menos complicações traumáticas.[2-3] Outras vias de administração relatadas como eficazes nos estudos incluem o uso de 400 µg de misoprostol por via oral ou sublingual. Se administrado muito próximo ao horário da cirurgia, os resultados serão inferiores. É importante lembrar que o misoprostol é inefetivo nas pacientes na pós-menopausa, por isso o uso intravaginal ou sistêmico de estradiol por 14 dias antes da cirurgia melhora a eficácia da droga na dilatação cervical.[3] Os efeitos colaterais relatados com uso de misoprostol são dor tipo cólica abdominal, diarreia, náuseas e vômitos, sangramento e febre.[4]

Alguns novos estudos começaram a surgir com uso de prostaglandina E2 (dinoprostone) em mulheres em idade reprodutiva, para preparo cervical de cirurgia histeroscópica. A utilização de 10 mg de dinoprostone via vaginal se mostrou mais eficiente do que 400 µg de misoprostol vaginal, em trabalho duplo-cego randomizado.[5]

Na presença de estenose cervical, a injeção profunda intracervical de 4 mL de vasopressina diluída (0,05 U/mL, obtida através da diluição de 4 U em 80 mL de solução salina – cada mL contém 0,05 U de vasopressina), injetada nos pontos equivalentes a 4 horas e 8 horas do relógio, reduz a força necessária para dilatação cervical. Cuidados são necessários, pois a injeção intravascular inadvertida pode resultar em complicações cardiorrespiratórias.[5]

Na presença de sinéquias em canal ou OCI, a abertura com uso de histeroscópio cirúrgico e tesoura deve facilitar o acesso à cavidade uterina.

Sempre que houver dificuldade na dilatação do canal, a cérvice uterina deve ser bem avaliada ao final do procedimento, na procura de lacerações e locais de sangramento, muitas vezes necessitando de sutura e hemostasia. As taxas de laceração cervical não são desprezíveis e variam de 1%-11%.

Outro local muito suscetível à perfuração são as regiões cornuais uterinas, onde a espessura do miométrio pode ser de apenas 4 mm. Consequentemente, o cirurgião deve ser extremamente cauteloso quando estiver operando nessa região. Nas ablações endometriais é recomendada coagulação com *roller-ball* e vez de ressecção do endométrio nos cornos uterinos, diminuindo assim o risco de perfuração no local. A lesão térmica indireta de órgãos como bexiga e intestino, na ausência de perfuração, é relatada em diversas publicações, e seu diagnóstico é mais difícil, pois os sintomas devem se manifestar tardiamente, vários dias ou até 2 semanas depois. O acompanhamento da evolução pós-operatória da paciente é importante para detectar esse tipo de complicação.[2,5]

Algumas cirurgias de maior risco, como tratamento de extensas sinéquias uterinas, metroplastia ou miomas com grande componente intramural, podem ser auxiliadas pelo controle transoperatório através de ultrassonografia ou laparoscopia, que ajudam e evitar e/ou diagnosticar precocemente as complicações do tipo perfuração e hemorragia. O acompanhamento por ultrassonografia é menos invasivo e muito seguro, tem sido amplamente utilizado, devendo ser de uso preferencial em relação à laparoscopia.

O potencial de perfuração uterina dos morceladores é pequeno. O cirurgião deve evitar a ativação do equipamento dentro do miométrio e nunca ativar a lâmina fora do alcance da visão.

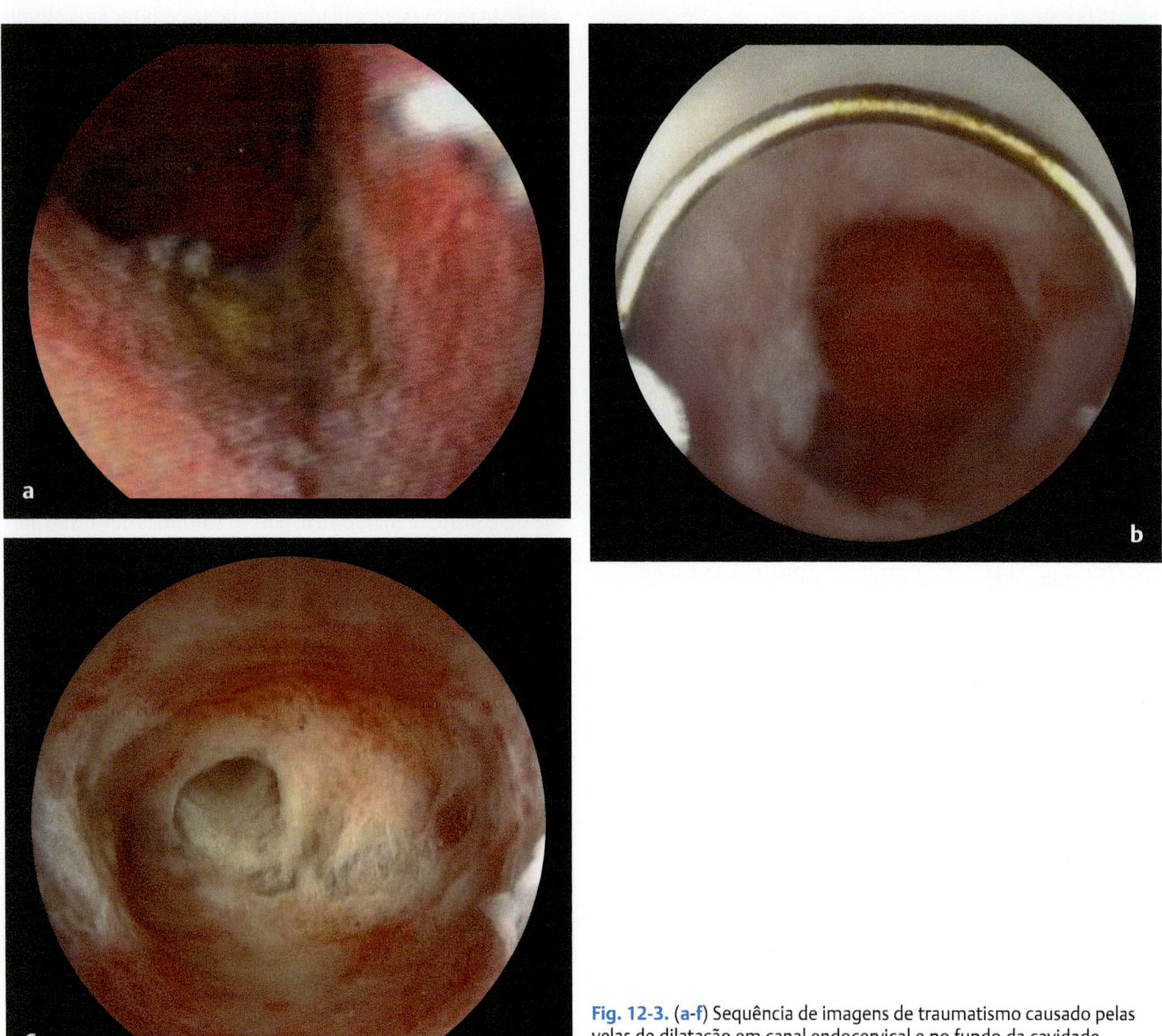

**Fig. 12-3.** (a-f) Sequência de imagens de traumatismo causado pelas velas de dilatação em canal endocervical e no fundo da cavidade uterina. (Fonte: arquivo pessoal do autor.) *(Continua)*

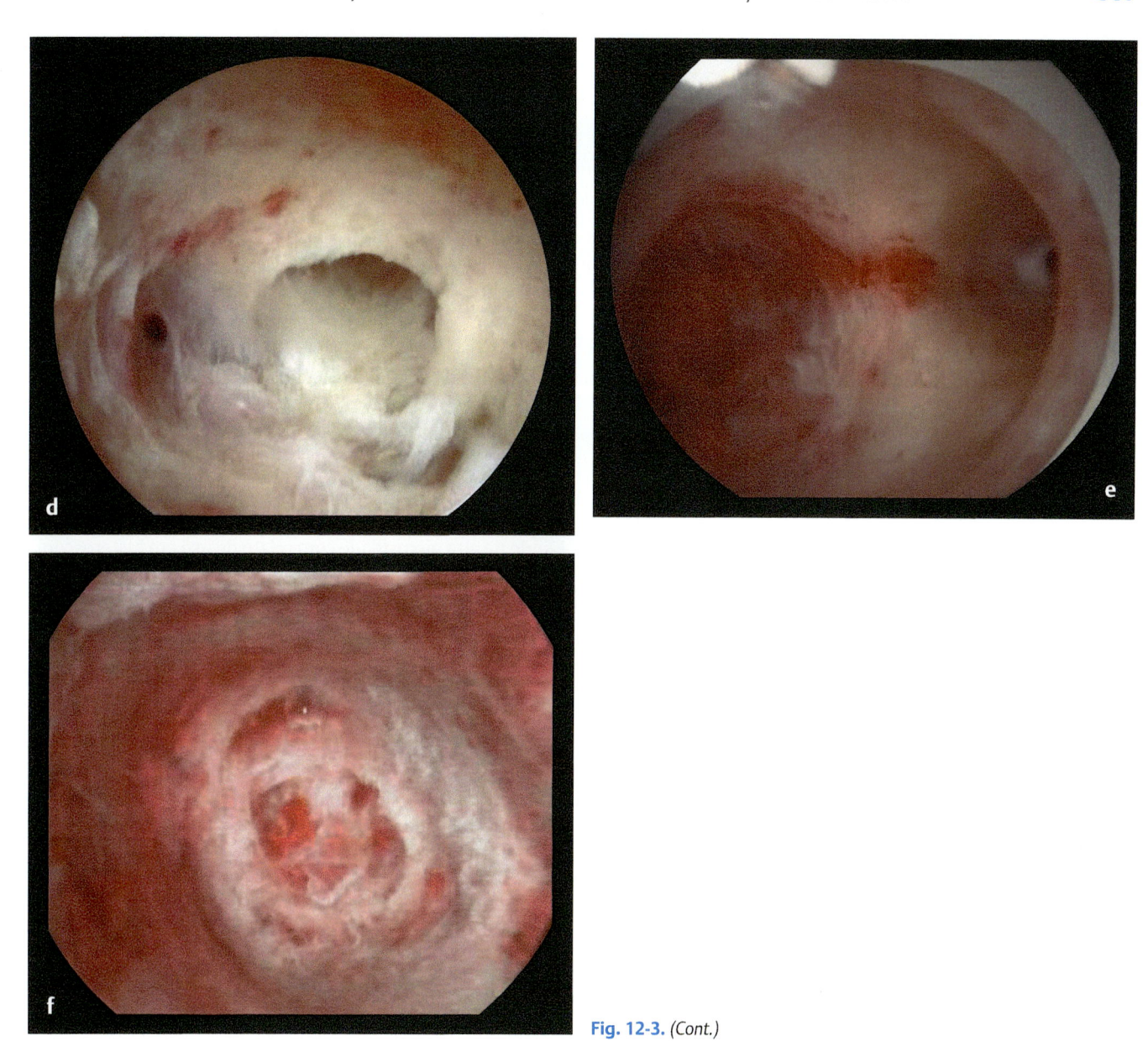

# COMPLICAÇÕES EM CIRURGIA HISTEROSCÓPICA: PREVENÇÃO E TRATAMENTO

Fig. 12-3. *(Cont.)*

## HEMORRAGIA
### Medidas Preventivas e Tratamento

As medidas hemostáticas, no caso de hemorragias na ausência de perfuração uterina, vão depender da severidade, natureza e localização do sangramento. A rápida identificação do sangramento e sua possível causa é fundamental.[3]

As cirurgias histeroscópicas com maior risco de sangramento são: ressecção de grandes porções intramurais de miomas, remoção de restos ovulares e placentários muito vascularizados, cirurgias para liberação de extensas sinéquias.

Pacientes anêmicas, que não podem tolerar perdas durante a cirurgia, podem se beneficiar com a amenorreia causada pelo tratamento prévio com análogos do GnRH ou contraceptivos, além da reposição adequada de ferro antes da histeroscopia.

Medidas para controle do sangramento intrauterino, na ausência de perfuração, incluem eletrocauterização do local de sangramento e uso de balão intrauterino (sonda de Foley com 30 mL ou mais de líquido dentro do balão, dependendo do tamanho da cavidade, até se obter o efeito de tamponamento).[3] A sonda deve permanecer por pelo menos 4 a 6 horas. Após esse período, 50% do líquido do balão pode ser retirado para observação do sangramento. Caso seja de pequeno volume, a sonda pode ser removida. Caso o sangramento seja intenso, deve-se encher novamente o balão, que permanecerá na cavidade uterina por 24 horas. Cobertura com antibiótico é recomendável nessa situação.

Hemorragia de difícil controle pode responder à injeção de vasopressina dentro da cavidade uterina ou profundamente no estroma cervical (20 unidades em 100 mL de solução salina – 0,2 U/mL, injetada no estroma cervical, 5 mL por ponto, injetar nos pontos equivalentes às horas de relógio de número 12, 3, 6 e 9). A duração do efeito da vasopressina é cerca de 20 minutos e a dose pode ser repetida a cada 30 ou 45 minutos se o sangramento aumentar novamente, mas é importante evitar injeção intravascular e reconhecer efeitos adversos raros como hipertensão e broncospasmo. Autores como Munro et al.[5] sugerem uso de vasopressina na mesma concentração e dosagem utilizada para preparo cervical, como descrito anteriormente no texto.

Além dessas medidas, o uso de ácido tranexâmico endovenoso, na dosagem de 1 g, se mostrou eficaz para corrigir sangramento de diversas naturezas. Eficácia máxima é alcançada com essa dosagem, não havendo benefício com dosagens maiores.[6] Medidas mais extremas incluem ainda embolização da artéria uterina e até histerectomia nas falhas de tratamento.[1,3,4]

## INFECÇÃO

Antibiótico profilático não é recomendado de rotina em procedimentos histeroscópicos, pois estudos randomizados não mostram redução de infecção pós-operatória com uso da medicação.[7] Exceção deve ser feita para pacientes com próteses articulares, regurgitação de válvula mitral e história prévia de doença inflamatória pélvica.[2] Alguns estudos também sugerem uso da medicação nas histeroscopias cirúrgicas para remoção de produtos retidos da concepção.

Infecções após procedimentos histeroscópicos não são comuns e consistem em infecções do trato urinário (0,6%), endometrites (0,9%), piometrites e raramente abcessos tubo-ovarianos. Histeroscopia não deve ser realizada na presença de infecção pélvica e infecção herpética ativa.[1-3,7]

Fatores que aumentam o risco de infecção pós-operatória incluem a presença de grande quantidade de tecido necrótico residual, múltiplas inserções do histeroscópio em procedimentos longos e extensiva destruição endometrial.[2]

## SOBRECARGA HÍDRICA (OVERLOAD)

Excessiva absorção do fluido de distensão da cavidade uterina pode resultar em severas complicações, incluindo edema pulmonar, complicações neurológicas e morte.

São diversos os líquidos de distensão utilizados em cirurgia histeroscópica, e o tipo de solução vai depender do equipamento utilizado.

Fluidos de baixa viscosidade incluem sorbitol 3%, glicina 1,5%, manitol 5%, e a combinação sorbitol 2,7%-manitol 0,54%. Fluido de alta viscosidade com relato de uso em histeroscopia é o Dextran 70-32%. Esses são fluidos não iônicos, ou seja, não dispersam a corrente elétrica e são empregados em cirurgias com cautério monopolar. Na cirurgia bipolar, a solução salina 0,9% é a mais utilizada, podendo-se utilizar também a solução de Ringer com lactato.[2]

A quantidade do meio de distensão absorvida está relacionada com o tempo de cirurgia e com a pressão intracavitária que, quando excede a média da pressão arterial da paciente, pode levar à passagem de maiores quantidades do fluido para a circulação sistêmica.[5] Cirurgias para tratamento de lesões grandes ou múltiplas e lesões com maior penetração na profundidade do miométrio, necessitam de maior tempo cirúrgico, aumentando o risco de absorção excessiva de fluidos. Grandes cavidades, com maior superfície endometrial exigem maior pressão de fluido para adequada visualização, o que favorece maior absorção.[8]

O uso de soluções hipotônicas não eletrolíticas (glicina 1,5%, sorbitol 3% e sorbitol 2,7%-manitol 0,54%) está associado a maior risco de hiponatremia e hipervolemia. Nas mulheres sob efeito do estrogênio na pré-menopausa, o mecanismo compensatório que previne o edema cerebral é ineficiente, ou seja, os esteroides sexuais inibem a bomba de Na/K, podendo gerar, além do edema, aumento da pressão intracraniana e necrose celular. Os sintomas clássicos incluem agitação, confusão, apreensão, fraqueza, náuseas, vômitos, distúrbios visuais, cegueira e cefaleia. Se não reconhecido e tratado prontamente, pode evoluir para bradicardia, hipertensão, edema pulmonar, colapso cardiovascular e morte. Além disso, a glicina 1,5% é metabolizada para amônia, que contribui para desordem do SNC. O manitol 5%, apesar de isotônico, pode levar à hiponatremia dilucional.[2]

As cirurgias com uso de cautério bipolar permitem a utilização de soluções isotônicas e eletrolíticas. Precauções devem ser tomadas, pois esse tipo de solução também pode causar edema pulmonar e falência cardíaca, no caso de sobrecarga de volume.

## Medidas Preventivas

A ocorrência desse tipo de complicação pode ser minimizada com cuidadoso manejo dos fluidos e uso de sistema eletrônico de controle de pressão e fluxo no transoperatório.[1]

Controle rigoroso do balanço de entrada e saída de líquidos, realizado por várias vezes durante o procedimento (Quadro 12-2), e o reconhecimento precoce do problema são essenciais para segurança da paciente e exigem interrupção imediata da cirurgia. Especial atenção deve ser dirigida a pacientes idosas com comorbidades cardiovasculares e renais, que podem apresentar a complicação com absorção de menores volumes de líquido.[1,2]

No caso de pacientes saudáveis, a absorção de fluido máxima é de 1.000 mL para soluções hipotônicas e de 2.500 mL para soluções isotônicas. Em pacientes com comorbidades cardiorrespiratórias e renais, os valores devem ser reduzidos para 750 mL e 1.500 mL respectivamente.[3,8,9]

Se o déficit máximo for atingido, é necessária avaliação hemodinâmica, neurológica e cardiorrespiratória, além da dosagem de eletrólitos, ureia e creatinina. Quando soluções não eletrolíticas são utilizadas, e a concentração sanguínea de $Na^+ \geq 120$ mmol/L, em pacientes assintomáticas, medidas como restrição de fluidos e uso intravenoso de furosemida na dosagem de 10 a 40 mg determinam diurese e melhora clínica em 15-20 minutos. Nas pacientes sintomáticas e com $Na^+ < 120$ mmol/L são necessárias medidas como infusão de solução salina hipertônica (NaCl 3% – 1 L = 513 mmol/L), oxigênio, controle de diurese e assistência por equipe multidisciplinar envolvendo clínico e anestesista.[1,8,9]

Outra opção que pode ser utilizada para pacientes com risco de maior absorção é a administração de vasopressina no colo antes da dilatação. A aplicação de 4 mL de solução diluída (0,05 U/mL) injetada no local no ponto equivalente a 4 horas e 8 horas do relógio, reduz absorção sistêmica de fluidos em mais de 50%, reduz sangramento transoperatório, facilita a dilatação do colo e reduz tempo cirúrgico.[8]

Para minimizar o risco de hiponatremia e suas consequências, meio de distensão isotônico e equipamento bipolar são os preferidos.

**Quadro 12-2.** Modelo para monitorização do líquido de distensão na cirurgia histeroscópica[8]

| Início da cirurgia | Volume de entrada | Volume de saída | Balanço de fluidos |
|---|---|---|---|
| + 10 minutos | | | |
| + 20 minutos | | | |
| + 30 minutos | | | |
| * Analisar | | | |
| + 40 minutos | | | |
| + 50 minutos | | | |
| ** Analisar | | | |
| Tempo de cirurgia | Final | Final | Final |
| *** | | | |

*Analisar – caso não seja provável concluir o procedimento em menos de 60 minutos, considerar parar a cirurgia.
**Analisar – considerar interromper o procedimento aos 60 minutos.
***Interromper o procedimento se déficit de fluido de 1.000 mL para solução hipotônica (750 mL para pacientes idosas ou com comorbidades) e 2.500 mL para solução isotônica (1.500 mL para pacientes idosas ou com comorbidades).

## EMBOLIA POR AR/GÁS

Bolhas de ar produzidas durante eletrocirurgia monopolar e bipolar, assim como o posicionamento da paciente em Trendelenburg, aumentam o risco de embolia. A posição aumenta a pressão diferencial entre cavidade endometrial e o lado direito do coração, facilitando a passagem de ar do útero para o sistema venoso; os gases alcançam a veia cava, ventrículo direito, ganham acesso às artérias pulmonares e chegam aos pulmões. Não existe diferença clínica no gás produzido pela energia monopolar ou bipolar. Esse tipo de embolia também pode ser causado pelo $CO_2$ utilizado nas histeroscopias diagnósticas, hoje em dia quase em desuso.

Muitas publicações relatam a possibilidade de o ar ambiente da sala cirúrgica ser causa de embolia. No caso da histeroscopia, esse tipo de embolia seria facilitado por múltiplas entradas e saídas do equipamento na cavidade uterina.[10]

Severas complicações do embolismo aéreo/gasoso incluem falência cardiorrespiratória e morte. A incidência de embolismo clinicamente significativo é muito baixa.

Munro *et al.* sucintamente descreveram os principais sinais e sintomas de embolia gasosa como hipertensão pulmonar, hipercapnia, taquicardia, hipóxia, arritmia, taquipneia e hipotensão.[2,5,10]

Medidas terapêuticas incluem interromper o procedimento, uso de $O_2$ a 100%, aspiração do gás através de acesso venoso central, posicionamento da paciente em decúbito lateral esquerdo e demais medidas de suporte na dependência da gravidade da situação.[4,11]

## Medidas Preventivas

O processo de redução do risco de embolismo gasoso é multifatorial. Medidas preventivas incluem a aspiração de bolhas de dentro da cavidade uterina durante a cirurgia, limitar a pressão intracavitária de fluidos, evitar excessivas entradas e saídas do equipamento na cavidade, evitar uso de $CO_2$ nas histeroscopias diagnósticas e evitar posição de Trendelenburg (Fig. 12-4).[4,10,11]

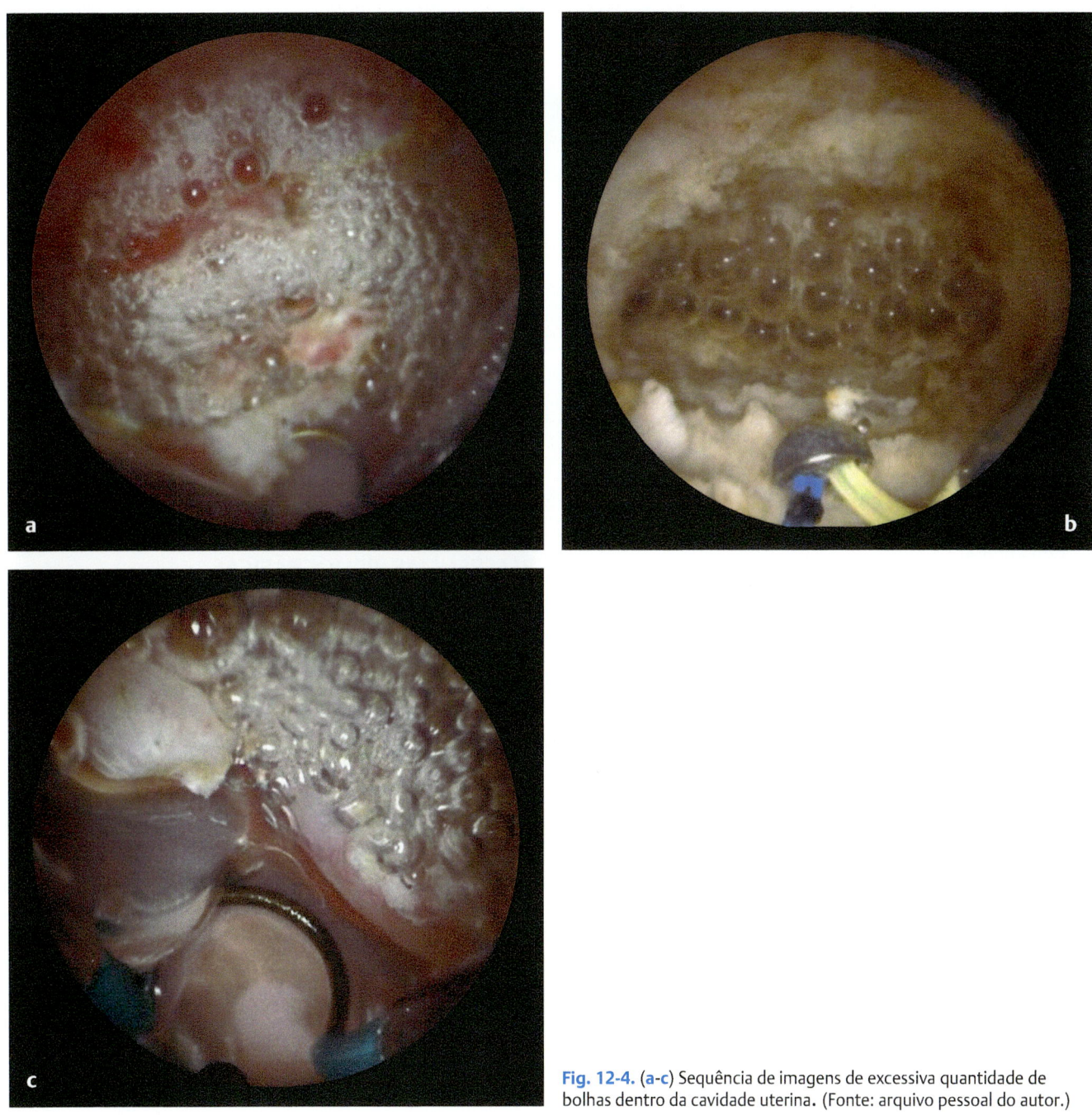

**Fig. 12-4.** (a-c) Sequência de imagens de excessiva quantidade de bolhas dentro da cavidade uterina. (Fonte: arquivo pessoal do autor.)

## REAÇÃO VASOVAGAL

Uma das complicações mais frequentes dos procedimentos histeroscópicos sem utilização de anestesia, tanto para diagnóstico como para cirurgias menores, é a reação vasovagal.

Os sinais incluem tontura, hipotensão, bradicardia, náuseas, vômitos, transpiração intensa, palidez e até perda da consciência (síncope vasovagal). O procedimento deve ser interrompido e fornecidas medidas de suporte, como administração de fluido intravenoso na paciente em posição de Trendelenburg. Na maioria das vezes os sintomas revertem apenas com esses cuidados. Alguns pacientes podem necessitar do uso de atropina (0,5 a 1 mg EV a cada 5 minutos, não excedendo o total de 3 mg ou 0,04 mg/kg).[1]

## Regras Básicas de Prevenção de Complicações durante a Histeroscopia

- Indicar o procedimento correto para a paciente certa (não ignorar as contraindicações).
- A posição correta da paciente na mesa do procedimento é fundamental.
- Certificar-se de ter disponível o equipamento correto para o caso.
- O histeroscópio deve ser sempre o primeiro instrumento a ser inserido no canal.
- Reconhecer os pontos de referência uterinos, como orifício cervical interno e óstios tubários, para certificar-se de estar dentro da cavidade.
- Nunca avançar o ressectoscópio com energia ativada.
- Não realizar o procedimento sem boa visualização, ou seja, imagem clara da cavidade.
- Realizar o procedimento no menor tempo possível.
- Manter a pressão do fluido tão baixa quanto possível, que permita boa visualização e evite excessiva absorção.
- Ficar atento no balanço do fluido de distensão.
- Estar sempre preparado para administrar as complicações.
- Conhecer seus limites e saber pedir ajuda quando necessário.
- Manter a calma.

## COMPLICAÇÕES TARDIAS

Complicações tardias podem ser conhecidas meses ou anos após o procedimento. As principais podem ser reunidas em dois grupos: as relacionadas com gestações futuras, como ruptura uterina, acretismo placentário e outras complicações obstétricas, e as associadas ao desenvolvimento de sinéquias intrauterinas, como *Post-ablation Tubal Sterilization Syndrome*, hematometra, sinéquias levando à dificuldade de avaliações futuras da cavidade.

Mulheres em idade reprodutiva devem estar cientes da possibilidade de gestação indesejada após ablação endometrial. O tecido endometrial pode regenerar após ablação, o que está associado a risco de gestação. Contracepção deve ser sempre utilizada após ablação endometrial.[5]

Gravidez após ablação endometrial está associada a resultados indesejáveis. Algumas complicações relatadas incluem abortamento, trabalho de parto prematuro, restrição de crescimento intraútero, óbito pré-natal, e problemas de placentação como acretismo, descolamentos e hemorragias. Ruptura uterina durante gravidez após cirurgia histeroscópica é relatada.[2,5]

A ocorrência de hematometra e dor pélvica crônica cíclica pode ser consequência da formação de sinéquias na cavidade uterina após cirurgia histeroscópica. A *post-ablation tubal sterilization syndrome* se manifesta por dor tipo cólica, dor pélvica cíclica, sangramento vaginal tipo *spotting* devido à presença de hematossalpinge, inflamação crônica ou aguda, todas causadas pela presença de sinéquias intrauterinas. O tratamento da síndrome inclui ressecção cornual bilateral e nova ablação do local, salpingectomia ou histerectomia nos casos graves.[2,5]

A necessidade de segundo tempo cirúrgico (miomectomias, por exemplo) ou *second look* (metroplastia, por exemplo) não são consideradas complicações tardias e fazem parte do planejamento cirúrgico histeroscópico de algumas patologias.

## REFERÊNCIAS BIBLIOGRÁFICAS

1. ACOG Technology Assessment No. 13: Hysteroscopy. Obstet Gynecol. 2018;131(5):1.
2. Bradley LB. Complications in hysteroscopy: prevention, treatment and legal risk. Curr Opin Obstet Gynecol. 2002;14(4):409-15.
3. Aas-Eng MK, Langebrekke A, Hudelist G. Complications in operative hysteroscopy – is prevention possible? Acta Obstet Gynecol Scand. 2017;96(12):1399-403.
4. Cholkeri-Singh A, Sasaki KJ. Hysteroscopy safety. Curr Opin Obstet Gynecol. 2016;28(4):250-4.
5. Munro MG, Christianson LA. Complications of hysteroscopic and uterine resectoscopic surgery. Clin Obstet Gynecol. 2015;58(4):765-97.
6. Hunt BJ. The current place of tranexamic acid in the management of bleeding. Anaesthesia. 2015;70(1):50-3,e18.
7. Agostini A, Cravello L, Shojai R, Ronda I, Roger V, Blanc B. Postoperative infection and surgical hysteroscopy. Fertil Steril. 2002 Apr;77(4):766-8.
8. Umranikar S, Clark TJ, Saridogan E, Miligkos D, Arambage K, Torbe E, Campo R, Di Spiezio Sardo A, Tanos V, Grimbizis G; British Society for Gynaecological Endoscopy /European Society for Gynaecological Endoscopy Guideline Development Group for Management of Fluid Distension Media in Operative Hysteroscopy. BSGE/ESGE guideline on management of fluid distension media in operative hysteroscopy. Gynecol Surg. 2016;13(4):289-303.
9. McGurgan PM, P McIlwaine P. Complications of hysteroscopy and how to avoid them. Best Pract Res Clin Obstet Gynaecol. 2015;29(7):982-93.
10. Groenman FA, Peters LW, Rademaker BM, Bakkum EA. Embolism of air and gas in hysteroscopic procedures: pathophysiology and implication for daily practice. J Minim Invasive Gynecol. 2008 Mar-Apr;15(2):241-7.
11. Munro MG, Weisberg M, Rubinstein E. Gas and air embolization during hysteroscopic electrosurgical vaporization: comparison of gas generation using bipolar and monopolar electrodes in an experimental model. J Am Assoc Gynecol Laparosc. 2001 Nov;8(4):488-94.

# ÍNDICE REMISSIVO

Entradas acompanhadas por um *f* ou *q* em itálico indicam figuras e quadros, respectivamente.

## A

Abertura
  da parede, 283*f*, 284*f*
    cistos após, 283*f*, 284*f*
      adenomióticos, 283*f*, 284*f*
  do cisto adenomiótico, 280*f*, 282*f*
    de parede posterior, 282*f*
    de região cornual, 280*f*
      esquerda, 280*f*
Ablação
  endometrial, 227-234
    antes da, 230*f*
    cirurgia de, 229*f*
      com ressectoscópio bipolar, 229*f*
    complicações, 234
    colocação de SIU-LNG após, 233*f*
    depois da, 230*f*
    falhas tardias, 232
    indicações de, 227
    na istmocele, 231*f*
    parcial, 231*f*
    preparo prévio à, 231
      medicamentoso, 231
    resultados, 232
    técnicas de, 228
Aborto
  retido, 205*f*
    e torção, 205*f*
      no local de implantação, 205*f*
Achado(s)
  histeroscópico, 128*q*
    de aderências intrauterinas, 128*q*
      classificação de March *et al.*, 128*q*
Adenomiose
  infertilidade e, 279
    cistos adenomióticos, 279*f*
Aderência(s)
  intrauterinas, 285
    infertilidade e, 285

AFS (*American Fertility Society*)
  classificação pela, 129*q*, 156*f*
    da SA, 129*q*
    das anomalias müllerianas, 156*f*
AIU (Aderências Intrauterinas)
  SA, 119-149
    classificação, 120
      de corpo uterino, 122*f*-127*f*
      de fundo uterino, 122*f*-127*f*
      de March *et al.*, 128*q*
      de sinéquias, 129*q*
        pela ESGE, 129*q*
      em istmo uterino, 121*f*
      finas, 120*f*
      firmes, 122*f*-127*f*
      pela AFS, 129*q*
      por Hamou, 129*q*
      que deformam a cavidade, 122*f*-127*f*
    estratégia cirúrgica histeroscópica, 148
      para evitar sinéquias, 148
    recomendações, 149
    recorrência, 148
    sinéquias uterinas, 128*f*
      em istmo, 135*f*
        ressecção com tesoura, 135*f*
      em USTV 2D, 128*f*
      fibrosas, 132*f*, 134*f*
        ressecção com ressectoscópio, 132*f*, 134*f*
      na histeroscopia, 128*f*
      na histeroscopia, 131*f*, 133*f*
      no ultrassom 2D, 131*f*, 133*f*
      panorâmica após remoção, 136*f*, 137*f*-142*f*
      ressecção com tesoura, 131*f*, 133*f*, 137*f*-139*f*, 142*f*
    sumário, 149
    tratamento, 130
Algodão Doce
  aspecto de, 265*f*-267*f*
  de CE, 265*f*-267*f*
Anestésico(s)
  locais, 47*f*

313

na histeroscopia ambulatorial, 47*f*
    diferentes métodos de aplicação, 47*f*
Anomalia(s)
  classificação das, 159*q*, 160*f*
    pela ESHRE/ESGE, 159*q*, 160*f*
      do trato genital feminino, 159*q*
      uterinas, 160*f*
  müllerianas, 156*f*
    classificação das, 156*f*
      pela AFS, 156*f*
Ar
  embolia por, 310
    excessiva quantidade de bolhas, 311*f*
      na cavidade uterina, 311*f*
    na cirurgia histeroscópica, 310
      medidas preventivas, 310
*Arbor*
  *vitae*, 6*f*-8*f*
    do canal eutrófico, 5, 6*f*-8*f*
ASRM (*American Society for Reproductive Medicine*)
  classificação pela, 162*f*, 163*q*
    de útero septado, 162*f*
    do septo uterino, 163*q*
      critérios ultrassonográficos, 163*q*
  definições de útero 2016, 158*f*
    diagramas das, 158*f*
      arqueado, 158*f*
      bicorno, 158*f*
      normal, 158*f*
      septado, 158*f*
ASRM MAC (*American Society for Reproductive Medicine Mullerian Anomalies Classification*)
  2021, 163
    útero septado, 164*f*
Ato Cirúrgico
  complicações pelo, 299*q*
    principais, 299*q*
Avaliação
  no exame histeroscópico, 1
    da morfologia uterina, 16
    da mucosa endocervical, 5
    das regiões cornuais, 20
    de ectocérvice, 1
    de óstios tubários, 20
    de vagina, 1
    do canal endocervical, 5
      eutrófico, 5
      hipotrófico, 11

# B

Bolha(s)
  na cavidade uterina, 311*f*
    excessiva quantidade de, 311*f*

# C

Canal
  endocervical, 5, 306*f*, 307*f*
    atrófico, 12, 13*f*
    avaliação do, 5
      no exame histeroscópico, 5
    eutrófico, 5
      terço do, 5
        inferior, 5
        médio, 6
        primeiro, 5
        proximal, 5
        segundo, 6
        superior, 9
        terceiro, 9
    hipotrófico, 11
    outros achados de, 14
      cistos de retenção, 14*f*-15*f*
      sinéquias de, 14*f*-15*f*
    traumatismo em, 306*f*, 307*f*
      pelas velas de dilatação, 306*f*, 307*f*
Cavidade Uterina
  bolhas na, 311*f*
    excessiva quantidade de, 311*f*
  com miomas, 52*f*, 55*f*, 57*f*
    e DIU, 57*f*
    implantados em parede, 72*f*, 73*f*
      anterior, 72*f*, 73*f*
      posterior, 72*f*, 73*f*
    múltiplos, 55*f*
    pequenos, 52*f*
  e pólipos endometriais, 93*f*-95*f*, 99*f*, 100*f*
    múltiplos, 100*f*
      com irregularidades de contorno da, 100*f*
    na presença de líquido na, 99*f*
    volumosos, 93*f*-95*f*
  fundo da, 306*f*, 307*f*
    traumatismo no, 306*f*, 307*f*
      pelas velas de dilatação, 306*f*, 307*f*
  interior da, 202*f*, 203*f*
    de massa placentária, 202*f*, 203*f*
      volumosa, 202*f*, 203*f*
  na avaliação histeroscópica, 16*f*-19*f*
CE (Câncer Endometrial), 235-271
  aspecto(s), 250, 265*f*-267*f*
    algodão doce, 265*f*-267*f*
    histeroscópicos do, 250
  características mais descritas para, 251*q*
    histeroscópica, 251*q*
  de padrão, 255*f*-264*f*
    glomerular, 255*f*-257*f*
    papilar, 264*f*
    polipoide, 258*f*-263*f*
  de pontos esbranquiçados, 268*f*-270*f*
  de vasos atípicos, 252*f*-254*f*
  diagnóstico, 248
  disseminação intra-abdominal, 271
    de células cancerosas, 271
      risco, 271

formas típicas, 251*f*
   dos quatro parâmetros, 251*f*
  histeroscopia do, 251*q*
   sistema de pontuação para, 251*q*
  rastreamento, 249
Cirurgia
  de ablação, 229*f*
   endometrial, 229*f*
    com ressectoscópio bipolar, 229*f*
  do septo uterino, 171*f*, 174*f*
   de ressecção, 171*f*
    panorâmica ao final da, 171*f*
    USTV 3D após, 174*f*
Cirurgia Histeroscópica, 43-50
  ambulatorial, 47
   eletrocirurgia, 48
   pela técnica de vaginoscopia, 47
  complicações em, 299-312
   embolia por gás/ar, 310
    excessiva quantidade de bolhas, 311*f*
     na cavidade uterina, 311*f*
    medidas preventivas, 310
   falsa via, 301*f*, 302*f*
    junto ao OCI, 301*f*, 302*f*
    no terço superior do canal, 301*f*, 302*f*
   hemorragia, 308
    medidas preventivas, 308
    tratamento, 308
   infecção, 308
   líquido de distensão, 309*q*
    modelo para monitorização do, 309*q*
   *overload*, 308
   perfuração uterina, 300, 303*f*, 304*f*
    medidas preventivas, 305
   prevenção, 299-312
   principais, 299*q*
    pelo ato cirúrgico, 299*q*
    pelo meio de distensão, 299*q*
   reação vasovagal, 312
    regras básicas de prevenção de, 312
   sobrecarga hídrica, 308
    medidas preventivas, 309
   tardias, 312
   tratamento, 299-312
   traumatismo, 306*f*, 307*f*
    pelas velas de dilatação, 306*f*, 307*f*
     em canal endocervical, 306*f*, 307*f*
     no fundo da cavidade uterina, 306*f*, 307*f*
  considerações básicas na, 49
   ambulatorial, 49
    regras básicas, 49
    vaginoscopia, 49
   com ressectoscópio, 49
   normas gerais de boa técnica, 49
   *office hysteroscopy*, 49
   *operative hysteroscopy*, 49

de miomas, 75*f*, 77*f*
  pequenos, 75*f*
  tipo II, 77*f*
equipamentos, 43
meios de distensão, 46
  aplicabilidade, 47*q*
  características, 47*q*
  potencial de complicações, 47*q*
Cisto(s)
  adenomiótico(s), 279*f*-284*f*
   abertura do, 280*f*, 282*f*
    de parede posterior, 282*f*
   após abertura, 283*f*, 284*f*
    da parede, 283*f*, 284*f*
   conteúdo do, 281*f*
    drenagem de, 281*f*
   de região cornual, 280*f*
    esquerda, 280*f*
  de retenção, 3*f*, 14*f*-15*f*
   de canal endocervical, 14*f*-15*f*
   epitélio glandular e, 3*f*
Complicação(ões)
  em cirurgia histeroscópica, 299-312
   embolia por gás/ar, 310
    excessiva quantidade de bolhas, 311*f*
     na cavidade uterina, 311*f*
    medidas preventivas, 310
   falsa via, 301*f*, 302*f*
    junto ao OCI, 301*f*, 302*f*
    no terço superior do canal, 301*f*, 302*f*
   hemorragia, 308
    medidas preventivas, 308
    tratamento, 308
   infecção, 308
   líquido de distensão, 309*q*
    modelo para monitorização do, 309*q*
   *overload*, 308
   perfuração uterina, 300, 303*f*, 304*f*
    medidas preventivas, 305
   prevenção, 299-312
   principais, 299*q*
    pelo ato cirúrgico, 299*q*
    pelo meio de distensão, 299*q*
   reação vasovagal, 312
    regras básicas de prevenção de, 312
   sobrecarga hídrica, 308
    medidas preventivas, 309
   tardias, 312
   tratamento, 299-312
   traumatismo, 306*f*, 307*f*
    pelas velas de dilatação, 306*f*, 307*f*
     em canal endocervical, 306*f*, 307*f*
     no fundo da cavidade uterina, 306*f*, 307*f*
Componente
  intramural, 78*f*-81*f*
   enucleação do, 78*f*-81*f*
    e cápsula íntegra, 80*f*, 81*f*
     ao final da ressecção, 80*f*, 81*f*

Conjunto
   de histeroscópio, 45*f*
      cirúrgico, 45*f*
         e pinça para uso com, 45*f*
      de ressectoscópio, 45*f*
         e eletrodos para uso com, 45*f*
Contorno
   da cavidade uterina, 100*f*
      irregularidades de, 100*f*
         histereossalpingografia com, 100*f*
Corno(s) Uterino(s)
   imagens de USTV 3D dos, 152*f*
      panorâmica, 152*f*
Corpo Uterino
   aderências de, 122*f*-127*f*
      firmes, 122*f*-127*f*
      que deformam a cavidade, 122*f*-127*f*
   restos ovulares em, 192*f*-194*f*
   sinéquias de, 134*f*-136*f*
      fibrosas, 134*f*
         ressecção com ressectoscópio, 134*f*
      panorâmica da cavidade, 136*f*
         após remoção, 136*f*
      ressecção com tesoura, 135*f*
Cripta(s)
   do canal eutrófico, 6*f*-8*f*
   do terço médio, 6*f*-8*f*
Cronologia
   do exame histeroscópico, 1
      passos recomendados na, 1
         avaliação, 1
            da morfologia uterina, 16
            da mucosa endocervical, 5
            das regiões cornuais, 20
            de ectocérvice, 1
            de óstios tubários, 20
            de vagina, 1
            do canal endocervical, 5
         estudo, 27
            da mucosa endometrial, 27
CUME (*Congenital Uterine Malformation by Experts*) 2018
   classificação pela, 162*f*, 163*q*
      de útero septado, 162*f*
      do septo uterino, 163*q*
         critérios ultrassonográficos, 163*q*
      corte para distinguir segundo, 161*f*
         entre útero normal/arqueado, 161*f*
         e septado, 161*f*
   definição pela, 165*f*
      de T-útero, 165*f*

# D

Dilatação
   velas de, 306*f*, 307*f*
      traumatismo pelas, 306*f*, 307*f*
         em canal endocervical, 306*f*, 307*f*
         no fundo da cavidade uterina, 306*f*, 307*f*

Disseminação
   intra-abdominal, 271
      de células cancerosas, 271
         risco de, 271
Distensão
   líquido de, 309*q*
      na cirurgia histeroscópica, 309*q*
         modelo para monitorização, 309*q*
   meios de, 46, 299*q*
      complicações, 299*q*
         principais, 299*q*
      na cirurgia histeroscópica, 46
         aplicabilidade, 47*q*
         características, 47*q*
         potencial de complicações, 47*q*
DIU (Dispositivo Intrauterino), 43
   e miomas, 57*f*, 58*f*
      cavidade uterina com, 57*f*, 58*f*
         sequência de imagens da, 57*f*, 58*f*
   na istmocele, 214*f*-217*f*
      penetrando nas paredes, 214*f*-216*f*
      de cobre, 217*f*
      nicho, 217*f*
Doppler Colorido
   USTV com, 98*f*
      pólipos endometriais ao, 98*f*
         com pedículo vascular, 98*f*
Drenagem
   de conteúdo, 281*f*
      do interior, 281*f*
         de cistos adenomióticos, 281*f*

# E

EC (Endometrite Crônica)
   critério diagnóstico, 288*q*
   hiperemia, 288*f*
      com pontos brancos de permeio, 288*f*
      difusa, 288*f*
      focal, 288*f*
   infertilidade e, 287, 288*q*, 289*f*-297*f*
   pontos hemorrágicos, 289*f*
      áreas focais avermelhadas, 289*f*
         com bordas agudas, 289*f*
         e irregulares, 289*f*
Ectocérvice
   avaliação de, 1
      no exame histeroscópico, 1
      com epitélio glandular, 2*f*
      e zona de transformação, 2*f*
Edema Estromal
   aparência na fase folicular, 297*f*
      do endométrio, 297*f*
         espessa, 297*f*
         pálida, 297*f*
EIN (Neoplasia Endometrial Intraepitelial), 235*q*
   tratamento, 248

Eletrocirurgia
  na histeroscopia ambulatorial, 48
    coagulação, 48
    corte, 48
Eletrodo(s)
  para uso com ressectoscópio, 45*f*
    conjunto de, 45*f*
Embolia
  por gás/ar, 310
    excessiva quantidade de bolhas, 311*f*
      na cavidade uterina, 311*f*
    na cirurgia histeroscópica, 310
      medidas preventivas, 310
Endométrio
  aparência na fase folicular, 297*f*
    por edema estromal, 297*f*
      espessa, 297*f*
      pálida, 297*f*
  atrófico, 39
    visão panorâmica, 39*f*
  com atrofia cística, 39*f*
    detalhe do, 39*f*
  de aspecto pseudopolipoide, 36*f*, 37*f*
  decidualizado, 40, 41*f*
  espessado, 36*f*, 37*f*
  hiperemiado, 290*f*, 291*f*
    áreas focais de, 290*f*, 291*f*
      hiperemia focal, 290*f*, 291*f*
  hiperplásico, 237*f*, 238*f*
    com cistos, 237*f*, 238*f*
      de permeio, 237*f*, 238*f*
  hipertrofiado, 36*f*, 37*f*
  hipotrófico, 38
    visão panorâmica, 38*f*
  menstrual, 34, 35*f*
  polipoide, 36
    hipertrófico, 36
  pós-menstrual, 27
    imediato, 27
  proliferativo, 28
    visão panorâmica, 28*f*-30*f*
  regenerativo, 27
    com áreas de vermelho intenso, 27*f*
    fino, 27*f*
    com mínimas rugosidades, 27*f*
  secretor, 31
    na fase secretora, 31*f*-33*f*
Enucleação
  do componente intramural, 78*f*-81*f*
    e cápsula íntegra, 80*f*, 81*f*
      ao final da ressecção, 80*f*, 81*f*
  do mioma tipo II, 77*f*
    pseudocápsula após, 77*f*
      íntegra, 77*f*
Epitélio
  glandular, 2*f*-4*f*
    de ectocérvice, 2*f*

  e cisto de retenção, 3*f*
  e epitélio escamoso, 4*f*
  e OCE, 3*f*, 4*f*
Equipamento(s)
  na cirurgia histeroscópica, 43
ESGE (*European Society of Gynaecological Endoscopy*)
  classificação pela, 129*q*, 159*q*, 160*f*, 162*f*, 163*q*
    das anomalias, 159*q*, 160*f*
      do trato genital feminino, 159*q*
      uterinas, 160*f*
    de sinéquias, 129*q*
    do septo uterino, 163*q*
      critérios ultrassonográficos, 163*q*
    para útero septado, 160*f*, 162*f*
ESHRE (*European Society of Human Reproduction and Embryology*)
  classificação pela, 159*q*, 160*f*, 162*f*, 163*q*
    das anomalias, 159*q*, 160*f*
      do trato genital feminino, 159*q*
      uterinas, 160*f*
    do septo uterino, 163*q*
      critérios ultrassonográficos, 163*q*
    para útero septado, 160*f*, 162*f*
  recomendações, 297*q*
    de boas práticas, 297*q*
      sobre falha recorrente, 297*q*
      de implantação, 297*q*
Estratégia Cirúrgica
  histeroscópica, 148
    para evitar sinéquias, 148
Estrutura(s)
  fibrosas, 11*f*
    na mucosa endocervical, 11*f*
      muito fina, 11*f*
Estudo
  no exame histeroscópico, 27
    da mucosa endometrial, 27
      endométrio, 27
        atrófico, 39
        decidualizado, 40
        hipotrófico, 38
        menstrual, 34
        polipoide hipertrófico, 36
        pós-menstrual imediato, 27
        proliferativo, 28
        regenerativo, 27
        secretor, 31
Exame
  histeroscópico, 1-41
    cronologia do, 1
      avaliação, 1
        da morfologia uterina, 16
        da mucosa endocervical, 5
        das regiões cornuais, 20
        de ectocérvice, 1
        de óstios tubários, 20

            de vagina, 1
            do canal endocervical, 5
         estudo, 27
            da mucosa endometrial, 27
         passos recomendados, 1
      normalidade histeroscópica, 1-41
      passo a passo, 1
   histopatológico, 102*f*
      diagnóstico de malignidade no, 102*f*
         pólipos com, 102*f*

## F

Falsa Via
   na cirurgia histeroscópica, 301*f*, 302*f*
      junto ao OCI, 301*f*, 302*f*
      no terço superior do canal, 301*f*, 302*f*
Fase Folicular
   edema estromal na, 297*f*
      aparência do endométrio, 297*f*
         espessa, 297*f*
         pálida, 297*f*
Fator(es)
   imunológicos, 298
      infertilidade e, 298
FIGO (*International Federation of Gynecology and Obstetrics*)
   sistema de classificação, 59, 74*f*, 227*q*, 275*f*
      de miomas, 74*f*
         submucosos, 74*q*
      para causas de SUA, 227*q*
         em não grávidas, 227*q*
            em idade reprodutiva, 227*q*
      representação da, 275*f*
Fundo
   uterino, 69*f*, 122*f*-127*f*, 131*f*, 136*f*
      aderências de, 122*f*-127*f*
         firmes, 122*f*-127*f*
         que deformam a cavidade, 122*f*-127*f*
      mioma em, 69*f*
         tipo II, 69*f*
      sinéquias de, 131*f*, 136*f*
         na histeroscopia, 131*f*
         no ultrassom 2D, 131*f*
         panorâmica da cavidade, 136*f*
            após remoção, 136*f*
            ressecção com tesoura, 131*f*

## G

Gás
   embolia por, 310
      excessiva quantidade de bolhas, 311*f*
         na cavidade uterina, 311*f*
      na cirurgia histeroscópica, 310
         medidas preventivas, 310
Gutenberg
   classificação de, 183*q*, 184*f*
      das RPOC, 183*q*, 184*f*

## H

Hamou
   classificação por, 129*q*
      da SA, 129*q*
HE (Hiperplasia Endometrial), 235-271
   aspecto, 236
      histeroscópico, 236, 237*f*-246*f*
         endométrio hiperplásico, 237*f*, 238*f*
         sequência de imagens, 239*f*-246*f*
   classificação, 235
   diagnóstico, 236
   tratamento, 247
      atípicas, 248
         EIN, 248
      esquemas terapêuticos para, 247*q*
         com progestágenos, 247*q*
      sem atipias, 247
Hemorragia
   na cirurgia histeroscópica, 308
      medidas preventivas, 308
      tratamento, 308
Hiperemia
   difusa, 288*f*
      com pontos brancos, 288*f*
      de permeio, 288*f*
   focal, 288*f*, 290*f*, 291*f*
      áreas focais, 290*f*, 291*f*
         de endométrio hiperemiado, 290*f*, 291*f*
      com pontos brancos, 288*f*
      de permeio, 288*f*
Histereossalpingografia
   com irregularidade de contorno, 100*f*
      da cavidade uterina, 100*f*
      por múltiplos pólipos, 100*f*
Histeroscopia
   cirúrgica ambulatorial, 47
      pela técnica de vaginoscopia, 47
         anestésicos locais, 47*f*
   complicações na, 312
      prevenção de, 312
         regras básicas de, 312
   do CE, 251*q*
      sistema de pontuação para, 251*q*
   papel da, 273-298
      na infertilidade, 273-298
         adenomiose, 279
         aderências intrauterinas, 285
         EC, 287, 288*q*, 289*f*-297*f*
         fatores imunológicos, 298
         miomas, 275, 276*f*-278*f*
            submucosos, 276*f*-278*f*
         pólipo endometrial, 273, 274*f*
         septo uterino, 285, 286*f*
   restos ovulares na, 187*f*
   sinéquias uterinas em, 128*f*, 133*f*
Histeroscópio
   cirúrgico, 45*f*, 75*f*
      pinças para uso com, 45*f*

conjunto de, 45f
retirada com, 75f
de pequenos miomas, 75f
flexível, 44f
rígido, 44f
e camisa diagnóstica, 44f

## I

Implantação
 falha recorrente de, 297q
  boas práticas sobre, 297q
   ESHRE recomendações de, 297q
 pedículo de, 115f
  de pólipos endocervicais, 115f
   que exteriorizam pelo OCE do colo, 112f-115f
Infecção
 na cirurgia histeroscópica, 308
Infertilidade
 e pólipos endometriais, 101
 papel da histeroscopia, 273-298
  adenomiose, 279
   cistos adenomióticos, 279f-284f
  aderências intrauterinas, 285
  EC, 287, 288q, 289f-297f
   critérios diagnósticos de, 288q
   edema estromal, 297f
   hiperemia focal, 288f, 290f, 291f
   micropólipos, 292f-296f
   pontos hemorrágicos, 289f
  fatores imunológicos, 298
  miomas, 275, 276f-278f
   submucosos, 276f-278f
  pólipo endometrial, 273, 274f
  septo uterino, 285, 286f
Istmo
 uterino, 121f, 135f
  aderências em, 121f
  sinéquias em, 135f
   ressecção com tesoura, 135f
Istmocele, 207-225
 ablação na, 231f
 antes da ressecção, 222f
 apresentação, 208f-211f
  diversas formas de, 208f-211f
   na visão histeroscópica, 208f-211f
 classificação, 219
  diferentes formas da, 219f
   por Bij de Vaate et al., 219f
 com coágulos no local, 224f, 225f
 com retenção de sangue, 224f, 225f
 correção histeroscópica da, 221f
  local de corte na, 221f
 depois da ressecção, 222f
 diagnóstico, 208
 fios de sutura na, 213f
  de cesariana, 213f
 histeroscópica, 223f
  após cirurgia, 223f

nicho da, 217f
 DIU no, 217f
  de cobre, 217f
 paredes da, 214f-216f
  DIU penetrando nas, 214f-216f
 restos ovulares na, 190f, 218f
 resultados, 220
 sangue acumulado na, 212f
 SWOT para, 225q
 tratamento, 220, 225
  cirúrgico, 225
  via de parto, 225
 útero com, 219f

## L

Líquido
 na cavidade uterina, 99f
  pólipos na presença de, 98f
   endometriais, 98f

## M

Malformação(ões) Congênita(s)
 diagnóstico, 151
 septo uterino, 151-181
  completo, 155f
  parcial, 152f-154f
 útero dismórfico, 151-181
  septado, 156f
   resultados, 181
   sumário de recomendações, 181
   tratamento, 166
Malignidade
 diagnóstico de, 102f
  no exame histopatológico, 102f
   pólipos, 102f
 em pólipos endometriais, 102
March et al.
 classificação de, 128q
  para achados histeroscópico, 128q
   de aderências intrauterinas, 128q
Massa Placentária
 volumosa, 202f
  no interior, 202f
   da cavidade uterina, 202f
Meio
 de distensão, 299q
  complicações pelo, 299q
   principais, 299q
Micropólipo(s)
 pequenas protrusões, 292f-296f
  na superfície endometrial, 292f-296f
   pedunculadas, 292f-296f
   vascularizadas, 292f-296f
Mioma(s)
 classificação de, 275f
  FIGO, 275f
 enucleação dos, 276f
  com preservação da pseudocápsula, 276f

exame de imagem do, 60*f*-63*f*, 65*f*, 66*f*, 70*f*
  pedículos de implantação e, 62*f*, 63*f*
grandes, 53*f*, 54*f*
  superfície de, 53*f*, 54*f*
    vascularização na, 53*f*, 54*f*
infertilidade e, 275
  teorias propostas, 275*q*
pequenos, 75*f*
  retirada de, 75*f*
    com histeroscópio cirúrgico, 75*f*
submucoso, 51-82, 276*f*-278*f*
  cavidade uterina com, 52*f*, 55*f*, 57*f*, 58*f*
    e DIU, 57*f*, 58*f*
    múltiplos, 55*f*
    pequenos, 52*f*
  classificação 59
    ESGE, 59*q*
    FIGO, 74*q*
    STEP-W, 74*q*
    tipo 0, 60*f*-64*f*
    tipo I, 65*f*-68*f*
    tipo II, 69*f*-73*f*
  complicações, 82
  diagnóstico, 59
  tratamento, 75
    histeroscópico, 75
tipo II, 77*f*
  enucleação do, 77*f*
    pseudocápsula após, 77*f*
      íntegra, 77*f*
Modelo
  para monitorização, 309*q*
    do líquido de distensão, 309*q*
      na cirurgia histeroscópica, 309*q*
Morcelador(es)
  intrauterinos, 46*f*
Morfologia
  uterina, 16
    avaliação da, 16
      no exame histeroscópico, 16
Muco
  claro, 5*f*
    no canal eutrófico, 5*f*
Mucosa
  endocervical, 5, 9*f*, 11*f*
    avaliação da, 5
      no exame histeroscópico, 5
    lisa, 9*f*
      terço superior do canal com, 9*f*
    muito fina, 11*f*
      estruturas fibrosas na, 11*f*
  endometrial, 27
    estudo da, 27
      endométrio, 27
        pós-menstrual imediato, 27
        regenerativo, 27
      no exame histeroscópico, 27

## N
Norma(s) Geral(is)
  de boa técnica, 49
    para cirurgia histeroscópica, 49
Normalidade
  histeroscópica, 1-41
    exame histeroscópico, 1-41
      cronologia do, 1
        passos recomendados, 1
      passo a passo, 1

## O
OCE (Orifício Cervical Externo), 1
  do colo, 112*f*-115*f*
    pólipos que exteriorizam pelo, 112*f*-115*f*
      endocervicais, 112*f*-115*f*
        pedículo de implantação, 115*f*
    epitélio glandular e, 3*f*, 4*f*
    sequência de imagens de, 3*f*, 4*f*
OCI (Orifício Cervical Interno), 9
  falsa via junto ao, 301*f*, 302*f*
    no terço superior do canal, 301*f*, 302*f*
  mucosa endocervical e, 9*f*
    lisa, 9*f*
      sequência de imagens, 9*f*
*Office*
  *hysteroscopy*, 49
    vaginoscopia, 49
*Operative*
  *hysteroscopy*, 49
    com ressectoscópio, 49
Óstio(s)
  tubários, 20
    avaliação de, 20
      no exame histeroscópico, 20
    formas de apresentação dos, 20*f*-23*f*
    sequência de imagens de, 24*f*-26*f*
      mínimos pólipos em, 24*f*, 25*f*
      ocluídos pela mucosa, 26*f*
*Overload*
  na cirurgia histeroscópica, 308
    medidas preventivas, 309

## P
Padrão
  de CE, 255*f*-264*f*
    sequência de imagens, 255*f*-264*f*
      glomerular, 255*f*-257*f*
      papilar, 264*f*
      polipoide, 258*f*-263*f*
Papila(s)
  do terço proximal, 5*f*
    do canal eutrófico, 5*f*
      imagens das, 5*f*
Parede
  da cavidade uterina, 72*f*, 73*f*
    mioma tipo II implantado em, 72*f*, 73*f*

anterior, 72f, 73f
posterior, 72f, 73f
Parto
  via de, 225
    após tratamento cirúrgico, 225
    de istmocele, 225
Pedículo
  de implantação, 115f
    de pólipos endocervicais, 115f
      que exteriorizam pelo OCE do colo, 112f-115f
    vascular, 98f
      pólipos endometriais com, 98f
        ao USTV com Doppler colorido, 98f
Perfuração
  uterina, 300, 303f, 304f, 305
    na cirurgia histeroscópica, 300, 303f, 304f, 305
      medidas preventivas, 305
Pinça(s)
  para uso com histeroscópio, 45f
    cirúrgico, 45f
      conjunto de, 45f
*Plicae*
  *palmatae*, 6f-8f
    do canal eutrófico, 6f-8f
Polipectomia
  indicações de, 103q
    sumário das, 103q
  melhora o sangramento, 101
Pólipo
  em óstios tubários, 26f
    mínimos, 26f
  endometrial, 273, 274f
    infertilidade e, 273
      ao exame histeroscópico, 274f
Pólipo(s) Uterino(s), 83-116
  com diagnóstico de malignidade, 102f
    no exame histopatológico, 102f
  diagnóstico, 84
  endocervicais, 104
    que exteriorizam, 112f-115f
      pelo OCE do colo, 112f-115f
    pedículo de implantação, 115f
    recomendações, 116
    sumário, 116
  endometrial(is), 83, 84f-95f
    ao USTV 2D, 96f-98f
      com pedículo vascular, 98f
    císticos, 92f
    infertilidade e, 101
    malignidade em, 102
    manejo dos, 101
    múltiplos, 89f-91f
    na presença de líquido, 99f
      na cavidade uterina, 99f
    regressão espontânea de, 103
    SUA e, 101
      polipectomia melhora, 101
    tamoxifeno e, 103

tratamento dos, 103
volumosos, 93f-95f
podem ser recorrentes, 103
Ponto(s)
  esbranquiçados, 268f-270f
    na sequência de imagens, 268f-270f
      de CE, 268f-270f
Ponto(s) Hemorrágico(s)
  na EC, 289f
    áreas focais avermelhadas, 289f
      com bordas agudas, 289f
        e irregulares, 289f
Prega(s)
  do canal eutrófico, 5f
    do terço proximal, 5f
  mucosas, 6f-8f
    do terço médio, 6f-8f
Preservação
  da pseudocápsula, 276f
    enucleação com, 276f
      dos miomas, 276f
Progestágeno(s)
  esquemas terapêuticos com, 247q
    para tratamento, 247q
      de HE, 247q
Protrusão(ões)
  pequenas, 292f-296f
    na superfície endometrial, 292f-296f
      pedunculadas, 292f-296f
      vascularizadas, 292f-296f
Pseudocápsula
  íntegra, 77f
    de mioma tipo II, 77f
      após enucleação, 77f
  preservação da, 276f
    enucleação, 276f
      dos miomas, 276f

# R

Reação
  vasovagal, 312
    regras básicas de prevenção de, 312
Recorrência
  de sinéquias, 148
Região(ões)
  cornual(is), 20, 192f-194f, 196f, 197f, 280f
    avaliação das, 20
      no exame histeroscópico, 20
    esquerda, 280f
      cisto adenomiótico de, 280f
    restos ovulares em, 192f-194f, 196f, 197f
      direita, 196f, 197f
      esquerda, 192f-194f
Regra(s) Básica(s)
  de prevenção, 312
    de complicações, 312
      na histeroscopia, 312

Regressão
    espontânea, 103
        de pólipos endometriais, 103
Remoção
    de sinéquias, 136*f*
        da cavidade, 136*f*
            do corpo uterino, 136*f*
            do fundo uterino, 136*f*
Ressecção
    de septo uterino, 167*f*-171*f*, 178*f*-180*f*
        com alça bipolar, 179*f*, 180*f*
        parcial, 167*f*-169*f*
            histeroscópica, 167*f*-169*f*
                com ressectoscópio, 167*f*-169*f*
        pequeno, 178*f*
            com tesoura, 178*f*
        residual, 170*f*, 171*f*
            com tesoura, 170*f*
                cirurgia de, 171*f*
    de sinéquias, 131*f*-135*f*, 137*f*
        com tesoura, 131*f*, 133*f*, 135*f*, 137*f*
            de corno direito, 137*f*
            de fundo uterino, 131*f*, 137*f*
            em corpo uterino, 135*f*
            em istmo uterino, 135*f*
            uterinas, 133*f*
        fibrosas, 132*f*, 134*f*
            com ressectoscópio, 132*f*, 134*f*
    do bordo inferior da parede, 222*f*
        de istmocele, 222*f*
            imagens histeroscópicas, 222*f*
Ressectoscópio
    bipolar, 229*f*
        cirurgia com, 229*f*
            de ablação endometrial, 229*f*
    cirurgia com, 49
        histeroscópica, 49
            *operative hysteroscopy*, 49
    conjunto de, 45*f*
        e eletrodos para uso com, 45*f*
    ressecção com, 132*f*, 134*f*, 167*f*-169*f*, 173*f*
        de septo uterino, 167*f*-169*f*, 173*f*
            parcial, 167*f*-169*f*
        de sinéquias, 132*f*, 134*f*
            fibrosas, 132*f*, 134*f*
Resto(s)
    ovulares, 187*f*-200*f*, 218*f*
        à histeroscopia, 187*f*, 188*f*, 191*f*
        em corno direito, 198*f*
        em corpo uterino, 192*f*-194*f*
        em grande quantidade, 195*f*
            em cavidade uterina, 195*f*
            saindo pelo canal endocervical, 195*f*
        em região cornual, 192*f*-194*f*, 196*f*, 197*f*
            direita, 196*f*, 197*f*
            esquerda, 192*f*-194*f*
        em útero, 204*f*
            com septo completo, 204*f*

junto ao fundo uterino, 189*f*
na cavidade uterina, 199*f*, 200*f*
na istmocele, 190*f*, 218*f*
no ultrassom 2D, 187*f*, 188*f*, 191*f*
penetrando na profundidade, 201*f*
    da parede posterior, 201*f*
Retenção
    cistos de, 14*f*-15*f*
        de canal endocervical, 14*f*-15*f*
            sequência de imagens, 14*f*-15*f*
Risco
    de disseminação intra-abdominal, 271
    de células cancerosas, 271
RPOC (Retenção Intrauterina de Produtos da Concepção), 183-206
    aspiração intrauterina, 185
    classificação, 183*q*, 184*f*
        de Gutenberg, 183*q*, 184*f*
    complicações tardias, 206
    curetagem uterina, 185
    histeroscopia, 186
    manejo expectante, 185
    tratamento, 185
        cirúrgico, 206
            *versus* expectante, 206
            *versus* medicamentoso, 206
        medicamentoso, 185

# S

SA (Síndrome de Asherman)
    AIU, 119-149
        classificação, 120
            de corpo uterino, 122*f*-127*f*
            de fundo uterino, 122*f*-127*f*
            de March *et al.*, 128*q*
            de sinéquias, 129*q*
                pela ESGE, 129*q*
            em istmo uterino, 121*f*
            finas, 120*f*
            firmes, 122*f*-127*f*
            pela AFS, 129*q*
            por Hamou, 129*q*
            que deformam a cavidade, 122*f*-127*f*
        estratégia cirúrgica histeroscópica, 148
            para evitar sinéquias, 148
        recomendações, 149
        recorrência, 148
        sinéquias uterinas, 128*f*
            em istmo, 135*f*
                ressecção com tesoura, 135*f*
            em USTV 2D, 128*f*
            fibrosas, 132*f*, 134*f*
                ressecção com ressectoscópio, 132*f*, 134*f*
            na histeroscopia, 128*f*, 131*f*, 133*f*
            no ultrassom 2D, 131*f*, 133*f*
            panorâmica após remoção, 136*f*, 137*f*-142*f*
            ressecção com tesoura, 131*f*, 133*f*, 137*f*-139*f*, 142*f*

sumário, 149
tratamento, 130
Septo Uterino
classificação do, 163q
por critérios ultrassonográficos, 163q
pela ASRM, 163q
pela CUME, 163q
pela ESHRE-ESGE, 163q
diagnóstico do, 157f
medidas para, 157f
imagens de, 152f-155f, 171f
completo, 155f
histeroscopia, 171f
USTV 3D panorâmica, 152f-154f
parcial, 152f-154f
infertilidade e, 285
malformações congênitas, 151-181
diagnóstico, 151
resultados, 181
sumário de recomendações, 181
tratamento, 166
parcial, 167f-169f, 175f-177f
cavidade com, 175f-177f
panorâmica da, 175f-177f
ressecção histeroscópica de, 167f-169f
com ressectoscópio, 167f-169f
residual, 170f
ressecção de, 170f
com tesoura, 170f
ressecção do, 171f
cirurgia de, 171f
panorâmica ao final da, 171f
com ressectoscópio, 173f
USTV 3D do, 174f
e após cirurgia, 174f
Sinéquia(s)
de canal endocervical, 14f-15f
sequência de imagens de, 14f-15f
uterinas, 128f
cavidades ocluídas por, 146f
classificação de, 129q
pela ESGE, 129q
em corpo uterino, 135f
ressecção com tesoura, 135f
em istmo, 135f
ressecção com tesoura, 135f
em USTV 2D, 128f
estratégia para evitar, 148
cirúrgica histeroscópica, 148
fibrosas, 132f, 134f
ressecção com ressectoscópio, 132f, 134f
na histeroscopia, 128f
na histeroscopia, 131f, 133f
no ultrassom 2D, 131f, 133f
panorâmica após remoção, 136f, 137f-142f
ressecção com tesoura, 131f, 133f, 137f-139f, 142f

SIU-LNG (Sistema Intrauterino de Levonorgestrel), 232
colocação de, 233f
após ablação, 233f
endometrial, 233f
Sobrecarga
hídrica, 308
na cirurgia histeroscópica, 308
medidas preventivas, 309
SUA (Sangramento Uterino Anormal)
e pólipos endometriais, 101
polipectomia melhora, 101
em não grávidas, 227q
em idade reprodutiva, 227q
classificação FIGO para, 227q
Superfície
de grandes miomas, 53f, 54f
vascularização na, 53f, 54f
endometrial, 292f-296f
pequenas protrusões na, 292f-296f
pedunculadas, 292f-296f
vascularizadas, 292f-296f
SWOT (*Strenghts, Weaknesses, Opportunities, Threats*/
Pontos Fortes, Pontos Fracos, Oportunidade, Riscos)
para istmocele, 225q

# T

Tamoxifeno
e pólipos endometriais, 103
Terço Superior
do canal, 301f, 302f
falsa via no, 301f, 302f
junto ao OCI, 301f, 302f
Terço
do canal eutrófico, 5
inferior, 5
médio, 6
*arbor vitae*, 6f-8f
das criptas, 6f-8f
das pregas mucosas, 6f-8f
*plicae palmatae*, 6f-8f
primeiro, 5
proximal, 5
das papilas, 5f
das pregas, 5f
do muco claro, 5f
superior, 9
com mucosa endocervical lisa, 9f, 10f
com OCI, 9f, 10f
Tesoura
ressecção com, 131f, 133f, 135f, 170f, 178f
de septo uterino, 170f
pequeno, 178f
residual, 170f
de sinéquias, 131f, 133f, 135f
de fundo uterino, 131f
em corpo uterino, 135f
em istmo uterino, 135f
uterinas, 133f

Traumatismo
  na cirurgia histeroscópica, 306f, 307f
    pelas velas de dilatação, 306f, 307f
      em canal endocervical, 306f, 307f
      no fundo da cavidade uterina, 306f, 307f
T-útero
  definição de, 165f
    pela CUME, 165f

## U

Ultrassom
  2D, 131f, 187f
    restos ovulares no, 187f
    sinéquias ao, 131f, 133f
      de fundo uterino, 131f
      uterinas, 133f
USTV (Ultrassom Transvaginal), 96
  2D, 96f-97f, 128f
    pólipos endometriais ao, 96f-98f
      com Doppler colorido, 98f
      com pedículo vascular, 98f
    sinéquias uterinas em, 128f
      sequência de imagens de, 128f
  3D panorâmica, 152f-154f
    na histeroscopia, 152f-154f
      da cavidade, 152f-154f
        com septo parcial, 152f-154f
        dos cornos uterinos, 152f
    do septo uterino, 174f
      e após cirurgia, 174f
Útero
  com septo completo, 155f, 204f
    corno esquerdo de, 204f
      restos ovulares em, 204f
  com septo parcial, 172f
    panorâmica de, 172f
      da cavidade, 172f
      das regiões cornuais, 172f
  definições da ASRM 2016 de, 158f
    diagramas das, 158f
      arqueado, 158f
      bicorno, 158f
      normal, 158f
      septado, 158f
  dismórfico, 151-181

  malformações congênitas, 151-181
    diagnóstico, 151
    resultados, 181
    septado, 156
    sumário de recomendações, 181
    tratamento, 166
  normal/arqueado, 161f
    e septado, 161f
      corte para distinguir entre, 161f
        segundo CUME 2018, 161f
  septado, 160f, 162f, 163q, 171f
    classificação para, 160f, 162f, 164f
      ASRM MAC/2021, 164f
      pela ASRM 2016, 162f
      pela CUME 2018, 162f
      pela ESHRE/ESGE 2016, 160f, 162f
    RM de, 171f

## V

Vagina
  avaliação de, 1
    no exame histeroscópico, 1
Vaginoscopia
  histeroscopia pela técnica de, 47
    anestésicos locais, 47f
      diferentes métodos de aplicação, 47f
    *office hysteroscopy*, 49
Vascularização
  na superfície, 53f, 54f
    de grandes miomas, 53f, 54f
Vaso(s)
  atípicos, 252f-254f
    na sequência de imagens, 252f-254f
      de CE, 252f-254f
Vela(s)
  de dilatação, 306f, 307f
    traumatismo pelas, 306f, 307f
      em canal endocervical, 306f, 307f
      no fundo da cavidade uterina, 306f, 307f

## Z

Zona
  de transformação, 2f
    sequência de imagens com, 2f
      de ectocérvice, 2f